# 急症影像诊断流程

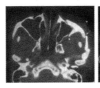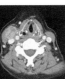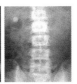

主　编　高　波　沈桂权

主　审　王振常　刘庆伟

副主编　姜兴岳　李瑞生　曹伯峰　申旭东　赵建设

人民卫生出版社

**图书在版编目（CIP）数据**

急症影像诊断流程 / 高波，沈桂权主编 . —北京 : 人民卫生
出版社，2017

ISBN 978-7-117-24410-7

I . ①急… II . ①高…②沈… III . ①急性病 – 影像诊断 – 流程
IV . ①R445

中国版本图书馆 CIP 数据核字（2017）第 090677 号

| 人卫智网 | www.ipmph.com | 医学教育、学术、考试、健康， |
| | | 购书智慧智能综合服务平台 |
| 人卫官网 | www.pmph.com | 人卫官方资讯发布平台 |

**急症影像诊断流程**

主　　编：高　波　沈桂权
出版发行：人民卫生出版社（中继线 010-59780011）
地　　址：北京市朝阳区潘家园南里 19 号
邮　　编：100021
E - mail：pmph @ pmph.com
购书热线：010-59787592　010-59787584　010-65264830
印　　刷：北京铭成印刷有限公司
经　　销：新华书店
开　　本：787 × 1092　1/16　印张：34
字　　数：827 千字
版　　次：2017 年 6 月第 1 版　2017 年 6 月第 1 版第 1 次印刷
标准书号：ISBN 978-7-117-24410-7/R · 24411
定　　价：86.00 元

## 编　委（以姓氏笔画为序）

马德晶　王　萍　王汝佳　王丽红　王学建

王洪波　申旭东　刘　衡　刘一聪　刘庆伟

刘奉立　花蒨蒨　李　泉　李瑞生　汪汉林

沈桂权　宋　丹　宋　磊　初金哲　张　刚

张成周　陈　征　陈云超　苑　康　周　霞

赵建设　姜兴岳　聂泰明　高　波　郭兰田

黄召勤　曹伯峰　董景敏　曾　瑜

## 特别鸣谢单位：

山东省立医院

贵州医科大学附属医院

滨州医学院附属医院

烟台毓璜顶医院

山东大学儿童医院

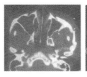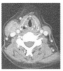

# 内 容 提 要

　　《急症影像诊断流程》是一本针对全身各个系统疾病如何合理优化选择影像学检查方法、如何选取恰当的影像学诊断、鉴别诊断路径的专著。本书基于影像学表现、临床症状全面而系统阐述了神经、头颈、心胸、腹部（包括泌尿生殖）、肌骨等系统疾病及儿科、介入等相关急诊、重症疾病的影像学诊断及鉴别诊断。全书共分13章，每章主要内容按照相关疾病分类、影像诊断流程及影像表现的框架阐述，诊断流程给读者提供了清晰的诊断思维导图，而疾病介绍是各位编者长年临床工作的积累和临床诊断的经验体会，相关进展及存在问题则为将来的研究指明了方向。

　　本书立足于临床实用，编排科学新颖，流程图直观明了，图像资料丰富，在形式和内容上有较多创新，相信广大读者会从中获益。本书也是影像专业住院医师规范化培训及急症、重症等相关专业临床医师不可或缺的参考书。

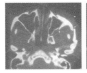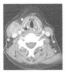

# 序 一

在过去的十年中,急诊影像学发展非常迅速。随着 CT、MRI 技术的发展以及在临床评估急诊相关疾病中的应用,"急诊影像学"这一亚专科在美国南加州大学 Keck 医学院放射科是一个专门的部门。这一趋势在美国许多医疗机构非常普遍,可以肯定的是,将来在中国,很多医疗机构也会呈现这种趋势。我真诚地祝贺高波博士《急症影像诊断流程》这本出色著作的出版。这本书详细介绍了常用的急诊影像检查技术,依据解剖部位划分章节,包括中枢神经系统、头颈部、胸部、心血管、女性盆腔、男性生殖系统、脊柱、四肢骨骼、骨盆骨,对儿科急诊及急诊相关疾病的介入治疗也作了较详细的阐述。

高波博士 2015—2016 年度在南加州大学 Keck 医学院放射科以访问学者的身份完成了其医学影像学博士后训练。在南加州大学学习期间,他严谨的工作态度和对新知识的不懈渴求给我留下了深刻印象。高波博士是南加州大学 Keck 医学院医学影像学专业的杰出中国访问学者之一,他在医学影像学专业知识和社交沟通方面的非凡能力受到了我们所有同事的尊敬。高波博士学成回国后,着手出版这本由国家自然科学基金资助的出色专著,预示着他又开始了职业生涯的另一个高峰,而且这只是他为未来的医学影像学领域作出许多贡献的开始。

对于现代医学影像模式来说,这本书的出版是非常及时的,CT、MRI 和 PET/CT 目前在中国被越来越广泛地应用,不仅在大城市的医院里,在二、三线城市也是如此。在中国,需要大量具备急救医学知识的影像学专家来满足不断增长的医疗服务需求。随着远程医疗和远程放射学的发展,即使是在偏远地区的患者也可以从飞速发展的医学中受益。这本书完全可以作为放射科医师的一本参考书,甚至作为急诊放射学领域年轻医生的一本教科书。

徐志成

美国南加州大学 Keck 医学院放射学荣誉教授

2016 年 8 月 28 日于美国洛杉矶

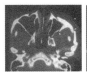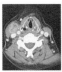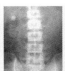

# 序 二

现代急诊科（emergency department，ED）就是急救诊断中心。完善的急诊医学、外科手术和现代医疗卫生保健专业更加重视急症影像学的发展。在临床急诊、重症患者诊治过程中，临床医师如何正确选择影像学检查方法？影像医师如何寻找最佳诊断途径？急诊影像检查技术的选择或流程的最优化甚至比疾病的诊断更重要，特别是对于单一器官的急诊或者是单一检查技术的选择。影像检查流程的优化、资源的合理分配以及放射剂量的有效控制，这些对推行多学科联合会诊、改善急诊患者诊治程序，使急危重症患者得到快速、及时、有效的救治，对提高社会、经济效益具有举足轻重的意义。

由高波博士、沈桂权教授主持撰写的这部急诊重症影像学专著，涵盖了神经、头颈部、心胸、腹部及骨关节等系统。本书的撰写以急诊、重症疾病临床诊断思维为切入点，将影像学与临床表现紧密联系起来，从临床医师角度"审视"影像，通过合理选择影像检查方法和时机，指导临床医师正确分析读片，总结影像学和急危重症疾病演变存在的规律特点，进而协助临床医师及时做出最佳决策，这将有助于提高急诊、重症临床医师的影像学诊断水平。不仅低年资的影像科住院医师能从本书中获得急诊病理状态成像的基础知识，急诊科、ICU、内科以及急诊外科医师也能从本书中获得易于理解、与临床密切相关的广泛信息。本书将成为影像、急诊、重症及内外妇儿专业医师的必备参考书。

我非常乐意将本书推荐给大家，相信各位读者一定会从中受益。

贵州医科大学副校长

贵州医科大学附属医院院长

2016 年 9 月

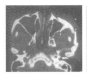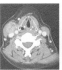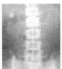

# 前　言

急诊重症疾病影像诊断问题一直是放射科临床工作中的突出问题。编写本书的目的是为急诊、重症疾病影像诊断探索新方法，致力于将自己专业领域中最相关、最基本的概念呈现给读者，并且给出实用的知识来帮助分析复杂的病例，提供急性病理状态下各种常见或不常见的影像学表现，帮助读者从"假性"病理状况中鉴别患者的实际情况。

目前国内尚无关于急诊重症疾病影像诊断流程的专著。相关的临床专著极少，且均侧重于介绍急诊疾病的影像学表现及诊断，对于鉴别诊断及相关影像学诊断流程鲜有介绍，更不涉及影像学检查方法选择或优化。在既往出版的其他急诊影像诊断学著作中，对急诊危重疾病症状和体征仅作简单介绍或一带而过，没有对检查流程及急诊危重症状、体征的相关影像学进行全面、系统的阐述，而且对一些少见病、新增病种介绍相对较少，难以使读者得到较为直观的认识和深刻的理解。

虽然如今急诊影像检查方法仍然不一致，但肯定的这是我们现在和今后继续努力的方向。积极推广对急诊患者合适的影像检查方法，也早已成为美国急诊放射学会（ASER）的核心任务。对 ASER 的领导者和全球的急诊放射医师而言，过去几年是急诊放射学的迅速发展时期，使放射科医师全面认识到了自己的神圣专业价值所在。

如何将书本知识转化为临床经验，这需要长期的临床思维训练，疾病诊断路径或流程就是训练临床诊断思维的方法之一。影像诊断流程即影像检查方法的选择及其合理应用，内容包括：影像学提供的信息能否满足临床需要（尤其对于临床医师）？是否选择了最佳方法？鉴别诊断中如何合理、有效地利用各种影像学检查技术？即标准化、合理化和最优化。鉴于此，本书打破传统按疾病介绍的方式，以影像学表现、临床突发症状或体征为主线编排，以影像学检查方法及其合理使用为原则，兼顾疾病的发病率，从临床角度"透视"影像学，从而正确制定临床决策、提高成本效益。

本书参照美国急诊放射学会（ASER）的核心课程目录，按照主要解剖部位分成了十部分，加上第一章总论及最后两章（儿科和介入）共计十三章。各章节回顾了主要的局部影像解剖、相关临床概念、各种影像学的检查的应用及其优缺点;本书将创伤性和非创伤性急诊影像学汇集于一书,展现和讨论容易让人困惑的与病理状态相似的变异,提供大量最新的带有后处理增强的图像,收录了当今影像技术方面的最新进展及专业术语。共有 34 位作者参与了本书编写,涉及急诊放射学中方方面面的主题;由于作者众多,也难以保证写作风格以及涵盖主题在细节水平的一致性,不同的写作风格、章节长度等造成了这种差异。

本书从酝酿到编写、校稿过程中自始至终得到了恩师王振常教授、王学建教授、刘庆伟教授等多位专家、前辈的精心指导和鼓励鞭策,也对本书的部分内容提出了很多建设性意见和建议;烟台毓璜顶医院及兄弟单位的各位专家同道、人民卫生出版社始终给予了大力帮助和支持,同时本书的出版也得到了国家自然基金面上项目(81471645)的资助。美国南加州大学 Keck 医学院放射科徐志成教授、贵州医科大学附属医院刘健院长在百忙中欣然为本书作序,在此我代表编委会向所有关心、爱护与帮助本书编写、出版及发行的各位老师深表感谢!

由于个人学术水平及知识有限,书中缺点或错误在所难免,恳请各位同道不吝赐教!

高波

2016 年 8 月于烟台

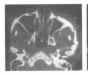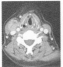

# 目　录

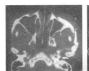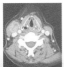

# 第一章

# 总 论

## 第一节 概 述

### 一、急诊影像学现状和发展

急诊医学(emergency medicine,EM)是一门研究和处理各种急性病变以及急性创伤的专业,也就是指在短时间内对威胁人类生命安全的意外灾伤和疾病,采取紧急救护措施的多专业综合科学。急诊医学强调在最短时间内利用各种信息得出正确的诊断,进一步采取正确的处理措施,从而能够及时保护患者的生命、维护患者器官的基本功能。急诊放射学(emergency radiology,ER)是指为了使急诊患者及早明确病因,进而及时对其采取治疗措施而进行的一系列影像学检查、诊断及治疗的学科。ER 在急诊医学诊治过程中占据着极为重要的地位。

早期急诊影像检查主要是指 X 线检查,然而由于早期 X 线检查设备的限制,X 线对急诊医学的帮助主要集中于创伤性患者以及一些肺部感染性患者。与此同时,早期 X 线采用的是暗室化学冲洗胶片,成像后再根据胶片进行影像诊断,从而导致急诊影像报告的出具需要花费较长时间,并且早期急诊影像诊断缺乏明确的流程制度,无论急诊影像检查还是急诊影像诊断报告的出具,都没有强调时间的紧迫性。因而早期急诊 X 线诊断对于急诊医学的帮助十分有限。

随着影像技术的发展以及各大医院对于影像学的重视,当今急诊影像已从早期单纯的 X 线检查发展到了 CR、DR 等数字化 X 线检查、急诊 CT、急诊 MRI、急诊数字减影血管造影(digital subtraction angiography,DSA)等多种快速、准确、安全的检查,在急诊医学中占据着越来越重要的地位。与此同时,我国绝大多数大、中型医院对急诊流程都有明确、细致的规范制度,从入院时绿色通道的建立到检查过程中数字化摄影以及高度信息化的应用,都极大缩短了检查时间。影像诊断医师通过 PACS 系统以及功能强大的后处理工作站,能够在最短时间内作出准确的诊断报告。

## 二、急诊影像学特点

急诊影像不同于常规影像诊断,是指专门针对急诊患者进行的影像诊断及治疗,因而具有其自身独有的一些特点。

1. **及时性** 急诊患者最基本的特点就是病情急、突发状况多,这就要求急诊医师及早找出病因、尽快采取治疗措施。因此,及时的诊断对急诊医学来说极为重要。在我国,绝大多数大、中型医院对出具急诊影像诊断报告都有明确的时间要求。急诊影像快速出具诊断报告对临床医生尽早采取下一步治疗措施具有极为重要的指导意义。

2. **准确性** 急诊患者的病情多为急性发作,变化快、病情重,患者往往病情较重,所能提供的信息较为有限,此时对急诊患者的诊断往往比较困难。例如,以急性腹痛就诊的患者,就需要考虑其是否有穿孔、炎症、梗阻、结石、外伤、出血、宫外孕等多种可能性,不同疾病的处理方法相差甚远,这就要求医护人员尽早、准确地判断病因,这时急诊影像诊断的准确性就显得尤为重要。

3. **复杂性** 急诊患者病情多为突发,患者的年龄、身体基础具有很强的随机性,差别往往比较大。因此,即使同一疾病在不同患者身上也会表现出不同的征象,在影像学上的表现也较为复杂。如严重车祸的患者往往存在多部位复合性损伤,可能既有骨折又有内脏、颅脑损伤,病情复杂、情况危急;老年急诊患者身体素质较差,在急诊发病之前多患有其他疾病;部分少见疑难杂症患者往往不易诊断。以上这些复杂情况就要求影像科诊断医师具有较高的诊断水平,能够拨开重重迷雾,尽快明确病因,并且突出重点,指出危及患者生命的首要病因,为临床医师下一步治疗指明方向。

# 第二节 急诊影像检查方法

早期急诊影像检查方法主要是指 X 线摄影;随着科技的进步,当今急诊影像已经拥有各种不同的检查方法,临床日常工作中主要包括:急诊 X 线、急诊 CT、急诊 MRI、急诊 DSA 等。这就要求医务人员了解各种影像检查方法的优势,针对不同病情给予最恰当的检查,从而在最短的时间内对患者病情做出精确评估。

## 一、急诊 X 线

对急诊患者的 X 线检查是临床抢救、诊断和治疗过程中很重要的环节。早期 X 线机体积庞大、无法移动,急诊拍片必须将患者移至影像科进行检查,然而当今数字摄影设备以及轻便的移动 X 线机已成为各大医院影像科的基本配置,因此危重病患者可以得到方便快捷的检查。

### (一)X 线在急诊检查中的应用

1. **常规急诊** 日常工作中对许多急诊患者疾病的诊断通过 X 线检查即能实现。例如气胸患者在 X 线上能够看到患侧肺野中存在无肺纹理区域及被压缩肺组织的边缘(图 1-2-1);胃肠道空腔脏器穿孔的患者 X 线上可以看到膈下游离气体(图 1-2-2);急性肠梗阻可在腹部立位 X 线平片看到梗阻部位以上的肠管内存在气 - 液平面(图 1-2-3);泌尿系统阳性结

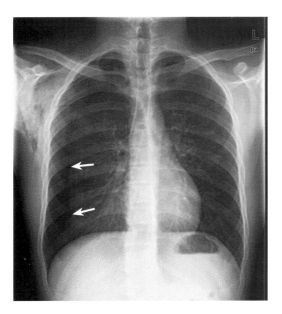

图 1-2-1 右侧气胸

胸部平片显示右肺野外带见纵行线状更低密度影（箭），其外侧无肺纹理显示

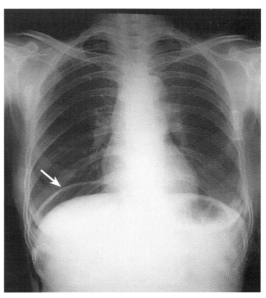

图 1-2-2 右膈下游离气体

胸部平片显示右侧膈下、肝顶上方气体密度影（箭）

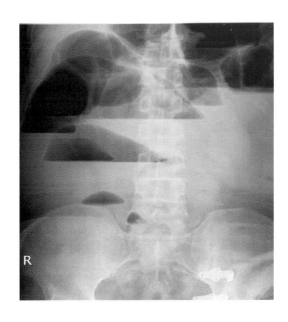

图 1-2-3 单纯性小肠梗阻

腹部平片见多发宽大气-液平面并小肠扩张、肠壁变薄

石的患者在 X 线上能够看到相应病变位置存在明显的高密度结石影（图 1-2-4）。

2. 急诊手术 X 线检查不仅在常规急诊检查中作用显著，在急诊手术中也有广泛的应用。例如，急诊外伤骨折的患者往往需要急诊手术，这时术前就需要通过 X 线机检查进行定位、定性，部分较为复杂的骨折需要通过 CT 检查对病情进行评估；患者术后再次进行 X 线检查，了解断端的对位、对线情况，进而评估手术的成功与否（图 1-2-5）。现今，在我国各大

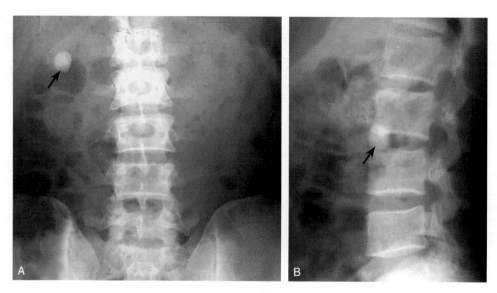

**图 1-2-4　右肾结石**
腹部平片正侧位显示右肾区类圆形高密度影,边缘光滑,侧位与脊柱影重叠

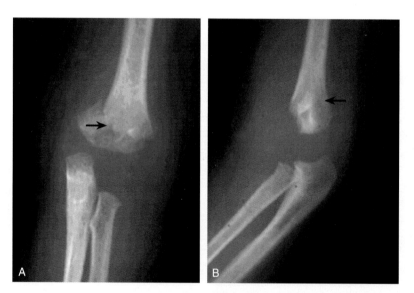

**图 1-2-5　肱骨髁上骨折**
左肘关节正侧位平片显示左侧肱骨髁横行低密度线(箭),断端移位

医院,无论何种手术,术前进行常规的 X 线胸片检查已成为一种常态。

**3. 床边急诊**　部分急诊患者或者病重患者由于病情较重,无法移动到影像科进行检查,但临床医师确实需要通过 X 线检查对患者的病情进行判断,这时就可以使用移动 X 线机为患者进行检查。

**(二)急诊 X 线的注意事项**

1. 急诊 X 线摄影一定要具有紧迫性,从登记到摄影、图像处理、报告书写都应在不影响

X线基本诊断的前提下尽量节省时间。

2. 在对急诊患者进行检查之前一定要对患者的基本病情进行判断,只有在控制并且保持患者基本生命体征大致稳定后才能进行X线摄影检查。

3. 无论是在影像科急诊拍片还是进入病房进行床边检查,对于危急重患者必须确保临床医护人员在场,做好紧急情况发生时的抢救准备工作。

4. 急诊X线摄影对患者的位置摆放时动作要轻柔,必须强调安全、快速、细心、谨慎,避免造成医源性的二次损伤。

5. 熟练掌握急诊X线摄影的规范要求,在不影响诊断医师诊断的前提下可对摄影体位进行适当的调整,按照受检者可接受的体位进行摆位。

## 二、急诊CT

CT检查从早期一次检查花费数分钟时间且仅能进行颅脑扫描到当今一次扫描时间缩短到毫秒,经历了五代40余年的发展。其扫描范围不断扩大、扫描能力越来越强,已成为急诊医学首选的影像检查方法。

### (一)CT在急诊检查中的应用

**1. 急诊外伤中的应用** 外伤性疾病是影像科日常急诊CT检查中最常见的类型。主要包括:

(1) X线显示欠佳骨折:部分轻微骨折在X线上不易显示断裂的骨皮质,可通过薄层CT扫描来确诊。如薄层CT能更清楚地诊断出鼻骨骨折的移位程度以及鼻部邻近的鼻中隔、上颌骨、筛骨等结构的损伤情况(图1-2-6)。CT扫描可以在同一平面清楚地显示鼻骨两侧的影像,结构清晰,可同时对两侧情况进行对比观察。也可与鼻背平行,进行连续的薄层平扫,就能够显示鼻骨两侧的细微结构。可争取诊断出线性骨折、一侧骨折、粉碎性骨折或者塌陷性骨折,能充分显示出具体的骨折部位和移位情况以及鼻中隔是否同时发生了骨折和移位。会让医师更好地了解患者的具体鼻部外伤情况,为下一步具体治疗提供更为可靠的信息。

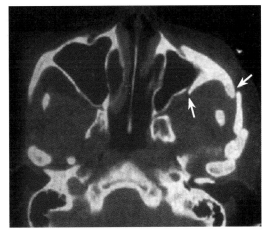

**图1-2-6 左上颌窦外侧壁、颧弓多发骨折**

*副鼻窦CT平扫见左侧上颌窦外侧壁、左侧颧弓多发骨质连续性中断(箭),左眶周、颧部皮肤软组织肿胀增厚*

(2) 重要脏器周围骨折:如易引起颅脑损伤的颅骨骨折、易引起心肺损伤的肋骨骨折、可引起膀胱及尿道损伤的骨盆骨折等。特别是髋臼骨折、骶骨骨折进行单层或多层螺旋CT扫描,将原始资料进行CT后处理,进行三维重建(VR)和多平面重建(MPR),可充分显示骨折部位、骨折移位、关节脱位的情况,精确显示骨盆解剖结构。对于临床医生理解、掌握及运用治疗原则及术前制订手术计划提供准确的影像学信息,同时对评估手术效果亦具有重要意义(图1-2-7)。

(3) 腹部外伤肝脾等实质性脏器破裂:腹部急性闭合性损伤常见于车祸、高处坠落等事

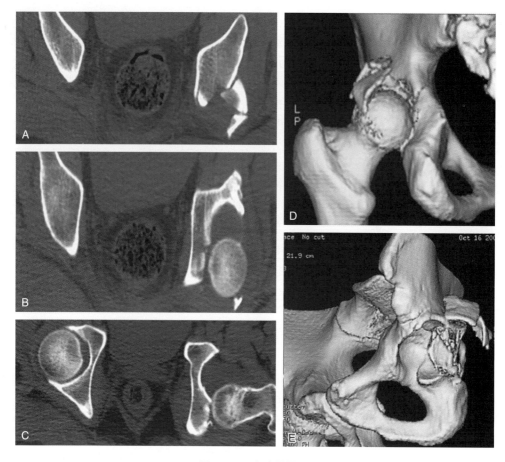

**图 1-2-7　左髋骨骨折**

A~C. CT 轴位像显示左侧髋臼后缘骨质断裂,骨折片向后上方移位、分离,股骨头向后上方脱位;
D. 骨盆三维表面重建后面观,可直观显示左髋臼后缘骨折及髋关节脱位的情况;E. 后处理去除股
骨头后更清晰显示髋臼骨折的情况

故中,由于腹部受到撞击,腹腔内脏器受挤压而发生损伤,最常见的是脾脏损伤,肝脏和肾脏损伤亦较常见。一般腹部闭合性损伤的患者发病急骤,单纯依靠病史和体格检查判断是否伴发腹内实质性脏器损伤有一定的困难,特别是昏迷患者、合并伤多如脑外伤、胸外伤和骨折等,掩盖了患者腹腔内脏器损伤的体征,而使其诊断不易明确;或患者早期症状不明显,易被忽略,常给诊断和治疗带来困难,因此及时准确判断是否有腹腔内脏器损伤显得非常重要。CT 扫描能快速、及时、无创地发现腹腔内各实质性脏器是否受到损伤及损伤的程度,结合患者病史和临床表现决定是否作剖腹探查术(图 1-2-8)。

(4) 外伤部位解剖较为复杂:可以通过 CT 进行多平面、三维容积重建图像,了解病变与其毗邻结构、脏器的关系。如骨盆的解剖结构比较复杂,由不规则骨构成,大部分为髋骨,其内各解剖结构重叠较多,X 线平片检查无法显示其深层次结构的骨折,无法准确显示骨折块(片)的移位情况,在临床应用上具有很大的局限性。普通 CT 以横断面解剖图像显示,也不能在同一层图像显示骨折的完整性、连续性,它所提供的仍是二维信息资料,临床医生仍难以建立三维空间思维,不能直观地了解解剖和病理解剖关系,不能为手术提供直接的治疗方案,如手术的入路、骨折的复位固定方式等,在诊断中也受到一定的限制。而螺旋CT三维重建可以较全面、直观地显示骨盆部骨折及其程度和范围,通过立体图像从不同角度、不同方位进行观察,从而清楚地显示正常解剖关系以及非正常的髋部骨折的错位、畸形,详细了解各解剖结构的空间关系,更形象地描述骨折处受累结构的变化,提高了诊断的准确性(图 1-2-9~ 图 1-2-11)。

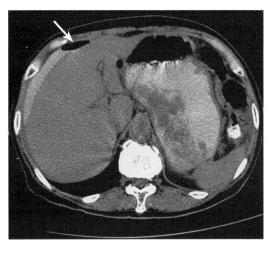

图 1-2-8 胃穿孔

腹腔内游离气体,并可见口服对比剂漏出到腹膜腔内(箭)

**2. 血管性病变中的应用** 血管性病变也是急诊 CT 检查中常见的一类疾病。常见的主要疾病有:

(1)急性脑血管病变:主要包括急性脑出血以及急性脑梗死。CT 扫描是诊断急性脑出血的首选影像检查方法(图 1-2-12),但是,发病时间小于 6 小时的超级性脑梗死 CT 检查对其敏感性较差。CT 对出血性脑血管病的早期诊断尤为敏感。几乎在出血的同时,CT 即可迅速、准确地显示病变的分布、大小、形态、组织受压程度并可准确地计算出血肿的容积。不仅如此,对出血量和组织受压程度的动态 CT 观察,还可发现出血的速度、病变的发展情况,为临床观察、选择治疗方案、判断预后等提供了直观、准确的诊断依据。

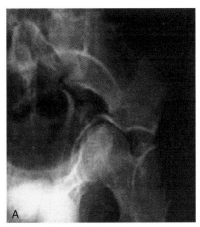
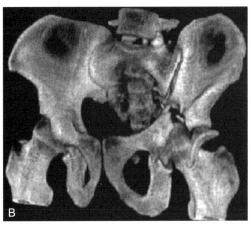

图 1-2-9 左髋骨折并脱位

A. 左髋关节 X 线正位片;B. CT 三维重建(VR)示左髋臼粉碎性骨折并中心性脱位

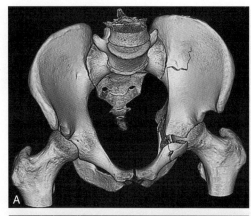
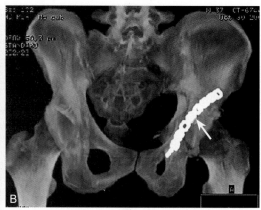
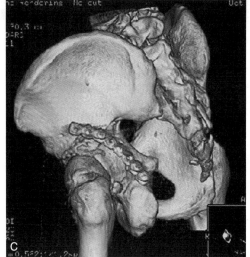

**图 1-2-10　骨盆多发骨折**

A、C. CT VR 重建;B. 最大密度投影,
显示骨盆多发骨折及置入钢板

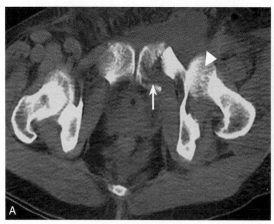
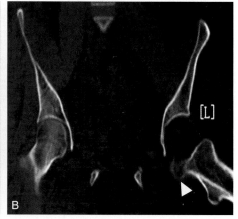

**图 1-2-11　左侧耻骨骨折并股骨头脱位**

A~C. CT 平扫横断面(A)、MPR(B)及 VR(C)显示左侧耻骨、坐骨粉碎性骨折(↑),左侧股骨头脱出
白窝(▲)

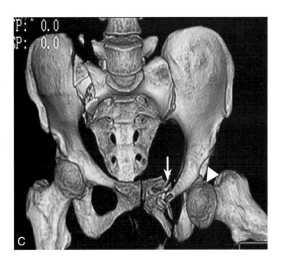

图 1-2-11(续)

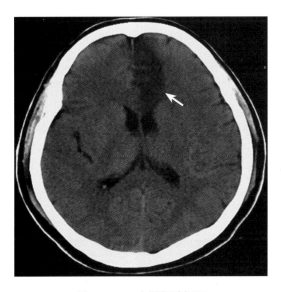

图 1-2-12 左侧额叶梗死

CT 平扫示左侧额上回长条状低密度区(↑),边界
较清,轻度占位效应

　　(2) 急性心血管病变:主要包括肺动脉栓塞、急性主动脉综合征、急性冠状动脉综合征
等。CT 平扫对上述病变的诊断价值十分有限,当临床医师怀疑患者具有上述几种病变时,
应当及时开具急诊 CT 血管造影(CTA)检查进一步明确病因(图 1-2-13~ 图 1-2-15)。CTA 对
上述几种常见的急性心血管病变具有极高的敏感性和特异性。如冠状动脉 CTA 的优势主
要表现为:①能够诊断血管狭窄程度、狭窄部位及斑块形成情况;②冠状动脉 CTA 具有良好
的密度分辨功能,因此能够显示冠状动脉斑块是否发生钙化,从而明确斑块性质,有利于判
断斑块对疗效、预后评估;③冠状动脉 CTA 图像信息为容积数据,能够进行通过多维成像、
数据编辑等后台处理技术改善图像质量;④无创技术,检查价格相对较低,可重复性高;⑤对

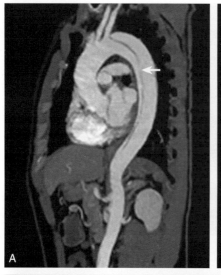
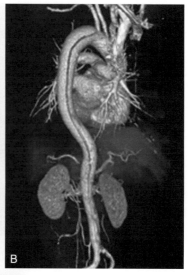
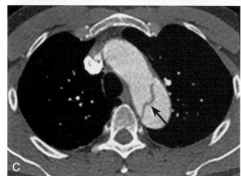

图 1-2-13　降主动脉夹层动脉瘤

A、B. CTA VR 及 MIP 重组示降主动脉呈"双腔改变",真腔较小、位于前方,假腔较大、位于后方,内膜破口(↑)位于左锁骨下动脉以远的主动脉峡部,在真假腔之间为撕脱的内膜片;C. CTA 轴位示胸主动脉呈双腔改变,撕脱的内膜片清晰可见(↑)

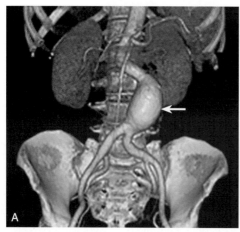
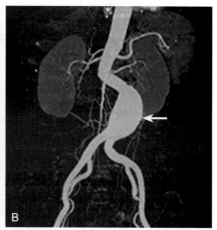

图 1-2-14　腹主动脉瘤

A. CTA VR 显示双肾动脉以远腹主动脉局限性囊状扩张(↑),未累及双髂动脉,同时显示病变与周围脏器的解剖关系;B. CTA MIP 清晰显示腹主动脉瘤(↑),未见管壁钙化

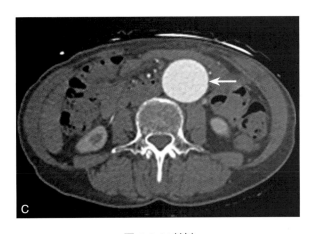

**图 1-2-14（续）**

C. CTA 横轴位清晰显示腹主动脉管腔扩张（↑），其内未见血栓

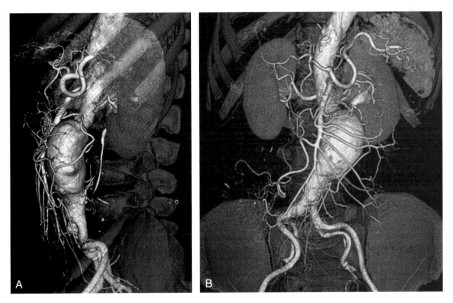

**图 1-2-15　腹主动脉瘤**

A、B. CT VR 显示腹主动脉下段管腔明显扩张

操作者技术水平依赖程度较低。

3. **其他常见急症**　急诊 CT 检查除了在急诊外伤及血管性病变中的应用外，在其他常见急诊病变中也具有较好的应用性。例如，空腔脏器穿孔、急性腹内疝、急性肠梗阻、急性肠套叠等（图 1-2-16、图 1-2-17）。其中，部分空腔脏器穿孔后由于周围炎症造成粘连、包裹，X 线上往往并不能表现出典型的膈下游离气体，此时 CT 检查可见空腔脏器穿孔后局部气体包裹。

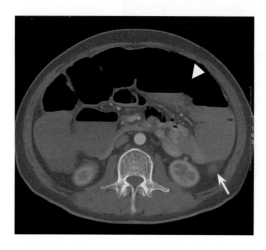

**图 1-2-16　小肠梗阻**

CT 增强扫描显示小肠明显积气扩张并见多发气 - 液平面,小肠扩张、积气、积液,可见气 - 液平(白三角),降结肠空虚(白箭)

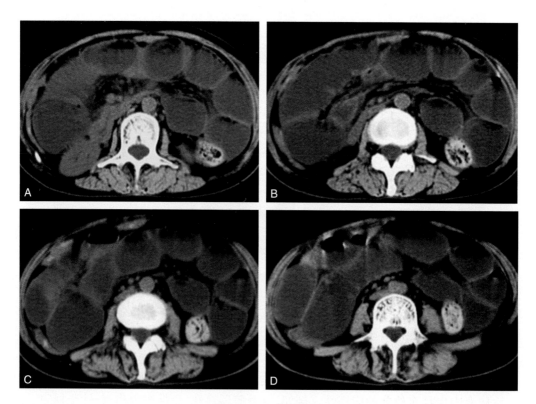

**图 1-2-17　小肠梗阻**

A~D. 连续层面见小肠明显扩张,其内有大量水样低密度影及气 - 液平面

### (二) 急诊 CT 检查的注意事项

1. 进行急诊 CT 检查前务必要评估患者的病情,对病情危重、生命体征不稳定的患者不可盲目进行检查,只有在控制患者基本生命体征稳定后才能进行急诊 CT 扫描。

2. 对患者进行检查摆位时不可造成医源性伤害。

3. 因患者病情需要进行增强扫描时,一定要完善签字制度,将增强扫描可能发生的意外详细列出并打印,交代患者家属详细阅读后,如果同意进行增强扫描,需患者或家属签字,并将签字的纸张粘贴在申请单后面。

4. 对影像科室医护人员进行相关的急救培训,科室内需常备有基本的抢救药品和氧气等。一旦患者病情发生意外或出现造影剂过敏的情况,现场立即组织人员进行抢救,同时通知临床科室。

## 三、急诊 MRI

早期 MRI 检查成像时间长、信噪比较差,并且设备价钱高、普及率低,因此对急诊影像诊断的作用有限;随着 MRI 技术的发展和进步,成像时间大大缩短,与此同时,由于 MRI 的自身优势(例如:良好的组织分辨率、多方位成像、多功能成像、无辐射损伤、无需造影剂即可清楚地显示心脏和血管等),MRI 已经完全能够满足某些急诊疾病的影像学检查要求。

### (一) MRI 在急诊检查中的应用

1. **急诊颅内病变中的应用** 急诊 MRI 检查在颅内急诊病变影像学检查中的应用最为常见,主要包括急性脑梗死和急性脑出血。

(1) 急性脑梗死:作为当今社会危害人类身体健康的重要因素,急性脑梗死的诊断和治疗已经引起了人们广泛的重视。如能做到对其早发现、早治疗,可以取得良好的恢复效果。然而 CT 检查对于超早期脑梗死(发病时间 <6 小时)的敏感性较差,多作为排除出血的一种检查方法,CT 检查发现脑梗死时往往已经错过了治疗的黄金时间。MRI 检查可以利用其多序列、多功能成像的特点在脑梗死发生早期即可做出准确的判断,弥散加权成像(DWI)呈明显高信号,ADC 信号下降;MRI 检查还可通过磁共振灌注成像(PWI)检查序列判断出缺血区域的供血情况,两者结合对临床进一步治疗提供有力的指导作用(图 1-2-18、图 1-2-19)。

(2) 急性脑出血:与 CT 相比,MRI 检查在脑出血性病变的诊断中能够提供更多的信息,如病变随着时间的演变过程(发病不同时间内的脑出血在不同 MRI 检查序列的图像显示信号不同)。超急性期在 T1WI 上表现为略低信号,在 T2WI 上呈现高信号;急性期在 T1WI 或 T2WI 上表现为稍高、等低混杂信号(图 1-2-20);亚急性早期在 T1WI 上血肿从周边向中央逐渐出现高信号,该期血肿在 T2WI 上不表现为高信号,一般仍为低信号;亚急性中期在 T1WI 上仍表现为高信号,在 T2WI 上表现为从血肿周边向中心逐渐蔓延的高信号;亚急性后期在 T1WI、T2WI 上均为高信号,但在 T2WI 上血肿周边出现低信号环(图 1-2-21);慢性期在 T1WI 上为低信号,在 T2WI 上为高信号;周围含铁血黄素在 T2WI 上表现为低信号环,在 T1WI 上为等信号或略高信号(图 1-2-22)。同时 MRI 检查在发现微小出血、小静脉出血等方面具有 CT 无法比拟的优势,如磁敏感加权成像(SWI)能早期发现脑实质内微小出血,且敏感性和准确性极高。

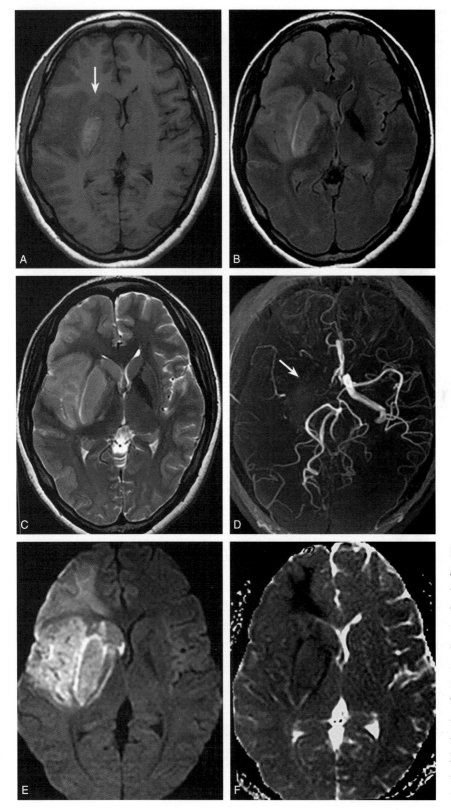

**图 1-2-18　出血性脑梗死**

女性，36 岁。A. 右侧额颞叶大片状信号异常，T1WI 呈片状低信号，内侧可见片状高信号出血灶；B、C. FLAIR、T2WI 呈不均匀高信号；D. MRA 示右侧大脑中动脉闭塞；E. DWI 呈明显高信号；F. ADC 图显示病变呈等低信号

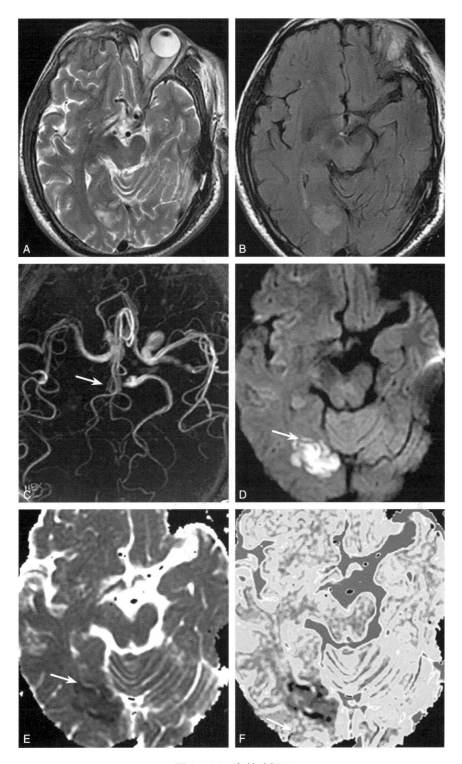

**图 1-2-19　急性脑梗死**

男性,65 岁。A. 右侧枕叶信号异常,T2WI 呈散在高信号;B. FLAIR 可见片状高信号;
C. MRA 示右侧大脑后动脉变细,终末分支减少;D. DWI 病变呈高信号,显示范围较
T2WI、FLAIR 大;E、F. ADC 图为低信号

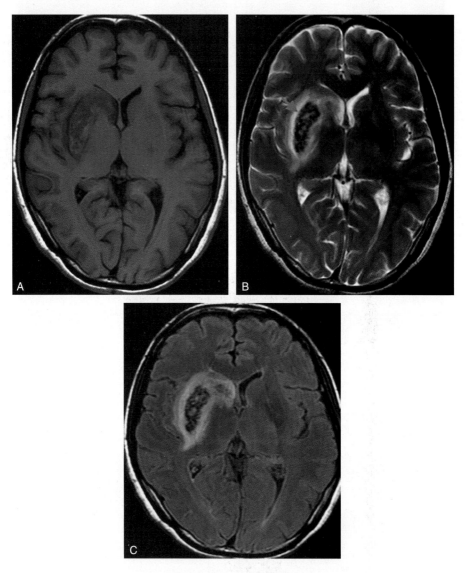

**图 1-2-20 急性脑出血**

女性,48岁。A. 右侧基底节区片状异常信号影,T1WI 呈不均匀低信号,内可见散在片状高信号影;B、C. T2WI 及 FLAIR 呈不均匀低信号,边缘可见水肿带,右侧侧脑室前角受压闭塞

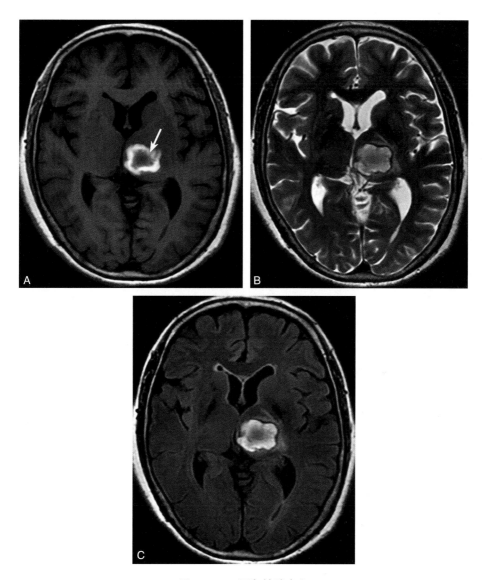

**图 1-2-21　亚急性脑出血**

女性,62 岁。A. 左侧丘脑片状异常信号影,T1WI 呈不均匀环形高信号,内部呈等低信号;
B、C. T2WI、FLAIR 呈不均匀高信号,周围可见低信号含铁血黄素沉积

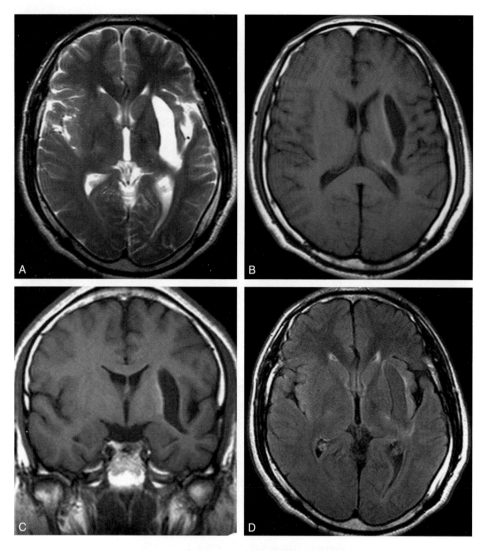

**图 1-2-22 慢性脑出血**

A. 左侧基底节区 T2WI 高信号影,边界清楚,无灶周水肿,无占位效应;B、C. T1WI 表现为边界清楚的低信号灶,邻近脑沟增宽,脑回变窄;D. 水抑制像呈低信号,周边更低信号影环绕。本例为陈旧性脑出血后遗改变,形成残腔

**2. 急诊外伤性病变中的应用** MRI 检查具有较高的组织分辨率,因而在外伤性病变中可以较为清晰的地显示神经、脊髓、软组织、关节腔内部结构、隐匿性骨折等损伤,这是任何其他影像学检查方法所无法比拟的。

(1) 神经损伤:急诊外伤患者中有相当一部分发生骨折,当骨折断端发生移位时极易损伤周围走行的神经。急诊患者中常见的神经损伤主要有:正中神经、尺神经、脊神经、臂丛神经等。与其他影像检查方法相比,MRI 检查能够清晰地显示神经损伤。当周围神经损伤后,可见神经纤维束增粗、走行扭曲,神经损伤处及神经损伤远段在 T1WI 上信号无明显变化,在 T2WI 上可见信号不同程度的增高,其外周可见高信号水肿带包绕。Gd-DTPA 增强 MRI

检查可以反映神经损伤后血液神经屏障的破坏,反映神经损伤 MRI 后形态及病理改变。弥散张量成像(DTI)利用水分子扩散运动的各向异性进行成像可以间接反映神经微观结构的改变,可提供神经损伤导致的局部肿胀或水分丢失信息。

(2) 脊髓损伤:脊柱外伤较为严重的后果即是脊髓损伤,脊髓损伤可引起患者损伤节段以下的四肢及躯体功能障碍,更甚者可危及患者的生命。X 线、CT 等影像学检查无法显示脊髓受损的情况,仅能显示脊柱骨质的损伤情况,从而推测脊髓是否受损。MRI 检查能够清晰地显示脊髓是否受损以及脊髓受损的位置和范围(脊髓损伤由于存在水肿、出血等,在 T2WI 多可表现为高信号),对临床医师采取进一步治疗措施具有重要意义(图 1-2-23)。DWI 能反映脊髓损伤病理改变及水分子的扩散情况,能发现常规 MRI 不能显示的病灶。DTI 能在活体中反映细微的病理生理结构信息。可通过水分子在脊髓中的扩散状态推测脊髓损伤的严重程度。纤维束示踪成像(DTT)通过三维重建直观地显示脊髓的纤维束形态、走行及连续性,能较为直观地反映白质纤维束的损伤情况,是 DTI 成像技术的补充,相对 DTI 彩色编码方向图、FA 图,DTT 能更直观地显示病损情况,区分病变与完好的纤维束。SWI 较传统的 T2*WI 显示微出血灶的部位、数目、大小更佳,对于显示脊髓损伤的程度及制定治疗方案有重要作用,应作为一种检测微出血的常规序列。因此,常规 MRI 结合 DTI、SWI 可以在急性期检查出脊髓的出血水肿,还可以在脊髓亚急性期评估脊髓永久性损伤的程度。DTI、SWI 将成为常规 MRI 的重要补充,为脊髓损伤早期诊断、病变程度及预后判断提供影像诊断依据。

(3) 软组织损伤:当外伤性患者仅有软组织损伤时,因为受伤处软组织对放射线的衰减较弱,无法清晰显影,无论是 X 线还是 CT 检查价值都十分有限。软组织外伤后,常引起受损区域软组织局限性或弥漫性充血、出血、水肿,伴有或不伴有肌肉纤维的撕裂,而这些病理改变在常规 X 线片上无法显示。CT 上除非有明显的血肿或断裂,否则也难以显示。MRI 是

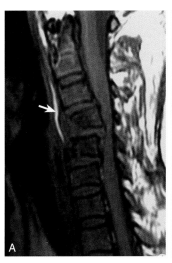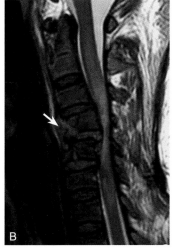

**图 1-2-23　颈段脊髓损伤**

女性,41 岁。A. T1WI 示脊髓变细,信号减低;B. T2WI 示 C₄、C₅ 椎体骨折,C₄ 椎体后滑脱,相应水平脊髓受压变细,信号增高

显示软组织挫伤水肿的最佳方法,尤其是脂肪抑制序列,脂肪信号受到抑制,水肿的信号对比异常突。软组织挫伤所致的水肿常为喷雾状或扇形,也可为弥漫性和不均匀性,在T1WI上呈略低信号,在T2WI上呈高信号,以挫伤部位中心信号异常为显著,向周边逐渐移行为正常,筋膜可以有水肿和增厚。在软组织损伤的影像学诊断中,MRI具有无可替代的作用,MRI有较高的软组织分辨率、多平面切层、无骨性伪影、多参数成像等特点,对肌肉软组织损伤程度能做出准确的临床分级,发现伴随的骨髓水肿,并对其预后做出良好判断,在肌肉、肌腱韧带损伤的诊断中有较高的应用价值。

(4)关节腔内部结构损伤:关节损伤在急诊外伤中比较常见,尤其以膝关节最为常见。当患者膝关节存在韧带、半月板等损伤时,X线、CT检查不能显示,而MRI检查能够清晰地显示损伤部位以及损伤程度(图1-2-24)。MRI可诊断膝关节骨质、关节软骨、半月板、韧带、周围软组织的单一及复合损伤,以及评估损伤的严重程度,诊断准确、全面,为临床治疗提供了可靠依据。膝关节韧带、肌腱在MRI各序列均呈低信号,边缘光整,断面通常为圆形、椭圆形及扁平状。MRI可多方位成像,可完整显示韧带及肌腱的形态,运用T2WI脂肪抑制技术可敏感地发现信号的改变。当诊断不完全性撕裂时,可通过其他伴随的征象诊断,如发现前交叉韧带成角、胫骨前移、半月板裸露、股骨外侧髁和胫骨平台的骨损伤有助于前交叉韧带损伤的诊断(图1-2-25、图1-2-26);而侧副韧带和周围脂肪分界不清,不再平行于骨皮质,有助于侧副韧带损伤的诊断。MRI提供了一种在活体无创伤性了解人体解剖细节的影像检查手段,并且无电离辐射,具有多方位断层图像、多序列成像及较高的软组织分辨率。当今,关节外伤的MRI检查的应用已经十分普遍和成熟。

(5)隐匿性骨折:部分外伤性患者的X线、CT检查均未显示明显的骨折征象,但患者具有明显的骨折体征时,接诊医师应考虑到隐匿性骨折的可能,此时可对患者受伤部位进行MRI检查。因隐匿性骨折可造成受伤部位骨髓水肿而在T2WI序列上呈明显高信号。

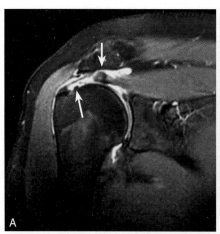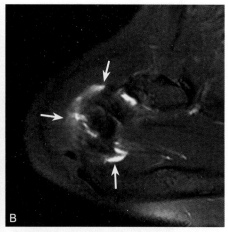

**图1-2-24 肩袖撕裂**

右肩关节脂肪抑制斜冠状位(A)和横轴位(B)FSE T2WI,显示冈上肌腱及周围长T2异常信号,肩峰下-三角肌下滑液囊少量积液(↑)

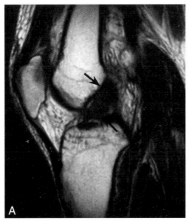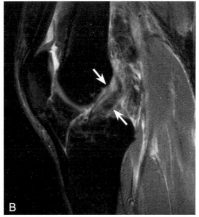

图 1-2-25　前交叉韧带损伤

膝关节矢状位 SE T1WI(A)和脂肪抑制 FSE T2WI(B),显示前交叉韧带增粗,
呈不均匀长 T1、长 T2 异常信号(↑)

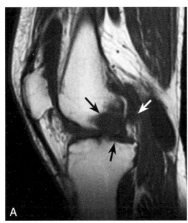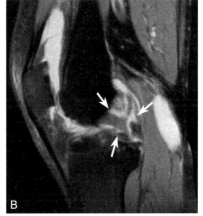

图 1-2-26　后交叉韧带损伤

膝关节矢状位 SE T1WI(A)和脂肪抑制 FSE T2WI(B),显示后交叉韧带中断,
局部结构紊乱,呈不均匀长 T1、长 T2 异常信号(↑)

　　**3. 其他常见急诊病变中的应用**　急诊 MRI 检查除了常用于上述几种常见的急诊病变外,亦可以应用于其他急诊病变。例如,当患者存在急性肺栓塞或主动脉夹层而又不能进行 CT 增强检查时,利用 MRI 增强检查也可对上述两种疾病作出准确诊断;部分消化道急诊病变(急性肠梗阻、胰腺炎等)、阴性结石导致急性炎症或嵌顿等,均可行 MRI 检查明确诊断。

　　**(二) 急诊 MRI 检查的注意事项**

　　1. 严格筛选急诊患者,具有 MRI 检查绝对禁忌证的患者绝不能进行检查。

　　2. 因 MRI 检查需要一定的时间,且 MRI 检查室相对封闭,所有顺磁性抢救设备及物品均无法带入。因此,对于急诊患者,必须待患者生命指征平稳,方可进行 MRI 检查。

　　3. 部分病情较重的患者需要做检查时,应由医师评估检查所获得影像信息价值与 MRI

检查可能产生风险的效价比,以此来决定是否进行检查,如继续检查,需由临床医师陪同。

4. 对有精神异常、烦躁不能配合的患者以及儿童应由临床医师提前开具镇静药并服用。

5. 进行 MRI 增强扫描时,向患者或家属详细陈述增强扫描可能发生的意外,如果同意进行增强扫描,需要患者或家属签字。

6. 严重肾功能不全的患者不宜行 MRI 增强检查。

## 四、急诊 DSA

数字减影血管造影(digital subtraction angiography,DSA)是一种通过数字化处理把血管造影不需要的组织影像删除、只保留血管影像的技术。它具有图像清晰、分辨率高、立体直观等特点,可以直接观察血管病变、测量血管狭窄程度,为诊断及介入治疗提供了必备条件。

### (一) DSA 在急诊检查中的应用

**1. 急性脑血管病变中的应用** 急性脑血管病变主要是指急性脑出血和急性脑梗死这两种最常见的病变。

(1) 急性脑出血:DSA 作为影像学中最直观的血管造影技术,能够清晰地显示出血部位,评估出血量。除了高血压外许多其他原因也能引起患者发生急性脑出血,例如:颅内动脉瘤破裂出血、颅内动静脉畸形出血、颅内动静脉瘘出血、外伤性出血等,不同原因引起的脑出血其对应的治疗措施不同,此时我们就要明确区分出具体的病因(图 1-2-27)。利用 DSA 技术可以直接观察到病变血管的情况,具有极高的目的性和准确性,为急诊影像诊断提供了清晰、直观的影像资料。

(2) 急性脑缺血、脑梗死:当急诊患者出现急性脑缺血、脑梗死时,及时、准确地进行治疗刻不容缓,这就需要临床医师能够尽早、准确地诊断。DSA 技术利用导管将对比剂直接投放到目标血管或病变部位,以脑部血管血流特点为依据对相应的动脉、静脉期、窦期、毛细血管期图像进行采集数字剪影处理后可获得更加清晰的图像,能够对病变部位的脑血管形态、脑

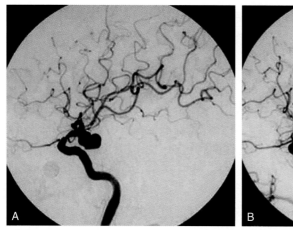
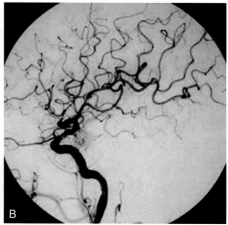

**图 1-2-27  后交通动脉瘤**
后交通动脉瘤介入栓塞术前(A)、后(B)

血管结构、循环时间、狭窄程度、狭窄部位等进行真实反映,为临床诊断和治疗提供可靠的参考依据,可作为诊断缺血性脑血管疾病的金标准。与此同时,我们可以直接利用 DSA 技术对狭窄、梗死的血管进行溶栓治疗,这是其他影像学检查无法做到的,其为患者的治疗节省了宝贵的时间。

2. **急性心血管病变中的应用** 临床急诊患者中常见的急性心血管病变主要有:急性冠状动脉栓塞、急性肺栓塞、急性主动脉夹层、急性消化道出血等,往往发病急迫,临床表现极为凶险,一旦无法及时、准确地明确病因而错过治疗的黄金时间,患者的死亡率往往非常高。此时利用 DSA 不但能够直接显示病变处血管的情况,而且能够全面评估病变血管的数量、病变的范围和程度,同时能够作出定性和定量诊断。例如,DSA 不但能够清晰地显示肺动脉栓塞的直接征象,血管充盈缺损、阻塞及狭窄变细、局部血管减少等,还能观察肺循环的血流情况,对诊断更具独特价值(图 1-2-28)。

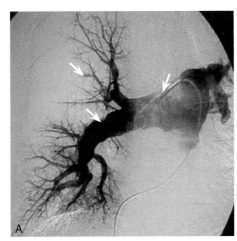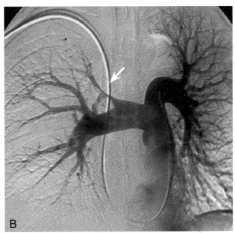

**图 1-2-28 肺栓塞**
A. 慢性血栓栓塞性肺高压;B. 急性肺栓塞

3. **其他急诊病变中的应用** 急诊 DSA 除了常应用于急性心脑血管病变外,亦可用于其他急诊病变的影像诊断。例如,当急诊外伤患者发生肝、脾等实质性脏器破裂时,DSA 检查不但可以明确破裂的脏器以及破裂的程度,还可以直接显示破裂出血的血管。

**(二) 急诊 DSA 检查的禁忌证及注意事项**

1. **禁忌证** ①对于碘对比剂过敏的患者以及具有严重心、肝、肾功能衰竭的患者严禁 DSA 检查;②具有凝血功能障碍、出血倾向的患者不可进行 DSA 检查;③存在全身感染及败血的患者不能进行 DSA 检查。

2. **注意事项** ①对比剂的注射流量和流率:如对比剂注射流量和流率直接影响到脑血管影像的清晰度,注射流量过大或流率过高易导致对比剂反流和导管反弹移位,同时因对比剂的刺激导致患者头脑发热,产生头昏等脑缺血症状,可造成血管痉挛,严重者导致血管内膜撕裂产生夹层;注射流量和流率过小,易导致因血管充盈不足而显影不佳,产生层流而影响诊断。②注射压力:对比剂注射压力的大小也是影响 DSA 影像质量的重要参数之一。因为脑动脉血管走行非常弯曲,而造影用导管都是端孔没有侧孔,所以压力过大易造成血管壁内膜切割,而压力过小对比剂弥散欠佳,也易产生层流。③对比剂的浓度和温度:对比剂浓度过高,对血管壁刺激比较强,易导致患者头部不自主运动,产生运动性伪影;浓度过低,靶血管充盈欠佳影响影像质量。

(刘一聪　宋磊　苑康　申旭东　王学建　高波)

# 参 考 文 献

1. Cartwright S, Knudson M. Evaluation of acute abdominal pain in adults. Am Fam Physician, 2008, 77(7):971-978.

2. Craig S, Naidoo P. Emergencies in radiology: A survey of radiologists and radiology trainees. J Med Imaging Radiat Oncol, 2013, 58(2):164-171.

3. Giannitto C, Esposito A A, Casiraghi E, et al. Epidemiological profile of non-traumatic emergencies of the neck in CT imaging: our experience. La Radiologia Medica, 2014, 119(10):1-6.

4. Larson DB, Johnson LW, Schnell BM, et al. National trends in CT use in the emergency department: 1995-2007. Radiology, 2011, 258(1):164-173.

5. Lewis MA, Hendrickson AW, Moynihan TJ. Oncologic emergencies: Pathophysiology, presentation, diagnosis, and treatment. CA Cancer J Clin, 2011, 61(5):287-314.

6. Mehrotra P, Bosemani V, Cox J. Do radiologists still need to report chest x rays?. Postgrad Med J, 2009, 85(1005):339-341.

7. Sodickson A. Strategies for reducing radiation exposure from multidetector computed tomography in the acute care setting. Can Assoc Radiol J, 2013, 64(2):119-129.

8. Tkacz JN, Anderson SA, Soto J. MR imaging in gastrointestinal emergencies. Radiographics, 2003, 47(7):2138-2144.

9. 陈克敏,凌华威. 常见胸部急诊疾患的影像学表现特征. 诊断学理论与实践, 2008, 7(3):263-265.

10. 陈妙玲,李新春. 周围神经损伤的磁共振成像研究进展. 国际医学放射学杂志, 2010, 33(4):325-328.

11. 贺斌,聂勤,谭隆旺,等. 医学影像科急诊处理的几点体会. 西南军医, 2009, 11(2):289-290.

12. 寇文超,王毅,权宗茂,等. 低场 MR 在膝外伤中的应用价值. 临床放射学杂志, 2012, 31(8):1146-1148.

13. 柳曦,孔祥泉,吕银章,等. 臂丛及腰骶丛神经损伤及失神经支配骨骼肌的 MRI 表现. 临床放射学杂志, 2012, 31(2):239-243.

14. 王颖. 急诊患者影像学随诊检查的重要性——急诊影像学检查的时效性与诊断效果关系浅析. 影像诊断与介入放射学, 2002, 11(4):242-243.

15. 朱明旺. 急诊影像学检查进展. 当代医学, 2001, 7(10):66-68.

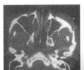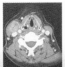

# 第二章

# 神 经 系 统

## 第一节 颅 骨 骨 折

### 一、概述

颅骨类似球形的骨壳,容纳和保护颅腔内容物,由8块脑颅骨和15块面颅骨组成。颅骨骨折(fracture of skull)指颅骨受暴力作用所致颅骨结构改变。颅骨骨折的重要性不在于颅骨骨折本身,而在于颅腔内容物的并发损伤。颅骨骨折的伤者,不一定都合并严重的脑损伤;没有颅骨骨折的伤者,可能存在严重的脑损伤。颅骨骨折的存在提示伤者受暴力较重,合并脑损伤几率较高。

### 二、相关疾病分类

颅骨骨折分类较多,按照骨折的部位不同,可分为颅盖骨折和颅底骨折;根据骨折的形态不同,可分为线形、凹陷性、粉碎性和洞性骨折等;此外,视骨折局部与外界是否相通,又可分为闭合性骨折和开放性骨折(表2-1-1)。

表2-1-1 颅骨骨折分类

| 分类 | 类型 |
| --- | --- |
| 部位 | 颅盖骨折、颅底骨折 |
| 形态 | 线形骨折、凹陷性骨折、粉碎性骨折、洞性(穿入)骨折 |
| 是否与外界相通 | 闭合性骨折、开放性骨折 |

颅缝分离是颅骨损伤的另一种形式,较为常见,常发生于儿童和青年,且常与线形骨折合并发生,以人字缝为多。观察颅缝分离往往需要双侧对比,一般标准为双侧颅缝相差1mm以上,单侧缝间距成人>1.5mm、儿童>2mm即可诊断。

## 三、影像诊断流程

颅底骨折的诊断及定位,主要依靠其临床表现来确定。瘀斑的迟发性、特定部位以及是不是暴力的直接作用点等,可区别于单纯软组织挫伤。对脑脊液漏有疑问时,可收集流出液作葡萄糖定量检测来确定。有脑脊液漏存在时,实际属于开放性脑损伤。普通 X 线片可显示颅内积气,但仅 30%~50% 能显示骨折线。

颅骨骨折在颅脑损伤患者中十分常见,CT 对各种不同类型的颅骨骨折都能较明确地显示,对临床诊断有很大帮助。①使用不同窗宽、窗位,可提高影像的清晰度;②重视骨算法下骨窗的观察,一般情况下的标准算法对颅缝及血管沟的边缘显示模糊;③左、右颅骨逐层对比全面观察,单层图像显示的多为血管沟,而骨折多为数个层面显示;④重视间接征象的观察:颅内积气,鼻窦、乳突气房积液,都是骨折的间接征象,特别是较易漏诊的颅底骨折;⑤通过工作站重建图像,点对点地观察线样低密度影在三维重建图像上的形态,可立体观察其与骨缝、血管沟的关系;⑥辅以其他方法:薄层扫描和高分辨率扫描及后处理骨算法重建有助于颅底骨折的显示;⑦了解病史,如有无脑脊液鼻漏及耳漏也能结合间接征象对颅底骨折作出诊断;⑧颅骨骨折的愈合是一个连续的过程,在不同时期各有不同特点,动态观察可以提高诊断准确性。儿童颅盖骨骨折多在 6 个月内完全愈合;而老年人常需几年,甚至终身存在。

## 四、相关疾病影像学表现

颅骨骨折是指颅骨受暴力作用所致颅骨结构改变,包括骨质连续性的中断及碎裂,直接征象为骨质内外板的连续性中断(图 2-1-1)。仅以骨质的连续性中断来判断骨折并不可靠,而颅骨内板塌陷、不对称、内移才是可靠征象;间接征象主要为颅内的积气及窦腔的积液和

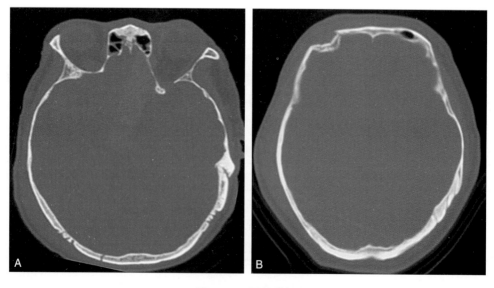

**图 2-1-1　颅骨骨折**

A. 男性,61 岁。头颅外伤后 1 天。CT 骨窗示枕骨右侧见线样低密度,断端无明显移位。B. 男性,44 岁。外伤 2 小时。CT 骨窗示额骨右侧骨质不连续并内陷

26

(或)气液平面。由于骨折常伴发头皮及颅内脑损伤,因此诊断骨折创伤史为首要条件,急性骨折均伴相应部位头皮下血肿或软组织挫伤;而创伤数日后 CT 可仅显示骨折,除部分明显的凹陷骨折及粉碎性骨折较易明确诊断外,部分线形骨折无明显的移位、塌陷,较易与颅内的正常结构如颅缝、血管沟、伪影等混淆而导致误诊。

颅骨少见的骨折:

**1. 生长骨折** "生长骨折"是儿童颅骨骨折的典型、罕见并发症,嵌入的硬脑膜和蛛网膜引起骨折线增宽,并形成软脑膜囊肿。多见于额骨及顶骨区,以 2 岁以下儿童常见,成人也可见但均与婴幼儿时期头部创伤有关。CT 表现为大小不等、形状多样的颅骨缺损区,边缘规则或不规则,骨质密度增高或减低,部分骨质缺损区可见液性密度囊肿样改变。

**2. 乒乓球样骨折** 乒乓球样骨折是由于颅盖骨的凹陷性骨折,其骨膜未受损(青枝骨折),可由产钳或产道狭窄所致,也可见于宫内胎儿肢体对头颅的压迫。然而,新生儿颅盖骨也可显示明显的、局部性凹陷,而无创伤史,多在生后 6 个月内自行复原。

## 五、研究进展及存在问题

多层螺旋 CT 薄层扫描技术有效克服了影像的部分容积效应,使颅底及颅面部的细微解剖结构如骨连接部的缝隙、沟裂以及血管神经出入的孔洞等均可在 CT 影像上清晰显示。这些解剖结构在影像上正常显示的骨质不连续或低密度征象,如对其正常解剖结构缺乏正确认识,易被误诊为骨折线而造成错误诊断。由于 CT 的广泛使用,大部分颅骨骨折都不会遗漏,并且较容易明确诊断。临床医师对颅骨骨折与正常解剖变异的影像学特征应当有足够的认识,以提高诊断的准确性,尽量避免误诊。

# 第二节 颅内血肿

## 一、概述

颅脑损伤后引起颅内继发性出血,血液积聚到颅腔内达到一定体积(通常幕上出血大于 20ml,幕下出血大于 10ml),形成局限性占位性病变,产生脑受压和颅内压增高症状,称为颅内血肿(intracranial hematoma,ICH)。其发生率约占颅脑损伤的 10%,包括硬膜下血肿(subdural hematoma,SDH)、硬膜外血肿(epidural hematoma,EDH);硬膜外血肿和硬膜下血肿的鉴别和诊断,对于临床治疗有重要意义。

## 二、相关疾病分类

按血肿形成的部位不同分为硬膜外血肿、硬膜下血肿;硬膜下血肿按时间又分为急性期(3 天以内)、亚急性期(3 天 ~3 周)及慢性期(3 周以上)。

## 三、影像诊断流程

硬膜外血肿:指外伤后积聚在硬膜外腔的血肿。临床上伤后出现昏迷,有中间清醒期,再昏迷是硬膜外血肿典型的临床表现。多由颅骨骨折导致的脑膜中动脉或其分支撕裂而出血,少数为静脉窦损伤或板障静脉出血及穿通颅骨的血管破裂引起。由于硬脑膜与颅骨内板关系密切,血肿形成过程中需要一定的阻力,因此典型的 CT 表现为颅骨内板下梭形或双凸镜形高密度区,边缘光滑锐利,密度多较均匀。

硬膜下血肿:指发生在硬脑膜与蛛网膜之间的血肿。急性硬膜下血肿:一般均为加速性暴力使脑组织与固定的硬脑膜形成移位,将皮质与静脉窦之间的桥静脉撕断引起出血;也可由于脑组织挫伤后的皮质血管流入硬膜下腔所致。

慢性硬膜下血肿:一般为硬膜下腔少量、持续性出血积聚而成。出血主要来源于皮质小血管或桥静脉的损伤。血肿多与硬膜下腔的走行相符。

## 四、相关疾病影像学表现

1. **硬膜外血肿**　硬膜外血肿 CT 表现为颅骨内板下梭形或双凸镜形高密度区,边缘光滑锐利,密度多较均匀,CT 值 50~90HU,一般较局限不越过颅缝(图 2-2-1)。MRI 上硬膜外血肿形态与 CT 显示相似,呈梭形,边界锐利。血肿信号强度变化与血肿的期龄及检查所用设备场强有关。急性期血肿,T1WI 呈等信号,血肿内缘可见低信号的硬脑膜,T2WI 呈低信号;亚急性期和慢性期血肿均为高信号(图 2-2-1)。血肿多位于颞部,其次为额顶部。

硬膜外血肿形成时,硬膜外薄层出血多呈局限的梭形高密度影,内缘与大脑凸面分界清晰,诊断应无困难,另外,伤侧颅板下较局限的薄层弧带(线)状高密度影,内缘清晰、光滑,基本无占位效应,多伴同侧颅骨折、头皮血肿,CT 显示在颅骨内板下方有双凸形或梭形边缘清楚的高密度影,CT 值 40~100HU;有的血肿内可见小的圆形或不规则形的低密度区,认为是外伤时间太短仍有新鲜出血(较凝血块的密度低),并与血块退缩时溢出的血清混合所致;少

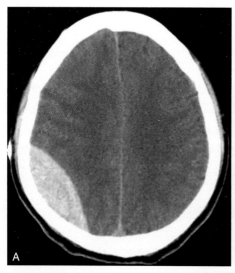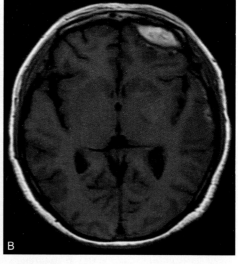

**图 2-2-1　硬膜外血肿**

A. 男性,43 岁。头外伤后 3 天。CT 示右顶部颅骨内板下见梭形血样密度影,其内密度欠均匀,边缘清晰,邻近脑实质受压,脑沟变浅。B. 女性,52 岁。外伤后 14 天。T1 FLAIR 示左额部颅骨内板下见梭形高信号灶,其内信号不均匀,见小片状低信号,周围见斑片状低信号区,边缘模糊,邻近脑实质受压,脑沟变浅

数血肿可呈半月形或新月形;个别血肿可通过分离的骨折缝隙渗到颅外软组织下。

硬膜下血肿主要与蛛网膜下腔出血进行鉴别,普通 CT 扫描对颅骨骨折尤其是颅顶部骨折较头颅平片显示差,不能全面了解骨折线走行及骨缝分离状况且硬膜外血肿 90% 以上可伴有颅骨骨折,因此应该重视头颅平片对颅脑创伤的诊断价值,对于靠近颅顶部的硬膜外血肿,应增加扫描层数或加用冠状扫描以完整显示血肿并了解血肿与硬脑膜窦的关系。

**2. 硬膜下血肿** 急性硬膜下血肿:是指发生在硬脑膜与蛛网膜之间的血肿。CT 表现呈新月形或弧形高密度区,CT 值 50~70HU,范围较广,可跨越颅缝(图 2-2-2)。MRI 表现为 T1WI 呈等信号,T2WI 呈低信号。急性期硬膜下血肿常伴脑挫裂伤,占位明显,中线结构可移位,好发于额颞部。

亚急性硬膜下血肿:CT 可表现为高、等或混杂密度(图 2-2-2),特别是等密度的亚急性血肿在 CT 上不易显示,极易漏诊。但其在 MRI 检查上会有信号改变,亚急性期硬膜下血肿含有脱氧血红蛋白,在红细胞内开始氧化为高铁血红蛋白,高铁血红蛋白可使 T1 弛豫时间缩短,T1WI 呈高信号(图 2-2-3)。

慢性硬膜下血肿:指出血时间在 3 周以上,好发于老年人。由于出血时间多较长,故 CT 表现为颅板下新月形、半月形或梭形的低密度影或等密度影,多数病灶密度均匀,少数病灶密度不均匀,提示存在不同时期的出血。若新近有出血,则其内可有高密度影。少数病灶可见密度不同的液-

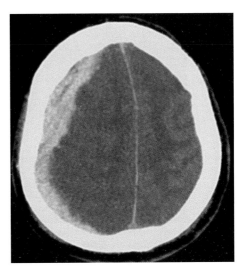

**图 2-2-2 硬膜下血肿**
男,42 岁。头外伤 4 小时。CT 示右侧额顶部颅骨内板下新月形高密度影,其内密度不均匀,见条状低密度,边缘清晰,邻近脑实质受压,脑沟变浅

液平面,高密度或等密度影位于其下方,系因血红细胞及血块沉积于血肿下方所致,低密度影在其上方。等密度的慢性硬膜下血肿时,若为一侧性,由于脑组织和脑室受压移位,诊断一般不难;如为双侧对称性,可以同时压迫脑组织和脑室系统,但中线结构无移位,这种易漏诊。但其 MRI 冠状位检查可以清楚显示脑组织与颅骨内板的关系,很容易判断慢性硬膜下血肿。在 ADC 图为低信号时需要与硬膜下积液鉴别,前者在 ADC 图上呈稍高信号,后者在 ADC 图上呈低信号(图 2-2-4)。

## 五、研究进展及存在问题

后颅窝、颅底部及最顶部 CT 平扫图像多受骨伪影干扰,不易发现小的血肿,大血肿形态也多产生扭曲,所以应当增加薄层扫描,减少干扰,改善成像质量。阅片时,如果有枕骨、颅底骨或顶骨的骨折线或跨骨缝,则可能存在硬膜外出血。此外,CT 扫描要求扫至最顶部,以免因扫描层次不够导致漏诊;顶部或颅底的骨伪影干扰可以通过冠状 CT 扫描减少或消除。

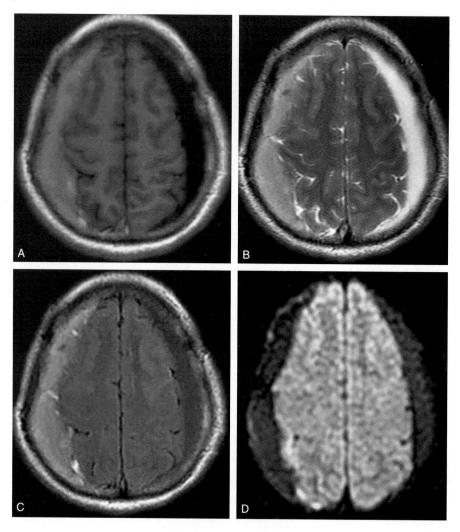

**图 2-2-3　硬膜下血肿**

男性,46 岁。头痛、头晕伴恶心、呕吐 7 天。A. T1 FLAIR 示右侧额顶部颅骨内板下见新月形稍高信号,左侧额顶部颅骨内板下见新月形低信号;B. T2WI 示右侧额顶部颅骨内板下见新月形稍高信号,左侧额顶部颅骨内板下见新月形高信号;C. T2 FLAIR 右侧额顶部颅骨内板下见新月形稍高信号,左侧额顶部颅骨内板下见新月形低信号;D. DWI 双侧额顶部颅骨内板下见新月形低信号,右侧更低

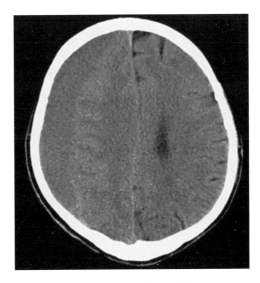

图 2-2-4 硬膜下血肿

男性,64 岁。头痛 8 天。CT 示右侧额顶部颅骨内板下见新月形低密度影,其内密度较均匀,边缘清晰,邻近脑实质受压,脑沟变浅

## 第三节 脑实质损伤

### 一、概述

随着交通、运输、建筑业的迅猛发展,交通事故伤、高空坠落伤不断增加,脑实质损伤的发病率逐渐增加,颅脑外伤的严重程度与外伤的类型、脑挫裂伤发生的部位、病灶的范围大小有关,轻中度脑外伤患者大多可以得到不同程度的恢复,但是仍有部分会有头痛、记忆力衰退、健忘后遗症状;重症患者如弥漫性轴索损伤则可能留下严重后遗症,增加社会和家庭的负担。临床处理不及时则导致较高的致残率和死亡率。

### 二、相关疾病分类

脑挫裂伤(contusion and laceration of brain)是指脑挫伤和脑裂伤的统称,是指颅脑外伤所致的脑组织的器质性损伤,常发生于暴力打击的部位和对冲部位,尤其是后者。脑挫伤(contusion of brain)是外伤引起的皮质和深层的散在小出血灶、脑水肿和脑肿胀;脑裂伤(laceration of brain)是指脑和软脑膜血管的断裂。两者多同时发生,故称脑挫裂伤。

弥漫性轴索损伤(diffuse axonal injury,DAI)是指头部受到剪切力作用下发生于大脑灰白质交界处、胼胝体、脑干及基底节等部位以轴索损伤为主要改变的一种原发性弥漫性脑损伤,常见于交通事故伤,是患者外伤后重度残疾、植物状态甚至死亡的最常见原因。

## 三、影像诊断流程

脑挫裂伤急性期少部分表现为水肿,大部分为脑内多发性出血灶。较大的血肿早期 CT 显示很直观,MRI 常规序列也能显示;小范围水肿只有在 MRI 上显示,尤其是细胞毒性水肿,需要弥散加权像才能敏感显示。DAI 的出血性病灶常为多灶、散在、病灶直径小,无论是在 CT 上,还是常规 MRI,甚至 MRI 的弥散加权像亦难于显示,且 DAI 发生时并不是孤立的存在,常合并其他类型的脑损伤,如蛛网膜下腔出血、脑挫裂伤、硬膜外血肿及硬膜下血肿等,其漏诊率较高。对 DAI 患者的早期发现和及时治疗是颅脑外伤在临床治疗中非常重要的一部分。

## 四、相关疾病影像学表现

1. **脑挫裂伤(contusion and laceration of brain)** 在临床上依据脑挫裂伤的程度和病情发展的时间其 CT 表现各异,可大致分为三期。①急性期:临床症状出现早,一般在几小时内,CT 表现为散在的斑点状或斑片状高低密度混杂病灶(图 2-3-1),部分病例出现不同程度的脑水肿,表现为病灶周围的低密度影,且损伤同侧脑室压力增大,脑沟及脑池呈不同程度受压,部分出现中线结构向对侧移位。也有一部分病例表现为散在的出血点而融合形成小血肿;少数病例甚至出现弥漫性脑肿胀,合并蛛网膜下腔出血时表现为纵裂池、脑池等处的高密度改变。②进展期:临床症状较急性期出现晚,患者入院时意识障碍程度往往相对较轻,但治疗过程中其病情多变,甚至迅速恶化、死亡。头颅 CT 呈现双侧脑实质内高低混杂密度影,周围出现不同程度的脑水肿,动态 CT 可发现脑挫裂伤病灶扩大、融合,形成脑内小血肿,周围出现重度弥漫脑水肿,两侧脑室前角受压明显,环池、基底池模糊、缩小,但中线结构移位不明显。部分在 CT 上出现近似脑脊液的低密度坏死液化区,并可长期存在。③迟发期:临床症状出现较晚,24 小时内常表现为充血水肿,未形成血肿或 CT 不易分辨病灶,而脑水

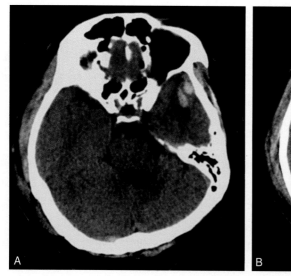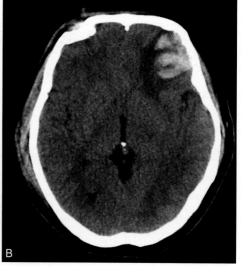

**图 2-3-1 脑挫裂伤**

女,51 岁。头外伤 26 小时。A、B. 左侧颞叶见斑片状血样密度影,周围绕以低密度,边缘模糊

肿常为颅脑损伤发展过程中的一种常见继发表现,可分为局限性脑水肿和弥漫性脑水肿,以脑组织密度减低和占位效应使颅内压力增高为主要特点。

病灶信号强度随脑水肿、出血和脑挫裂伤的程度而异。脑水肿其T1和T2弛豫时间延长,T1WI为低信号,T2WI为高信号。点片状出血与脑出血信号变化一致。晚期,脑挫裂伤可以不留任何痕迹,也可以形成软化灶,T1、T2弛豫时间延长伴有相邻部位脑萎缩。

**2. 弥漫性轴索损伤(diffuse axonal injury,DAI)** CT是初步诊断颅脑外伤的首选方式,对出血灶较敏感,对非出血性病灶相对不敏感,而DAI的病灶多是多部位发生,且病灶较小,非出血性病灶较多;DAI多伴发其他类型的脑损伤,因此临床上应用CT诊断DAI时可能会因其他病变的存在而被忽视。有学者提出DAI的CT表现为:①大脑半球白质内单发或多发小出血灶(直径<20mm);②脑室内出血;③胼胝体出血;④第三脑室周围小出血灶(直径<20mm);⑤脑干出血;以上表现有任意一种或同时存在几种表现都可诊断DAI(图2-3-2)。

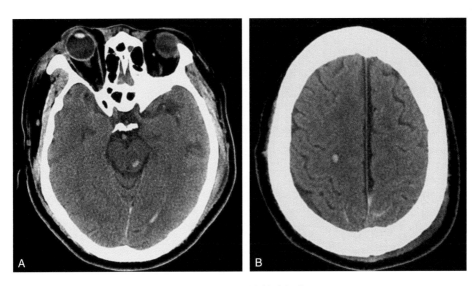

**图 2-3-2 弥漫性轴索损伤**

男,44 岁。脑外伤 1 天。A. CT 示中脑左后部见小片状血样密度,边缘较清晰;B. 右额叶见小圆形血样密度,边缘清晰

非出血性病灶T1WI多是低信号,T2WI为高信号,T1 FLAIR呈低或等信号,T2 FLAIR呈高信号。而出血性病灶在MRI上的表现则比较复杂:T1WI上,急性期出血灶多为等或低信号,亚急性期为高信号,慢性期为低信号;T1 FLAIR上,急性期为等信号,慢性期为低信号;T2WI上,急性期、亚急性期早期及慢性期出血灶为低信号,亚急性期晚期为高信号;T2 FLAIR上,急性期病灶为中心低信号周围绕以高信号,慢性期为高信号(图2-3-3)。DWI对诊断超急性期及急性期脑DAI具有很高的敏感性,显示出血为低信号,而水肿为高信号;SWI序列对微小出血有更高的检出能力。

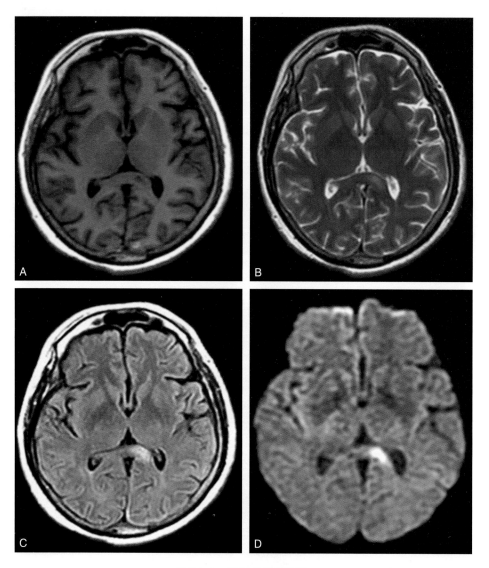

**图 2-3-3　弥漫性轴索损伤**

女性,57 岁。脑外伤 7 天。A. T1 FLAIR 示胼胝体压部左侧见小片状低信号,边缘模糊;
B. T2WI 示胼胝体压部左侧见小片状高信号;C. T2 FLAIR 胼胝体压部左侧见小片状高信号;
D. DWI 胼胝体压部左侧见小片状高信号

## 五、研究进展及存在问题

对于脑实质损伤的诊断,有出血性密度时,根据临床表现和 CT 就可诊断。有部分患者在脑外伤后短期内 CT 及常规 MRI 检查并未发现脑实质的损伤,在数月甚至更长时间后 MRI 发现脑萎缩或软化灶,其主要原因是脑挫裂伤尤其是 DAI 患者脑实质内体积甚小的微出血病灶未能被 CT 及常规 MRI 图像显示。应用磁共振弥散张量成像(diffusion tensor imaging,DTI)和弥散张量纤维束成像技术(diffusion tensor tracking,DTT)用于动态观察神经纤维的临床转归过程,提示患者预后。磁敏感加权成像(susceptibility weighted imaging,SWI)技术对脑实质损伤的研究较多,可以更早、更准确地发现脑挫裂伤后的脑实质内微出血灶,并能够更敏感地发现更多体积更小的出血灶,对陈旧性出血,因其内有含铁血黄素的存在,SWI 显示更为敏感。在 SWI 上可显示为大小不等的圆形、点状、串珠状、斑片状或团状显著低信号影,边界清楚。SWI 所显示的圆形显著均匀低信号并非完全代表出血的范围,而是表示出血后血液代谢产物——包括脱氧血红蛋白、正铁血红蛋白及黄铁血黄素的顺磁性物质在其周围形成的磁场,存在一定程度的夸大效应。因为出血的时期不同,程度不同,对于一些小的出血灶需要结合更多的检查技术确诊,建议在有条件的情况下常规加扫 SWI 序列,以增加脑实质内创伤性微出血病灶的检出率。

# 第四节 蛛网膜下腔出血

## 一、概述

蛛网膜下腔出血(subarachnoid hemorrhage,SAH),是由于颅内血管破裂,血液进入蛛网膜下腔所致,特别是动脉瘤破裂导致的 SAH,是一种严重的脑血管疾病,具有很高的致死率和致残率。可发生于任何年龄,成人多见,其中 30~40 岁年龄组发病率最高。及时有效地诊断 SAH,并找出其原因,可争取手术时间,降低死亡率和改善患者的生存质量。

## 二、相关疾病分类

根据出血原因分为自发性 SAH 和外伤性 SAH,其中自发性 SAH 最常见的原因包括:动脉瘤、脑血管硬化、动静脉畸形(arteriovenous malformation,AVM)、烟雾病、动脉炎、血液病等。外伤性蛛网膜下腔出血(traumatic subarachnoid hemorrhage,TSAH)指由于外伤导致颅内血管破裂后血液进入蛛网膜下腔,往往伴有硬膜下血肿及中度、重度脑组织原发外伤。TSAH 出血多因脑外伤后使桥静脉和蛛网膜血管破裂出血所致,软脑膜及其相邻脑组织挫裂伤使脑内血管破裂出血、静脉窦挫裂伤出血流入蛛网膜下腔亦是可能的原因。灶性或普遍性的脑挫裂伤伴 SAH 是颅脑外伤后 CT 扫描能检出的最常见的病理改变。

## 三、影像诊断流程

出现 SAH 时可表现为头痛、脑膜刺激征和血性脑脊液等临床特征,再结合 CT、MRI 表现一般不难诊断;当出血量较少,影像学难以表现时,可做腰穿。急性期检查时,CT 较 MRI 对 SAH 的诊断较敏感,亚急性期及慢性期时,MRI 优于 CT。一般出血一周后 CT 扫描已很难检出。因此,临床上一旦怀疑为蛛网膜下腔出血应尽快、尽早进行 CT 扫描。

MRI 和 MR 血管成像(MRA)检查可通过血管流空像确定有无异常血管,对一些巨大的且有附壁血栓的动脉瘤,可通过瘤内的血管流空像发现动脉瘤。但 SAH 在 MRI 图像上不及 CT 图像清晰,阳性率不高,且检查时间长,患者不易耐受,不适合于急性患者的筛选。

虽然 DSA 检查是目前诊断颅内动脉瘤最为敏感和准确的方法,但对于一个剧烈头痛、恶心、呕吐,临床上怀疑为 SAH 的患者,往往不会首先行 DSA 检查,而是先行头颅 CT 检查证实为 SAH 并高度怀疑为颅内动脉瘤的患者,才考虑行 DSA 检查,确诊的阳性率在 97% 以上。但有少数患者因载瘤动脉的痉挛而不能显示出动脉瘤,若 CT 上支持动脉瘤的诊断,应严密观察病情,积极治疗,使病情进入稳定期(出血后 3 周左右)后再复查 DSA,以进一步发现动脉瘤。对 DSA 检查阴性的 SAH 患者应在具体分析临床及影像学检查结果的基础上决定是否再次行 DSA 检查。

对于动脉瘤破裂引起的 SAH 患者,尽早诊断是非常重要的。三维 CT 血管造影术(three-dimensional CT angiography,3D-CTA)是在螺旋 CT 的基础上发展起来的一种新的血管造影技术,通过外周静脉快速注射造影剂经螺旋 CT 快速连续薄层扫描后进行图像后处理,重建脑血管及颅骨结构的三维立体影像。检查过程比较简便、易操作、成功率高,创伤和风险小。患者所受放射线剂量也较少,检查和诊断的时间明显缩短,术前准备时间也节省很多,从而降低了术前再出血的发生率。特别是对于高度怀疑动脉瘤破裂后的脑内血肿患者,立即行 3D-CTA 检查,可争取手术时间,降低死亡率和改善患者的生存质量。有学者认为对于破裂和未破裂动脉瘤在诊断和制订治疗计划时 3D-CTA 可以取代 DSA,在没有进行 DSA 检查的情况下,可基于 3D-CTA 直接进行治疗。

CT 数字减影血管造影技术(CT-DSA)是 CTA 技术的延伸,它要求先行平扫的螺旋扫描,后行增强的螺旋扫描。两次扫描范围完全一致。通过后处理自动去除骨与脑组织后显示血管影像,运用 VR、MIP 等技术显示病变血管。CT-DSA 兼顾了 DSA 与 CTA 成像技术的优势,使图像更为直观、清晰,可显著提高颅底部位动脉瘤的检出率。但也有其缺点,需患者在检查时不动才可获得较好图像,并且 CT-DSA 时受检者接受的辐射剂量明显增多。

## 四、相关疾病影像学表现

1. **自发性蛛网膜下腔出血(spontaneous SAH,sSAH)**  sSAH 约占脑血管病的 15%,多为脑动脉瘤,其次是动静脉畸形和高血压动脉硬化,少见的原因包括烟雾病、血液系统疾病等。大多数 SAH 能够明确病因,但仍有部分 SAH 患者首次脑血管造影阴性。sSAH 具有很高的死亡率和致残率。首次出血约有 1/3 的患者死亡,在 1 周内再次破裂的机会高达 20%。DSA 是目前诊断 SAH 病因最佳的检查方法,但仍有约 14%~22% 的 SAH 患者首次脑血管造影阴性。首次 DSA 阴性的 SAH 的原因我们认为可能有:①动脉瘤血栓形成;②因动脉瘤太小(<3mm)而漏诊;③脑血管痉挛;④颅内血肿以及水肿的压迫可以导致动脉瘤显影困难;⑤颅内或高位颈段的肿瘤或血管畸形;⑥中脑周围 SAH。

因软脑膜是覆盖在脑表面的一层脑膜,因此 SAH 直接 CT 征象表现为脑沟、脑裂及脑池密度增高,边界模糊,呈线状或脑回样。出血量大时呈铸型;当蛛网膜下腔出血量较多,且局限于颅脑一侧时,表现为颅板下新月形高密度影,与硬膜下血肿鉴别困难。大脑前动脉破裂,血液多积聚于视交叉池、外侧裂池前部;大脑中动脉破裂,血液多积聚于一侧的外侧裂池附近,亦可向内流;颈内动脉破裂,血液以外侧裂池为多;椎基底动脉破裂血液主要积聚于脚间池和环池。间接征象有:脑积水、脑水肿、脑梗死、颅内血肿、脑室积血、脑疝等。24 小时内的急性 SAH 在 T1WI 上呈比脑脊液稍高的信号影,T2WI 呈比脑脊液稍低的信号影,但敏感性不如 CT。亚急性期可在蛛网膜下腔内出现局灶性短 T1 信号影;慢性期在 T2WI 出现含铁血黄素沉积形成的低信号影。(图 2-4-1)

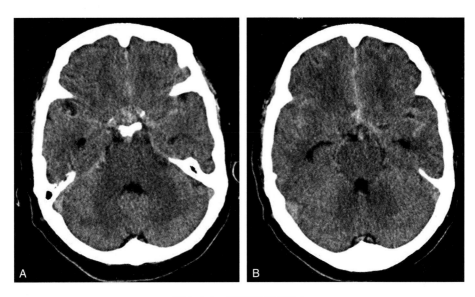

**图 2-4-1 蛛网膜下腔出血**

女,46 岁。头痛与呕吐、意识障碍,脑膜刺激征(+)。A、B. CT 平扫脑底池、脑沟、脑裂内见广泛条片状密度增高影

**2. 外伤性蛛网膜下腔出血** 外伤性蛛网膜下腔出血(TSAH)常与颅内其他损伤并存,依据 TSAH 的范围结合颅脑损伤的类型和程度,将其分为单纯性和混合性两类,单纯性分为Ⅰ型单纯局限型 TSAH 和Ⅱ型单纯弥漫型 TSAH 两型,混合性既有 TSAH 还混合有其他颅内损伤,再分为三型,即Ⅲ、Ⅳ、Ⅴ(轻、中、重度)混合型。Ⅰ型 CT 表现为单纯局部脑沟或脑池积血,不伴有任何其他颅脑损伤;Ⅱ型 CT 表现为双侧或单侧多部位脑沟、脑池内出血,不伴有其他颅内损伤(图 2-4-2);Ⅲ型轻度混合型为单侧 TSAH 加单侧局限性脑挫裂伤;Ⅳ型多部位 TSAH 加多灶脑挫裂伤加脑内或硬膜下(外)小血肿形成;Ⅴ型重度混合型 CT 表现为弥漫性 TSAH 加弥漫性脑挫伤加多灶脑内或硬膜下(外)较大血肿形成。

## 五、研究进展及存在问题

有学者发现 SAH 表现为颅板下新月形高密度影,但仔细观察血肿靠近脑实质缘均有不同程度伸进脑沟、裂、池的毛刺样征象,均经腰穿证实为 SAH。因此认为毛刺样征象是不典型蛛网膜下腔出血与硬膜下血肿鉴别的一个参考征象。偏密征——脑池一侧不对称高密度的 CT 征象,脑池偏密征是诊断外伤性蛛网膜下腔出血少量积血的一个可靠的 CT 征象,可提示出血部位就在偏密征邻近处,或继发于邻近的其他颅内损伤,并可提高同侧颅内其他损伤的诊断率或高度警惕同侧迟发性颅内病变的发生。熟悉以上征象,可明显提高 TSAH 的首次 CT 确诊率并减少漏诊。

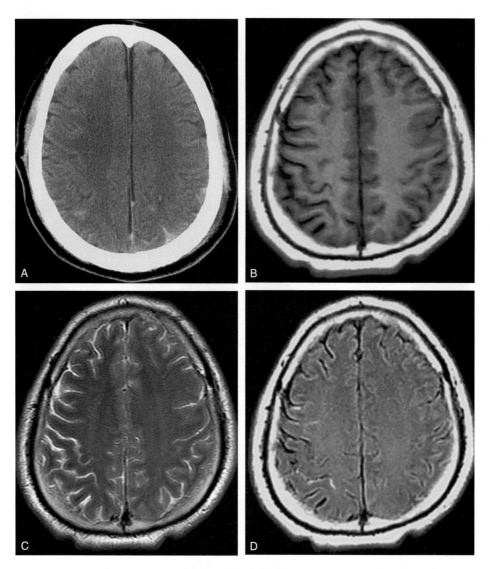

**图 2-4-2　蛛网膜下腔出血**

A. 男,58 岁。脑外伤 1 天。CT 示双侧顶叶部分脑沟及大脑纵裂池后部见条状高密度。
B~D. 男性,37 岁。脑外伤 5 天。T1 FLAIR、T2WI 未见明显异常信号,T2 FLAIR 右侧额顶叶部分脑沟内见条状高信号

# 第五节　血管性损伤

## 一、概述

脑血管性疾病是常见病、多发病,我国的脑血管病变越来越广泛化、年轻化,表现为急性发作的神经系统疾病,其死亡率和致残率高,如果能及时做出正确的诊断并治疗得当,可以有效地挽救患者生命。

## 二、相关疾病分类

脑血管性疾病一般分为出血性疾病和缺血性疾病(表2-5-1)。

表 2-5-1　脑血管性疾病

| 分类 | 常见疾病 |
| --- | --- |
| 出血性疾病 | 高血压、脑血管畸形、颅内动脉瘤 |
| 缺血性疾病 | 脑梗死 |

## 三、影像诊断流程

脑出血(cerebral hemorrhage)是指非外伤性脑实质内的出血,高血压是造成脑出血的主要原因,其他原因有动脉瘤、脑动脉炎、血液病、脑肿瘤等。起病急骤,病情凶险,死亡的机会很大,是最严重的一种急性脑血管病,是一种导致中老年患者死亡的常见病,早期诊断尤为重要。影像学诊断主要依靠 CT 检查。造成脑出血的原因有很多,需要借助于患者的临床病史及 MRI 检查,进一步确定脑出血的病因。

脑梗死(cerebral infarction,CI)是缺血性卒中(ischemic stroke)的总称,包括脑血栓形成、腔隙性梗死和脑栓塞等,约占全部脑卒中的70%,是脑血液供应障碍引起脑部病变。脑梗死是由于脑组织局部供血动脉血流的突然减少或停止,造成该血管供血区的脑组织缺血、缺氧导致脑组织坏死、软化,并伴有相应部位的临床症状和体征,如偏瘫、失语等神经功能缺失的症候。CT、MRI 等影像学检查在临床治疗脑梗死中发挥着重要作用,可以有效诊断患者病情、指导临床用药,降低对未坏死脑组织的伤害,降低致残率、致死率。但不同的检查方法有不同的特点。

## 四、相关疾病影像学表现

**1. 高血压性脑出血**　高血压性脑出血是指在高血压和脑动脉硬化的基础上血压骤然升高引起脑小动脉破裂,血液在脑实质内积聚而形成血肿。最常发生的部位是基底节,其次是皮质下区、脑干和小脑。

CT 主要表现为血肿本身高密度影,周围脑组织变化和占位效应。病期不同,表现各有差异。急性期(2 周内):脑实质内的新鲜血肿 CT 表现为均匀一致的高密度区,边界清楚,平扫时 CT 值为 50~80HU,多数血肿周围可见低密度水肿带,并可见邻近脑室、脑池受压变形改变和中线结构移向对侧等占位表现(图 2-5-1)。血肿的密度在出血后 3~4 小时最高,以后随时间推移,密度逐渐减低,这种变化从血肿周边向中心发展,但因坏死水肿的影响,占位效应并不减轻。吸收期(2 周至 1 个月):CT 值逐渐降低,血肿边缘模糊,周围低密度区范围扩大,但占位效应逐渐减轻。血肿变为等密度或低密度灶,若为等密度血肿时,增强扫描可见血肿周围环形强化,对诊断有较大意义。破入脑室系统时,若不能及时清除,可阻塞中脑导水管致梗阻性脑积水。慢性期(约在 1~2 个月后):较小的血肿完全吸收可不留痕迹,较大的血肿吸收后,血肿的 CT 表现为轮廓清楚的脑脊液样低密度区,基底节区的囊腔多呈条带状或新月状,无周边水肿及占位效应。因此,慢性期脑内血肿,须结合其临床病史,与脑内囊性病变相鉴别。

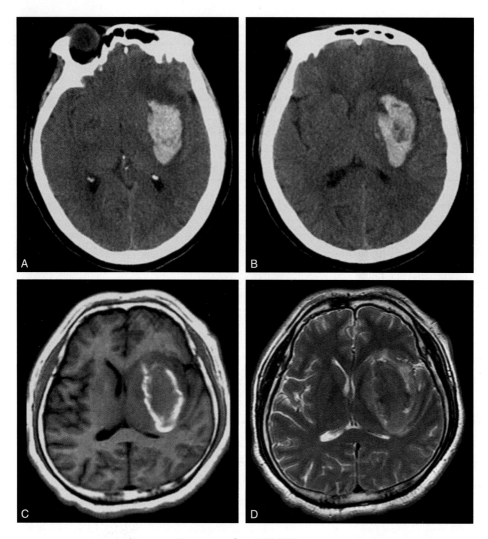

**图 2-5-1　高血压性脑出血**

女性,59 岁。突发右侧肢体活动不灵、失语 9 小时。A、B. 左侧外囊区见肾形血样密度影,其
内密度不均匀,见斑片状低密度,周围绕以低密度,边缘较清,左侧脑室及左侧外侧裂池受压
变窄;C. T1 FLAIR 左侧外囊区见肾形异常信号,中心呈略低信号,边缘呈高信号,周围绕以
低信号,左侧脑室及左侧外侧裂池受压变窄;D. T2WI 左侧外囊区见肾形异常信号,中心呈
略低信号,边缘呈高信号,周围绕以高信号,左侧脑室及左侧外侧裂池受压变窄

　　MRI 上其信号强度与血肿内成分的演变有关(图 2-5-1)。超急性期:在高场强的 MRI
上,T1WI 呈等信号,T2WI 呈高信号;在低场强的 MRI 上,T1WI 可能为高信号,这或许与低
场强设备对蛋白质的作用较为敏感有关。急性期:血肿在 T1WI 为等信号或略低信号,T2WI
为低信号。亚急性期:脑血肿在 T1WI、T2WI 均为高信号。慢性期:① T1WI、T2WI 表现为高
信号血肿周围包绕一圈低信号环;②血肿充分吸收,T1WI、T2WI 均表现为斑点样不均匀略
低信号或低信号影;③软化灶形成,T1WI 低信号,T2WI 高信号,周边为低信号影环绕。

　　**2. 颅内动脉瘤**　颅内动脉瘤(intracranial aneurysm)是指脑动脉局限性异常扩大造成动

脉壁的瘤样突起(图2-5-2),好发于颅底的Willis动脉环分叉处及其主要分支,是自发性蛛网膜下腔出血最常见的病因。

CT表现:①未破裂的动脉瘤:表现为边缘清楚的圆形较高密度灶,有均匀一致的强化,说明其内无血栓形成,多见于中小型薄壁的小动脉瘤。②破裂的动脉瘤:主要表现为蛛网膜下腔出血、脑出血、脑水肿、脑梗死,甚至脑疝等影像学改变,CT扫描常为首选。

MRI表现:①未破裂的动脉瘤:动脉瘤内新鲜血栓,在T1WI、T2WI上均呈高信号,陈旧性血栓呈中等信号(图2-5-2)。②破裂的动脉瘤:MRI很难查出较早期的急性脑内血肿和蛛网膜下腔出血,在亚急性期有较大的价值。怀疑蛛网膜下腔出血而CT扫描阴性者,MRI亚急性期和慢性期FLAIR序列显示高信号;对于蛛网膜下腔出血造成的陈旧性出血,MRI表

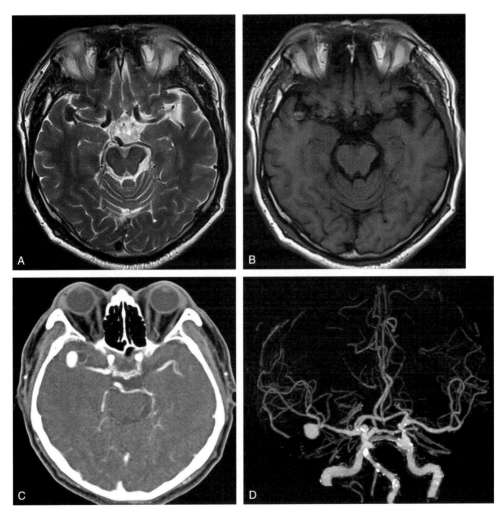

**图2-5-2 颅内动脉瘤**

男性,65岁。左上肢麻木、抬起无力10余年。A. T2WI右侧大脑中动脉M2段区见椭圆形血管样信号影;B. T1 FLAIR右侧大脑中动脉M2段区见椭圆形稍高信号影,中心见点状低信号;C. CT增强检查右侧大脑中动脉M2段区见椭圆形明显强化灶;D. CTA示右侧大脑中动脉M2段区见瘤样结构影

现为脑表面的铁末沉积症,即在 T2WI 上表现为明显的线样"镶边"影。

**3. 脑血管畸形** 脑血管畸形(cerebral vascular malformation)为先天性脑血管发育异常。一般分为四种基本类型:AVM、毛细血管扩张症(capillary telangiectasia)、海绵状血管瘤(cavernous angioma)和静脉发育异常(venous anormaly),其中以 AVM 最多见。毛细血管扩张症一般需要病理诊断,CT、MRI 显示困难。

AVM:是中青年颅内出血及诱发癫痫的主要原因之一,也是青少年患者中较为常见的脑血管先天性发育异常,发病率占神经外科疾患的 0.35%~4%,占脑血管畸形的首位。CT 平扫常表现为边界不清的混杂密度灶,其中可见等或高密度点状、线状血管影及高密度钙化及低密度软化灶。周围脑组织常有脑沟增宽等脑萎缩改变。增强扫描可见点、条状血管强化影,亦可见粗大引流血管影。MRI:AVM 异常血管团在 T1WI、T2WI 上均表现为低或无信号区;AVM 的回流静脉由于血流缓慢,T1WI 为低信号,T2WI 为高信号;供血动脉表现为低或无信号区;增强检查可清楚显示 AVM(图 2-5-3)。MRA 可直接显示出 AVM 的供血动脉、异常血

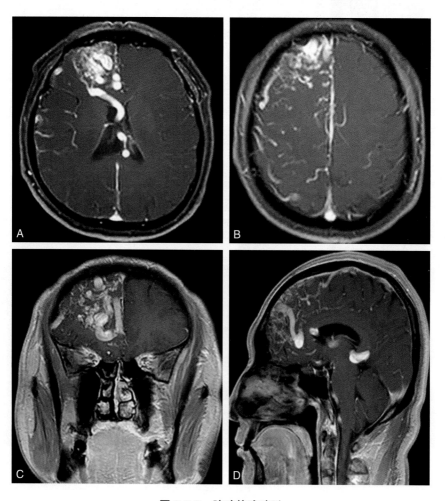

**图 2-5-3 脑动静脉畸形**

男性,52 岁。右髋部疼痛,发现腰骶椎转移 1 周。A~D. MRI 增强 T1WI 显示右侧额颞顶叶区见多发增粗迂曲血管影,并见粗大血管引流至脑深部区域

管团、引流静脉及静脉窦。

　　海绵状血管瘤属于先天性血管畸形的一种类型,主要由缺乏肌层和弹性纤维层的大小不等海绵状血管窦组成,占脑血管畸形的 23.3%~25.1%。海绵状血管瘤病变呈 T1WI、T2WI 混杂信号,增强扫描可见血管瘤呈中度或显著强化(图 2-5-4);SWI 显示出血呈极低信号灶,范围较 T2WI 明显增大,边界更清楚,并能显示出血呈低信号,血管瘤体呈高信号。

　　颅内静脉畸形曾被认为是少见的静脉发育异常。一般都是行 CT、MRI 检查时偶然发现。DSA 虽是诊断颅内静脉畸形的金标准,但是有创性,可重复性差,在 CTA 三维重建图像上可清晰显示畸形静脉的组成及引流静脉的数目和方向,能够详细显示末梢血管细节病变与颅骨、周围血管的三维空间关系。MRI 检查简单方便,是筛选颅内静脉畸形的首选检查方法,

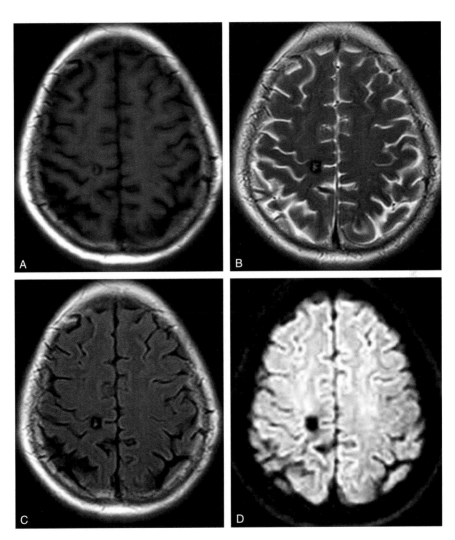

**图 2-5-4　脑海绵状血管瘤**

女性,57 岁。头晕 10 余天,伴左下肢无力 2 天。A~C. T1 FLAIR、T2WI、T2 FLAIR 示右顶叶见类圆形异常信号灶,其中心呈稍高信号,边缘呈环状低信号,边缘较清;D. DWI 示右顶叶见类圆形低信号,边缘较清

并有助于指导临床治疗。磁敏感加权成像(SWI)对低流量的血管畸形非常敏感,在无需使用造影剂的情况下,对于蜘蛛足状扩张髓静脉及穿皮质引流静脉(硬脑膜窦、室管膜下静脉)可清晰显示,与T1WI增强图像显示的畸形血管可以很好的对应。

**4. 脑梗死** 脑梗死(cerebral infarction,CI)是缺血性卒中(ischemic stroke)的总称,包括脑血栓形成、腔隙性梗死和脑栓塞等,约占全部脑卒中的70%,是脑血液供应障碍引起脑部病变。脑梗死是由于脑组织局部供血动脉血流的突然减少或停止,造成该血管供血区的脑组织缺血、缺氧导致脑组织坏死、软化,并伴有相应部位的临床症状和体征,如偏瘫、失语等神经功能缺失的症状。

在脑血管闭死后24小时内CT可无阳性发现;以后则出现低或混杂密度区,累及髓质和皮质,多为楔形和不整形,边缘不清(图2-5-5);常并发脑水肿和占位表现,1~2周后边缘变清楚,2~3周后病灶变成等密度,与脑水肿消失和巨噬细胞反应有关。4~6周则变为边缘清楚,近于脑脊液密度的囊腔,病侧脑室扩大。脑梗死3天至6周时于低密度区中可出现脑回状,斑状或环状增强,多在皮质也见于髓质。增强表现同脑梗死后修复反应性新生血管长入有关,而血脑屏障破坏,造影剂血管外渗则是次要的。缺血性脑梗死经抗凝治疗,血栓碎裂变小,血液进入再通。但已有坏死的血管,易破裂出血而形成出血性脑梗死。好发于皮质和基底节,为大片低密度区中出现不规则的高密度出血斑。腔隙性脑梗死系因小的终末动脉闭塞所致,位于基底节与脑干,直径小于1.0cm,为边缘清楚的低密度灶。MRI表现:脑梗死6小时内,由于细胞毒性水肿,DWI即可发现高信号(图2-5-5),此后发生血管源性水肿,细胞死亡、髓鞘脱失、血脑屏障破坏,T1、T2弛豫时间延长。梗死1天后至第1周末,水肿进一步加重,占位效应明显。梗死区呈长T1、长T2信号;但与以前相比,T1弛豫时间逐渐变短。脑梗死后期,小的病灶不显示,主要表现为局灶脑萎缩;大的病灶形成软化灶,T1、T2弛豫时间显著延长,类似脑脊液信号。

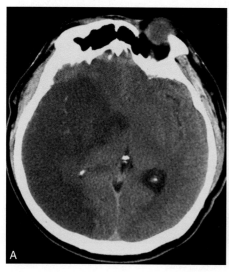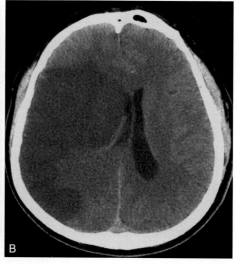

**图 2-5-5 脑梗死**

男性,47岁。左侧肢体活动不灵10小时。A、B.CT示右侧额颞顶枕叶、右侧岛叶、右侧基底节区见大片状低密度,其内见条状高密度,右侧脑室受压变窄,中线结构左移

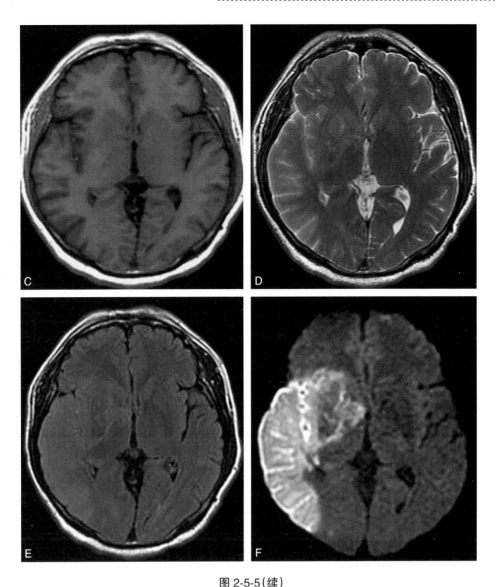

图 2-5-5(续)

C~F.右侧颞枕叶、右侧岛叶、右侧基底节区见片状等 T1、略长 T2 信号,T2 FLAIR 呈高信号,
DWI 呈明显高信号,邻近脑沟显示不清

## 五、研究进展及存在问题

　　近几年影像技术不断发展,CT、MRI 等影像学检查在脑血管性病变的诊断中发挥着重要作用,及时发现病变,指导临床用药,最大限度恢复患者的神经系统功能,降低致残率、致死率。但是各种影像学检查技术互有优劣,如何利用各种影像学手段进一步早期诊断疾病,将成为进一步研究的方向。

# 第六节 穿 通 伤

## 一、概述

神经系统穿通伤即指颅面穿通性损伤(penetmting crainofacial injuries,PCI),是指致伤物经颅面部穿入颅腔内或经颅腔自颌面部穿出的一种特殊类型的损伤,常造成眼、鼻、口咽、副鼻窦、颅底、脑组织、血管和神经的损伤,并可合并颅内血肿,临床表现复杂,救治难度大,致残率和病死率高。

颅面穿通性损伤较为少见,约占颅脑创伤的 0.4%,且多见于战时,以火器伤为主,和平时期发病率相对较低,以锐器伤为主;颅面穿通性损伤的致伤原因和致伤物不同,损伤的严重程度和穿通部位不一样,临床表现复杂而多样。颅面穿通性损伤容易出现休克和呼吸功能障碍,常出现额骨、眶骨骨折、副鼻窦开放性损伤,部分患者伴有突眼或眼球凹陷、破裂;或伴有鼻腔或口腔裂开,颜面部外观受损和功能缺失;或出现颅底骨折或骨质缺损、硬脑膜撕裂、脑挫裂伤或颅内血肿,可伴有血性脑脊液外漏,容易引起颅内感染。

## 二、相关疾病分类

依致伤物作用的途径、穿通部位不同,颅面穿通性损伤可分为 5 型:①经眶部穿通伤:致伤物经眼眶上壁或蝶骨大翼进入颅内,可造成眼球破裂,眶上裂区域及视神经管损伤,且可并发外伤性颅内动脉瘤、颈内动脉海绵窦瘘,经眶部穿通伤在颅面穿通性损伤中最为常见。②经筛窦穿通伤:致伤物常由鼻根一侧或内眦处穿入,经筛板、筛窦及额底部进入脑内,易伤及嗅神经,可合并脑脊液鼻漏和颅内感染。③经额窦穿通伤:致伤物经额窦穿入颅内,脑内常留有碎骨片,易继发颅内及鼻腔感染。④经颅中窝底穿通伤:致伤物由颞底或面侧部穿入,可伤及三叉神经半月节及其分支,或脑膜、血管及海绵窦,常造成颞骨骨折,易合并硬膜外血肿。⑤经颅后窝底穿通伤:大部分患者损伤咽后壁,多有静脉窦损伤,亦可伤及小脑和脑干,引起生命体征急剧变化,严重者伤后短时间内死亡,少数幸存者可出现咽后壁脑脊液漏。

根据致伤物类型的不同,颅面穿通性损伤可以分为火器伤和非火器伤两类。根据异物穿入速度可以将脑穿通伤分为高速损伤和低速损伤,其中枪伤是高速损伤的主要原因,伴有热损伤;而低速损伤常为非火器如铅笔、利刃、玻璃碎片、铁棒、木筷、弓箭等异物入颅所致。低速异物主要经眶、鼻、口腔等面颅骨薄弱部位入颅。

## 三、影像诊断流程

颅面穿通伤的诊断主要依据病史和辅助检查,如 X 线摄片、CT 及 MRI 等。术前要了解颅内异物的数目、位置、性质、插入物的位置、是否合并颅内血肿等。

一般急诊患者需行急诊 CT 检查,尤其是薄层 CT 扫描,详细观察导致损伤的物体及损伤部位情况、有无颅内出血、脑挫裂伤及颅脑、颌面部部分细小骨质的损伤等。一般术前均需行 CTA 检查或 DSA 检查观察颅脑大血管情况。大部分患者诊断后均需急诊手术治疗。

部分非金属异物术后 CT 检查不能确定有无残留时,需要 MRI 检查辅助诊断。颅脑穿通伤后容易合并损伤部位的感染,对这些病变的诊断 MRI 比 CT 更敏感。

## 四、相关疾病影像学表现

颅脑穿通伤影像表现因导致损伤的物质及方式不同而不同;CT 检查可以观察颅脑穿通伤的异物情况,部分颅内可出现脑挫裂伤、颅内血肿、硬膜下(外)血肿,颅骨及颌面骨骨折等(图 2-6-1)。CTA、DSA 可以发现观察异物与大血管的关系。

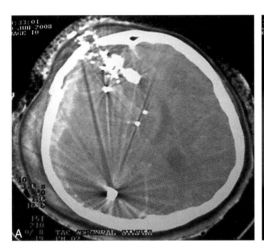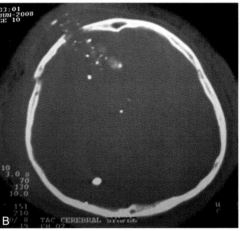

**图 2-6-1　脑穿通伤**

火器伤 CT 平扫。A. 右侧额顶叶见多发榴弹片,伴右侧硬膜下血肿、脑水肿及脑室塌陷;B. 骨窗显示右额骨骨折,颅内多发弹片

## 五、研究进展及存在问题

颅脑穿通伤在结合临床病史及相关影像表现时并不难作出诊断,但是损伤的方式多样,可以造成颅脑及颌面部多器官的损伤并且会合并血管及神经的损伤、损伤部位的感染,因此临床表现复杂,救治难度非常大,合适的手术方式、术后及时合理的治疗是非常重要的。因此需要影像科医师与临床医师密切配合,共同为患者提供及时、合理的诊断及治疗,为患者争取最好的预后。

## 第七节　脑　　疝

### 一、概述

脑疝是指当颅腔内的某一分腔有占位性病变时,该分腔压力比邻近分腔的压力高,脑组织从高压区向低压区移位,从而引起的一系列临床综合征。损伤引起的各种颅内出血、各种颅内肿瘤特别是位于一侧大脑半球的肿瘤和颅后窝肿瘤、颅内脓肿、颅内寄生虫病以及其他各种慢性肉芽肿等颅内占位性病变以及脑损伤、炎症、缺氧缺血、中毒等各种可引起脑水肿的疾病引起颅内压分布不均使脑组织从高压区向低压区移位而导致脑疝的发生。该病一旦发生,会出现剧烈的头痛及频繁呕吐,意识的改变,瞳孔改变,运动障碍以及一系列的生命体征的变化,随时会危及患者的生命健康。脑疝是急诊处理过程中比较常见的紧急情况,是否能够及时正确的诊断该病,直接关系到能否挽救患者的生命。所以,脑疝的影像学诊断是一个不容忽视的问题。

## 二、相关疾病分类

根据脑组织所跨越的结构不同,脑疝又分为多种,其中最常见的有3型:①大脑镰下疝又称扣带回疝,是指一侧大脑半球占位性病变可使同侧扣带回经大脑镰下缘疝入对侧,胼胝体受压下移;②颞叶钩回疝又称天幕下疝,为一侧或两侧颅中窝肿瘤、脑外血肿、脑内血肿或者重度脑挫裂伤等体积增大,病变导致颞叶钩回及海马旁回向内下移位至鞍上池及病变侧环池翼部导致的;③小脑扁桃体疝又称为枕骨大孔疝,主要是指后颅窝占位病变时,可以使小脑扁桃体疝入枕骨大孔所致。另外,还有一些比较少见的脑疝:间脑疝主要为幕上颅腔肿瘤或巨大血肿等导致间脑实质及第三脑室等结构经天幕裂孔下移所致;经蝶骨嵴疝,主要是由于颅前凹及颅中凹出现占位病变时,由于病变部的压力相对高一些,则额叶后部或者是颞叶前部跨越蝶骨嵴分别向后或者是向前移位至颅中凹或者颅前凹;颅外疝又称外疝,即脑膜或脑膜脑膨出,为颅内结构经先天或者后天性颅骨缺损向颅外突出形成。

## 三、影像诊断流程

大多数情况下,疾病的诊断需要结合创伤的原因、临床表现及影像学表现,尤其是CT及MRI表现,可以做出正确的诊断,一般无需鉴别。对于该病来讲,一般的X线检查不会有直接的征象,目前应用比较少。CT或MRI检查的选择,需要根据患者的症状来进行,一般对于临床症状明显的,由于MRI检查需要患者配合以及检查时间相对要长一些。建议最好是选择CT进行检查,这样可以节省时间,为尽快抢救患者提供宝贵的机会;对于怀疑有脑疝可能的症状较轻的患者,可以做一下MRI来全方位观察一下疾病的具体情况。

## 四、相关疾病影像学表现

**1. 大脑镰下疝**　大脑镰下疝主要的表现是由于大脑前动脉受到大脑镰的压迫从而出现额叶内侧面或者是中央旁小叶出现软化,从而引起一系列的症状,如对侧下肢瘫痪、感觉减退以及排尿功能障碍等。

既往该病可以通过脑室造影,脑血管造影可以显示脑室受压变形,向对侧移位来帮助诊断大脑镰下疝。现在随着CT、MRI的广泛使用,不仅可以明确疝的部位,还能够对疝内容物、移位和脑室受压程度,以及原发灶的部位、大小做出准确的判断。CT、MRI能够清晰地显示侧脑室、三脑室等中线结构受压变窄、闭塞和移位的情况,部分脑实质疝入对侧,采用冠状位尤其能够显示扣带回向对侧移位(图2-7-1)。CT、MRI也可以明确显示由于动脉受压导致扣带回局限性坏死或大脑前动脉供血区的广泛梗死。

**2. 颞叶钩回疝**　该病主要是由于幕上脑组织被挤压到幕下、中脑、动眼神经、大脑后动脉等从而出现的一系列症状。患者主要表现为剧烈的头痛、频繁呕吐、烦躁不安,甚至昏迷。

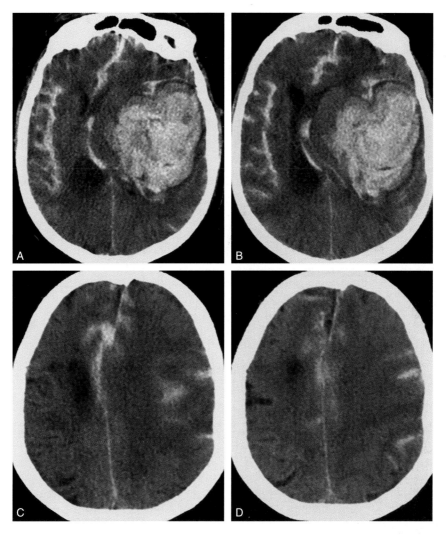

**图 2-7-1　大脑镰下疝**

男,69 岁。突发意识不清 1 小时。A~D. CT 图像显示左侧颞叶内见较大团片状血样
高密度影,相邻双侧侧脑室明显受压变窄,中线结构明显向右移位,大部分脑沟、裂、
池内均见血样密度影,扣带回明显向右侧移位

病灶一侧瞳孔先缩小,继而逐渐扩大,对光反射消失,对侧中枢性偏瘫等。

　　CT、MRI 可见病变侧鞍上池及环池变窄、桥小脑脚池增宽,而对侧相应脑池变窄,中脑
向对侧旋转及移位,对侧侧脑室扩大(图 2-7-2)。巨大颞叶钩回疝可致鞍上池完全闭塞,脑
干被挤压至天幕裂孔对侧缘致明显狭窄,动眼神经及大脑后动脉受压,甚至可以出现大脑后
动脉供血区梗死。双侧性疝导致鞍上池完全填塞,可以出现双侧基底节 - 间脑、视交叉下移、
中脑及脑桥成角。也可以根据疝出的颞叶内侧前、后部划分为颞前疝、颞后疝及颞全疝。

　　**3. 枕骨大孔疝**　枕骨大孔疝时,邻近的延髓、神经及血管被挤压,延髓随小脑扁桃体下
移,呼吸、心跳等生命中枢受损,患者常突然出现呼吸停止、深度昏迷、四肢瘫痪等症状,如果
不及时进行抢救,短时间内就会出现死亡。

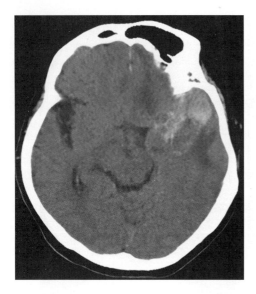

**图 2-7-2　颞叶沟回疝**

女,70 岁。突发言语不利 6 小时。CT 显示左颞叶内见较大团片状血样高密度影,其内密度不均匀,可见小斑片状较低密度影,其周围左侧额颞叶脑质内见条片状水肿区影,边缘模糊;左侧海马明显受压向右移位,相应鞍上池及环池变窄

　　CT 主要显示四脑室显著狭小或闭塞或拉长下移,枕大池变小或者消失,脊髓中央管扩大、积水。延髓、脑桥、小脑下蚓部下移,小脑扁桃体向下延伸,延髓和上端颈髓受压,一般认为小脑组织超过枕骨下缘 5mm 可确诊。MRI 表现与 CT 类似,MRI 无骨伪影,软组织对比度强,可以直接观察小脑扁桃体及延髓、颈髓的形态,位置及相应关系,并清晰显示小脑、脑干肿瘤,以 MRI T1WI 矢状位显示最佳,冠状位也能够清晰显示肿瘤以及并发的枕骨大孔疝及颅颈移行区的其他畸形,对于诊断颅后窝占位病变及枕骨大孔疝,较 CT 更具有诊断优势(图2-7-3)。

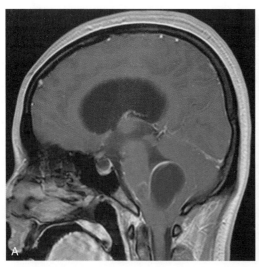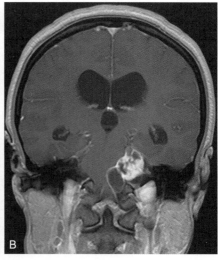

**图 2-7-3　枕骨大孔疝**

女,28 岁。嗜睡、四肢无力 2 周,发作性言语障碍 3 天。A、B. 矢状位及冠状位显示左侧桥小脑角区一不规则团片状明显强化影,强化不均匀,病灶内见较大片状囊变区,相邻脑干及小脑结构呈明显受压改变,小脑扁桃体下缘超过枕骨大孔下缘 5mm 以上

**4. 其他脑疝** 间脑疝的 CT、MRI 表现主要是松果体下移、环池闭塞、脑干水肿、脑干形态异常,脑桥受压贴附于鞍背后缘,较严重的患者同时可见脑干梗死以及出血。MRA 或血管造影可以显示基底动脉前移,小脑上动脉下移等改变。

蝶骨嵴疝最常见于巨大肿瘤伴慢性水肿、脑挫裂伤以及脑内外巨大血肿等疾病。CT、MRI 表现主要是显示额叶与颞叶交界移位,外侧裂受压,鞍上池一侧变形与受压,以轴位及矢状位显示最佳。颅外疝主要是由于先天性颅骨缺损(枕骨及颞骨最常见)、外伤或者是颅脑疾病术后颅骨缺损。一般疝出的脑组织及血管易受颅骨边缘的挤压。

## 五、研究进展及存在问题

MRI 对脑疝的显示以及诊断具有明显的优势,可以多方向、多角度观察小脑幕形态及毗邻结构的关系以及枕骨大孔区的结构。MRI 不仅能明确有无脑疝,观察疝入幕下或者枕骨大孔的组织,并能够明确疝入的脑回与脑干、动眼神经、大脑后动脉、后交通动脉等的关系,是显示脑疝的最佳手段。但是其缺点是检查时间较长,患者要求制动,不适合急诊患者。对于早期脑疝也有一定的诊断价值。目前 CT 更为普及,完善的 CT 检查,尤其是多平面重建可以提高脑疝的许多重要征象,在诊断原发病变的同时,仔细分析,即可以确定脑疝的诊断。临床工作中,应该根据患者的临床表现以及设备的条件,选择 CT 或 MRI 检查早期脑疝,特别是急重期脑疝并进行鉴别,以便正确早期治疗,减少患者致残率、死亡率。

# 第八节 脑 梗 死

## 一、概述

脑梗死(cerebral infarction,CI)是缺血性卒中(ischemic stroke)的总称,包括脑血栓形成、腔隙性梗死和脑栓塞等,约占全部脑卒中的 70%,是脑血液供应障碍引起脑部病变。脑梗死是由于脑组织局部供血动脉血流的突然减少或停止,造成该血管供血区的脑组织缺血、缺氧导致脑组织坏死、软化,并伴有相应部位的临床症状和体征,如偏瘫、失语等神经功能缺失的症状。临床上许多人即使具备上述脑血管病危险因素却没有发生脑血管病,而另外一些不具备上述脑血管病危险因素的人却患了脑血管病,说明脑血管病的发生还与其他因素有关,尤其是遗传因素。脑血管病家族史可能是脑血管病的危险因素,有实验也证明有高血压、糖尿病病史者的发病率,以及有脑血管病家族史的发病人数均显著高于对照组,一般认为多数的脑血管病的发病是多因素的,是遗传与环境因素共同作用的结果。

本节将重点介绍急性脑梗死。急性脑梗死主要是由于急性脑动脉闭塞或者是狭窄导致的脑组织坏死,是最常见的脑卒中和致死性脑疾病之一。该病的主要病理学改变主要是由于脑血流灌注降低,引起脑细胞能量耗竭,缺血 30 分钟内就会出现神经元与神经胶质细胞的肿胀及超微结构的坏死,24 小时细胞坏死,1~2 天后局部脑组织肿胀明显、脑沟变浅,1 周后局部毛细血管增生,2~4 周坏死组织吸收,此后就会出现瘢痕和软化灶,其中又将 6 小时以内的脑梗死称为超急性脑梗死。

## 二、相关疾病分类

目前根据不同的方法,脑梗死的分型较多。

传统分型:①完全型:指起病6小时内病情即达高峰者,常为完全性偏瘫,病情一般较严重,甚至昏迷。②进展型:局限性脑缺血症状逐渐进展,呈阶梯式加重,可持续6小时以上至数天。③缓慢进展型:起病2周后症状仍进展,常与全身或局部因素所致的脑血流减少,侧支循环代偿不良,血栓向近心端逐渐扩展等有关。此型应与颅内占位性病变如肿瘤或硬膜下血肿等相鉴别。④可逆性缺血性神经功能缺损(reversible ischemic neurologic deficit,RIND):曾被称作完全恢复性脑卒中,因其临床特征为缺血所致神经症状,体征一般超过24小时以上,最长者可持续存在3周,而后恢复正常,不留后遗症,实际上是一种供血较好部位的梗死,随着侧支循环的代偿而使功能得以恢复所致。

OCSP分型:①全前循环梗死(TACI):表现为三联症,即完全大脑中动脉综合征的表现:大脑较高级神经活动障碍;同向偏盲;偏身运动和(或)感觉障碍;②部分前循环梗死(PACI):有以上三联症中的两个,或只有高级神经活动障碍,或感觉运动缺损较TACI局限;③后循环梗死(POCI):表现为各种程度的椎基底动脉综合征;④腔隙性梗死(LACI):表现为腔隙综合征。大多是基底节或脑桥小穿通支病变引起的小腔隙灶。

CT分型:按解剖部位分为大脑梗死、小脑梗死和脑干梗死。其中大脑梗死又可分为:①大梗死:超过一个脑叶,50mm以上;②中梗死:小于一个脑叶,31~50mm;③小梗死:16~30mm;④腔隙性梗死:15mm以下。其中第二种分型又有其独特的优势,该分型法可以不依赖于辅助检查的结果,CT、MRI未能发现病灶时就可根据临床表现迅速分出四个亚型,并同时提示闭塞血管和梗死的大小及部位。

另外,还有一种相对常见的就是类肝素药物治疗急性脑梗死卒中试验亚型(TOAST)分类标准,该标准是参照1993年美国Adams提出的TOAST分型法进行的病因学分型,其中共分为5个亚型:即大动脉粥样硬化型(LAA)、心源性栓塞型(CE)、小动脉闭塞型(SAO)、其他明确病因型(SDE)和不明病因型(SUE)。

## 三、影像诊断流程

近几年医疗技术水平不断提高,超急性脑梗死的病理、生理研究从细胞和分子水平阐明抗损伤与缺血性脑损伤之间的关系,特别是缺血性半暗带理论,给临床诊断急性脑梗死提供依据。CT、MRI等影像学检查在临床治疗急性脑梗死中发挥着重要作用,可以有效诊断患者病情,指导临床使用静脉溶栓治疗开通闭塞的血管,降低对未坏死脑组织的伤害,最大限度恢复患者的神经细胞功能,降低致残率及致死率。但不同的检查方法均有自己的不同特点,CT平扫在急性脑梗死早期没有显著的改变,但是如果能够发现脑动脉高密度征,对于诊断早期脑梗死有重要意义;CT灌注成像能有效量化反映局部组织血流灌注量的变化情况,有效显示患者病灶血液供应情况,对急性期脑梗死患者的临床治疗具有重要作用;用MRI多种技术能够为急性脑梗死提供形态学、血流动力学、代谢和功能等信息,对早期诊断、鉴别诊断、个体化治疗、监测病情、评价疗效和判断预后等有重要作用。经颅多普勒超声检测是临床唯一无创伤的动脉流速检测方法,对缺血区域侧支循环情况、确定是否需要溶栓治疗等具有特别重要的指导作用。数字减影血管造影是目前临床治疗早期脑梗死的可靠检查方式。

急性期脑梗死患者的临床影像诊断方法较多,可以从不同角度诊断脑梗死病情,需要临床医师根据患者的具体病情及经济状况加以选择,以达到早诊断、早治疗的目的。

## 四、相关疾病影像学表现

1. **常规 CT 扫描** CT 扫描急性期脑梗死患者可看到脑动脉高密度、局部出现脑肿胀、局部脑实质密度降低。大脑动脉阻塞梗死者以上三种征象出现率较高,细小动脉阻塞脑梗死者上述征象发生率较低,尤其是对于超急性期的患者。脑动脉高密度征是最早发现的脑梗死 CT 征象,对脑梗死的临床诊断具有重要作用(图 2-8-1)。脑动脉高密度征象为脑动脉密度高于周围其他脑组织及其他动脉和静脉。局部脑肿胀征象一般较轻,CT 扫描可见局部脑回变平或增宽,脑沟变浅或消失,局部脑肿胀征象多与脑组织密度同时出现。局部脑实质密度降低可表现为脑灰质或脑白质的密度降低。超急性期脑梗死患者的血管源性脑水肿症状较轻,发生病变部位的密度可能轻微下降,临床检测需谨慎对比正常脑组织才可以发现脑实质密度降低。

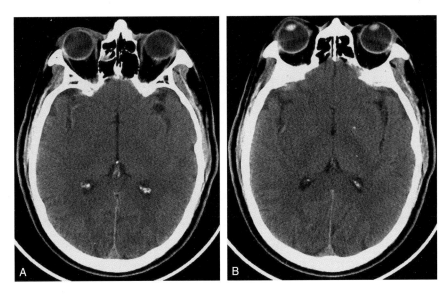

**图 2-8-1 急性脑梗死**

男,59 岁。左侧肢体无力 1 天。A、B. CT 平扫显示右侧基底节近岛叶区及右侧岛叶密度较对侧偏低,相应区皮髓质分界不清,右侧外侧裂池内的大脑中动脉呈较高密度影,即"脑动脉致密征"

2. **CT 血管造影、CT 灌注成像** CT 血管造影是将 CT 增强技术与薄层、大范围、快速扫描技术相结合,通过合理的后处理,清晰显示全身各部位血管细节,具有无创和操作简便的特点。CT 血管造影术检测 Willis 环以及相近分支主干的狭窄程度具有较高准确性。CT 灌注成像早期即可见局部脑血流降低及循环时间延长,3 天后增强扫描均可见异常强化。

3. **MRI** 超急性期脑梗死患者主要见细胞毒性水肿,MRI 检查常为阴性,少数患者 MRI

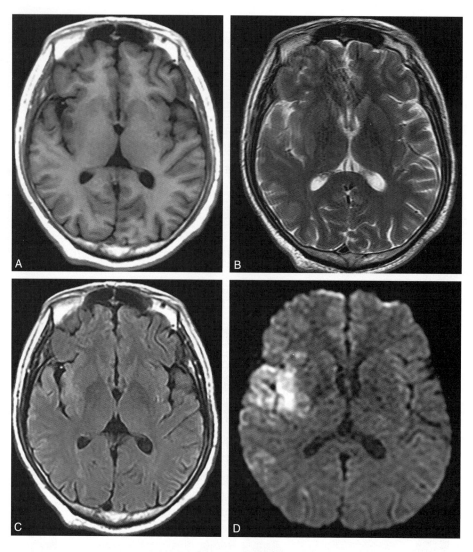

**图 2-8-2　急性脑梗死**

男,49 岁。突发言语不能伴左侧肢体活动不能 4.5 小时。A. T1WI 显示右侧颞叶、岛叶
稍长 T1 异常信号影,边缘模糊;B. T2WI 显示右侧颞叶、岛叶稍长 T2 异常信号影;C. T2
FLAIR 序列显示右侧颞叶、岛叶较高信号影,边缘模糊;D. DWI 序列显示右侧颞叶、岛叶明
显高信号影改变

可出现异常(图 2-8-2)。MRI 平扫可有效显示出脑部的异常情况、观察脑动脉是否出现流空
征象消失,若脑部发生动脉阻塞,血流缓慢或中断会导致正常血管流空征象消失,出现与脑
组织信号类似的略高信号。随着医疗技术水平的不断提高,弥散加权成像(DWI)逐渐应用
于脑梗死患者的临床诊断。DWI 可以有效反映水分子弥散状态的变化。临床实验及研究发
现,脑缺血症状数分钟乃至数小时后可在 DWI 上呈高信号状态,而常规 MRI 检测不会出现
任何异常(图 2-8-2)。DWI 可以有效判断病症原因并采取较好的处理及卒中预防等措施,整
合 MRI+DWI 获得的有效信息可提高患者的临床治疗效果。磁共振灌注成像(PWI)也是一

种磁共振检测的有效方式,PWI 检测可有效反映患者脑组织微血管灌注状态,常用造影剂增强动态快速成像,成像原理是通过造影剂缩短 T2 弛豫时间。动态检测造影剂首过脑组织时的信号强度变化可以有效推算出患者血流动力学指标。超急性期脑梗死患者 PWI 的表现主要为脑梗死区域出现局部高信号或脑梗死核心部位无灌注区域,DWI 对早期脑缺血部位的显示效果更明显。脑梗死后增强扫描可出现脑回状、环状、条状或结节状强化(图 2-8-3)。

4. **经颅多普勒超声** 经颅多普勒超声借助脉冲多普勒技术和 2MHz 发射频率,使超声声束穿透颅骨较薄的部位,直接描记脑底动脉血流的多普勒信号,以获取脑底动脉的血流动力学参数,充分反映脑血管功能状态。多普勒超声检测得到的数据可以明确受检部位的血流状态,包括早期脑梗死闭塞血管的血流速度、血流信号等,有效避免血管造影创伤,弥补常规 CT、MRI 等成像技术的不足。

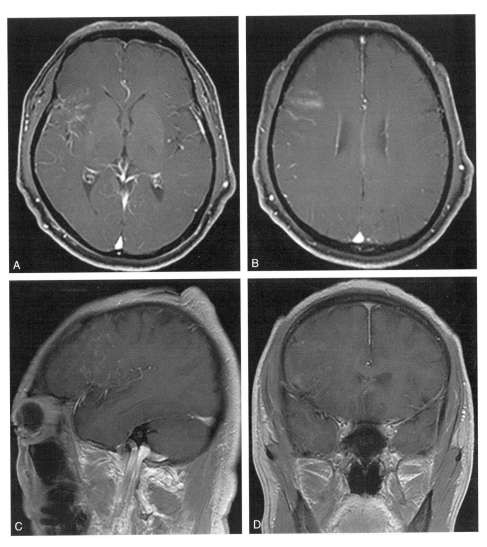

**图 2-8-3 亚急性期脑梗死**

男,57 岁。脑梗死后 5 天复查。A~D. 右侧额颞岛叶脑梗死区显示脑回样强化

**5. 数字减影血管造影**　　数字减影血管造影是通过计算机把血管造影片上的骨与软组织的影像消除,仅在影像片上突出血管的一种摄影技术。数字减影血管造影可以清晰显示血管闭塞部位、闭塞范围以及闭塞程度等情况,全面了解患者的缺血组织侧支循环情况,与CT、MRI 图像的融合能更准确地显示解剖结构。

## 五、研究进展及存在问题

近几年医疗技术水平不断提高,急性脑梗死的病理、生理研究从细胞和分子水平阐明抗损伤与缺血性脑损伤之间的关系,特别是缺血性半暗带理论,给临床诊断急性脑梗死提供依据。CT、MRI 等影像学检查在临床治疗急性脑梗死中发挥着重要作用,可以有效诊断患者病情,指导临床使用静脉溶栓治疗开通闭塞的血管,降低对未坏死脑组织的伤害,最大限度恢复患者的神经细胞功能,降低致残率及致死率。各种影像学检查手段互有优劣,怎样利用各种影像学手段进一步早期诊断,甚至预测脑梗死将成为进一步研究的方向。

# 第九节　　非外伤性脑出血

## 一、概述

脑出血(intracerebral hemorrhage,ICH)是脑卒中的第二大类型,它通常是指原发性非外伤性脑实质内出血,是常见的急性脑血管病,也是临床常见的神经系统急症之一;因其高发病率、高致残率及高死亡率,给社会和家庭带来沉重的负担。在一项关于脑出血部位的研究中,认为 50% 的出血位于深部,35% 位于脑叶,10% 位于小脑,5% 位于脑干,而 ICH 的年病死率依出血部位的不同而不同。也有统计发现在美国 ICH 患者中,仅有 20% 预期在发病后6 个月时生活能自理。

非外伤性脑出血多见于高血压、脑血管畸形患者,目前临床上认为,其发病的主要诱因为天气骤然变化、情绪激动、过度饮酒和疲劳过度,因其起病急、病情危重,致死、致残率高,所以早期明确诊断其病因有非常重大的临床意义。单纯脑实质内出血影像诊断不难,CT 平扫即可确定。但出血原因复杂,由于血肿常掩盖了病变实质,不容易辨别,需结合临床选择适当的影像检查方法,综合分析和判断。

## 二、相关疾病分类

原发性非外伤性脑实质内出血,根据发病原因可分为原发性脑出血(80%~85%)和继发性脑出血(15%~20%)。50% 以上的原发性脑出血患者由高血压引起;30% 由脑淀粉样血管病变引起。继发性脑出血则可能由动脉瘤、动静脉畸形、肿瘤卒中、口服抗凝药物等引起。高血压是脑出血最常见的原因,临床上好发于中老年人,有高血压病史。发生的部位多为基底节区、丘脑、脑干和小脑。如发生于皮层下、多发则要考虑小血管病变,如老年人的脑血管淀粉样变,年轻人的小血管炎和静脉畸形或闭塞。如多发散在的出血,要注意血液病的可能。通过临床实验室检查可以分析确定出血的原因。临床症状因出血的部位不同而各有不同。本节主要介绍以下几类:①单纯脑实质出血;② AVM 合并出血;③海绵状血管瘤合并出血;

④肿瘤合并出血。

## 三、影像诊断流程

脑出血影像检查方法有 CT、MRI 和 DSA,如何选择很重要。脑实质出血的不同时期,及不同原因要选择不同的检查方法,帮助诊断和鉴别诊断。

CT 平扫是急性脑出血的首选方法,可以确定出血的诊断。如要确定或排除肿瘤合并出血,最好在血肿吸收期,密度减低时进行,否则大的高密度急性血肿往往掩盖了强化的肿瘤。CT 血管造影(CTA/CTV)可以显示动脉,也可显示静脉,对血管病变如 AVM、动脉瘤、静脉窦血栓形成准确率高。碘过敏者是 CT 增强扫描和 CTA 的禁忌证。

超急性血肿的 MRI 信号复杂,常规序列不如 CT 敏感,也不如 CT 肯定。虽然磁敏感序列(SWI)对出血很敏感,表现为极低信号影,但是与静脉、钙化难以区分。急性期、亚急性血肿,T1WI、T2WI 序列上均为一致的高信号影。慢性出血时可看到低信号的含铁血黄素沉着。如怀疑 AVM 合并出血,MRA 有帮助,除了显示大块的血肿外,可以显示异常的血管团。如怀疑静脉窦血栓形成合并的出血,可以行增强或非增强的 MR 静脉显像,可以显示血栓闭塞的血管内充盈缺损,引流范围内的侧支血管增多、增粗。

DSA 是一种有创的检查方法,单纯诊断基本上可由 CT 或 MRI 替代,DSA 主要用于血管病变的血管内治疗。如对动脉瘤、动静脉畸形栓塞及静脉窦血栓形成静脉窦内插管溶栓、胶质瘤血管内化疗等。

因此对于急性脑出血应首选 CT 平扫;如果患者为年轻人,怀疑 AVM 或海绵状血管瘤、静脉窦血栓形成,应进一步行 MRI、MR 血管成像 /MR 静脉成像;如条件限制不能行 MRI 检查者,则需等血肿密度减低后行 CT 增强或 CTA 进一步检查。如中老年人怀疑肿瘤合并出血者,应行 CT 或 MRI 增强扫描;对增强前后图像要用剪影技术,帮助判断是否有血肿外的强化结节和肿瘤。如需行血管内治疗则考虑 DSA 进一步检查和治疗。

## 四、相关疾病影像学表现

**1. 单纯脑出血** 急性出血 CT 平扫表现为脑实质内均匀一致性的高密度病灶,圆形或类圆形,边界清楚,CT 值 50~80HU,在血肿周围常有一晕状水肿带,呈低密度(图 2-9-1);亚急性血肿由于血肿内血红蛋白的分解,密度逐渐降低。常从血肿周围开始,表现为血肿周围低密度区逐渐向中心扩大,中心的密度同时也逐渐下降;2~3 个月之后血肿变为低密度,有的可以完全吸收,有的血肿则形成囊腔(图 2-9-2)。增强扫描一般在出血后 7~9 天可见血肿包膜呈环形强化。

MRI 上血肿信号变化复杂。超急性血肿 T1WI 可以是灰质等信号,T2WI 为低信号;急性血肿可以表现为 T1WI 高信号,T2WI 低信号;亚急性血肿表现为 T1WI、T2WI 均为高信号(图 2-9-3)。如果新旧血肿混合存在,则信号混杂,此时需要结合血肿演变过程和临床分析,要排除其他肿瘤合并出血的可能性。慢性和陈旧性出血可以见含铁血黄素沉着,T1WI、T2WI 均为低信号影,而且可以存留很长一段时间。CTA、MRA 和 DSA 上单纯性脑实质出血脑血管无明显异常,血肿大时可见血管的受压或者移位,没有异常血管团。MRI 的磁敏感序列对少量的出血敏感,显示为低信号影同时也显示小静脉。

**2. 脑动静脉畸形** 动静脉畸形(arteriovenous malformation,AVM)合并实质内血肿相对

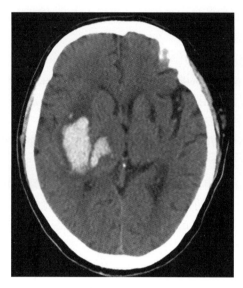

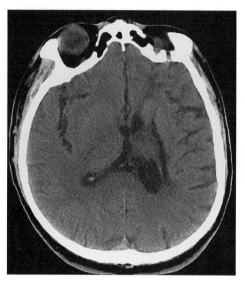

**图 2-9-1　急性脑出血**
男,65 岁。左侧肢体不能活动 1 小时。CT
平扫显示右侧基底节、丘脑区间较大片状血
样高密度影,其周围绕以低密度水肿区

**图 2-9-2　慢性脑出血**
男,64 岁。脑出血 1 年后复查。CT 平扫显示
左侧基底节区条弧形低密度影,边缘较清晰

少见,是青少年自发性脑出血的主要原因。AVM 好发于幕上皮层与皮层下。脑实质内出血量大,形成血肿,表现与单纯血肿一致。CT 平扫除了看到血肿外,部分还可以看到点状、条状的钙化(由血管血栓形成、钙化机化所致)。CT 增强扫描由于大块的高密度血肿与强化的 AVM 和血管瘤重叠,两者不易区分,往往需要等到血肿吸收期密度减低后复查才能确定。MRI 检查除了看到单纯血肿外,血肿周围或者血肿内可见一些异常的血管团和粗大的引流静脉,T1WI、T2WI 为点状、条状、迂曲的流空的低信号影;增强扫描大的 AVM 可见到血流缓慢的小血管团强化(图 2-9-4)。MRA 可以显示异常的血管团和供血动脉;DSA 表现与 MRA 大致相同,对小的 AVM 敏感性要高一些,同时可以行血管内治疗。

　　**3. 脑海绵状血管瘤**　青壮年常见,多以出血为首发症状。好发部位多位于幕上皮层下和脑干,少数可以多发。出血量大时,CT 平扫表现常与单纯性血肿一样,肿瘤常被血肿掩盖。血肿吸收之后,增强扫描海绵状血管瘤强化形式可以多样。多数呈均匀显著强化,如供血血管细小或者血栓形成,可以不强化或强化轻微,或者延迟强化。

　　海绵状血管瘤 MRI 信号混杂。多表现为圆形或类圆形结节或肿块,内信号不均,T2WI/FLAIR 上常可见低信号环,中心呈蜂窝状的高信号影(图 2-9-5)。但是合并多量出血后低信号环内信号混杂,可以见急性的低信号血肿,也可有高信号的陈旧血肿或血窦的信号影,增强扫描可以强化也可轻度强化或不强化,合并出血时高信号血肿常常掩盖强化的实质。海绵状血管瘤本身周围很少水肿,合并出血时可以有晕状水肿,此时征象不典型,要注意与肿

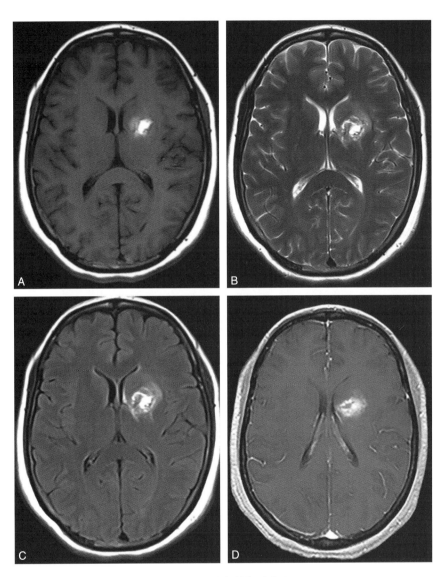

**图 2-9-3 亚急性期脑出血**

男,51 岁。头晕 10 余天。A~C. MRI 平扫 T1WI 序列显示左侧基底节区高信号影,
边缘欠清,T2WI、T2 FLAIR 序列信号欠均匀,见少许稍低信号影;D. 增强扫描 T1WI
显示病变区略有环形强化改变

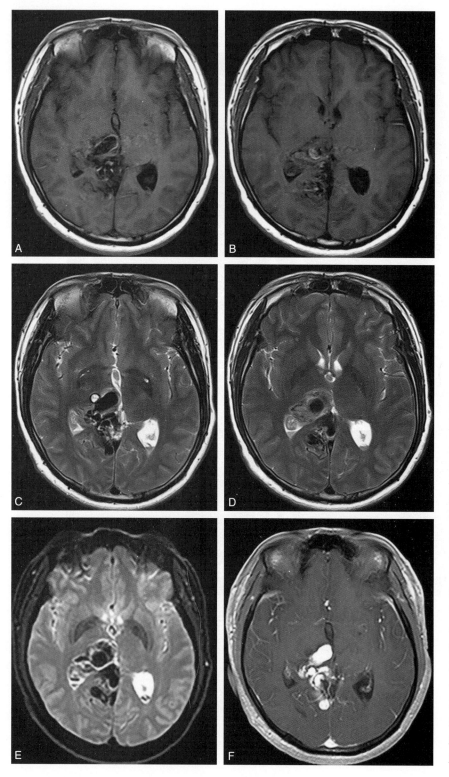

图 2-9-4　脑血管畸形

男,45 岁。 突发头痛 7 小时入院。A、B. T1WI 显示右侧丘脑、顶枕叶、右侧侧脑室区见以低信号为主的高低混杂信号,相应低信号影为迂曲留空血管;C、D. T2WI 显示较多迂曲血管,迂曲血管影周围见 T2WI 稍高信号;E. ADC 图上周围绕以较低信号,边缘欠清;F. T1WI 增强显示较多明显增强的迂曲血管

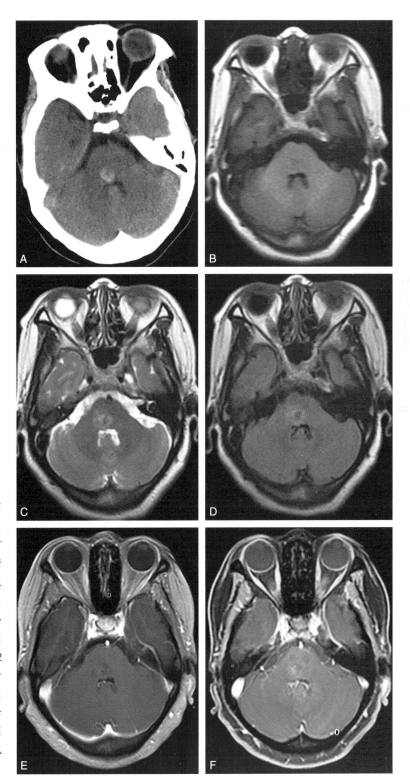

**图 2-9-5 脑海绵状血管瘤**
女,51 岁。左手麻木 10 余天,头晕 6 天,加重 2 天。A. CT 平扫显示脑干区血样高密度,边缘模糊;B. T1WI 显示脑干区小片状低信号; C. T2WI 显示脑干区见小条弧形低信号影,其周围绕以斑片状高信号;D. T2 FLAIR 显示小片状低信号影周围绕以条弧形高信号; E、F. T1WI 增强扫描显示脑干区病灶内见条片状明显强化,并随时间延迟强化程度有向中心部扩展倾向

瘤合并出血鉴别。海绵状血管瘤动态增强扫描曲线随时间延长呈缓慢强化后长时间维持在一个高峰，然后缓慢下降为其特点，与其他肿瘤不同，可以帮助鉴别。

**4. 脑肿瘤合并出血**　脑实质内肿瘤合并出血者多见于多形性胶质母细胞瘤和转移瘤。单发时两者很难鉴别，多发者转移瘤多见。如果肿瘤小、出血量大，CT、MRI 平扫时仅表现与单纯血肿类似，肿瘤实质常被掩盖。由于少量反复出血，同样 T2WI 上肿瘤周围可以显示的完整或不完整的含铁血黄素环。如时间长，肿瘤内新旧出血并存，MRI 信号混杂，与海绵状血管瘤合并出血或单纯血肿难以鉴别。急性出血密度高，CT 增强扫描后无法区分是否有强化的实性肿瘤成分，需等血肿吸收期密度减低后进行。MRI 中除了血肿信号外还可见到实性结节肿块信号影，增强扫描可见厚薄不均的包膜和结节强化(图 2-9-6)。动态观察，短期内肿瘤增大，瘤周水肿范围扩大，病灶增多可以提示恶性肿瘤、转移瘤的诊断。DSA 检查可以显示肿瘤的供血血管和肿瘤内肿瘤血管情况，可以根据肿瘤供血和肿瘤内血管情况判断肿瘤的性质。但由于 DSA 有创，诊断上基本被 CT、MRI 取代。DSA 主要用于肿瘤血管内化疗和栓塞治疗。

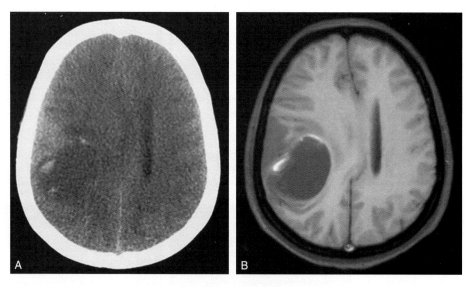

**图 2-9-6　脑肿瘤并出血**

女性,50 岁。头痛,进行性加重 3 天。A. CT 平扫右颞顶部见囊实性占位,大小约 4.5cm×5.8cm,境界欠清楚,前方实性部分密度稍高,后方囊性部分内散在片状高密度,周边见低密度水肿带围绕;B、C. MRI 平扫 T1WI、T2WI 右颞顶部见形态不规则的囊实性肿块,紧贴硬脑膜生长,大小约 4.3cm×5.2cm×6.7cm,实性部分靠近硬膜,T1WI 呈稍低信号、T2WI 中等稍高信号,囊性部分呈卵圆形,靠近脑组织,最大径约 43.5mm,T1WI、T2WI 信号与脑脊液相似,肿块囊、实部分交界处及部分囊壁可见 T1WI 高信号,T2WI 等信号区

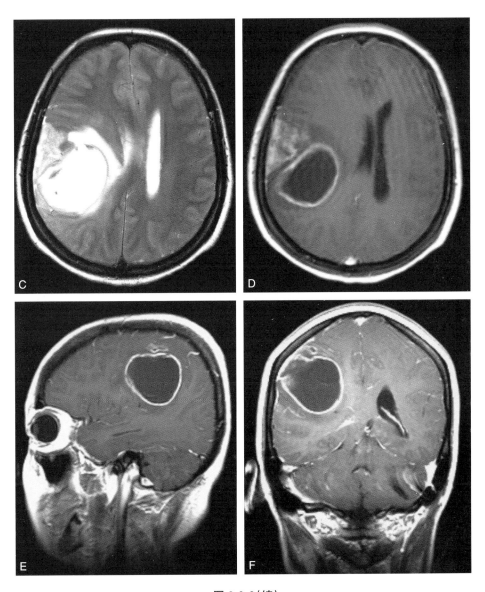

**图 2-9-6（续）**

D~F. MRI 增强扫描肿块实性部分及囊壁见明显强化,实性部分可见较多的细小强化血管影,局部脑膜增厚明显强化,可见脑膜尾征;肿块周围脑组织明显受压。手术后病理证实为胶质母细胞瘤（WHO Ⅳ级）

## 五、研究进展及存在问题

随着影像检查方法的进步,脑出血的影像诊断方面已经取得长足的发展,在结合临床及实验室检查的情况下,大部分患者能够明确诊断;而脑出血最主要的是治疗问题,有效的治疗方法能够明显改善患者的预后。脑出血病因及病理机制的研究已取得一定的进步,但其发生、发展的具体机制非常复杂,尚不十分清楚。明确其病理机制的通路、靶点,以及各通路间相互介导、影响因素,可为临床治疗提供可靠的科学依据,必然会改善脑出血患者脑损伤造成的不良结局,恢复神经功能,提高其生存率和生活质量。

# 第十节 中枢神经系统感染

## 一、概述

中枢神经系统感染是指脑实质和脊髓及其被膜和血管等受到病原微生物(包括细菌、真菌、病毒、螺旋体、寄生虫、立克次体和朊蛋白等)的侵袭而发生的急性或慢性炎症性(或非炎症性)疾病,是神经系统的常见疾病之一。中枢神经系统感染严重威胁人类生命,全球每年约 100 万人罹患细菌性脑膜炎,其中约 17.3 万人死亡,病死率在发达国家为 3%~19%,发展中国家则高达 37%~60%,存活者高达 54% 丧失劳动能力。我国每年中枢神经系统感染的发病人数超过百万例,其患者病死率高,并可造成严重的神经系统后遗症,是严重威胁人类健康的感染性疾病。

## 二、相关疾病的分类

国际疾病分类法中按病原体将中枢神经系统感染分为细菌性、病毒性、结核性和其他寄生虫性脑膜炎、脑炎、脊髓炎及颅内和脊髓内脓肿等。按部位可分为脑膜感染和脑实质感染两大类。脑膜感染又可分为两类:①化脓性脑膜炎:由脑膜炎球菌、肺炎球菌、流感杆菌、金黄色葡萄球菌等引起;②非化脓性脑膜炎:由病毒、阿米巴原虫引起者多为急性,由结核杆菌、新型隐球菌等引起者多呈急性或慢性过程。脑实质感染可见于细菌引起的脑脓肿,病毒导致的脑炎及寄生虫的异位感染等。

病毒性脑膜炎或脑炎、化脓性脑膜炎、结核性脑膜炎以及脑囊虫病是临床上常见的类型。另外,随着抗生素、激素及放疗的广泛应用,真菌感染也越来越多。

病毒性脑(膜)炎:是由多种病毒感染所引起的脑实质或脑膜的炎症性疾病,是临床上最为常见的中枢神经系统感染性疾病。其典型的临床表现为先出现流感样前驱症状,继而发展成高热、严重头痛、恶心呕吐和意识障碍,常伴局灶性神经系统定位体征和抽搐。该病重症病死率高,易造成不同程度的神经系统后遗症,是严重影响世界公共卫生的主要疾病之一。

化脓性脑膜炎:又称细菌性脑膜炎,是由各种化脓菌感染所引起的中枢神经系统的感染性疾病。临床表现为起病急、畏寒、高热、头痛、呕吐、嗜睡、惊厥、神志改变及脑膜刺激征阳性,婴幼儿由于前囟未闭,颅缝可以裂开,故临床表现不典型,前囟饱满和布氏征阳性是重要体征。早期诊断、合理治疗、足量的抗生素应用是治疗的关键。

结核性脑膜炎：又称脑膜结核，是常见的严重肺外结核病，为结核分枝杆菌侵入蛛网膜下腔所引起的软脑膜、蛛网膜，进而累及脑实质和脑血管的非化脓性脑膜炎症。该病病程较长，迁延不愈常并发较严重的并发症。临床表现早期可有低热、盗汗、食欲减退、精神呆滞、消瘦、睡眠不安，继之出现头痛、喷射性呕吐等颅高压症状，也可有嗜睡或烦躁、脑膜刺激征阳性，重者出现昏迷。

脑囊虫病：是指猪绦虫的囊尾蚴寄生于人体脑组织所引起的疾病。患者可表现头痛、头晕、记忆减退、意识障碍、癫痫发作、颅内压增高、发音不清、吞咽困难以及脑膜刺激征等。

由于抗生素、激素及化疗的广泛应用，使一些条件致病菌引起的颅内感染增多，颅内真菌感染也明显增多。常见致病菌有隐球菌、放线菌、曲霉菌等，可引起脑膜炎、肉芽肿及脓肿等病变。

## 三、影像诊断流程

在中枢神经系统的影像检查中，CT、MRI 为常用的检查方法。在临床急诊患者中出现提示中枢神经系统疾病的临床表现时，急诊 CT 是首选检查方法，可以排除脑出血及脑梗死等的脑血管病变。当 CT 表现不典型而临床又提示有中枢神经系统感染性疾病时，应及时行 MRI 检查，并应尽量行 MRI 平扫＋增强检查，因为脑膜炎时脑膜的增厚在增强检查时才能明确显示；脑内感染性病变也需要增强检查来鉴别病变的性质。当普通检查无法满足要求时，行弥散加权成像（DWI）、磁共振波谱分析（MRS）可提供一定的鉴别诊断信息。

## 四、相关疾病影像学表现

**1. 细菌感染** 细菌感染可导致脑炎、脑脓肿、室管膜炎。常见的致病菌有葡萄球菌、链球菌、肺炎双球菌、铜绿假单胞杆菌（绿脓杆菌）等。

（1）细菌性脑炎：病变可见于脑内任何部位，但以皮、髓质交界区多见，幕上多于幕下。病变脑组织充血、水肿、炎性细胞浸润，如治疗不及时或治疗不当可发展为脓肿。CT 平扫表现为斑片状低密度病灶，边缘模糊，可有占位效应；增强扫描轻微强化或呈脑回样、斑片状强化。常规 MRI 扫描表现为长 T1、长 T2 异常信号，形态不规则，边界不清，T2WI 比 T1WI 显示范围要大，强化表现与 CT 相仿。快速液体衰减反转回复序列（fast fluid attenuated inversion recovery，FLAIR）对于发现脑实质内的炎性病变较常规序列更敏感、准确，对脑膜病变的显示更清晰（图 2-10-1）。

（2）细菌性脑脓肿：为化脓性脑炎进一步发展的结果。脑脓肿形成时 CT 平扫见脓肿中心密度进一步降低，周围有稍低密度或等密度环围绕，环壁周围为水肿，环壁明显强化，且多光滑，厚度均匀；脓腔中心不强化，病灶中出现气体及多环相连是其特征性表现。常规 MRI 扫描 T1WI 表现为极低信号影，T2WI 为明显高信号，周围为水肿；脓肿壁 T1WI 为等或高信号，T2WI 为低信号，明显强化，脓肿形成期一般中心部呈现 DWI 明显高信号改变（图 2-10-2）。

（3）室管膜炎：并不常见。影像学表现为室管膜（侧脑室壁）出现明显线形强化，脑室内可出现间隔或碎屑。FLAIR 序列上要注意与脑脊液流动产生的伪影鉴别，怀疑此病时行 T1WI 增强扫描是必要的。

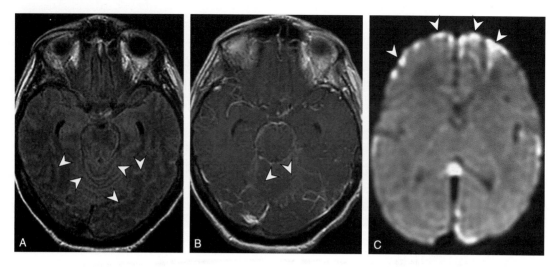

图 2-10-1　脑膜炎

脑膜炎。A. FLAIR 序列显示枕叶、小脑脑沟内弥漫性高信号(箭头);B. 增强 T1WI 显示对应的柔脑膜强化(箭头);C. 另一患者 DWI 显示双侧额部脑沟内高信号(箭头),为 B 族链球菌感染

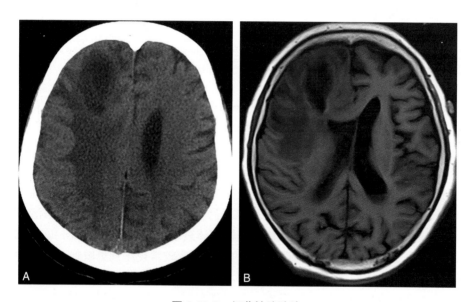

图 2-10-2　细菌性脑脓肿

女,78 岁。嗜睡,言语不利,左侧肢体活动不灵 1 天。A. CT 平扫显示右侧额叶见类椭圆形低密度影,其周围绕以水肿区影,边缘模糊;B、C. T1WI、T2WI 图像显示右侧额叶类椭圆形长 T1、长 T2 异常信号影,周围可见等信号脓肿壁,其外围可见水肿影

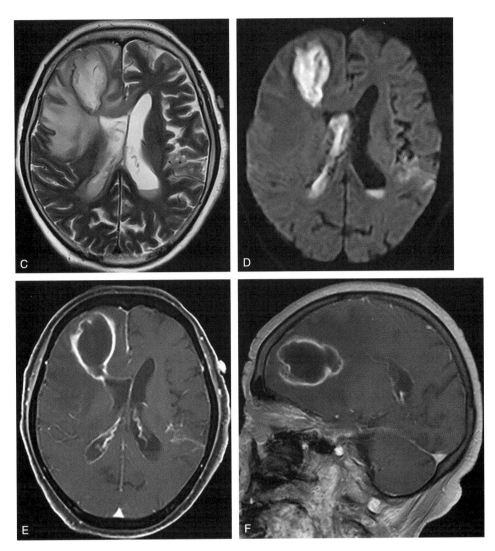

图 2-10-2（续）

D. DWI 图像显示右侧额叶脑脓肿呈明显高信号改变；E、F. T1WI 增强图像横轴位及矢状位，显示右侧额叶脑脓肿的脓肿壁呈明显环形强化

**2. 结核感染** 中枢神经系统结核是指结核菌侵犯中枢神经系统后引起的一类疾病，可表现为结核性脑膜炎、结核性（脑膜）脑炎、结核瘤、椎管内结核性蛛网膜炎或神经根脊髓炎。颅内结核多自其他部位病灶经血液播散而来，包括结核性脑膜炎和结核瘤两种病变，结核性脑脓肿十分少见。

（1）结核性脑膜炎：早期软脑膜充血、水肿、脓性渗出、肉芽肿形成，病变发展可导致血管狭窄、闭塞。CT 平扫可见基底池、外侧裂池等处密度增高，增强后明显强化，病变晚期可钙化，特别是颅底的散在钙化对诊断具有重要意义（图 2-10-3）；另外，可见脑水肿、梗死及脑积水等继发改变。MRI 增强扫描比 CT 更加敏感，T1WI 上脑基底池信号增高，T2WI 上信号更高，但与脑脊液不同，可见明显强化（图 2-10-4）。

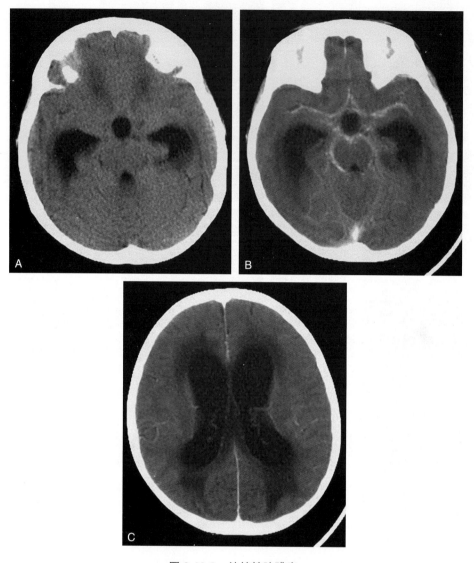

**图 2-10-3　结核性脑膜炎**

男,8 岁。因"反复发热伴头痛,呕吐,抽搐"入院,胸片提示右肺原发性肺结核。A. CT 平扫
示脑室系统明显扩张积水,第三脑室呈球状扩大,侧脑室前后脚邻近白质区密度减低,脑底
池显示模糊、密度增高;B、C. CT 增强扫描显示脑底池模糊、变窄,软脑膜增厚并明显强化,
侧脑室邻近白质区密度减低影无强化

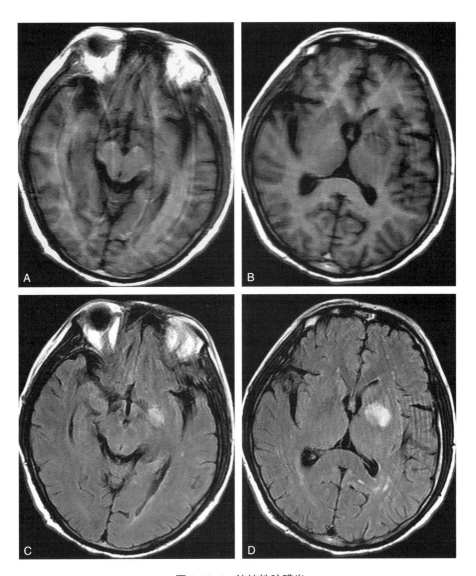

**图 2-10-4 结核性脑膜炎**

男,48 岁。反复发热 1 个月,伴头昏、头痛,神志淡漠,胡言乱语。A~D. 头颅 MRI 平扫
横断位 T1WI(图 A、B)和 FLAIR(图 C、D)显示鞍上池及右侧环池信号增高,左侧基底
节见类圆形稍长 T1、长 T2 信号改变

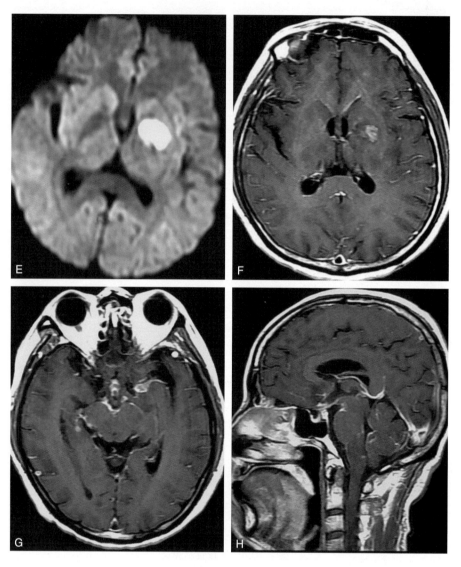

**图 2-10-4(续)**

　E. DWI 示左侧基底节病灶呈高亮信号;F~G. 3 天后头颅 MRI 增强显示鞍上池、脚间池及环池右侧边缘脑膜明显强化,左侧基底节病灶呈不均匀片状强化。临床随访证实为结核性脑膜炎并左侧基底节梗死灶

（2）脑结核瘤：病灶中心多为干酪样坏死，周围由肉芽组织纤维包膜包绕；病变形态多为球形或分叶状、大小不一，多在 1~3cm 之间；单发或多发，皮髓质交界处多见。CT 平扫时因病灶内成分不同可为等密度、高密度或混杂密度，钙化并不多见，即使出现对诊断也没有特异性；病变多呈环形强化，也可呈结节状或不规则强化，周围水肿较轻（图 2-10-5）。常规 MRI 扫描表现多样：当中心为固态干酪样坏死时，T2WI 上为低或低、等混杂信号，T1WI 上为略低或等信号；当中心为液性干酪样坏死时，表现为长 T1、长 T2 异常信号；包膜在 T2WI 上呈低信号，T1WI 上为等或稍高信号；增强扫描病灶呈环状或结节样明显强化，直径小于 2cm 者常呈均匀结节状强化，大于 2cm 者常呈厚壁环形强化，中心区与脑实质等信号（图 2-10-6）；累及脑膜时，增强后显示脑膜增厚并明显强化。

$^{1}$H-MRS 对于脑结核正确诊断及鉴别诊断也有重要作用。有报道结核瘤的 $^{1}$H-MRS 表现为在 1.3、2.02 和 3.7 处出现脂质（lip）。与化脓性感染不同的是无氨基酸出现，原因在于结核瘤内含有大量干酪样坏死（其内含大量脂质成分）、淋巴细胞等，而含中性粒细胞较少，蛋白质分解产生的氨基酸量也少。T2WI 上低信号结合 $^{1}$H-MRS 的表现被认为是结核瘤的典型表现。

（3）结核性脑脓肿：很少见。由于机体免疫力低下，或者结核菌毒力加强，结核病灶迅速干酪坏死、液化，被纤维组织包围而形成脓肿。CT、MRI 上显示大片脑水肿区内，可见等密度或者等信号环形影，增强呈环形强化。

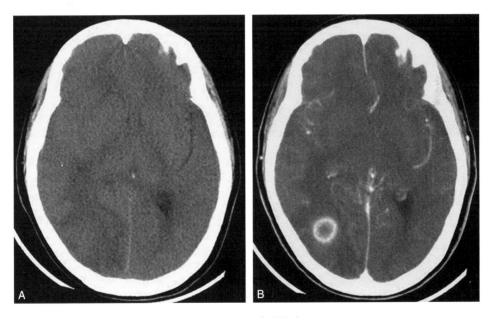

**图 2-10-5 脑结核瘤**

女性，55 岁。反复发热半年，突发头痛 1 天，伴呕吐。A. 头颅 CT 平扫显示右枕叶大片状低密度影，边界不清；B. CT 增强扫描右枕叶见环状强化病灶，壁厚薄均匀，内外壁光滑，中心坏死区及周围水肿区未见强化。手术病理证实为右枕叶结核瘤

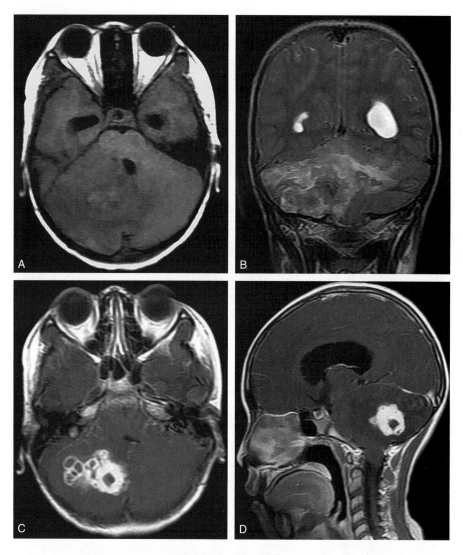

**图 2-10-6　脑结核瘤**

女,12 岁。因"头痛 7 天,伴恶心、呕吐 1 天"入院,既往有结核性脑膜炎病史 3 年。
A、B. MRI 平扫横断位 T1WI(图 A)、冠状位 T2WI(图 B)显示右侧小脑半球见不规则
形混杂信号影,内部可见多发环状异常信号,边缘呈稍长 T1、稍长 T2 信号,中心 T1WI、
T2WI 均呈低信号,部分于 T2WI 呈极低信号,病灶占位效应明显,周围见大片水肿信号;
C、D. 增强 T1WI 右侧小脑半球病灶呈明显多发环形强化,部分病灶壁较厚。手术病理
证实为右侧小脑半球结核瘤

　　**3. 病毒感染**　病毒感染或者病毒感染和疫苗接种诱发的变态反应性脑病,起病前常有
上呼吸道感染病史,激素治疗有效。各种病毒感染的病情轻重缓急差异很大,影像表现也多
种多样,且多数缺乏特异性,有些病毒感染时并无阳性影像学表现。病毒感染时趋向于弥漫
性脑实质受累,病变以额叶、顶叶、基底节和丘脑多见,而脑干、小脑和放射冠区也可受累。
灰白质均可受累,病变脑组织可有水肿、炎性细胞浸润,神经细胞变性坏死及胶质细胞增生。

单纯疱疹病毒性脑炎为非流行性脑炎中最常见的病毒感染,分为Ⅰ型和Ⅱ型,前者常见,后者主要见于新生儿。Ⅰ型影像学表现具有一定特征性,病变主要以顶叶、额叶为中心,可延伸至额叶深部和枕叶,双侧发病多见,单纯累及枕叶少见。CT平扫表现为散在的片状低密度影,边界模糊;MRI常规扫描表现为长T1、长T2异常信号影,病灶大时占位效应明显(图2-10-7)。病变强化不明显,有的可表现为斑片样、线样或脑回样强化。MRI上呈长T1、长T2异常信号。影像学检查病灶坏死、出血及脑回样强化多见,特征性改变为病变至豆状核外侧突然移行为正常,豆状核不受累(图2-10-8)。病变晚期出现脑萎缩及脑软化等表现,

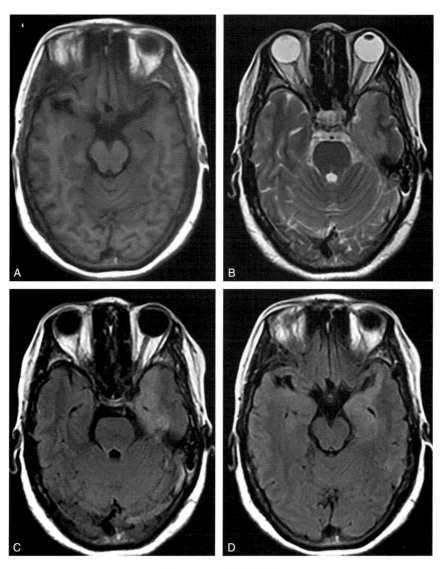

**图2-10-7 病毒性脑炎**

女,56岁。头晕2天,发热,抽搐伴意识不清1天。A、B. MRI平扫显示左侧颞叶及海马区见较大片状长T1、长T2异常信号,边缘模糊;C、D. T2 FLAIR像病变区呈较高信号影,边缘模糊

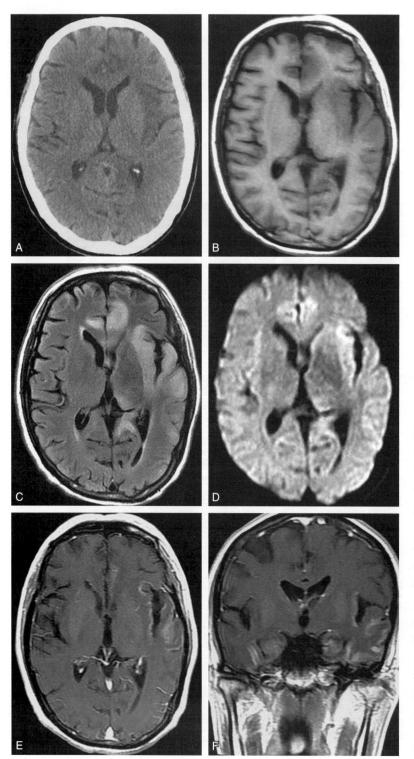

图 2-10-8　病毒性脑炎

胡言乱语伴发作性意识障碍、四肢抽搐 3 天；查体：意识不清，颈强，四肢肌张力增高。A. 头颅 CT 平扫显示双侧额叶、颞叶及左侧岛叶片状稍低密度影，同侧豆状核未受累及；B、C. MRI 平扫显示双侧额叶、颞叶、海马及左岛叶、枕叶、丘脑可见斑片状稍长 T1、稍长 T2 异常信号影，并见"豆状核回避征"；D. DWI 呈稍高信号；E、F. MRI 增强横断位及冠状位显示病灶呈脑回样、斑片状、条状不规则强化

CT、MRI 表现为脑室周围白质内散布大小不一、边缘模糊、无对比剂强化的病灶,CT 上呈低密度灶 T1WI 呈等或低信号,T2WI 呈高信号。

**4. 寄生虫感染** 很多寄生虫可致颅内感染,常见的有血吸虫、弓形虫、囊虫等。寄生虫感染可导致脑膜炎、脑炎及肉芽肿等病变。其中脑囊虫病在我国常见,影像学表现具有一定特异性。根据感染部位不同分为脑实质型、脑膜型、脑室型和混合型 4 型。该病病理上分为囊泡期(Ⅰ期)、胶样囊泡期(Ⅱ期)、颗粒结节期(Ⅲ期)、钙化结节期(Ⅳ期),其影像学表现因病理分期不同而有较大差异。头颅 CT 检查可见脑实质中圆形或卵圆形大小不等低密度灶,部分可呈现头节和钙化。多发点状高密度钙化影为慢性期脑囊虫病的典型 CT 表现。

T1WI 上囊液呈低信号,囊壁为薄层或环线高信号,头节呈等信号,即"黑靶征";T2WI 上囊液呈高信号,囊壁为薄层或环线低信号,头节呈低信号,即"白靶征",病灶周围可有少量水肿(图 2-10-9)。综合脑囊虫病不同分期及不同分型的影像特点,如"黑靶征"与"白

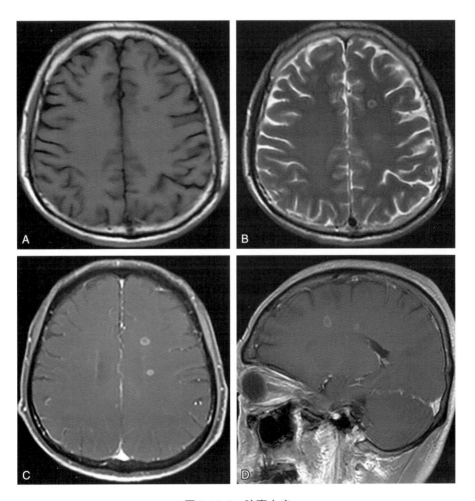

**图 2-10-9 脑囊虫病**

女,54 岁。发作性抽搐 7 小时。A. T1WI 显示左侧半卵圆中心区见两个小斑片状低信号影;B. T2WI 显示左侧半卵圆中心区环形较高信号,其中心部呈较低信号改变;C、D. T1WI 增强检查显示病变呈现明显环形强化

靶征"等重要特征,结合其癫痫常见、少发热的临床特点以及囊虫补体结合试验结果阳性等特点,可以与细菌性脑脓肿及结核性(脑膜)脑炎等感染性疾病相鉴别。

**5. 真菌感染**  常见致病菌有隐球菌、放线菌、曲霉菌等,可引起脑膜炎、肉芽肿及脓肿等病变。常规影像学表现多缺乏特异性,确诊要结合临床资料、免疫学检查及影像学资料等综合考虑。

如隐球菌脑病,由于新型隐球菌感染,引起脑膜和脑的慢性肉芽肿性炎症。CT、MRI 上表现为脑膜炎、脑膜脑炎、肉芽肿(隐球菌瘤)、假性囊肿等(图 2-10-10)。脑脊液墨汁染色或培养阳性,可确定诊断。

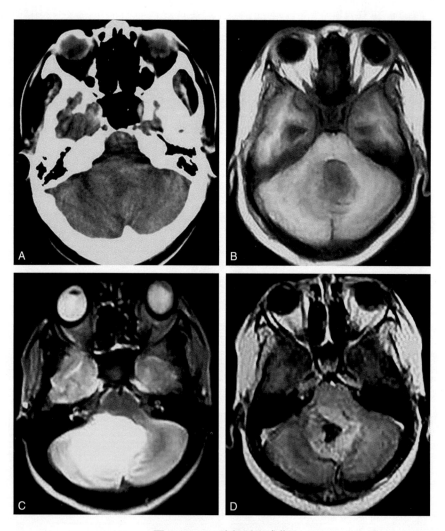

**图 2-10-10  脑新型隐球菌**

女,18 岁。双眼失明 1 个月余;查体:双侧视乳头水肿。A. CT 平扫显示四脑室区见团块状密度增高影,内部密度较低,四脑室受压显示不清,右侧小脑半球可见片状密度减低影,边缘不清;B、C. 头颅 MRI 平扫 T1WI、T2WI 显示四脑室肿块以稍长 T1、长 T2 信号为主,中心坏死区呈长 T1、长 T2 信号,右侧小脑半球见长 T1、长 T2 水肿区;D~F. MRI 增强显示四脑室肿块呈明显不均匀强化,中心坏死区无强化,边缘清楚,四脑室及幕上脑室扩张。术后病理证实为四脑室隐球菌孤立性肉芽肿

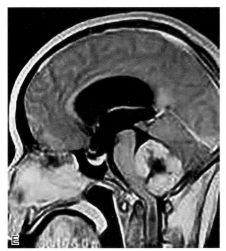
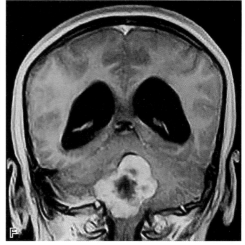

图 2-10-10（续）

## 五、研究进展及存在问题

中枢神经系统感染性病变种类繁多,影像表现多样,MRI 作为神经影像学检查方法已应用多年,常规 MRI 在颅内感染性病变的早期诊断、早期治疗领域具有重要的应用价值,近年来 MRI 新技术的发展如 DWI、DTI、MRS 等,为颅内感染病变的定性诊断提供了更多有价值的诊断信息。但对于大部分中枢神经系统感染性病变而言并无特征性的影像表现,因此需要结合临床病史、化验检查等资料综合分析,希望做到早期正确的诊断,为临床尽早采取有效的治疗提供依据,以便使患者有良好的预后。

# 第十一节　脑静脉窦血栓形成

## 一、概述

脑静脉窦血栓形成(cerebral venous sinus thrombosis,CVST)是指颅内静脉窦形成血栓,引起窦腔狭窄、闭塞,脑静脉血回流和脑脊液吸收障碍,继而引起脑水肿、颅内压增高等一系列病理生理改变以及相应局灶症状的一组疾病。脑静脉窦血栓形成多见于 20~40 岁的年轻人,年发病率大约为 2~4/100 万,致残率和病死率很高,病死率达 5%~15%。

静脉窦血栓最常影响上矢状窦(70%~80%)、横窦和乙状窦(约 70%),其次是海绵窦和直窦。CVST 的临床表现无特异性,主要以颅内压增高和皮质受损为主。起病形式呈急性(30%)、亚急性(40%)或慢性(30%),急性起病常见于感染或分娩。由于血栓形成的部位不同,各部位静脉窦血栓形成具有不同的症状。临床上常见的首发症状为头痛,且呈进行性加重,另外也可表现为呕吐、视乳头水肿、癫痫发作、意识障碍及肢体无力等。

## 二、相关疾病分类

CVST 的病因复杂,多见于育龄期妇女,怀孕和产褥期、口服避孕药等所致的高凝状态是 CVST 的最常见危险因素。其他病因包括:①直接相关性疾病:如脑静脉窦外伤、感染侵及脑静脉窦、肿瘤压迫脑静脉窦等;②系统性疾病:如脱水、结缔组织疾病、自身免疫性疾病等;③药物因素:激素等;④血液性疾病:血小板减少性紫癜、凝血病等。另外,约有 1/3 患者目前发病原因不明。

## 三、影像学诊断流程

对于临床上怀疑 CVST 的患者,CT 和 MRI 平扫可作为初选检查方法。MRI 平扫结合 MRV 检查方便、无创,可以直接显示血栓累及的范围及程度,血栓随形成时间长短发生的信号变化对其影响较小,可作为脑静脉窦血栓形成早期诊断、疗效观察及随访的首选方法。CT 静脉造影和 3D CE-MRV 可作为脑静脉窦血栓形成的无创确诊手段,对于需要进一步检查拟行介入治疗者可选用 DSA 检查。

## 四、影像学表现

头颅 MRI 平扫具有较高的软组织分辨力和血流敏感性,是目前诊断 CVST 最常用的检查方法。正常 MRI 平扫 SE 序列上静脉窦呈流空的均匀低信号,当发生脑静脉窦血栓形成即可导致流空效应消失,并根据血栓的自然演变过程而出现相应的异常信号。不同时期的静脉窦血栓的 MRI 表现不同:发病 1~5 天的血栓,T1 等信号,T2 低信号,信号反映的是完整红细胞内脱氧血红蛋白;6~15 天,血栓主要由细胞外正铁血红蛋白组成,T1 高信号,T2 也由低信号转为高信号;2~3 周以后血栓逐渐演变为 T1 等信号,T2 高信号。部分再通的血栓呈混杂信号,T1、T2 信号减低。T1WI、T2WI 是通过血液流空信号的消失来显示静脉窦或大静脉的血栓,但小的静脉流空现象不明显,T2* 梯度回波序列对急性期小静脉血栓非常敏感,T2* 显示低信号,可能发现孤立的皮层静脉血栓。此外,MRI 平扫可较好地显示受累静脉引流区脑组织的继发改变,如脑肿胀、脑水肿、脑梗死、脑出血等(图 2-11-1)。MRI 显示的 CVST 脑实质病变的特点是不在大动脉供血区,呈多灶性,多见于单侧或双侧的皮层和皮层下,如果是双侧的,常常是不对称的;在发病早期出现多部位的和更严重的脑水肿。在额叶、顶叶和枕叶靠近中线的脑实质损害要怀疑上矢状窦血栓。

MRV 被认为是目前最佳的无创性脑静脉成像方法。2D-TOF MRV 是以往显示颅内静脉的常用方法,但由于影像层面质子饱和、血管扭曲和涡流状态等因素常导致局部信号缺失,难以与静脉窦发育不良相鉴别,尤其在下矢状窦、横窦与乙状窦连接处等区域易造成假象。目前比较好的 MRV 成像方法是 3D CE-MRV,通过减影技术,即将注射对比剂后不同时相采集的图像相减而获得所需要的图像,可以突出对比剂的增强后静脉影像,消除周围背景信号及噪声等,获得清晰度高、对比度好的静脉血管图像;可以清晰地显示脑静脉窦与静脉血流淤滞情况,不受血栓形成时间的影响,静脉窦血栓形成部位的静脉窦高血流信号消失。间接影像为梗阻处静脉侧支循环形成,而其他引流静脉异常扩张。需要注意的是静脉窦发育不全与静脉窦闭塞的 MRV 表现很相似,要与 MRI 结合来看(图 2-11-2)。MRI 平扫结合 MRV 几乎可对所有脑静脉窦血栓做出正确诊断。但 MRI 平扫及 MRV 对急、慢性期血栓显

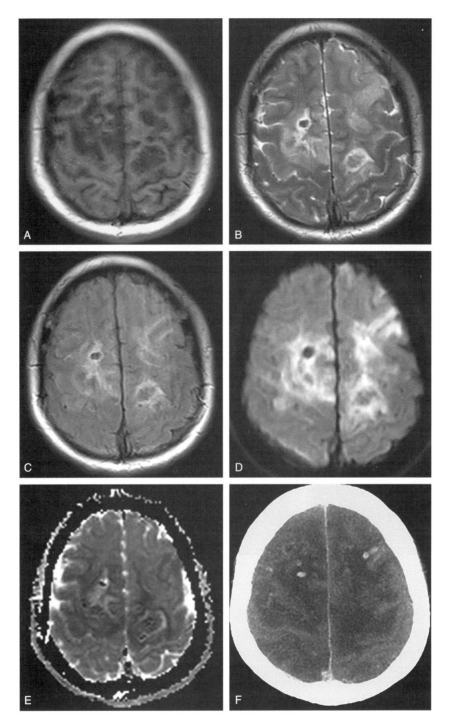

图 2-11-1　脑静脉窦血栓形成

女,33 岁。剖宫产术后。A. T1WI 显示双侧额顶叶斑片状低信号影,其内信号不均匀,右额叶病变内见结节状稍高信号;B. T2WI 显示双侧额顶叶病变主要呈高信号,其内信号不均匀,右额叶、左额顶叶交界区见结节状低信号影;C. T2 FLAIR 显示病变主要呈高信号,内见结节状低信号;D. DWI 显示病变主要呈高信号,内见结节状低信号影;E. ADC 图显示病变主要呈低信号;F. 次日头颅 CT 平扫显示双侧额顶叶较大片状低密度影,其内夹杂小片状结节状、小片状血样高密度影,上矢状窦密度增高

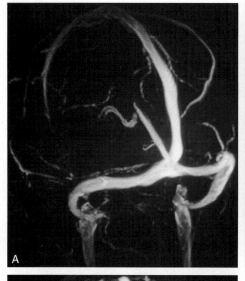
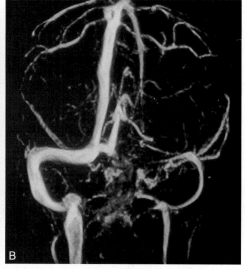
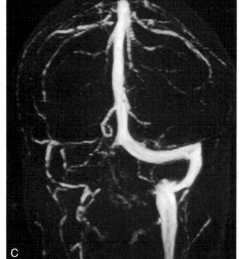

**图 2-11-2 脑静脉窦发育不良**

脑静脉窦 MRV 及其在窦汇处变异。A. 双侧横窦直径相当,上矢状窦及直窦均引流至窦汇;B. 左侧横窦流空,上矢状窦及直窦引流至右侧横窦;C. 右侧横窦未见显影,右侧乙状窦及颈内静脉闭锁,上矢状窦及直窦引流至左侧横窦然后到乙状窦及左侧颈内静脉,枕骨大孔周围见静脉丛

示有一定的局限性,不易反映小静脉受累情况。目前有学者提出当患者存在静脉窦先天发育不全、MRV 对较小的引流静脉不易显示时,结合 SWI 可提高诊断率。

CT 检查快捷,可适用于不能配合或无法行 MRI 检查的患者。CT 直接征象包括:致密的血管影和条索影、空三角征,致密的血管影和条索影分别是急性血栓形成的静脉窦和皮层静脉,这种征象在急性静脉窦血栓形成中可见到,亚急性和慢性很少出现;"空三角征"是静脉窦血栓在增强 CT 时的表现,即硬膜窦壁及其周围呈高密度而腔内血栓呈低密度的空心三角形影像(图 2-11-3)。间接征象无特异性,脑实质的损害见于 40%~70% 的 CVST 患者,包括脑水肿、梗死后出血、蛛网膜下腔出血等。

DSA 是一种有创性的检查,显示率可高达 100%,目前仍是诊断 CVST 的金标准。其静脉期直接影像为静脉窦充盈缺损或显影不良,皮质静脉血流突然中断,回流静脉及吻合静脉扩张迂曲等;间接征象为侧支循环血管扩张,闭塞部位血流逆流,动静脉循环时间超过 11

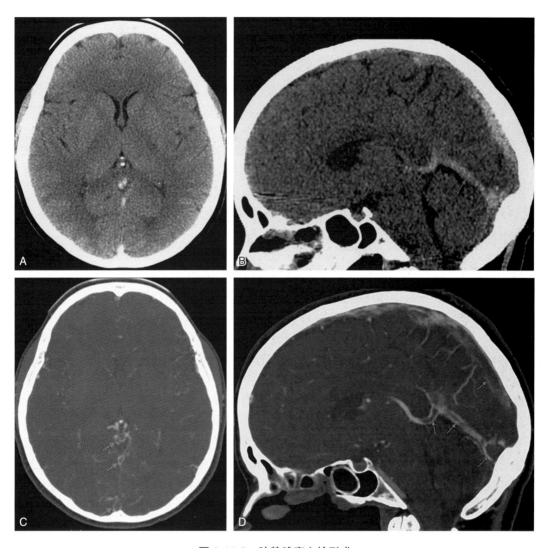

**图 2-11-3 脑静脉窦血栓形成**

A、B. 平扫 CT 横断位及矢状位显示上矢状窦、直窦及大脑内静脉内异常高密度影;C、D. 增强 CT 显示上矢
状窦、直窦及大脑内静脉内充盈缺损,周围包绕以明显强化硬脑膜,即"空三角征"

秒。但因 DSA 是有创伤性检查,具有一定的风险且价格昂贵,因此在临床上受到了一定限制。

## 五、研究进展及存在问题

CVST 的临床表现多种多样,缺乏特异性,极少为单一的症状和体征。只根据临床表现来诊断 CVST 十分困难。通常表现原因不明的严重头痛、颅内压增高、视乳头水肿、癫痫间断发作,有学者认为在男性和消瘦的女性颅内压增高患者中有 1/4 是由于颅内静脉窦血栓形成所致,尤其孕产期孕妇出现严重头痛,应尽早行 MRV 或 DSA 检查。近年来,国内对成人 CVST 的研究及报道逐渐增多,而鲜有儿童的相关报道。目前,儿童 CVST 的病因及治疗方面存在许多争议,尤其抗凝治疗的有效性和安全性,仍需要高质量的临床研究资料证实。

# 第十二节 垂体卒中

## 一、概述

垂体卒中（pituitary apoplexy，PA）是垂体出血或缺血坏死伴有突发的头痛、呕吐、急性视力降低、脑神经麻痹、下丘脑功能低下甚至昏迷的一种临床急症。导致垂体卒中的确切因素目前尚不清楚。有学者认为肿瘤的快速生长导致血供相对不足导致缺血、坏死继而出血；也有人认为由于肿瘤压迫漏斗部而使来自门静脉系统的血供减少，使整个垂体发生缺血继而发生出血。

## 二、相关疾病分类

垂体卒中多伴发于垂体巨腺瘤，也可发生于正常垂体。垂体巨腺瘤出血的发生率较高，约为 20%~30%。垂体巨腺瘤出血的发病机制至今还不十分清楚，多数学者提出以下理论：①垂体腺瘤生长过快，导致其血液供应不足，从而引起肿瘤缺血坏死继而出血；②由于肿瘤体积增大将垂体上动脉和漏斗挤压于鞍膈孔导致供血不足而缺血、坏死继而出血；③垂体腺瘤血管丰富，形成不规则血窦，血窦壁薄，肿瘤体积增大引起局部压力增高从而导致局部血管破裂出血。电镜下观察这些血管的基底膜呈节段状或碎片状，表现为不完全成熟的特征，可能是垂体瘤出血的内在因素。在个案报道及大宗病例研究中，多巴胺受体激动剂被认为是诱发 PA 最常见的因素之一，其中以溴隐亭诱发 PA 的报道最多，卡麦角林诱发 PA 也时有报道。多巴胺受体激动剂可使泌乳素型垂体腺瘤发生纤维化而快速皱缩，在瘤内形成微小的组织碎片，一旦这些碎片破裂则发生卒中。但使用多巴胺受体激动剂后多少时间发生卒中在不同报道中并不一致，有些患者在停药后才发生卒中。

正常垂体发生卒中罕见，常见于有凝血状态的改变、低血压或血流低灌注的患者；其中希恩综合征即产后大出血造成垂体缺血性卒中，引起垂体功能低下的一组综合征，心血管系统手术如腹主动脉瘤手术或冠状动脉搭桥后发生垂体卒中的报道也不少见，术中低血压导致的脑供血不足也是诱发垂体卒中的重要因素。

## 三、影像诊断流程

典型垂体卒中的临床特点包括剧烈头痛、呕吐、视力视野障碍及眼肌麻痹，甚至昏迷等症状。对于有上述临床表现，CT 上发现鞍区高密度病变和（或）MRI 上符合出血信号特点的患者，我们要考虑到垂体卒中的可能。还有部分垂体卒中的患者不伴有出血而仅为垂体瘤的缺血性卒中，CT、MRI 上可发现鞍区占位，需要与垂体瘤进行鉴别。

## 四、相关疾病影像学表现

1. **垂体大腺瘤**  垂体大腺瘤（pituitary macroadenoma）主要表现为垂体明显增大，肿瘤多为实性。CT 平扫时多与正常垂体呈等密度，MRI 平扫 T1WI、T2WI 上多与正常垂体呈等信号，故与正常垂体分界不清晰。因肿瘤压迫鞍膈开口处造成血供障碍，可导致肿瘤内梗死、出血、坏死、囊变。坏死和囊变在 CT 平扫呈低密度，MRI 平扫 T1WI 上信号稍高于脑脊液，T2WI 上信号稍低于脑脊液。

肿瘤可朝向各个方向发展，以向鞍上生长最多见，首先占据鞍上池，继之压迫视交叉甚至三脑室前下部；向鞍上生长的肿瘤可以居中对称，也可以偏向一侧；因鞍膈束缚，冠状位上常呈"8"字形或葫芦形。肿瘤可向下生长，破坏鞍底伸入蝶窦，深入到蝶窦内的肿瘤与鞍内肿瘤信号相同，可与同时存在的蝶窦内囊肿或积液区别；部分垂体瘤以向下发展为主，颅底骨质破坏明显，常常误诊为颅底骨源性肿瘤。肿瘤向鞍旁生长是侵袭性垂体瘤的重要征象，但是否侵犯海绵窦较难确定，仅当海绵窦内的血管被肿瘤推压移位并被包裹 2/3 以上时，才可确定肿瘤累及海绵窦；肿瘤亦可继续向侧旁发展，累及颞叶及中颅窝等处；肿瘤向后可破坏后床突及斜坡，压迫脑干。CT、MRI 增强扫描实性肿瘤呈均质显著强化；发生坏死囊变时，坏死囊变部分不强化，周围实质部分明显强化。根据蝶鞍扩大，肿瘤位于鞍内，正常垂体结构消失，垂体巨腺瘤通常比较容易诊断。

垂体巨腺瘤发生出血的几率约为 20%~30%，在 CT 平扫上呈高密度，MRI 信号变化与出血的时期有关，与脑内血肿信号变化基本一致；多数为 T1WI 等信号内合并高信号，瘤组织为等信号，出血的肿瘤组织为 T1WI 高信号，陈旧血、血凝块多为 T1WI 高信号，T2WI 为高信号或等、高混杂信号(图 2-12-1)；少数陈旧性血为低信号。瘤内出血可以是肿瘤中心出血，也可以是整个肿瘤区内出血(包括鞍内、鞍上或整个鞍区)。出血时间长者可见分层改变，上层为高信号，下层为低信号。上层高信号为红细胞破裂释放其内容物所致，下层为液化的出血成分。垂体瘤钙化罕见，多呈点状，也可呈沿肿瘤周边分布的环状。

2. **垂体微腺瘤** CT 平扫时，典型垂体微腺瘤(pituitary microadenoma)表现为垂体增大，高度大于 9mm，其内见低密度区，垂体腺上缘对称性或不对称性膨隆。也可表现为垂体腺大小、形态正常，仅见垂体内小片状低密度区。部分垂体微腺瘤可呈等密度，以促肾上腺皮质激素腺瘤最多见，肿瘤很小时可无异常发现。

MRI 上，典型的垂体微腺瘤在 T1WI 上呈低信号，T2WI 上呈高信号，间接征象包括垂体上缘膨隆、垂体柄移位或弯曲缩短。垂体微腺瘤强化高峰的出现时间较正常垂体晚，在团注造影剂后 3 分钟内为显示这种差别的最佳时间，所以 MRI 增强扫描应于注射造影剂后迅速进行，此时正常垂体较肿瘤强化明显，垂体呈相对低信号。但垂体微腺瘤强化的持续时间通常比正常垂体长，在延迟增强扫描时，肿瘤比正常垂体强化明显，信号高于正常垂体。小的垂体微腺瘤需要进行 MRI 动态增强扫描才可显示，主要为促皮质激素腺瘤。MRI 检查是诊断垂体微腺瘤的最好影像学方法，但仍有 30%~40% 的病例，由于肿瘤很小，不引起垂体形态和邻近解剖结构的异常，加之肿瘤的信号可与正常垂体相同，在 MRI 检查时不被发现。这时可参考临床及内分泌化验情况诊断。约 15% 的垂体微腺瘤患者，溴隐亭治疗可导致肿瘤内出血。垂体微腺瘤出血在 CT 平扫时呈高密度，MRI 显示垂体微腺瘤出血较 CT 敏感，在出血亚急性晚期，MRI 上 T1WI、T2WI 均呈高信号(图 2-12-2)。

## 五、研究进展及存在问题

垂体瘤合并出血和(或)梗死引起的垂体卒中并不少见，临床表现多种多样，可从无症状到遗留严重后遗症或死亡。目前已经有若干关于其临床病情分级的报道，这些分级系统对临床诊疗有切实的指导价值，但目前有越来越多亚临床垂体卒中的报道，新的病情分级将这

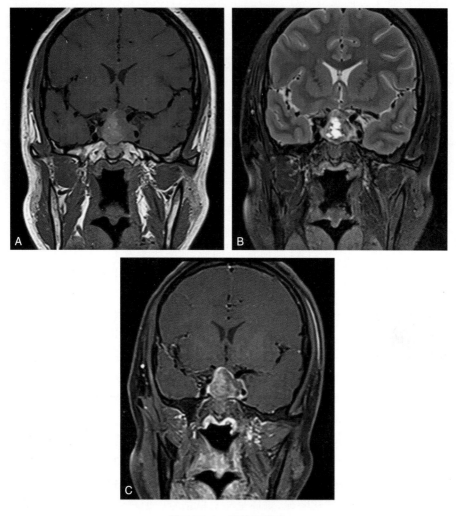

**图 2-12-1　垂体瘤卒中**

男,49岁。视物模糊半年,并头痛3天入院。A. 冠状位 T1WI 平扫显示鞍内及鞍上可见不规则形混杂信号肿块影,肿块左侧部主要呈低信号,肿块右侧部主要呈高信号;B. 冠状位 T2WI 显示鞍区肿块呈混杂信号,左侧部呈等-低信号,右侧部呈高信号提示出血;C. 冠状位增强显示鞍区肿块周边呈较明显强化,并部分包绕左侧颈内动脉海绵窦段,视交叉受压上抬

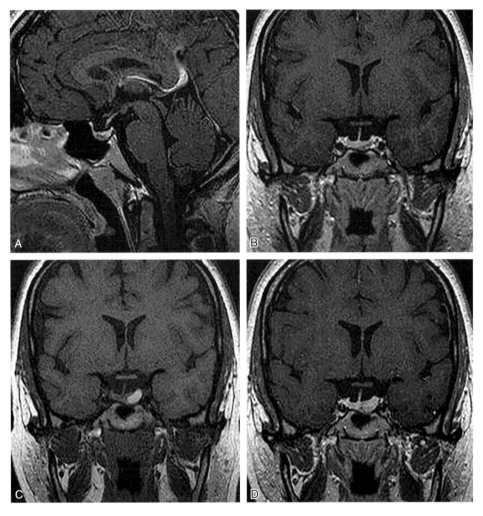

**图 2-12-2 垂体微腺瘤**

A、B. 最初怀孕前的矢状位、冠状位增强 T1WI 显示垂体左翼微腺瘤;C、D. 复查冠状位平扫、增强 T1WI 显示原来肿瘤部位有出血

些仅有垂体瘤或内分泌慢性症状的垂体卒中归于较轻型的分级,垂体卒中的概念有外延扩大的趋势。因此有必要在新的视野下对垂体卒中可能涵盖的范围做进一步探讨。亚临床垂体卒中可能不仅限于基础垂体瘤和内分泌症状,也需要结合影像学和病理学结果给予进一步阐明。

# 第十三节 可逆性后部脑病综合征

## 一、概述

可逆性后部脑病综合征(posterior reversible encephalopathy syndrome,PRES)是一种由多种病因引起的以神经系统受损为主要表现的临床放射学综合征,其影像学表现重于临床表现。1996 年之前,PRES 的各种病因一般都归属于高血压脑病或作为一种独立的疾病。1996 年,Hinchey J 将其命名为可复性后部脑白质病(reversible posterior leukoencephalopathy syndrome,RPLS),将高血压脑病及其他相关疾病包括于 RPLS。因该病不仅累及白质,邻近皮质也可受累及,因此近几年多数国外学者将其更正为 PRES。

临床上常见症状有头痛、癫痫发作、视觉障碍、意识改变和精神行为异常等,神经影像学上的典型表现为对称性的、大脑后部以白质为主的可逆性血管源性水肿。本病具有可逆性,如果经过积极和正确的治疗,临床症状及神经影像学一般可完全恢复。只有少数可遗留持久的神经损害,如永久性癫痫、失明等。但若不及时治疗,病变进一步进展可导致细胞毒性水肿、脑梗死等。因此及时、正确的诊断对该病具有重要意义。

## 二、相关疾病分类

多种病变都可以导致 PRES,且近年来国内外不断有新的病因被发现及报道。绝大多数患者都具有严重的基础疾病,常见的有恶性高血压、妊娠子痫、各类严重肾脏疾病、自身免疫性疾病、免疫抑制剂或细胞毒性药物的应用等;少见的情况下,如输血、低血压、外科手术后、酒精中毒等也可引起 PRES。且有研究表明引起 PRES 的病因中恶性高血压占 61%,细胞毒性药物占 19%,子痫前期和子痫占 6%,其他少见病因为 14%。

## 三、影像诊断流程

PRES 的临床表现轻重不等,常为急性或亚急性起病,可发生于任何年龄,年轻女性多见,尤其是妊娠及产后的妇女,主要临床表现为头痛、恶心、呕吐、癫痫发作、视觉障碍、意识改变或精神行为异常等。一般神经系统查体可发现腱反射亢进,部分患者可出现四肢无力、共济失调、偏瘫及病理征阳性等神经系统受损的体征。虽然有研究认为高血压的程度与PRES 患者的磁共振表现没有明显相关性,但多数患者在出现临床症状前或同时会有血压的突然升高,作为临床医生遇到这种情况时要考虑到 PRES 的可能。PRES 的影像学表现具有特异性,多数情况下,结合其病史、临床表现及其 CT、MRI 表现可以做出正确诊断与鉴别诊断。

## 四、相关影像学表现

PRES 最典型的影像学表现为双侧大脑半球后部以白质为主的可逆性血管源性水肿,也可单侧受累。病灶在 CT 上呈低密度,MRI 常规 T1WI 呈低信号,T2WI 及 T2 FLAIR 呈高信号(图 2-13-1),DWI 上呈等、稍高信号,ADC 图上多数病灶呈高信号,提示病灶弥散不受限,

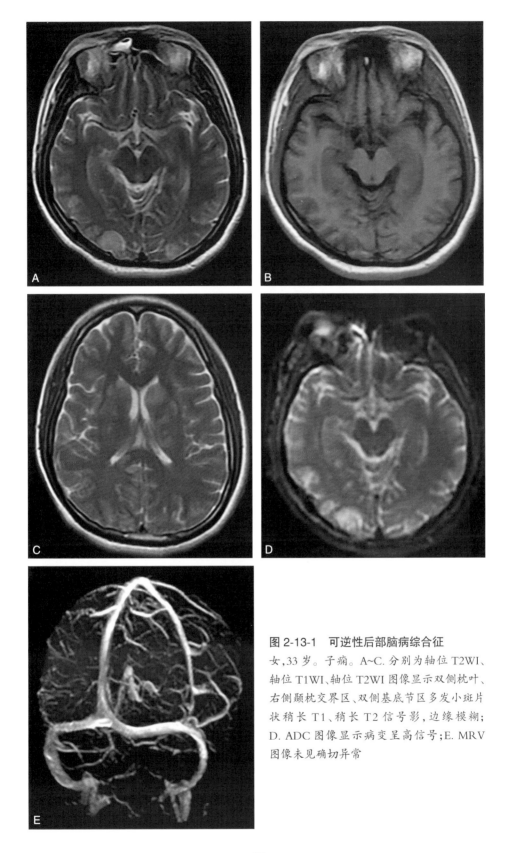

**图 2-13-1 可逆性后部脑病综合征**

女,33 岁。子痫。A~C. 分别为轴位 T2WI、
轴位 T1WI、轴位 T2WI 图像显示双侧枕叶、
右侧颞枕交界区、双侧基底节区多发小斑片
状稍长 T1、稍长 T2 信号影,边缘模糊;
D. ADC 图像显示病变呈高信号;E. MRV
图像未见确切异常

其在 DWI 上表现为等或稍高信号可能是因为"T2 透过效应"。病变以顶、枕叶白质最常见，额叶后部也常受累，可能是由于脑白质毛细血管丰富，结构疏松，同时大脑后部血管的交感神经活性较大脑前部低，导致在血流动力学变化时，保护性血管收缩功能丧失，从而易发生脑水肿。部分病变可累及皮质及小脑半球、颞叶、基底节、脑干、丘脑等部位。

　　大多数影像学改变是可逆的，早期对症治疗后病变 2 周或更长时间可缩小或消失（图 2-13-2）；但是如果治疗不及时，随着病变进展，部分病变可演变为细胞毒性水肿。有报道称 5%~17% 的 PRES 患者可伴有脑实质或颅内脑外出血（图 2-13-3），可能与患者本来脑灌注不足而突发的高灌注导致的灌注损伤有关。

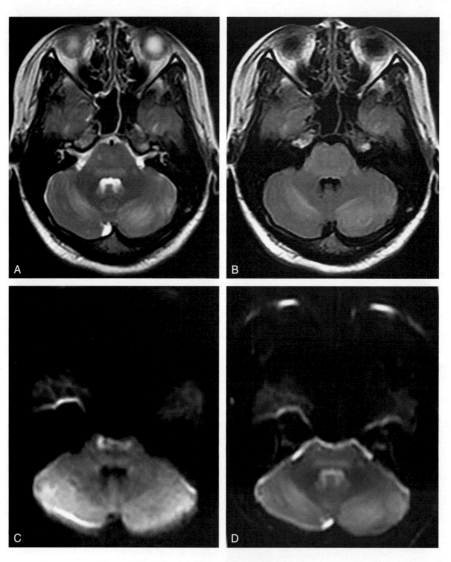

**图 2-13-2　可逆性后部脑病综合征**

女,26 岁。子痫。A~D 首次检查同一层面图像。A. 可见双侧小脑半球及脑桥内见斑片状稍长 T2 信号影,B. T2 FLAIR 上呈高信号,C. DWI 上呈等、稍高信号,D. ADC 图上呈高信号

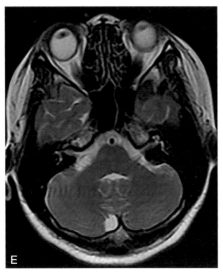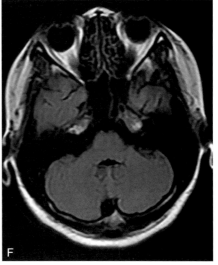

图 2-13-2(续)

E、F 为治疗后复查图像,可见小脑半球及脑桥病变大部分消失,E. 仅于脑桥偏右侧部见小片状稍长 T2 信号影,F. T2 FLAIR 上呈稍高信号

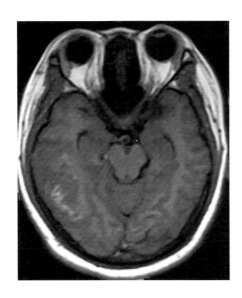

图 2-13-3 可逆性后部脑病综合征

女,36 岁。有 SLE 病史 5 年。轴位 T1WI 显示右侧颞枕叶交界区团片状高信号为主的混杂影,提示伴有出血

　　PRES 患者的血管造影通常无明显血管狭窄,偶有血管痉挛或血管炎性改变。而磁共振波谱技术 MRS 可发现 PRES 的脑组织代谢异常,病灶和周围正常脑组织均存在 Cho 升高、NAA 降低;但 2 周后随着神经功能恢复后复查 MRS 则为正常波谱,这与其可逆性相一致。

　　PRES 主要与脑梗死、脑炎及静脉窦血栓形成相鉴别。脑梗死患者一般年龄大,发病急,且症状常较 PRES 患者重,病变同时累及皮髓质,且分布与脑血供有关,因病灶为细胞毒性水肿,故于 ADC 图上呈低信号。脑炎常累及颞叶,早期病变 DWI 上亦呈高信号,脑脊液检查有助于鉴别。静脉窦血栓形成常规 MRI 检查可见病变呈双侧分布,病变信号亦与 PRES

相似,颅脑 MRV 检查对二者的鉴别诊断有重要意义。PRES 为脑内小动脉的血脑屏障破坏,血管造影检查偶有血管腔粗细不均,但颅脑 MRV 检查常为阴性;静脉窦血栓形成颅脑 MRV 检查可见单个或多个静脉窦高信号全部或部分缺失,静脉窦边缘模糊,引流静脉异常扩张。另外,因颅脑静脉窦的发育变异较大,部分正常人 MRV 检查时横窦、乙状窦可以部分显影或不显影,但此类患者颅脑 MRI 平扫时相应静脉窦仍呈流空信号,可与静脉窦血栓形成鉴别。

## 五、研究进展及存在问题

PRES 是一种特殊的临床影像综合征。其发病机制尚不明确,最为公认的是脑血管自动调节崩溃学说,当快速进展的高血压超过脑血管的自我调节能力时,脑血流高灌注导致血管源性水肿。但也有研究指出,诱发 PRES 的“高血压”是相对患者的基线血压而言的,基线血压低的患者血压突然升高,即使尚未达到高血压的程度,也可诱发 PRES,这提示我们在分析患者血压是要注意发病前后的对比。

# 第十四节 突发头痛

## 一、概述

突发头痛是急诊就诊的常见原因之一,可见于多种疾病,也可为临床检查无异常的功能性头痛。患者不仅关心头痛本身,而且还想知道自己的头痛是什么原因引起的。虽然通过问诊和查体可以诊断出紧张型头痛或者偏头痛等功能性头痛,但是仅仅这样的告知并不能消除患者的焦虑和痛苦。适当的检查可以协助诊断,并且可以使患者安心,有利于以后的治疗和生活指导顺利执行。

## 二、相关疾病分类

多种颅内病变的临床表现都可为突发头痛,大体上可分为以下几类:①血管性病变,如蛛网膜下腔出血、脑出血、脑梗死、血管炎等;②肿瘤性病变,主要为瘤卒中和脑膜转移瘤;③炎性病变,如脑膜炎、脑炎、海绵窦炎症等。

## 三、影像诊断流程

头痛程度与原发疾病的严重程度完全无相关性。蛛网膜下腔出血的头痛很剧烈,但偏头痛也可表现为不能耐受的头痛。相反,部分脑肿瘤患者可无明显症状。当患者出现以下头痛时:①从未经历过的突发头痛;②眼部等处的局限性头痛;③伴有躯体、神经系统阳性体征的头痛;④每天晨起的头痛。这些头痛要想到颅内器质性病变。颅脑 CT 对于发现颅内器质性病变很有意义,特别是出血和钙化,比 MRI 更敏感;钙化可以提示少突胶质细胞瘤、颅咽管瘤、脑膜瘤、畸胎瘤、室管膜瘤等。CT 对脑出血、蛛网膜下腔出血、硬膜下及硬膜外血肿的诊断也很有意义;MRI 对于进一步确诊颅内肿瘤性病变、炎性病变、脑水肿、后颅窝及鞍区病变、柔脑膜病变等具有重要作用。

## 四、相关疾病影像学表现

1. **蛛网膜下腔出血** 蛛网膜下腔出血(subarachnoid hemorrhage,SAH)是指颅内血管破裂后,血液进入蛛网膜下腔。原因包括动脉瘤破裂、外伤、高血压、血管畸形、出血体质等,其中非外伤性蛛网膜下腔出血最常见的原因是动脉瘤破裂。

CT平扫对早期蛛网膜下腔出血比较敏感,表现为脑沟、脑裂、脑池密度增高,出血量越多,密度越高,范围越广泛,越容易诊断(图2-14-1)。出血量很少或患者有贫血时,CT不易发现;出血位于大脑镰旁蛛网膜下腔时,表现为大脑镰增宽,边缘模糊,且出血常可

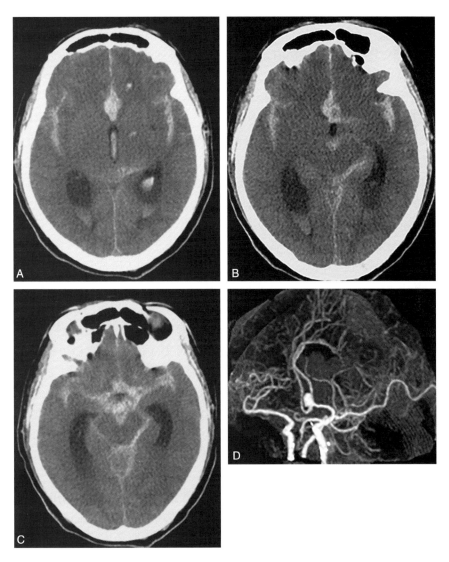

**图2-14-1 蛛网膜下腔出血**

男,52岁。突发剧烈头痛3小时入院。A~C. 头颅CT平扫显示大脑纵裂池、双侧外侧裂池、鞍上池、四叠体池、环池、脚间池内见血样高密度影充填,双侧侧脑室后角及三脑室内亦见片状血样高密度影;D. 头颅CTA显示前交通动脉瘤

进入脑沟内,或脑池、脑室内同时有积血,有助于与正常大脑镰鉴别。随着出血时间的延长,CT对蛛网膜下腔出血诊断的敏感性逐渐减低。MRI检查对急性蛛网膜下腔出血不敏感,在亚急性期和慢性期显示较好,在T1WI上表现为高信号。蛛网膜下腔出血的患者脑实质内可能同时有出血或病变存在,后者对于蛛网膜下腔出血的原因分析常能提供帮助。

动脉瘤破裂是非外伤性蛛网膜下腔出血的最常见原因,此时可做CTA或DSA检查来发现颅内动脉瘤的存在(图2-14-1)。不同部位的动脉瘤破裂出血常聚集在不同的部位,可有助于动脉瘤的诊断。前交通动脉瘤破裂时,出血容易聚集在大脑半球间裂前下部和鞍上池,也可以流到脑干周围及外侧裂;后交通动脉瘤破裂时,出血主要聚集在鞍上池和脑干周围;大脑中动脉瘤破裂时,出血主要聚集在外侧裂池及相邻的鞍上池。

**2. 脑出血** 脑出血(intracerebral hemorrhage)的原因很多,常见的有外伤、高血压、脑血管畸形、肿瘤卒中,其他少见的病因有动脉瘤破裂、脑梗死出血、急性出血性脑脊髓炎、血液系统疾病等。高血压性脑出血最好发于基底节、丘脑区,约占80%以上,其中以外囊区最常见。少部分高血压性脑出血可以出现在大脑半球皮层下区、小脑及脑干。

CT扫描是诊断急性出血最有效的影像方法。新鲜出血CT值约60~80HU,一般低于100HU;3天后,血肿周围部分的血红蛋白开始溶解、破坏并被周围巨噬细胞吞噬,周围部分出血密度开始减低,中心仍呈高密度,随着时间的推移,血肿中心高密度范围逐渐缩小;出血后1个月,血肿呈等或低密度,高密度血管周围常有片状低密度水肿带环绕。出血后1~6周内如进行增强扫描,血肿会出现环状强化,这种环形强化要注意和其他疾病进行鉴别。脑实质内出血的MRI信号变化复杂。新鲜出血时,血肿为与全血类似的红细胞悬液,红细胞系统完整,其内主要含有氧合血红蛋白,但由于血肿初期蛋白含量相对较低,质子密度较高,或者由于血肿内水分增加,所以常表现为T1WI稍低信号,T2WI稍高信号,但在高场强MR机器成像时,T1WI常表现为等信号。急性期,红细胞内的血红蛋白逐渐转变为脱氧血红蛋白,可缩短T2,因而在T2WI上呈低信号。T1WI根据急性期出血的时期不同可呈等、稍低、稍高或高信号。亚急性期,脱氧血红蛋白在红细胞内转变为高铁血红蛋白,这一过程是从血肿的周围部分向中心部分演变,高铁血红蛋白可缩短T1,因而在T1WI上呈周高中低信号(图2-14-2);亚急性晚期时血肿于T1WI上呈均匀高信号。此期T2WI血肿信号复杂,可呈低或高信号。出血2周后,红细胞已经溶解,高铁血红蛋白进一步氧化为半色素,同时由于巨噬细胞吞噬作用使含铁血黄素沉积,含铁血黄素可明显缩短T2值,含铁血黄素主要位于血肿壁,T2WI表现为血肿周围见低信号环环绕。血肿进一步发展,最后形成一囊腔,T1WI呈低信号,T2WI呈高信号,但也可因囊内蛋白浓度高,在T2WI上呈等信号。

脑血管畸形合并出血也是脑内非外伤性出血的常见原因。颅内血管畸形包括动静脉畸形、海绵状血管瘤、毛细血管扩张症和静脉畸形。脑血管畸形合并出血时,血肿的CT密度和MRI信号改变与高血压性脑出血相似。当出现下列情况时,要考虑到动静脉畸形出血的可能:①患者较年轻,且无高血压及外伤史;②血肿位于大脑半球较表浅的部位;③CT或MRI可发现相对低密度的畸形血管或流空血管影;④MRI的T2WI血肿周围常见到低信号环,这是由于血管畸形反复出血,血肿周围有较多含铁血黄素所致;⑤必要时可行脑血管造影检查以明确诊断,但脑血管造影未发现异常时也不能完全除外脑血管畸形,待血肿吸收后再行

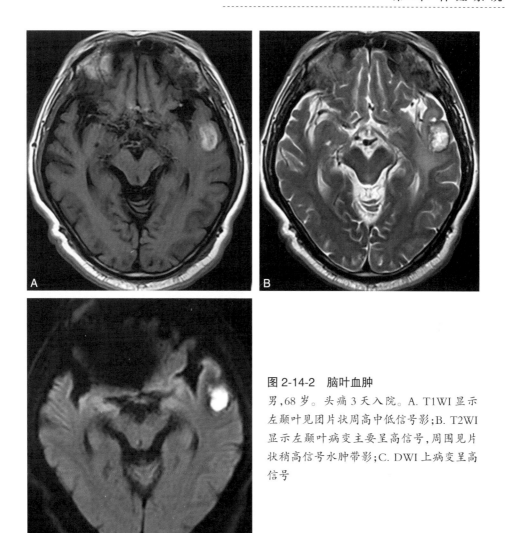

**图 2-14-2　脑叶血肿**

*男,68 岁。头痛 3 天入院。A. T1WI 显示左颞叶见团片状周高中低信号影;B. T2WI 显示左颞叶病变主要呈高信号,周围见片状稍高信号水肿带影;C. DWI 上病变呈高信号*

CT 或 MRI 检查可显示血管畸形。海绵状血管瘤病灶内一次较大量出血时,表现为病灶短期内明显增大,并有占位效应,但由于反复出血,T2WI 病灶周围常有低信号含铁血黄素环影。约 3.1% 的颅内肿瘤可合并出血,原因是肿瘤生长速度太快,肿瘤内血管形成不良,肿瘤中心发生坏死和出血。当肿瘤的大部分或几乎全部为出血所掩盖或占据时,可表现为突发头痛,这时,需要鉴别是单纯的血肿或瘤卒中,当出现以下情况时提示瘤卒中:① CT 或 MRI 增强检查非出血区有强化现象;②肿瘤全部为出血占据时,但其密度常低于单纯出血;③由于肿瘤乏氧,进一步氧化形成的含铁血黄素较少,故在 T2WI 上常见不到低信号环;④新鲜出血周围水肿带常比较轻微,肿瘤出血周围水肿常较显著(图 2-14-3)。

**3. 脑膜转移瘤**　又称癌性脑膜炎(carcinomatous meningitis),临床表现为头痛、呕吐、神经系统受损和精神症状,诊断主要根据脑脊液细胞学结合影像学检查和临床表现。脑膜转移包括 3 种形式:硬脑膜转移、硬脑膜 - 蛛网膜转移和软脑膜 - 蛛网膜下腔转移。

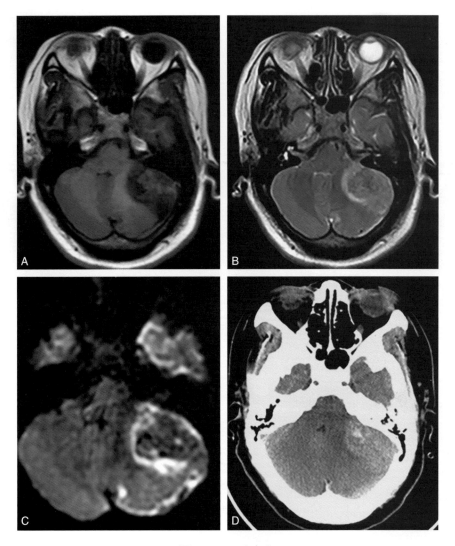

图 2-14-3　瘤卒中

男,53 岁。突发头痛 1 天入院。A. T1WI 显示左侧桥小脑角区混杂信号肿块影,邻近枕部颅骨内板下见条状稍高信号影;B. T2WI 显示肿块呈等 - 低 - 稍高混杂信号,左枕部颅骨内板下见条状高信号影;C. DWI 显示肿块主要呈稍低信号,周呈不均匀高信号;D. CT 平扫显示左侧桥小脑角区高密度为主的肿块影,且密度不均匀,邻近做枕部颅骨内板下见条状高密度影

　　CT、MRI 平扫对脑膜转移瘤的检出率较低,主要依靠 MRI 增强检查。硬脑膜转移表现为局部硬脑膜增厚,肿瘤形成软组织肿块,可侵犯邻近颅骨及柔脑膜(蛛网膜和软脑膜)、脑实质,增强扫描呈显著均质强化。柔脑膜转移分为弥漫性和结节性两种:弥漫性者表现为弥漫性柔脑膜增厚,沿脑表面分布的线样强化影(图 2-14-4);结节性者表现为脑膜大小不等的结节样强化,可单发或多发。脑膜转移常与脑实质转移同时存在。脑膜炎性病变与转移瘤征象部分重叠,应结合脑脊液细胞学检查及临床症状综合分析。

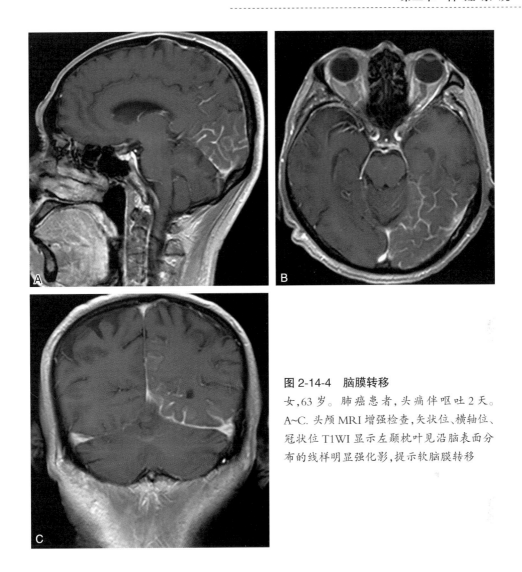

**图 2-14-4 脑膜转移**
女,63 岁。肺癌患者,头痛伴呕吐 2 天。
A~C. 头颅 MRI 增强检查,矢状位、横轴位、
冠状位 T1WI 显示左颞枕叶见沿脑表面分
布的线样明显强化影,提示软脑膜转移

**4. 脑炎** 化脓性脑炎(pyogenic cerebritis)的早期 CT 平扫呈低密度,MRI 的 T1WI 呈低信号,T2WI 呈高信号,边界不清,因病变充血和水肿,可有轻到中度的占位效应。如果患者未能得到及时有效的治疗,病变进一步进展可形成脑脓肿。病毒性脑炎的种类较多,不同的病毒可以引起相似的临床症状和病理改变,而相同的病毒也可有表现程度的差异。因此,单纯根据影像学表现来区别是何种病毒感染是非常困难的。但绝大多数的病毒性脑炎又有一些共性:①容易累及脑灰质,这种特点在 MRI 上更容易显示;②病灶多发,可见多处脑灰质受累,且分布不符合血供分布。有时候,单凭影像学表现鉴别脑炎和脑梗死可能存在一定的困难,这时候需要结合患者的临床症状,脑炎患者更常表现为意识状态的改变,常伴有发热,发病前 1~2 周有上呼吸道感染的症状或疫苗接种史,实验室检查对鉴别诊断也很重要。

## 五、研究进展及存在问题

CT 对于急性蛛网膜下腔出血和脑实质内出血具有较高的敏感性和特异性,结合临床表现和病史诊断不难。对于非外伤性蛛网膜下腔出血,要警惕动脉瘤的可能。而对于脑实质内出血性病变,我们不仅要给出脑出血的报告,还要分析是单纯的脑出血还是其他基础病变导致的脑出血,这就需要我们仔细分析 CT 和 MRI 表现,并根据临床病史作出正确的诊断。脑膜转移瘤是晚期恶性肿瘤严重的神经系统并发症,临床上以血液系统肿瘤(如白血病或淋巴瘤)转移最多见,在实体瘤中以恶性黑色素瘤、肺癌、乳腺癌和胃癌等转移最多见。早期诊断脑膜转移并早期治疗能有效减少因病情进展而导致的神经功能损伤,因此寻找一种更灵敏的方法来检测脑膜的潜在转移是需要解决的首要问题。有肿瘤病史的患者如果出现脑膜的异常强化,无论有无脑实质的转移灶,都应当考虑到脑膜转移瘤的可能性。

# 第十五节　突发肢体无力

## 一、概述

突发肢体无力是神经科常见的急症,主要见于脑血管性病变和瘤卒中。

## 二、相关疾病分类

突发肢体无力常见的疾病有以下两类:①脑血管性病变,主要包括脑出血和脑梗死;②肿瘤卒中。

## 三、影像诊断流程

CT 检查简单快捷,为突发肢体无力患者的首选影像学方法。当 CT 上发现高密度时,要考虑到出血性病变:①如果为均匀高密度,首先考虑单纯脑出血,这类患者常有高血压的病史;②如果病变密度不均匀,可能的诊断为脑肿瘤卒中或血管畸形出血。脑梗死在 CT 平扫上表现低密度影,皮髓质均受累及,常沿血供特点分布。MRI 是进一步明确诊断的重要影像学方法,对于怀疑不是单纯脑出血的患者,可以做 MRI 帮助诊断。相对于 CT 而言,MRI 能更早期、更敏感地诊断脑梗死。

## 四、相关疾病影像学表现

### 1. 脑出血

高血压性脑出血(intracerebral hemorrhage)最好发于基底节、丘脑区,约占 80% 以上,其中以外囊区最常见(图 2-15-1)。少部分高血压性脑出血可以出现在大脑半球皮层下区、小脑及脑干。CT 扫描是诊断急性出血最有效的影像方法。新鲜出血 CT 值约 60~80HU,一般低于 100HU(图 2-15-2);3 天后,血肿周围部分的血红蛋白开始溶解、破坏并被周围巨噬细胞吞噬,周围部分出血密度开始减低,中心仍呈高密度;随着时间的推移,血肿中心高密度范围逐渐缩小;出血后 1 个月,血肿呈等或低密度。高密度血管周围常有片状低密度水肿带环绕。

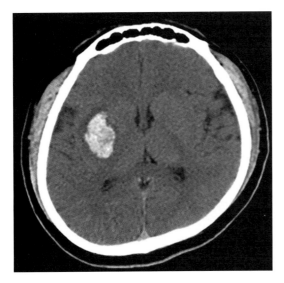 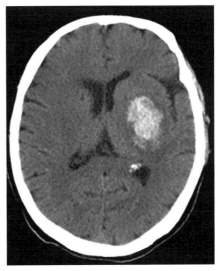

图 2-15-1　脑出血　　　　　　　　　　　图 2-15-2　脑出血

男,48 岁。突发左侧肢体无力 4 小时。颅脑 CT 平　　男,53 岁。突发右侧肢体无力 4 小时。颅
扫显示右侧基底节区脑出血　　　　　　　　　　　脑 CT 平扫显示左侧基底节区脑出血

出血后 1~6 周内如进行增强扫描,血肿会出现环状强化,这种环形强化要注意和其他疾病进行鉴别。

脑实质内出血的 MRI 信号变化复杂。新鲜出血时,血肿为与全血类似的红细胞悬液,红细胞系统完整,其内主要含有氧合血红蛋白,但由于血肿初期蛋白含量相对较低,质子密度较高,或者由于血肿内水分增加,所以常表现为 T1WI 稍低信号,T2WI 稍高信号,但在高场强 MRI 时,T1WI 常表现为等信号。急性期,红细胞内的血红蛋白逐渐转变为脱氧血红蛋白,可缩短 T2,因而在 T2WI 上呈低信号。T1WI 根据急性期出血的时期不同可呈等、稍低、稍高或高信号。亚急性期,脱氧血红蛋白在红细胞内转变为高铁血红蛋白,这一过程是从血肿的周围部分向中心部分演变,高铁血红蛋白可缩短 T1,因而在 T1WI 上呈周高中低信号,亚急性晚期时血肿于 T1WI 上呈均匀高信号。此期 T2WI 血肿信号复杂,可呈低或高信号。出血两周后,红细胞已经溶解,高铁血红蛋白进一步氧化为半色素,同时由于巨噬细胞吞噬作用使含铁血黄素沉积,含铁血黄素可明显缩短 T2,含铁血黄素主要位于血肿壁,T2WI 表现为血肿周围见低信号环环绕。血肿进一步发展,最后形成一囊腔,T1WI 呈低信号,T2WI 呈高信号,但也可因囊内蛋白浓度高,在 T2WI 上呈等信号。

脑血管畸形合并出血也是脑内非外伤性出血的常见原因。颅内血管畸形包括动静脉畸形、海绵状血管瘤、毛细血管扩张症和静脉畸形。脑血管畸形合并出血时,血肿的 CT 密度和MRI 信号改变与高血压性脑出血相似。当出现下列情况时,要考虑到动静脉畸形出血的可能:①患者较年轻,且无高血压及外伤史;②血肿位于大脑半球较表浅的部位;③CT 或 MRI 可发现相对低密度的畸形血管或流空血管影;④T2WI 血肿周围常见到低信号环,这是由于血管畸形反复出血,血肿周围有较多含铁血黄素所致;⑤必要时可行脑血管造影检查以明确诊断,但脑血管造影未发现异常时也不能完全除外脑血管畸形,待血肿吸收后再行 CT 或

MRI 检查可显示血管畸形。海绵状血管瘤病灶内一次较大量出血时,表现为病灶短期内明显增大,并有占位效应,但由于反复出血,T2WI 病灶周围常有低信号含铁血黄素环影。

2. **脑梗死**　脑梗死(cerebral infarction)可分为超急性期(6 小时内)、急性期(6 小时 ~3 天)、亚急性期(3 天 ~3 周)和慢性期(3 周 ~3 个月)。脑梗死的范围常与脑动脉供血分布区一致。超急性期 CT 可能没有异常发现,或表现为脑皮层肿胀,灰白质分界模糊,基底节及其周围结构模糊不清。MRI 梗死后 2 小时即可发现病变呈稍长 T1、稍长 T2 信号影,DWI 呈高信号(图 2-15-3、图 2-15-4)。急性期,CT 可表现为病变区呈低密度。MRI 表现为 T1WI 低信

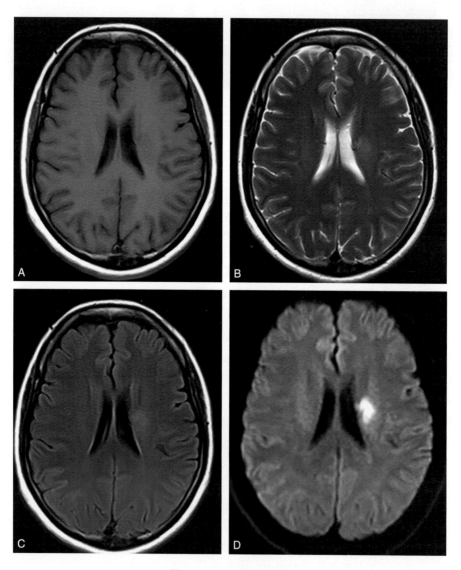

**图 2-15-3　早期脑梗死**

男,57 岁。突发右侧肢体无力 6 小时。A. T1WI 显示左侧放射冠区见小片状稍低信号,边缘化;B. T2WI 显示左侧放射冠区见小片状稍高信号;C. T2 FLAIR 显示左侧放射冠区病变呈稍高信号;D. DWI 显示左侧放射冠区病变呈高信号

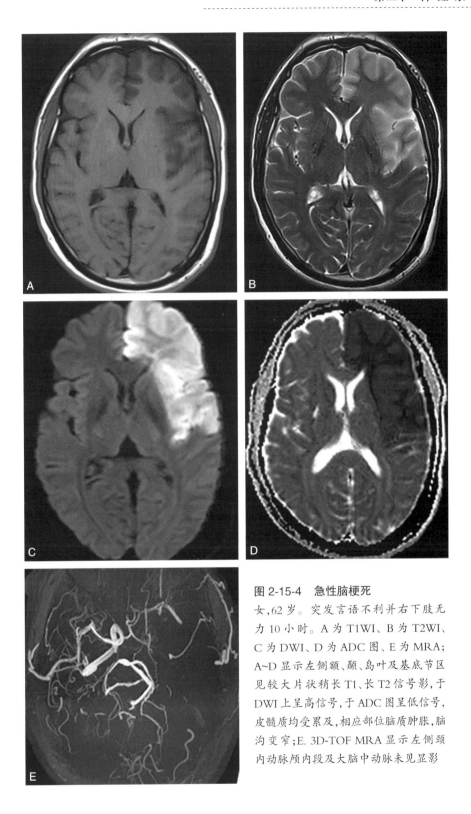

图 2-15-4 急性脑梗死

女,62 岁。突发言语不利并右下肢无力 10 小时。A 为 T1WI、B 为 T2WI、C 为 DWI、D 为 ADC 图、E 为 MRA; A~D 显示左侧额、颞、岛叶及基底节区见较大片状稍长 T1、长 T2 信号影,于 DWI 上呈高信号,于 ADC 图呈低信号,皮髓质均受累及,相应部位脑质肿胀,脑沟变窄;E. 3D-TOF MRA 显示左侧颈内动脉颅内段及大脑中动脉未见显影

号、T2WI 高信号、DWI 高信号。亚急性早期,由于细胞毒性水肿和血管源性水肿,梗死区可出现明显的占位效应,可表现为脑室受压移位、变形或闭塞,可表现为中线结构移位。1 周后,占位效应开始逐渐减轻,一般于梗死 3 周后,脑水肿及占位效应基本消退。慢性期,CT 扫描其密度进一步降低,逐渐接近脑脊液密度,MRI 信号接近脑脊液信号,形成脑软化,出现负占位效应。急性期脑梗死 MRI 增强扫描可见到梗死区脑膜强化,可能与反应性血管充血有关。梗死 2 天后,MRI 增强扫描可见到强化,典型表现为脑回样强化。

线粒体脑病伴乳酸酸中毒及卒中样发作综合征(mitochondrial encephalopathy lactic acidosis and stroke-like episodes,MELAS)临床也可表现为肢体无力,典型影像学表现为脑梗死,累及皮层及皮层下白质。病变常位于顶枕叶,也可累及脑的任何部位,病变范围不具有血供分布的特点。但此病常见于年轻患者,且常反复发病。

**3. 肿瘤卒中** 约 3.1% 的颅内肿瘤可合并出血,肿瘤卒中占脑出血的 1%~11%,原因是肿瘤生长速度太快,肿瘤内血管形成不良,肿瘤中心发生坏死和出血。当肿瘤的大部分或几乎全部为出血所掩盖或占据时,可表现为突发头痛,这时,需要鉴别是单纯的血肿或瘤卒中,当出现以下情况时提示瘤卒中:① CT 或 MRI 增强检查非出血区有强化现象;②肿瘤全部为出血占据时,但其密度常低于单纯出血;③由于肿瘤乏氧,进一步氧化形成的含铁血黄素较少,故在 T2WI 上常见不到低信号环;④新鲜出血血肿周围水肿带常比较轻微,肿瘤出血周围水肿常较显著。

## 五、研究进展及存在问题

对于临床上以突发肢体无力就诊的急诊患者,首先要考虑的就是脑实质内出血和脑梗死。CT 平扫对急性期脑实质内出血有很高的敏感性和特异性,一般可以明确诊断。但 CT 对于超急性期脑梗死敏感性和特异性远不如 MR 检查,目前认为梗死后数分钟到数小时,MR DWI 上梗死区即呈高信号。

(张成周 马德晶 董景敏 姜兴岳 汪汉林 申旭东 高波)

## 参 考 文 献

1. Ai H,Yamaguchi T,Yamamoto F,et al. Cerebral Venous Air Embolism due to a Hidden Skull Fracture Secondary to Head Trauma.Case Reports in Neurological Medicine,2015,2015:1-3.

2. Ajiboye N,Chalouhi N,Starke RM,et al. Cerebral arteriovenous malformations:evaluation and management. Scientific World Journal,2014,25(14):64-68.

3. Al-Sebeih K,Karagiozov K,Jafar A.Penetrating craniofacial injury in a pediatric patient.J Craniofac Surg, 2002,13(2):303-307.

4. Andrew AF,Edward PQ,Steven SC,et al.Giant necrotic pituitary apoplexy. J Clin Neurosci,2013,20(10): 1462-1464.

5. Anzalone N,Scotti R,Riva R. Neuroradiologic differential diagnosis of cerebral intraparenchymal hemorrhage. Eur J Neurol,2004,25(24):3-5.

6. Aquil N,Begum I,Ahmed A,et al.Risk factor in various subtypes of ischemic stroke according to TOAST criteria.J Coll Physicians Surg Pak,2011,21(5):280-283.

7. Attariwala R, Picker W.Whole body MRI: Improved lesion detection and characterization with diffusion weighted techniques.Magn Reson Imaging, 2013, 38 (2): 253-256.

8. Aurangzeb A, Ahmed E, Afridi EA, et al. Frequency of epidural hematoma in patients with linear skull fracture.Journal of Ayub Medical College Abbottabad Jamc, 2015, 27 (2): 314-317.

9. Babikian T, Marion SD, Copelland S, et al. Metabolic levels in the corpus callosum and their structural and behavioral correlates after moderate to severe pediatric TBI. Journal of Neurotrauma, 2010, 27 (3): 473-481.

10. Bai Q, Zhao Z, Sui H.Susceptibility-weighted imaging for cerebral microhleed detection in super acute ischemic stroke patients treated with intravenous thrombolysis. Neurol Res, 2013, 35 (5): 586-593.

11. Bullock M, Chesnut R, Ghajar J, et al. Surgical management of traumatic parenchymal lesions.Neurosurgery, 2006, 58 (3): 25-46.

12. Chappell ET, Moure FC, Good MC, et al.Comparison of computed tomographic angiography with digital subtraction angiography in the diagnosis of cerebral aneurysms: a meta-analysis.Neurosurgery, 2003, 52 (5): 624-631.

13. Chen CY, Hsieh SC, Choi WM, et al. Computed tomography angiography in detection and characterization of ruptured anterior cerebral artery aneurysms at uncommon location for emergent surgical clipping.Clinical Imaging, 2006, 30 (2): 87.

14. Chen F, Ni YC.Magnetic resonance diffusion perfusion mismatch in acute ischemic stroke: an update.World Radiology, 2012, 28 (5): 63-74.

15. Choudhari K, Jain N.Detection of intracranial aneurysms with two-dimensional and three-dimensional multislice helical computed tomographic angiography. Neurosurgery, 2005, 56 (4): 873.

16. Connor SEJ, Tan G, Fernando R, et al.Computed tomography pseudofractures of the mid-face and skull base. Clinical Radiology, 2005, 60 (1): 1268-1279.

17. Coutinho JM, Van Den Berg R, Zuurbier SM, et al.Mechanical thrombectomy cannot be considered as first-line treatment for cerebral venous thrombosis. J Neurointery Surg, 2013, 5 (6): 621-622.

18. De Laat P, Te Winkel ML, Devos AS, et al.Posterior reversible encephalopathy syndrome in childhood cancer. Ann Oncol, 2011, 22 (2): 472-478.

19. Dehdashti R, Binaghi S, Uske A, et al.Comparison of multislice computerized tomography and digital subtraction angiography in the postoperative evaluation of patients with dipped aneurysms.Neurosurgery, 2006, 104 (3): 395-403.

20. Demaerschalk BM, Silver B, Wong E, et al.ASPECT scoring to estimate >1/3 middle artery territory infarction. Can J Neurol, 2006, 33 (2): 200-214.

21. Donmez FY, Basaran C, Kayahan Ulu EM, et al. MRI features of posterior reversible encephalopathy syndrome in 33 patients.J Neuroimaging, 2010, 20 (1): 22-28.

22. Dufffis E, Jethwa P, Gupta G, et al.Accuracy of computed tomographic angiography compared to digital subtraction angiography in the diagnosis of intracranial stenosis and its impact on clinica l decisionmaking.J Stroke Cerebrovasc Dis, 2013, 22 (7): 1013-1017.

23. Dufffis EJ, Jethwa P, Gupta G, et al.Accuracy of computed tomographic angiography compared to digital subtraction angiography in the diagnosis of intracranial stenosis and its impact on clinical decisionmaking.J Chest, 2013, 22 (7): 1013-1017.

24. Fisher M, Albers GW. Advanced imaging to extend the therapeutic time window of acute ischemic stroke.Ann Neurol, 2013, 73 (3): 4-9.

25. Flaherty M, Haverbusch M, Sekar P, et al.Long-term mortality after intracerebral hemorrhage.Neurology, 2006, 66 (5): 1182-1186.

26. Flaherty M,Woo D,Haverbusch M,et al.Racial variations in location and risk of intracerebral hemorrhage. Stroke,2005,36(3):934-937.

27. Franklin B,Gasco J,Uribe T,et al. Diagnostic accuracy and inter-rater reliability of 64-multislice 3D-CTA compared to intra-arterial DSA for intracranial aneurysms. J Clin Neurosci,2010,17(5):579-583.

28. Gameiro J,Ferro JM,Canhao P,et al. For international study on cerebral vein and dural sinus thrombosis investigators. prognosis of cerebral vein thrombosis presenting as isolated headache:early vs late diagnosis. Cephalalgia. 2012,32(5):407-412.

29. Gasparini G,Brunelli A,Rivaroli G,et al.Maxillofacial traumas.J Craniofac Surg,2002,13(5):645-649.

30. Gatla N,Annapureddy N,Sequeira W,et al.Posterior reversible encephalopathy syndrome in systemic lupus erythematosus.J Clin Rheumatol,2013,19(6):334-340.

31. Girotto D,Ledic D,Bajek G,et al.Efficacy of decompressive craniectomy in treatment of severe brain injury at the Rijeka University Hospital Centre.Collegium Antropologicum,2011,35(2):255-258.

32. Gonzdlez RG.Clinical MRI of acute ischemic stroke.Magn Reson Imaging,2012,36(2):259-271.

33. Grewal HK,SaKetkoo LA,Garcia-Valladares I,et al.Central nervous system involvement including visual loss in a patient with systemic lupus erythematosus with posterior reversible leukoeneephalopathy syndrome.J Clin Rheumatol,2012,18(5):263-264.

34. Hoffman KR,Chan SW,Hughes AR,et al.Management of Cerebellar Tonsllar Herniation following Lumbar Puncture in Idiopathic Intracranial Hypertension.Case Rep Crit Care,2015,2015 :1-4.

35. Hofmeister C,Stap C,Hartmann A,et al. Demographic morphological and clinical characteristics of 1289 patients with brain arteriovenous malformation. Stroke,2000,31(5):1307-1310.

36. Hu YZ,Wang JW,Luo BY.Epidemiological and clinical characteristics of 266 cases of intracerebral hemorrhage in Hangzhou,China.J Zhejiang Univ Sci B,2013,14(6):496-504.

37. Isenegger J,Meier N,Lammle B,et al.D-dimers predict stroke subtype when assessed early. Cerebrovasc Dis, 2010,29(1):82-86.

38. Jacob JT,Cohen-Gadol AA,Maher CO,et al.Transorbital penetrating brainstem injury in a child:case report.J Neurosurgery,2005,102(3):350-352.

39. Jho DH,Biller BM,Agarwalla PK,et al. Pituitary Apoplexy:Large surgical series with grading system.World Neurosurg,2014,82(5):781-790.

40. John Ayuk.Does pituitary radiotherapy increase the risk of stroke and,if so,what preventative actions should be taken.Clin Endocrinol,2012,76(1):328-331.

41. Johnson PL,Eckard DA,Chason DP.et al.Imaging of acquired cerebral hemiatioms.Neuroimaging Clin N Am, 2002,12(2):217-228.

42. Jorge NB,Jaime JM,Adriana BS,et al.Stroke associated with pituitary apoplexy in a giant prolactinoma:A case report.Clin Neurol Neurosurg,2014,116(6):101-103.

43. Kimura-Hayama ET,Higuera JA,Corona-Cedillo R,et al. Neurocysticercosis:radiologic-pathologic correlation. Radiographics,2010,30(6):1705-1719.

44. Kirkpatrick PJ. Submaehnoid haemorrhage and intracranial aneurysms what neurologists need to know. Neurosurgery Psychiatry,2002,73(1):128-133.

45. Li Q ,Lv F ,Li Y ,et al.Subtraction CT angiography for evaluation of intracranial aneurysms:comparison with conventional CT angiography.International Journal of Medical Radiology,2009,19(9):2261-2267.

46. Little AS,Garrett M,Farhataziz N,et al. Evaluation of patients with spontaneous subarachnoid hemorrhage and negative angiography. Neurosurgery,2007,61(61):1139-1150.

47. Liu Luo-feng,Guo Yong-jun,Liu Hua-feng,et al.Treatent experience of severe traumatic brain injury combined with late-stage cerebral hemiation.Chinese Journal of Neurosurgical Disease Research,2007,6(6):557-558.

48. Liu Y, Soppi V, Mustonen T, et al.Subarachnoid hemorrhage in the subacute stage：elevated apparent diffusion coefficient in normal-appearing brain tissue after treatment.Radiology, 2007, 242(2)：518.

49. Long BC, Stuckey SI.Susceptibility weighted imaging：a pictorial review.J Med Imaging Radiat Oncol, 2010, 54(8)：435-49.

50. Lv X, Liu P, Li Y.The clinical characteristics and treatment of cerebral AVM in pregnancy.Neuroradiology, 2015, 28(3)：234-7.

51. Masdeu J C, IrimiaP, Asenbaum S, et al. EFNS guidelineon neuroimaging in acute stroke. Eur J Neurol, 2006, 13(12)：1271-83.

52. Munira Y, Sakinah Z, Zunaina E. Cerebral venous sinus thrombosis presenting with diplopia in pregnancy：a case report.J Med Case Rep, 2012, 63(11)：36.

53. Munoz-Sanchez MA, Murillo-Cabezas F, Cayuela-Dominguez A, et al. Skull fracture with or without clinical signs, an independent risk marker for neurosurgically relevant intracranial lesion：a cohort study. Brain Injury.2009, 23(1)：39-44.

54. Narayan RK, Maas AI, Servadei F, et al. Progression of traumatic intracerebral hemorrhage：a prospective observational study.Journal of Neurotrauma, 2008, 25(6)：629-39.

55. Ozveren MF, Ture U, Ozek MM, et al.Anatomic landmarks of the glossopharyngeal never：a microsurgical anatomic study.Neurosurgery, 2003, 52(2)：1400-10.

56. Paiva WS, Andrade AF, Amorim RL, et al.Computed tomography angiography for detection of middle meningeal artery lesions associated with acute epidural hematomas.Biomed Res Int, 2014, 20(4)：413-6.

57. Paiva WS, Monaco B, Prudente M, et al.Surgical treatment of a transorbital penetrating brain injury.Clin Ophthalmol.2010, 4(1)：1103-5.

58. Platz J, Berkefeld J, Singer OC, et al. Frequency risk of hemorrhage and treatment considerations for cerebral arteriovenous malformations with associated aneurysms.Acta Neurochirurgica.2014, 156(11)：2025-34.

59. Putaala J, Hiltunen S, Curtze S, et al. Diagnosis and treatment of cerebral sinus thrombosis.Duodecim.2011, 127(8)：1656-66.

60. Ramachandran R, Hegde T.Chronic subdural hematomas-causes of morbidity and mortality.Neurosurgery Review.2007, 67(4)：367-72.

61. Robaei D, Femando GT, Branley MG, et al.Orbitocranial penetration by a fragment of wood.Med Journal.2004, 181(6)：106-8.

62. Roberto RD, Troy D P, Aaron AC.Pituitary macroadenoma causing symptomatic internal carotid artery compression：Surgical treatment through transsphenoidal tumorresection.J Clin Neurosci, 2014, 21(4)：541－6.

63. Rosi Junior J, Figueiredo EG, Rocha EP, et al.Whole-body computerized tomography and concomitant spine and head injuries：a study of 355 cases.Neurosurgery Review.2012, 35(3)：437-44.

64. Sabre L, Tomberg T, Kõrv J, et al. Brain activation in the acute phase of traumatic spinal cord injury.Spinal Cord.2013, 51(8)：623-9.

65. Saposnik G, Barinagarrementeria F, Brown RD, et al. Diagnosis and management of cerebral venous thrombosis：a statement for healthcare professionals from the American Heart Association/ American Stroke Association. Stroke, 2011, 42(4)：1158-92.

66. Sasagawa Y, Tachibana O, Shiraga S, et al.A clinical feature and therapeutic strategy in pituitary adenomas associated with intracranial aneurysms.No Shinkei Geka.2012, 40(1)：15-21.

67. Seda JL, Cukiert A, Nogueira KC, et al.Intrasellar internal carotid aneurysm coexisting with GH-secreting pituitary adenoma in an acromegalic patient.Arquivosde neuro-psiquiatria.2008, 66(1)：99-100.

68. Sehba FA, Hou J, Pluta RM, et al.The importance of early brain injury after subarachnoid hemorrhage.Progress in Neurobiology.2012, 97(1)：14-37.

69. Sehgal V, Delproposto Z, Haacke EM, et al. Clinical applications of neuroimaging with susceptibility-weighted imaging. Magn Reson Imaging, 2005, 22 (4): 439- 50.

70. Sekula RF Jr, Marchan EM, Baghai P, et al. Central brain herniation secondary to fulminant acute disseminated encephalomyelitis: implications for neurosurgical management: Case report. Neurosurgery, 2006, 105 (3): 472-4.

71. Semlalis, El Kharras A, Mahi M, et al. Imaging features of CNS tuberculosis. J Radiology, 2008, 89 (2): 209-20.

72. Shen JM, Xia XW, Kang WG, et al. The use of MRI apparent diffusion coefficient (ADC) in monitoring the development of brain infarction. BWC Med Imaging, 2011, 11 (1): 201-38.

73. Sidorov EV, Feng W, Caplan LR. Stroke in pregnant and postpartum women. Expert Rev Cardiovasc. 2011, 9(6): 1235-47.

74. Staykov D, Schwab S. Posterior reversible encephalopathy syndrome. J Intens Care Med, 2012, 27 (1): 11-24.

75. Suarez JI, Tarr RW, Selman WR. Aneurysmal subarachnoid hemorrhage. N English J Med, 2006, 35 (4): 387.

76. Tang QP, Yang QD, Wang GQ, et at. Study on AMPA receptor gluR2 expression and mechanisms at various recirculation times fonowins focal ischemia in rats. China Medical Engineering. 2006, 2 (1): 131-6.

77. Tejada JG, Taylor RA, Ugurel MS, et al. Safety and feasibility of intra-arterial nicardipine for the treatment of subarachnoid hemorrhage-associated vasospasm: initial clinical experience with high dose infusions. AJNR. 2007, 28 (5): 844.

78. Thomas M, Dufour L. Challenges of diffuse axonal injury diagnosis. Rehabilitation Nurses. 2009, 34 (5): 179-80.

79. Tian CL. Dural enhancement detected by magnetic resonance imaging reflecting the underlying causes of cerebral venous sinus thrombosis. Chin Med J, 2012, 125 (8): 1513-6.

80. Tian HL, Geng Z, Cui YH, et al. Risk factors for posttraumatic cerebral infarction ill patients with moderate or severe head trauma. Neurosurgery Rev. 2008, 31 (6): 431-6.

81. Tülü S, Mulino M, Pinggera D, et al. Remote ischemic preconditioning in the prevention of ischemic brain damage during intracranial aneurysm treatment (RIPAT): study protocol for a randomized controlled trial. Trials, 2015, 16 (1): 1-13.

82. Van NM, Algra ARinkel GJ. Risk of Aneurysm Rupture at Intracranial Arterial Bifurcations. Cerebrovascular Diseases. 2010, 30 (1): 29-35.

83. Weidauer S, Lanfermann H, Raabe AR, et al. Impairment of cerebral perfusion and infarct patterns attributable to vasospasm after aneurysmai subarachnoid hemorrhage: a prospective MRI and DSA study. Stroke, 2007, 38 (6): 1831.

84. Weimar C. Diagnosis and treatment of cerebral venous and sinus thrombosis. Curr Neurol Neurosci Rep, 2014, 14 (1): 417.

85. Wu HM, Huang SC, Vespa P, et al. Redefining the pericontusional penumbra following traumatic brain injury: evidence of deteriorating metabolic derangements based on positron emission tomography. Journal of Neurotrauma, 2013, 30 (5): 352-360.

86. Xing B, Deng K, Ren ZY, et al. Magnetic resonance imaging characteristics and surgical results of adrenocorticotropin-secreting pituitary adenomas. Chin Med Sci J, 2008, 23 (1): 44-48.

87. Yeo SS, Jang SH. Corticospina tract recovery in a patient with traumatic transtentorial herniation. Neural Regen Res, 2013, 8 (5): 469-473.

88. Yoshida S, Oishi K, Faria A, et al. Diffusion tensor imaging of normal brain development. Pediatral Radiology, 2013, 43 (7): 15-27.

89. Youmans JR. Neurological Surgery. Philadelphia: WB Saunders Company, 1996.

90. Yuan W, Holland SK, Schmithorst VJ, et al. Diffusion tensor MR imaging reveals persistent white matter alteration after traumatic brain injury experienced during early childhood. Neuroradiology, 2007, 28 (10): 1919-

1925.

91. Zhang LJ, Wu SY, Poon CS, et al. Automatic Bone Removal Dual-Energy CT Angiography for the Evaluation of Intracranial Aneurysms. J Comput Assist Tomography, 2010, 34(6):816-824.

92. Zhao X, Jian H, Liu G, et al. Efficacy analysis of 33 cases with epidural hematoma treated by brain puncture under CT surveillance. Turk Neurosurgery, 2014, 24(3):323-326.

93. 柴学, 张龙江, 卢光明, 等. 双能量 CT 头颅血管成像的影像质量、辐射剂量及初步临床应用. 中华放射学杂志, 2009, 43(7):725-729.

94. 韩成坤, 史浩, 刘桂芳, 等. 磁敏感加权成像对弥漫性轴索损伤的诊断价值. 中华放射学杂志, 2011, 10(7):632-636.

95. 马梦华, 洪军, 王海平等. 胼胝体挫伤的磁共振扩散张量成像研究. 临床放射学杂志, 2008, 27(6):757-760.

96. 沈平, 李洪江, 黄理华. 颅骨生长性骨折的影像诊断(附 8 例报告). 医学影像学杂志, 2008, 15(5):215-216.

97. 淑艳, 唐光健, 付加真, 等. 外伤性迟发性脑内血肿的早期 CT 表现. 中华放射学杂志, 2002, 36(2):142-145.

98. 宋玉强, 张勇, 韩仲岩. 急性多灶性脑出血. 国外医学:脑血管疾病分册, 2001, 9(2):89-90.

99. 孙怀宇, 陈振国, 王鹏, 等. 双额叶脑挫裂伤致中央型脑疝的治疗体会. 中华神经外科杂志, 2007, 2(2):141.

100. 王汉东, 段国升. 弥漫性轴突损伤的临床特征和 CT 诊断标准. 中华外科杂志, 1996, 34(4):229-231.

101. 王佩佩, 卢洁, 李坤成. 磁共振弥散加权成像和灌注加权成像判定缺血半暗带的研究进展. 中华老年心脑血管病杂志, 2014, 16(4):445-446.

102. 王文娟, 刘艳芳, 赵性泉. 脑出血治疗指南. 中国卒中杂志, 2006, 12(6):888-899.

103. 文延斌, 阳柏凤, 杨晓苏, 等. 酷似颅内静脉窦血栓形成的产后可逆性后部脑病综合征四例临床分析. 中华神经科杂志, 2014, 47(3):177-181.

104. 杨朝华, 李鹏程, 李强, 等. 重型颅脑损伤脑疝 139 例治疗分析. 中华神经外科杂志, 2013, 29(2):138-141.

105. 杨天和, 林建忠, 田新华等. 磁共振弥散张量成像和弥散张量纤维束成像诊断弥漫性轴索损伤. 中国医学影像技术. 2008, 24(32):1905-1908.

106. 杨正汉, 冯逢, 王霄英. 磁共振成像技术指南. 修订版. 北京:人民军医出版社, 2010.

107. 叶子明. 亚急性期脑梗死患者全脑血管造影致脑栓塞的危险因素分析. 中华老年心脑血管病杂志, 2014, 16(4):384-386.

108. 于辉, 郭英, 李文胜, 等. 3D-CTA 诊断和治疗颅内动脉瘤的可行性探讨. 中华神经外科杂志, 2007, 23(10):844-846.

109. 虞雁南, 丁信法, 张圣, 等. CT 灌注预测急性缺血性卒中患者缺血半暗带和核心梗死区的最佳灌注参数阈值探讨. 浙江大学学报:医学版, 2014, 43(1):7-13.

110. 袁飞, 刘银社, 赵军, 等. 3.0T 并行采集 MRA 和 MRV 对脑动静脉畸形的诊断价值. 中国医学影像技术, 2008, 24(5):657-659.

111. 赵清爽, 荆俊杰, 王守森. 儿童脑静脉窦血栓形成的诊治进展. 中华神经外科疾病研究杂志, 2015, 14(4):379-381.

112. 周福庆, 龚洪翰, 陈琪, 等. 磁敏感加权成像在弥漫性轴索损伤诊断和分级中的临床应用. 临床放射学杂志, 2012, 10(3):326-331.

113. 朱飚, 罗小林, 杨国清. 螺旋 CT 脑血管成像在自发性蛛网膜下腔出血病因诊断中的应用. 中华急诊医学杂志, 2004, 13(5):197-198.

# 附1　ABCD² 评分系统

用来帮助评估短暂性缺血性发作(transient ischemic attacks,TIA)后早期卒中的危险。

- 根据下列5项重要临床指标计算得分

| 项目 | 内容 | 评分 |
|------|------|------|
| A- 年龄 | >60 岁 | 1分 |
| B- 血压 | ≥140/90mmHg | 1分 |
| C- 临床症状 | 单侧偏瘫 | 2分 |
| | 言语不清 | 1分 |
| D- 症状持续时间 | ≥60 分钟 | 2分 |
| | 10~59 分钟 | 1分 |
| D- 糖尿病 | 现在 | 1分 |

- 在 TIA 后 2 天内发生卒中的风险

| ABCD² 分数 | 2 天内患卒中风险 |
|-----------|-----------------|
| 0~3 | 1% |
| 4~5 | 4% |
| 6~7 | 8% |

**推荐阅读**

Johnston S C,Rothwell P M,Nguyen-Huynh M N,et al. Validation and refinement of scores to predict very early stroke risk after transient ischaemic attack. The Lancet,2007,369(9558):283-292.

# 附2　急性脑卒中应急管理办法

在脑卒中发生后最初几小时内积极治疗,防止缺血脑组织发生坏死。

- 对于疑似脑卒中的识别,可使用 FAST 法测试:

| F-facial movements(面部动作) | 新的不对称 |
|------------------------------|-----------|
| A-arm movements(手臂动作) | 单侧手臂无力 |
| S-speech(说话能力) | 构音困难或失语 |
| T- 拨打社区电话 ××× | 有症状出现,急性脑卒中团队会收到提醒 |

**初始管理：**

1. 根据 ABC 评估复苏措施；

2. 如果有意识，患者应该能坐起；

3. 不经口；

4. 氧饱和度 >95%；

5. 如果血糖 <3mmol/L，可静脉滴注 10% 葡萄糖溶液 100ml；

6. 若出现低血压，静注生理盐水；

7. 如果高血压有可能导致并发症（如高血压脑病、主动脉瘤），血压应仅在急性期降低；

8. 包括心电图和血液测试的基线测量；

9. 吞咽能力检查评估误吸风险；

10. 转到急性卒中病房。

**急诊头颅 CT 或 MRI 检查应在以下患者中进行：**

1. 抗凝治疗（如华法林）；

2. 凝血功能障碍；

3. 压抑意识水平；

4. 视盘水肿；

5. 颈强直；

6. 严重头痛；

7. 进展性或波动性神经系统症状；

8. 如果到达医院后神经功能缺损持续存在，且症状的发作在 3 小时内，可以考虑溶栓治疗；

9. 为排除脑出血，CT（或 MRI）必须在溶栓治疗之前进行。

**急性脑卒中溶栓治疗的排除标准：**

1. 没有明确的症状发作时间；

2. 意识水平下降；

3. 卒中非常严重（如 NIH 卒中量表评分 >25）；

4. 轻微的临床症状或症状迅速缓解；

5. 脑卒中发作；

6. 提示蛛网膜下腔出血的症状，即使 CT 正常；

7. CT 显示颅内出血；

8. 头颅 CT 扫描显示大片（超过 1/3 大脑动脉供血区域进行性脑梗死）低密度影、水肿或中线移位；

9. 中枢神经系统肿瘤、动脉瘤或动静脉畸形；

10. 两次尝试降低血压后，血压 >185/110mmHg；

11. 葡萄糖 <2.7mmol/L 或 >22.2mmol/L.；

12. INR >1.4，APTT >40，或血小板计数 <100×$10^9$/L；

13. 缺血性脑卒中，严重的颅脑损伤，或神经外科手术 3 个月内；

14. 既往颅内出血史；

15. 妊娠；

16. 心肌梗死后溶栓的标准禁忌证。

**溶栓治疗：**

1. 给予阿替普酶 0.9mg× 千克体重（最多 90mg）；

2. 给予 1mg/ml，2 分钟以上总剂量的 10% 作为单次给药的剂量；

3. 注入总剂量的 90%，1mg/ml，超过 60 分钟。

**溶栓后治疗**

1. 在第一个 12 小时内每小时评估 GCS 和执行标准的神经系统观测，然后接下来的 12 小时每 2 小时一次；

2. 前 2 小时，血压和脉搏每 15 分钟测量一次，随后 16 小时，每 30 分钟测量一次；

3. 治疗血压大于 185/110mmHg；

4. 如果神经功能恶化，需在 24 小时内或尽快再做一次头部 CT；

5. 避免使用肝素和抗血小板药物（包括阿司匹林），直到在 24 小时内再次 CT 检查排除出血；

6. 避免不必要的肌内注射或静脉或动脉穿刺；

7. 如果发生具有临床意义的出血，立即停止溶栓治疗，并进行紧急 CT 扫描，并给予冷沉淀（与血液科讨论）；

8. 给予静脉补液是必要的支持。

# 附 3  格拉斯哥昏迷指数

- 脑外伤后定量评估意识水平的最常用评分系统。
- 分数 <8 的为昏迷。

**成年人格拉斯哥昏迷评分**

| 睁眼反应 | 语言反应 | 肢体运动 |
|---|---|---|
| 1- 无反应 | 1- 无反应 | 1- 无反应 |
| 2- 有刺激或痛楚会睁眼 | 2- 可发出无意义的叫声 | 2- 对疼痛刺激有反应,肢体会伸直 |
| 3- 呼唤会睁眼 | 3- 可说出单字 | 3- 对疼痛刺激有反应,肢体会弯曲 |
| 4- 自主睁眼 | 4- 答非所问 / 定向能力障碍 | 4- 对疼痛刺激有反应,肢体会回缩 |
| | 5- 定向能力正确 | 5- 施以刺激时,可定位出疼痛位置 |
| | | 6- 可依指令动作 |

儿童格拉斯哥昏迷评分

| 睁眼反应 | 语言反应 | 肢体运动 |
|---|---|---|
| 1- 无反应 | 1- 无反应 | 1- 无反应 |
| 2- 有刺激或痛楚会睁眼 | 2- 伤心欲绝的 / 焦虑的 | 2- 对疼痛刺激有反应,肢体会伸直 |
| 3- 呼唤会睁眼 | 3- 不一致,无法安慰的 / 呻吟的 | 3- 对疼痛刺激有反应,肢体会弯曲 |
| 4- 自主睁眼 | 4- 哭但可安慰的,不恰当的互动 | 4- 对疼痛刺激有反应,肢体会回缩 |
|  | 5- 微笑,面向声音,追逐物体,进行互动 | 5- 避开接触 |
|  |  | 6- 自主的 / 有意识的运动 |

## 推荐阅读

Teasdale G, Jennett B. Assessment of coma and impaired consciousness: a practical scale. Lancet, 1974, 13: 81-84.

# 附4 神经外科治疗前需要的信息

在联系神经外科医师前,重要的信息和最新的临床评估必须整理完毕。

下面列举了必须马上获得的重要细节信息:

- 涉及的医院和指定的会诊医生
- 带有医院编号的患者信息
- 发病的日期和时间
- 入院时间
- 病史
- 生理指标:包括心率、血压、呼吸率、氧饱和度、GCS 语言、GCS 运动、瞳孔反射及瞳孔大小(双眼)
- 在所就诊医院进行 CT 检查　是 / 否
- 头部 CT 检查的结果
- 颈部 / 胸部 / 腹部 / 盆腔 / 头颅的 CT 扫描
- 其他损伤
- 相关的病史
- 过敏史
- 药物史
- 最后一次摄食
- 干预:

　　　气道:古德尔导气管　　气管内插管

　　　呼吸:自主呼吸　　　　间歇正压通气

　　　循环:尿液　　　　　　导尿管

- 给予药物
- 破伤风
- 血液测试结果
- 交叉配型
- 动脉血气
- 尿液分析
- 家属的联系细节:通知 是 / 否
- 医疗陪护

# 附5 深部静脉血栓和肺栓塞的威尔斯评分

在日常的临床实践中广泛运用的临床预测指标。

**深部静脉血栓(DVT)威尔斯评分**

| | |
|---|---|
| 活动性癌症 | +1 分 |
| 近期卧床 >3 天或 4 周内进行过重大手术 | +1 分 |
| 相比于另一条腿,小腿肿胀 >3cm | +1 分 |
| 旁系的表面静脉显露(非静脉曲张) | +1 分 |
| 整条腿肿胀 | +1 分 |
| 沿着深部静脉系统有局限性压痛 | +1 分 |
| 凹陷性水肿,有症状的一侧腿更明显 | +1 分 |
| 瘫痪,轻瘫,或近期下肢石膏固定 | +1 分 |
| 先前确诊患有深部静脉血栓 | +1 分 |
| 可能或很可能选择诊断为深部静脉血栓 | −2 分 |

- 总分≥2 分——提示有 DVT 的高风险,建议下肢静脉影像检查;
- 总分 <2 分——提示 DVT 可能性较小。考虑进行血液学检查(如:D- 二聚体),以排除 DVT。

**修订后肺栓塞(PE)威尔斯评分**

| | |
|---|---|
| DVT 的临床体征和症状 | +3 分 |
| PE 是或等同于第一诊断 | +3 分 |
| 心率 >100 次 / 分 | +1.5 分 |
| 卧床至少 3 天,或 4 周前做过手术 | +1.5 分 |
| 曾诊断为 PE 或 DVT | +1.5 分 |
| 咯血 | +1 分 |
| 恶性肿瘤治疗后 6 个月内,或进行姑息治疗 | +1 分 |

- 总分 >4 分——可能是 PE。考虑影像诊断。
- 总分≤4 分——不可能是 PE。考虑血液学检查(如:D- 二聚体),以排除 PE。

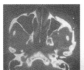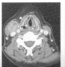

# 第三章

# 头颈颌面部

## 第一节 面颅骨骨折

### 一、概述

面颅骨骨折是指头面部骨骼中的一块或多块发生部分或完全断裂的疾病。多由于钝性冲击引起,少数患者是由病理性骨折引起。对于外伤引起的面颅骨骨折,除骨性结构骨折外,部分患者可伴有血管破裂、脑或脑神经损伤、脑膜撕裂、眼球损伤、异物等,需要及时处理,否则可引起颅内血肿、神经功能受损、感染等严重并发症,影响预后。影像学检查对于诊断骨损伤具有重要意义,它能准确提示骨折存在、骨折部位、性质、程度及伴随的颅内及颌面部软组织等损伤,还可观察其预后,指导临床及时处理。

### 二、相关疾病分类

面颅骨结构复杂,根据部分可大体分为5区:鼻区、眶区、颧区、上颌骨区、下颌骨区。①鼻区骨质包括:鼻骨、上颌骨额突、鼻中隔、筛骨和泪骨。②眶区呈锥形,包括:底壁、内侧壁、外侧壁、顶壁和视神经管。③颧区包括:颧骨和颧骨附着部的4块骨头(包括:上颌骨、蝶骨、颞骨、上颌骨额突)。④上颌骨区包括:上颌骨体部和四个邻近骨相连的骨突(额突与额骨相连,颧突与颧骨相连,腭突在上腭中缝部左右对连,牙槽突即牙齿所在部位的骨质)。⑤下颌骨区由下颌骨和颞下颌关节构成。以上各区骨质间部分重叠,骨折亦可单独累及或呈混合型、复杂型发生。根据骨折部位和类型大体可分为以下几种:

**1. 鼻区骨折** 鼻区骨折可大体分为鼻区骨折或相对更复杂的鼻-眶-筛骨(naso-orbital-ethmoid,NOE)骨折。鼻区骨折包括单纯鼻骨骨折或伴上颌骨额突骨折,骨折移位方向多为塌陷骨折、侧方移位或表现为鼻颌缝增宽的缝离骨折。有时会伴有上颌棘骨折或鼻中隔骨折(图3-1-1)。NOE骨折累及鼻骨、眶骨交界区。NOE骨折时鼻区骨折可后移位嵌入泪骨或筛窦。除了嵌入移位,也可引起侧方移位。NOE骨折可引起眼眶容积变化、内眦韧带

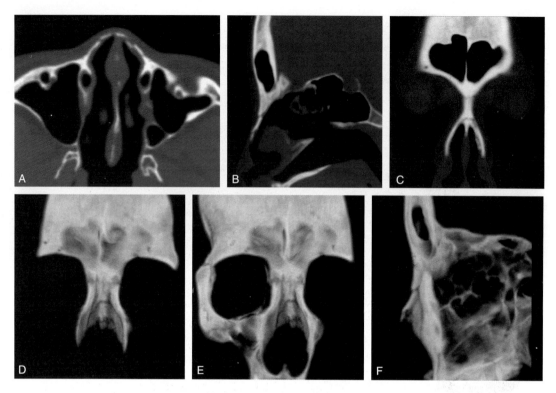

**图 3-1-1　鼻骨伴上颌骨额突骨折**

A. CT 横轴位示鼻骨及左侧上颌骨额突骨折；B. CT 正中矢状位示鼻骨骨折，略向下塌陷；C. CT 冠状位示鼻骨线样骨折；D. 冠状位 MIP 三维重建可清晰显示双侧鼻颌缝、鼻骨骨折线，通过冠状位 MIP 直观显示骨折线累及左侧上颌骨额突；E. 冠状位 MIP 略倾斜位清晰显示鼻骨骨折线累及右侧鼻颌缝致鼻颌缝增宽，出现缝离骨折；F. 矢状位正中偏左侧层面 MIP 图像清晰显示鼻骨骨折线、左侧鼻颌缝，可见鼻骨骨折塌陷，骨折线跨越左侧鼻颌缝累及左侧上颌骨额突

损伤、筛板、鼻额管、鼻泪管骨折。

**2. 颧骨区骨折**　当颊部受到创伤时，颧骨体部有时可与面颅骨余部分离，这种骨折被称为颧骨区复杂性骨折。颧骨区复杂性骨折必须累及 3 块或以上颧骨邻近的支持骨。颧骨区复杂性骨折伴有眶下壁、眶外壁、上颌窦前壁、外壁的骨折，外侧壁的骨折线可向后延续，累及眶尖。此外，颧骨区复杂性骨折一般伴有颧颌缝分离、颧骨下缘骨折、颧弓骨折。颧骨向后方或内侧移位，也可旋转移位。颧骨区复杂性骨折如累及眶骨及眼眶容积发生变化，必须行外科手术矫正。除颧骨区复杂性骨折外，也常见单独颧弓的骨折。颧弓骨折时骨折块向内侧移位，部分呈"M"型骨折。

**3. 眶区骨折**　眶区骨折除邻近骨质骨折累及眶骨外，单纯眶区骨折亦常见。眶区骨折可分为眶内移位骨折和眶外移位骨折（图 3-1-2）。眶内移位骨折时，眶壁上缘受累，碎骨片向下移位入眶内，此种骨折可为单独眶区骨折，但半数以上此型骨折伴有上颌骨额突或颅骨骨折。眶内移位骨折可向后移位，累及眶尖，部分可累及视神经。14%~29% 的患者可伴有眼球损伤。眶外移位骨折时，眶下壁后内壁受累，或二者同时受累。此型骨折发生时，眶下壁可部分移位于上颌窦内，眶内壁可部分移位于筛窦内。如受力较大，眶内壁骨折可累及筛

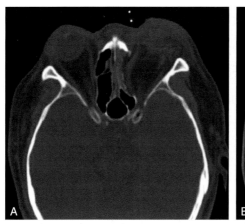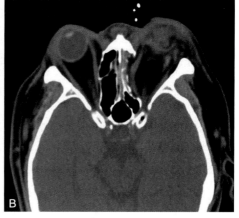

**图 3-1-2 眼眶壁骨折**

A. 横轴位骨窗示左眶内壁骨折向内侧塌陷,符合眶外移位型骨折;B. 横轴位软组织窗示左侧
内直肌随眶内壁内移,左侧内直肌增粗,提示损伤;左侧眼球形态不规则,内密度不均匀增高,
提示眼球损伤,左侧眶周软组织肿胀

窦底壁,累及鼻腔。此型骨折眶缘结构多完整。眶外移位骨折时因眶内脂肪部分疝出,眶内
容积增大,相应眼外肌(下直肌、内直肌)亦可受累损伤或疝出。

4. **上颌骨骨折** Le Fort 将上颌骨骨折分为 3 种类型:①Le Fort Ⅰ型,骨折线从梨状孔
下部,经牙槽突基底部,向后至上颌结节呈水平地延伸至翼突,此型骨折发生于上颌骨下部,
为上颌骨低位骨折(图 3-1-3);②Le Fort Ⅱ型,骨折线横过鼻背,通过眶内下、眶底、眶下缘、
颧骨下方向后达翼突,此型为上颌骨的中位骨折(图 3-1-4);③Le Fort Ⅲ型,骨折线横过鼻
背、眶部、经颧弓上方达翼突(图 3-1-5)。上颌骨骨折可为一种或多种类型混合出现,累及牙
槽突的骨折常伴有牙折或脱位。

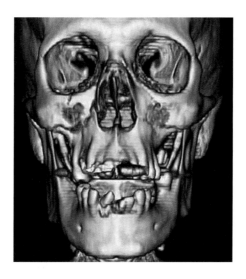

**图 3-1-3 Le Fort 骨折Ⅰ型**

CT VR 重建显示上颌骨低位骨折,骨折线从梨状孔水平、牙槽突上方向两侧水平延伸至上颌翼突缝

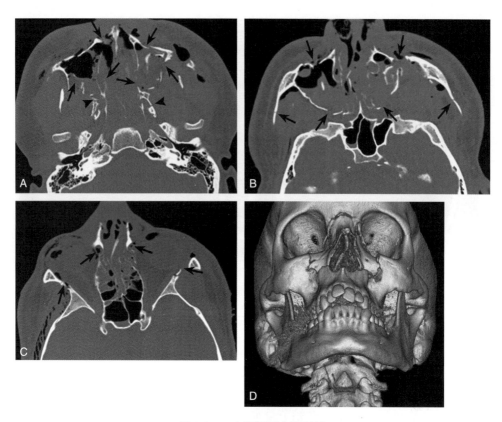

**图 3-1-4　上颌骨混合型骨折**

A. CT 横轴位示 Le Fort Ⅰ 型骨折(箭);B. CT 横轴位 Le Fort Ⅱ 型骨折(箭);C. CT 横轴位 Le
Fort Ⅲ 型骨折(箭);D. 另一例患者,CT VR 重建显示上颌骨中位骨折,骨折线自鼻额缝向两侧
横过鼻梁、内侧壁、眶底、颧上颌缝

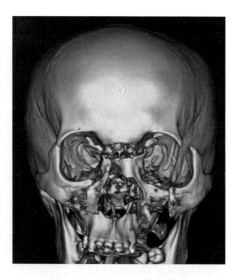

**图 3-1-5　Le Fort Ⅲ 型骨折**

CT VR 重建显示上颌骨高位骨折,骨折线自鼻额缝向两侧横过鼻梁、眶部,经颧额缝向后达翼
突,形成颅面分离,并且合并有 Le Fort Ⅰ 和Ⅱ型骨折

**5. 下颌骨骨折**　下颌骨根据骨折部分可分为：颏部骨折、颏孔区骨折、下颌角部骨折、髁突骨折，其中颏部、体部最多，其次为下颌角部及髁突（图3-1-6）。因下颌骨呈一个整体弓形结合，一个部分受力损伤也很容易伴有下颌骨余部的间接骨折（图3-1-7）。例如，颏部骨折可伴有一侧或双侧髁突的骨折。累及牙槽突的骨折常伴有牙折或脱位（图3-1-8）。

## 三、影像诊断流程

以往对于面颅骨损伤采用牙𬌗片及普通平片的影像检查方法。因面颅骨结构复杂、紧凑，骨质间相互重叠、遮挡，普通X线平片检查很容易漏诊，且对于软组织及颅内结构的损伤基本无法显示。随着CT尤其是多层螺旋CT的发展，对面颅骨微小骨折、复杂骨折、骨折伴随的其他软组织损伤、异物等具有重要意义。同时多层螺旋CT的薄层图像可以在工作站行MPR、MIP、VR等三维重建，可以更直观地显示骨折的位置、骨折块的移位方向，已成为面颅骨骨折首选的检查方法（图3-1-9）。

## 四、相关疾病影像学表现

面颅骨骨折诊断依据外伤史及临床面颅骨区症状，一般不需与其他病变鉴别。对于下颌骨骨折及可能伴有的牙损伤，多采用曲面断层与CT相结合的方法。曲面断层片可直观显示是否伴有下颌骨、牙槽突的骨折及伴有的牙折、牙脱位。但因为曲面断层片是断层成像，会受到断层域影响，同时下颌颏部区会受到后方颈椎重叠影的影响而显示欠清，结合多层螺旋CT观察会有效解决相应问题，且更利于微小损伤及软组织损伤的观察。对于伴有的牙槽突骨折及牙的损伤可采用CT薄层图像与三维重建中MIP相结合的方法，来观察细微骨折及牙的脱位情况。如单纯怀疑牙损伤，也可采用根尖片来明确诊断，效果相对好于曲面断层片。

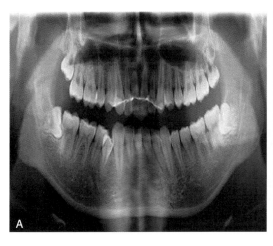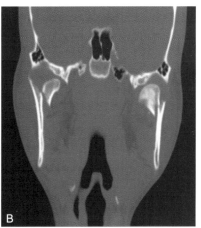

**图3-1-6　下颌骨髁状突骨折**

A. 曲面断层片示双侧髁状突基底部形态不规则，提示骨折可能（注：下颌颏部区因伪影影响骨质显示不清）；B.CT冠状位骨窗清晰显示双侧髁状突基底部骨折，双侧髁状突向内下移位

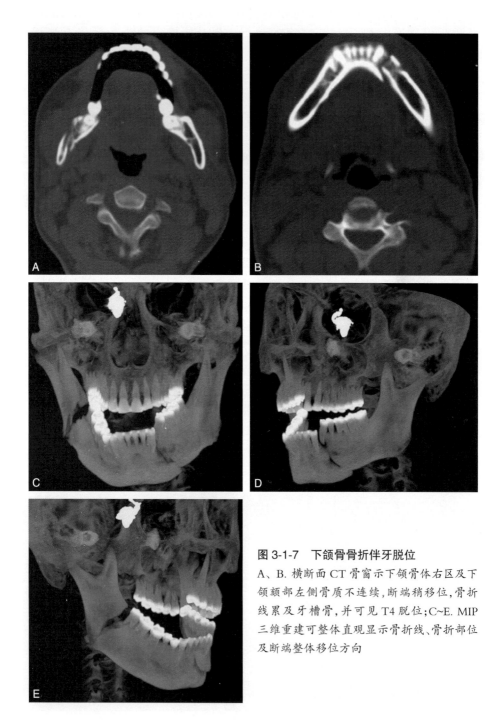

图 3-1-7　下颌骨骨折伴牙脱位

A、B. 横断面 CT 骨窗示下颌骨体右区及下颌颏部左侧骨质不连续,断端稍移位,骨折线累及牙槽骨,并可见 T4 脱位;C~E. MIP 三维重建可整体直观显示骨折线、骨折部位及断端整体移位方向

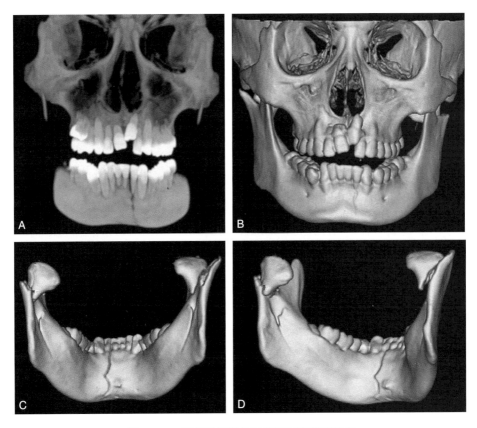

**图 3-1-8 下颌骨颏部骨折伴双侧髁状突骨折**

A. MIP 三维重建示颏部骨折,可见牙槽突受累,并可清晰显示骨折线与牙的关系;B. VR 可见颏部骨折及双侧髁状突基底区骨折,但颏部骨折线显示不如 MIP 重建;C、D. VR 单独下颌骨三维重建,可直观显示双侧髁状突骨折的位置及移位情况

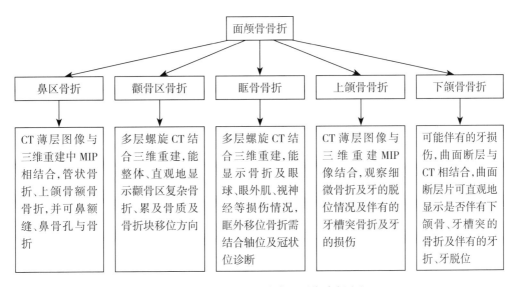

**图 3-1-9 面颅骨骨折分类及影像诊断流程**

对于上颌骨骨折,因为上颌骨骨质结构复杂、紧凑,故主要采用多层螺旋CT来明确诊断。对于伴有的牙槽突骨折及牙的损伤亦可采用CT薄层图像与三维重建中MIP相结合的方法,来观察细微骨折及牙的脱位情况。

颧骨区骨折主要采用多层螺旋CT,结合三维重建,可更好地整体直观显示颧骨区复杂骨折的线、累及骨质及骨折块移位方向。对于颧弓骨折亦可采用颧弓位片。

眶骨骨折采用多层螺旋CT,结合三维重建,更好地显示骨折情况及眼球、眼外肌、视神经等损伤情况。例如,眶外移位骨折时,需要结合横轴位、冠状位才能完整地明确诊断。

鼻骨骨折可采用鼻骨轴位及侧位片,但对于微小骨折显示效果差。目前主要采用多层螺旋CT扫描,观察时主要采用CT薄层图像与三维重建中的MIP相结合的方法,来观察鼻骨骨折、上颌骨额突骨折,并可鉴别鼻额缝、鼻骨孔与骨折。

软组织异物需要注意是阳性异物还是阴性异物。阳性异物指X线片上能够显示的异物,而阴性异物则无法显示。异物定位X线片至少需要2个方位来进行定位,部分患者需要行切线位投照来了解异物与体表的距离。CT较X线平片可清晰显示异物,结合三维重建可对异物更精确定位。

## 五、研究进展及存在问题

随着多层螺旋CT的发展,CT已成为面颅骨骨折首选的影像学检查方法。对于颌面部骨折,MPR能够弥补常规X线和轴位CT扫描的不足,能够做出可靠而明确的诊断,尤其是对于深部骨折,其敏感性高于VR;VR图像能够提供直观立体的影像信息,使颌面部骨折影像学诊断真正从平面图像走向了立体图像,通过对图像任意角度旋转避免了骨折的漏诊和误诊,为手术方案的制定提供了依据。MPR、VR联合应用能够全面评估骨折情况,提高骨折的诊断准确率,其在颌面部骨折的诊断中具有重要的价值。

# 第二节　颅底骨骨折

## 一、概述

颅底骨骨折是由于多种原因造成颅底几处薄弱的区域发生的骨折。颅底骨骨折大多为颅盖和颅底的联合骨折,绝大多数为线形骨折,只有少数在枕骨基底部或蝶骨大翼处发生凹陷性骨折。按其发生部位分为:颅前窝、颅中窝、颅后窝骨折,骨折线多发生在一个或两个颅窝。发生的原因多为:①颅盖骨折延伸而来;②暴力作用于附近的颅底平面;③头部挤压伤,暴力使颅骨普遍弯曲变形所致;④个别情况下,垂直方向冲击头顶部或从高处坠落时,臀部着地。颅底骨骨折一般为闭合性损伤,骨折本身无需特殊处理,主要针对颅内、颅底严重的并发伤及预防感染。一般预后较佳。

颅底骨性结构复杂,且颅底部分较薄,颅底骨骨折在常规X线头颅正侧位片及颏顶位片检查中不易检出。多层螺旋CT薄层扫描和高分辨重建克服了平片的局限性。因其层面薄,无重叠干扰,图像分辨率高,可清晰显示颅底结构各个解剖关系,易于显示与周围结构重叠部位的骨折部位、类型、走向、骨折严重程度及伴随的其他颅脑损伤,如颅内血肿、脑挫裂伤、蛛网膜下腔出血、硬膜下及硬膜外血肿,颅骨其他部位的骨折等,为临床治疗方案的正确制定提供了更多的信息。

## 二、相关疾病分类

1. **颅前窝骨折** 常累及额骨眶板和筛骨,引起的出血经前鼻孔流出,或流进眶内,眶周皮下及球结合膜下形成瘀斑,称为"熊猫眼"征,骨折处脑膜破裂时,脑脊液可经额窦或筛窦由前鼻孔流出,成为脑脊液鼻漏,空气也可经此逆行进入颅腔内形成颅内积气,筛板及视神经管骨折可引起嗅神经和视神经损伤。

2. **颅中窝骨折** 常累及颞骨岩部,脑膜和骨膜均破裂时,脑脊液经中耳由鼓膜裂孔流出形成脑脊液耳漏(图3-2-1);如鼓膜完好,脑脊液则经咽鼓管流往鼻咽部,常合并第Ⅶ或Ⅷ脑神经损伤,如骨折累及蝶骨和颞骨内侧可伤及脑垂体和第Ⅱ、Ⅲ、Ⅳ、Ⅴ及Ⅵ脑神经,如果伤及颈内动脉海绵窦段可形成颈内动脉海绵窦瘘而出现搏动性突眼;颈内动脉如在破裂孔或在颈内动脉管处破裂,则可发生致命性鼻出血或耳出血。

3. **颅后窝骨折** 骨折累及颞骨岩部后外侧时,多在伤后2~3日出现乳突部皮下淤血,骨折累及枕骨基底部时可在伤后数小时出现枕下部肿胀及皮下淤血;骨折累及枕大孔或岩骨尖后缘,尚可出现个别或全部后组脑神经(即Ⅸ~Ⅻ脑神经)受累的症状,如声音嘶哑,吞咽困难。

## 三、影像诊断流程

外伤致颅底骨骨折大部分是通过临床体征、症状(脑脊液鼻漏、耳漏)及常规CT检查的间接征象作出诊断,只有少部分病例CT常规检查能直接显示骨折,大多数病变并未直接显示骨折。CT扫描方式的选择对于颅底骨骨折的检出非常重要。研究表明HRCT对于颅底骨折的检出非常有利(图3-2-2)。

## 四、相关疾病影像学表现

骨折线是颅底骨骨折的直接征象。因颅底结构不平,骨折线细微,尤其是筛骨和颞骨

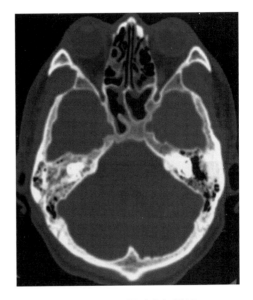

**图3-2-1 颞骨乳突部骨折**

CT横断面骨窗可见右侧乳突气房及鼓室内混浊,提示颞骨骨折,仔细观察可见颞骨乳突部不规则线样骨折线

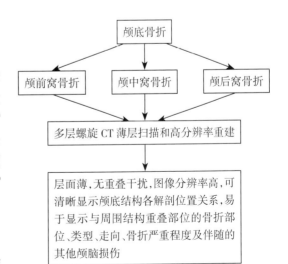

**图3-2-2 颅底骨折影像诊断流程**

岩部、乳突部的骨折线不易完全发现，有以往研究报道颅底骨骨折显示直接征象骨折线的阳性率并不高，约30%。

由于颅底骨骨折可累及鼻旁窦或乳突气房，血液与脑脊液由骨折处进入窦腔或气房，在窦腔内可见液平或充满液体，常可根据积液部位来推测骨折部位(图3-2-3、图3-2-4)。颅底骨骨折的间接征象包括额窦、筛窦、蝶窦积液混浊，乳突气房积液混浊及颅内积气等。气窦积液是颅底骨骨折的一个重要间接征象，其密度大于水，略等于或稍低于血液，一般可见液-气平面。颅前窝骨折累及眼眶和筛骨，可使筛窦积液。颅中窝骨折累及蝶骨，可使蝶窦积液，累及颞骨岩部和乳突部，可使乳突小房积液。正常情况下，硬脑膜与颅底内板紧密相连，一旦发生骨折，相应区域的支配血管会受损失，同时还可能撕破硬脑膜，出现血性脑脊液鼻漏或耳漏。颅内积气是颅底骨骨折的又一重要间接征象。

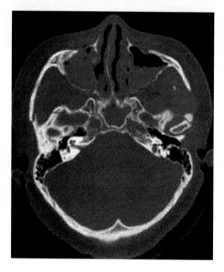 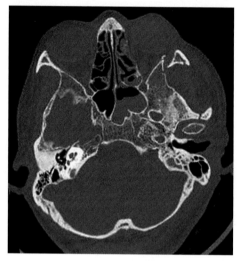

图3-2-3　颅底骨折

男，25岁。车祸伤。CT横断位显示右侧颧弓骨折、蝶骨大翼骨折，双侧上颌窦壁及蝶窦壁骨折，鼻窦积液

图3-2-4　颅底骨折

女，53岁。脑外伤。CT横断位显示左侧蝶骨大翼、颧弓骨折，左眶内侧壁凹陷骨折，眶外侧壁骨折断端移位，鼻窦积液

副鼻窦炎症、中耳炎与乳突感染及其并发症岩锥炎也可表现为鼻窦或气房混浊，密度增高，有时可见气-液平面，但窦腔内壁的部分或四周软组织密度影为窦壁增厚，外伤所致者无此改变。少数患者在外伤性气窦积液之前就有上述某一种炎性病变，应密切结合临床，综合分析。

## 五、研究进展及存在问题

颅脑外伤合并颅底骨骨折是神经外科的常见危重病，由于颅底解剖结构复杂、形态各异，传统的影像学，如X线、常规CT对颅底骨骨折的诊断率不高，易造成临床漏诊。虽然颅底骨骨折CT平扫空间有限，但通过高分辨率CT和薄层冠状重建，可反映骨折病变的全貌，适用于颅底骨骨折创伤疾病的诊断，这种方法不仅为具有手术指征的脑脊液鼻漏、耳漏、颅底神经受压、脑膜炎反复发作且高度怀疑颅底损伤者选择手术入路提供有价值的影像学依据，而且对全面的临床分析病情和估计预后有着重要的指导意义。

# 第三节 眼部损伤

## 一、概述

眼部损伤是眼科常见的急症之一,是由于眼部受到机械性因素(如:打击、震荡和压迫等)直接作用,而引起眼球和眶内、外结构改变所造成的损伤,一般也伴有眶骨骨折。眼部损伤包括钝挫伤、穿孔伤、贯通伤、破裂伤和异物伤等。根据部分眼眶软组织损伤又可分为眼睑、眼球、眼外肌、视神经等损伤。

眼部损伤的临床表现可有:①疼痛,睁眼困难,视力下降甚至失明;②眼睑皮肤水肿、淤血、下垂或裂伤等;③眶压高,眶内出血,眼球突出;④筛骨骨折时发生眼睑皮下气肿,触诊时有捻发感;⑤眶尖视神经管处骨折者可发生眼睑皮下淤血,球结膜下出血,眼球运动障碍,瞳孔开大,对光反射消失,视力丧失;⑥眼外肌或其支配神经损伤者可出现眼肌麻痹;⑦眼及面部畸形。除常规眼科检查外,需要行其他检查,为及时准确的诊断和有效的治疗提供依据。当患者伴有多种眼内结构损伤,特别是有眼球后段(眶内组织、视神经)损伤、眶壁骨折、异物和屈光间质浑浊以及眼前段结构紊乱,而无法了解眼内组织结构受损情况时,临床上往往需要借助影像检查来确定,以防漏诊和误诊。

## 二、相关疾病分类

1. **异物** 眼球异物、眶内眼球外异物、眼睑异物。
2. **眼球损伤** 眼环变形不完整,晶状体损伤,移位,眼球穿通伤,眼内积血。
3. **眼眶软组织损伤** 眼外肌肿胀、移位,眶内积气,眶内积血,单纯眼睑血肿。

## 三、影像诊断流程

X线软组织分辨率差,且因为眼眶区重叠伪影影像,对骨性结构观察亦差,难以显示轻微骨折,对于复杂骨折移位等情况亦显示效果差。CT的软组织分辨率高,成像速度快,目前多层螺旋CT的发展,可对眶区结构行容积扫描,可在三维重建软件行多方位薄层重建,通过调整窗宽、窗位观察骨性及软组织结构的损伤。MRI虽然软组织分辨率高,但对于骨折线显示效果差,且成像时间长,不利于急诊检查。眼内如伴有金属异物等是MRI检查的禁忌证,检查图像可能会出现异物移位,甚至在检查中可能因高磁力影响而产生不可预知的危险。总之,眼外伤的诊治目的是为了及早、正确地恢复患者的眼部功能和外形。多层螺旋CT定位、定性准确,诊断可靠,检查速度快,无痛苦,是眼眶软组织损伤急诊首选的检查方法。

部分眼部外伤根据病史及相关的眼科检查可以正确诊断。当患者伴多种眼眶内结构损伤,特别是球后损伤、眶壁骨折、异物和眼前段结构紊乱,而无法进一步了解眼内结构受损情况时,临床上需要借助影像学检查来确定,以防漏诊和误诊。对眼球损伤的程度和类型做出准确判断为临床选择合理手术方式提供非常重要的影像学依据(图3-3-1)。

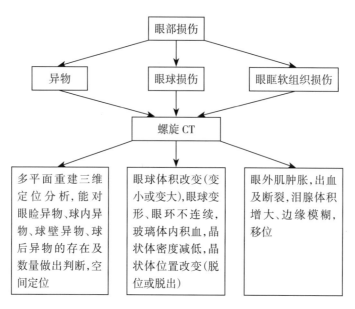

图 3-3-1  眼部损伤影像诊断流程

## 四、相关疾病影像学表现

**1. 眼球异物**  异物分为阳性异物和阴性异物。阳性异物是在 X 线或 CT 片上能显示的异物,而阴性异物指异物存在,但在影像学检查片子上无法显示的异物,需要临床大夫注意。绝大部分眼部阳性异物的影像不会被骨骼遮盖,螺旋 CT 具有较高的分辨率,可获得完整薄层的眼部断层影像,能对眼睑异物、眼内异物、球壁异物、球后异物的存在及数量做出明确的判断。行螺旋 CT 检查后,对异物进行多平面重建三维定位分析,使眶内异物的检出和空间定位更准确,具有非常大的临床应用价值(图 3-3-2)。

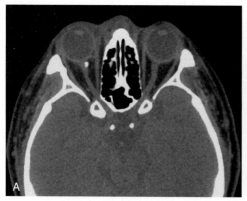
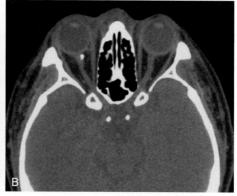

图 3-3-2  眶内异物

A、B. CT 横轴位右侧眼球后方视神经左侧结节状高密度,眼球及视神经形态、密度未见明显异常

2. **眼球及眶内软组织损伤** 眼球挫伤及穿通伤常致前房积血及晶状体混浊等,通过临床检查无法观察球内情况,螺旋 CT 检查可清晰显示球内结构及球后结构并做出损伤情况的诊断。眼球损伤常有以下 CT 表现:①眼球体积改变(变小或变大),由于眼球破裂致眼内容物漏出或眼球内出血引起;②眼球变形、眼环不连续,可由球壁裂伤、局部球壁挫伤致水肿或穿孔伤引起;③玻璃体内积血,主要来自视网膜、脉络膜或睫状体等组织的出血;④晶状体密度减低,临床称为外伤性白内障,是由于晶状体囊破裂导致房水渗入;⑤晶状体位置改变(脱位或脱出),是由于部分或全部晶状体悬韧带断裂所致。CT 不仅能诊断晶状体是否脱位缺如,还可观察晶状体密度、形态、大小的变化,注意晶状体密度改变,特别是当前房积血、混浊,眼科无法窥视晶状体情况时,CT 可作出相应的诊断。晶状体密度降低可作为外伤性白内障的诊断之一,主要是由于外伤后晶状体水分增加使晶状体密度降低。后巩膜裂伤,临床常难以发现,CT 可提供可靠的依据。Weissman 认为前房距离加深大于 4mm,是后巩膜裂伤的一个重要征象。轴位扫描破裂侧前房比健侧前房加深 2mm 以上,提示后巩膜裂伤(图 3-3-3、图 3-3-4)。

此外,CT 还可见视网膜脱离、球内积气、异物存留、眼球突出、视神经损伤改变。CT 表现为视神经增粗或断裂,单纯的视神经损伤不常见,常伴有视神经管骨折。眼外肌损伤、嵌顿、断裂可造成眼球运动障碍、眼球固定、眼球内陷及突出,CT 能清楚地显示眼外肌肿胀,出

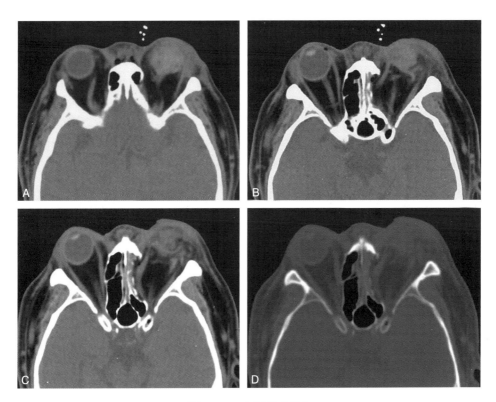

**图 3-3-3 左侧眼球损伤**

A~C. CT 横轴位软组织窗示左侧眼球不规则,密度不均匀增高,左侧晶状体损伤,显示不清;左侧内直肌增粗,提示损伤;右眶周软组织损伤;D. CT 横轴位骨窗示左眶内壁骨折,向内侧移位

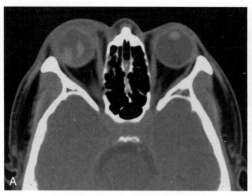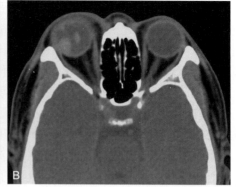

**图 3-3-4　右侧眼球损伤**

A、B. CT 横轴位软组织窗示右侧眼环形态可,右侧晶状体显示不清提示损伤,右侧玻璃体内见片状高密度提示出血

血及断裂。螺旋 CT 检查对眼肌、球后脂肪、视神经具有较高的分辨力,对这些组织的损伤螺旋 CT 检查能提供较准确的诊断。

**3. 泪腺损伤**　在眼眶骨折、眼睑钝挫伤、眼球钝挫伤中,常伴有泪腺损伤。由于患者症状不明显,且未直接暴露于伤口,常容易忽略。螺旋 CT 能及时发现,有助于临床及时的治疗。常见 CT 征象:泪腺体积增大、边缘模糊,移位,伴骨折碎片或异物滞留、密度增高。

### 五、研究进展及存在问题

螺旋 CT 检查对部分机械性眼部外伤诊断有一定的局限性。由于眼前段结构非常微小,对于一些针戳伤以致穿通伤的患者,裂口小伤口闭合好,无房水或眼内容物漏出,螺旋 CT 检查多无异常。而对于高速运转铁屑所致眼穿通伤患者,行螺旋 CT 检查主要目的在于排除有无眼内异物。在外伤性白内障方面,外伤性白内障的形成多在伤后数小时至数周,个别可在数年才出现。CT 对早期外伤性白内障诊断价值不大,临床工作中往往通过裂隙灯检查就能早期发现外伤性白内障,但在角膜混浊、前房积血或瞳孔膜闭情况下,了解晶状体位置及有无缺如,还是有一定的帮助。在锐器切割致伤眼睑、泪道断离、泪囊损伤方面,由于早期组织局部改变轻,结构细微且 CT 值相同,故很难分辨。

# 第四节　咽喉损伤

### 一、概述

咽是呼吸道和消化道的共同通道。咽依据与鼻腔、口腔和喉等的通路,可分为鼻咽(部)、口咽(部)、喉咽(部)三部。咽部损伤根据病因主要分为:暴力致伤、化学药物损伤及异物三大类。吸入性异物小的可引起咽疼、声嘶、失声、咳嗽或吸气性呼吸困难、喉喘鸣,大的异物甚至引起窒息死亡,需对其作出迅速诊断并进行恰当处理。

## 二、相关疾病分类

咽部损伤根据病因主要分为:暴力致伤、化学药物损伤及异物三大类。暴力损伤可导致咽部组织结构损伤、出血、呼吸困难、声音嘶哑或失声等。多伴有邻近骨质如甲状软骨、环状软骨、舌骨等不同程度的骨折。若骨折片刺穿软组织,可致与咽、喉相通,导致穿透性损伤,引起皮下气肿。化学药物损伤主要是指因患者口服或误服刺激性化学药物引起的咽部软组织的损伤。咽部异物多为口含物品,偶然吸入所致。部分患者为食入鱼刺、骨头等卡在或刺入咽壁所致。其中吸入异物多见于儿童,老年人亦可发生。

## 三、影像诊断流程

颈部 CT 检查具有较高空间分辨力及密度分辨力,能发现已经钙化的软骨,且成像速度快,可以准确发现甲状软骨、环状软骨、舌骨等骨折。利用 VR 等三维重建技术能更清晰的显示骨折的位置及断端移位方向。软组织损伤较为常见,主要是咽喉部黏膜撕裂、喉肌、真假声带损伤,有学者在对喉部外伤后行常规 X 线摄影、喉镜及 CT 检查结果进行比较后发现,CT 显示喉、咽周围气体为喉部外伤后黏膜撕裂的重要征象,因而可以准确评价损伤程度,而常规 X 线片不能充分评价损伤程度。而且仿真内镜(VE)中的仿真喉镜技术可以显示咽喉及气道内壁情况,如狭窄部位及程度,因此可以替代喉镜检查。骨折片刺伤咽喉软组织可致与咽喉相通,出现皮下气肿,多见于甲状软骨及环状软骨骨折后(图 3-4-1)。

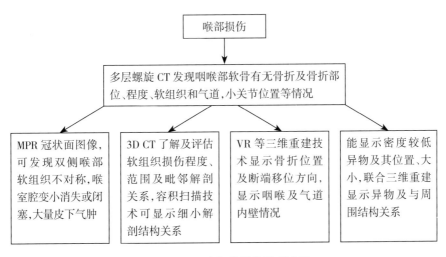

图 3-4-1 咽喉损伤影像诊断流程

## 四、相关疾病影像学表现

1. **咽喉异物** 如病情紧急应先行气管切开,内镜检查取出异物。若病情允许,可行 X 线或 CT 检查。颈部侧位片可显示不透 X 线异物,鱼刺、骨片等密度较高异物;植物性异物如豆类、果核等由气体对比,也常可显影。扁圆形异物常以其最大径面呈矢状位嵌在气管内,如呈冠状位则异物多位于食管内。CT 可直接显示异物的位置、大小,对较小、密度较低异物观察效果明显优于 X 线片,结合三维重建技术等可更清晰地显示异物及其与周围结构的关系。怀疑咽喉腔异物亦可行棉絮挂钡检查,异物区可见钡剂残留。(图 3-4-2)

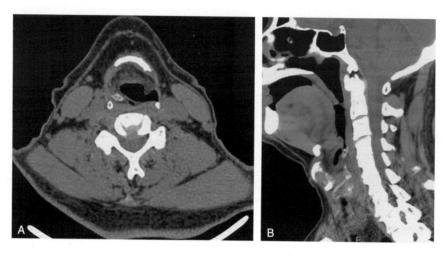

**图 3-4-2　咽喉异物**

男,48 岁。误吞鸡骨后咽喉部疼痛、梗阻感。A. 横断位 CT 平扫右侧梨状窝区见斑片状高密度异物滞留;B. CT 矢状位重建显示右侧梨状窝区条状高密度异物

**2. 喉软骨损伤**　喉气管钝性损伤是咽喉软骨骨折最常见的原因,并以甲状软骨损伤最为常见,其次为环状软骨及杓状软骨。Schaeffer 将喉损伤及甲状软骨骨折分 5 型:Ⅰ型,仅有喉部软组织损伤及血肿而未见骨折;Ⅱ型,无移位性骨折;Ⅲ型,稳定的移位性骨折;Ⅳ型,不稳定的移位性骨折;Ⅴ型,喉气管断裂。MPR 冠状面图像可以清晰发现双侧喉部软组织不对称,喉室腔变小消失或闭塞,大量皮下气肿。杓状软骨骨折不常见,但环杓关节脱位常见,主要是因为杓状软骨前方有甲状软骨及环状软骨保护,环状软骨骨折后易向前移位,因而环杓关节发生脱位。喉气管断离少见,但临床最为严重,可引起患者立即死亡,多见于全身严重创伤。以前认为 CT 在早期诊断喉气管离断时存在困难,但随着多次螺旋 CT 容积扫描技术出现,CT 可以早期诊断喉气管离断。(图 3-4-3)

研究认为,3D CT 较 2D CT 技术在咽喉损伤诊断中具有明显优势。2D CT 与 3D CT 均能发现喉部软组织损伤,但 3D CT 可以更加全面了解及评估软组织损伤程度、范围及毗邻解剖关系。特别是容积扫描技术可以更清楚地显示细小解剖结构关系,可通过 0.625mm 薄层重建,提高诊断准确率。需要注意的是:①多层螺旋 CT(MSCT)在诊断喉软骨骨折中存在假阳性,主要是因为不完全骨化软骨边缘欠光滑,密度不均,可能与骨折相似而引起误判,因此应与内镜、外科互相结合及补充;②喉软骨水平骨折可能遗漏,3D VR 重组则可以诊断;③适当调低窗宽及窗位有助于观察和发现(图 3-4-4)。

## 五、研究进展及存在问题

CT 作为一种快速、无创的检查方法,特别是多层螺旋 CT 结合 VR、MPR、VE 等多技术应用能多方位观察咽喉损伤情况。可发现喉部钙化软骨有无骨折及骨折部位、程度,软组织

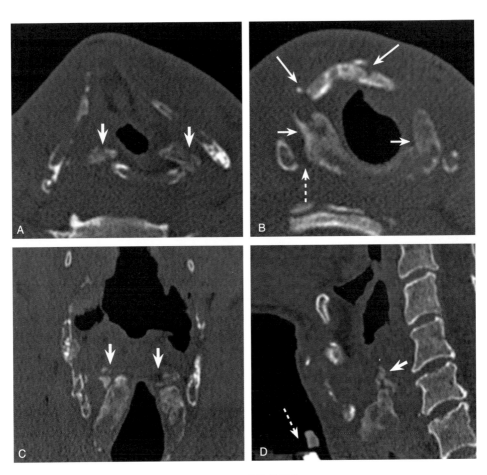

**图 3-4-3 喉软骨损伤**

喉部重伤后出现急性气道障碍,急需气管切开前行 CT 检查。A~D. 会厌及其下方层面骨窗显
示甲状软骨(B 中细长箭)、环状软骨(B 中细箭)及杓状软骨(A、C、D 中短粗箭)多发骨折,右
侧环甲间隙(B 中虚箭)提示右侧环甲关节分离,并见气管内插管(D 中虚箭)

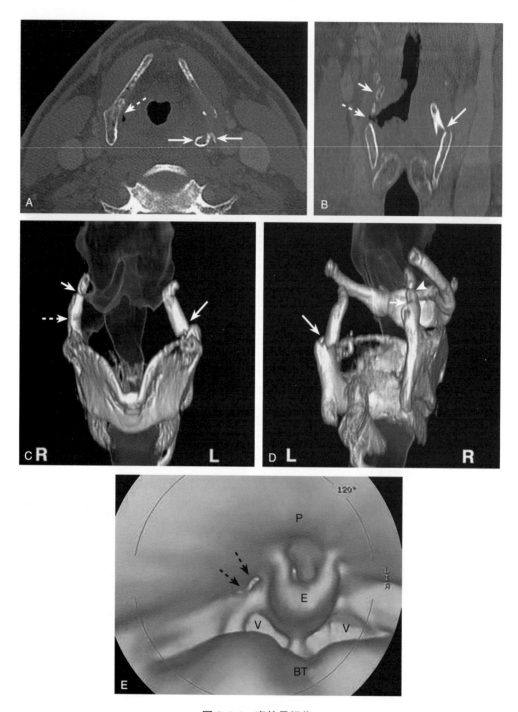

**图 3-4-4　喉软骨损伤**

男,62 岁。车祸伤后出现呼吸困难。A. 横断位 CT 增强骨窗显示左侧甲状软骨断裂并碎片移位(实箭);B. 冠状斜位 2D MPR 显示甲状软骨左侧(长实箭)及右侧(短实箭)水平骨折线及右侧黏膜撕裂(虚箭)伴甲状软骨板裸露;C. 3D VR 图像(前面观,气道半透明处理)显示双侧甲状软骨受累,含气囊(虚箭)与邻近右侧甲状软骨宽大接触;D. 3D VR 图像(后面观)双侧甲状软骨骨折线的空间方位及确切走行;E. CT 仿真内镜清晰显示黏膜撕裂的起始(箭),证实了影像学发现(P- 喉后壁,E- 会厌,V- 会厌谷,BT- 舌底)

和气道的情况,以及小关节位置等情况,并进行临床分型,为临床诊断及治疗提供直接指导,并易于随访复查。

# 第五节　副鼻窦感染

## 一、概述

副鼻窦感染包括急性副鼻窦炎和慢性副鼻窦炎,也称作鼻窦炎。多继发于急性鼻炎或上呼吸道感染,也可为变态反应的继发感染或邻近器官炎症的扩散。据估计每年14%的美国人和大约相同比例的中国人得过或轻或重的鼻窦炎,有1%~2%的人因为鼻窦炎丧失嗅觉。鼻窦炎是已经成为严重影响人们身体健康的疾病。

副鼻窦黏膜受到细菌感染产生脓汁流入鼻腔内引起急性鼻窦炎常由感冒引起。而反复发作的急性鼻窦炎会导致慢性鼻窦炎。发病时可导致鼻黏膜充血、水肿、纤毛运动降低,黏膜腺分泌增加。临床表现为打喷嚏、鼻塞、鼻漏、后鼻孔鼻漏等局部症状,以及周身不适、发热、头痛等全身症状。甚至引发脑膜炎、脑脓肿,危及生命。

## 二、相关疾病分类

根据病变原因可分为:细菌性副鼻窦炎和真菌性副鼻窦炎。

根据发病部位可分为:额窦炎、筛窦炎、上颌窦炎、蝶窦炎,或2组、2组以上或全组副鼻窦炎。

## 三、影像诊断流程

副鼻窦感染主要表现为鼻窦黏膜增厚,鼻腔内渗出、积液改变,窦壁骨质一般无破坏。常规X线片主要采用华特位片,可观察双侧上颌窦、筛窦、额窦窦腔情况,对于蝶窦无法观察。X线片优点是价格便宜、简单、方便、辐射剂量低,适合儿童等不易接受较大辐射剂量的患者检查;缺点是:因为颅骨间结构的遮挡,窦腔观察效果较差,只能对较明显病变作出诊断。多层螺旋CT可行容积扫描,无骨质结构遮挡,对窦腔结构、病变及骨质结构观察清晰,并可对原始薄层图像行多方位重建,利于对病变的检查,以及引起鼻窦炎的原因如鼻道窦口复合体、鼻中隔发育异常等的观察。MR软组织分辨率高,对人体无辐射,亦可行多方位扫描,利于窦腔及窦腔内病变的显示,但对于骨性结构观察效果不如CT。综上所述,CT是目前鼻窦感染最佳的影像学检查方法。

鉴别诊断主要需与其他副鼻窦炎性病变,如鼻息肉、黏液囊肿、黏膜囊肿、内翻乳头状瘤、上颌窦癌等(图3-5-1、图3-5-2)。

1) 鼻息肉:CT表现为鼻腔或鼻窦内软组织密度影,增强扫描呈轻度线条状强化,代表包绕鼻息肉的黏膜。当鼻息肉充满窦腔时,窦壁呈膨胀性改变,偶可见窦壁骨质吸收或硬化。MRI上鼻息肉T1WI呈中等信号,T2WI呈高信号,增强扫描不强化或呈轻度线条状强化。

2) 黏液囊肿:CT表现为窦腔膨大,窦壁变薄或部分消失,囊内呈均匀低密度,增强扫描无强化,如边缘环形强化提示囊壁感染。MRI囊内信号取决于囊内蛋白含量,蛋白少、水分

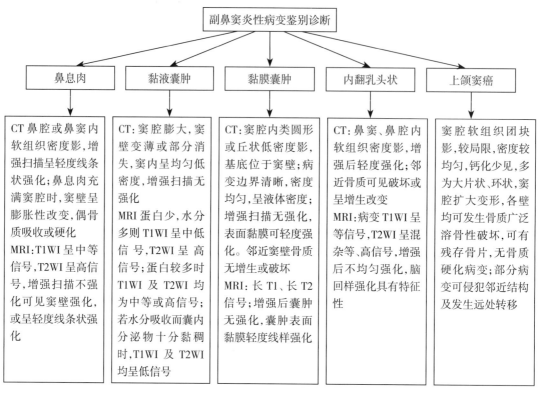

图 3-5-1　副鼻窦炎性病变鉴别诊断流程图

上方流程图内容：

**副鼻窦炎性病变鉴别诊断**

分为：鼻息肉、黏液囊肿、黏膜囊肿、内翻乳头状、上颌窦癌

**鼻息肉**

CT 鼻腔或鼻窦内软组织密度影，增强扫描呈轻度线条状强化；鼻息肉充满窦腔时，窦壁呈膨胀性改变，偶骨质吸收或硬化

MRI：T1WI 呈中等信号，T2WI 呈高信号，增强扫描不强化可见窦壁强化，或呈轻度线条状强化

**黏液囊肿**

CT：窦腔膨大，窦壁变薄或部分消失，窦内呈均匀低密度，增强扫描无强化

MRI 蛋白少，水分多则 T1WI 呈中低信号，T2WI 呈高信号；蛋白较多时 T1WI 及 T2WI 均为中等或高信号；若水分吸收而囊内分泌物十分黏稠时，T1WI 及 T2WI 均呈低信号

**黏膜囊肿**

CT：窦腔内类圆形或丘状低密度影，基底位于窦壁；病变边界清晰，密度均匀，呈液体密度；增强扫描无强化，表面黏膜可轻度强化。邻近窦壁骨质无增生或破坏

MRI：长 T1、长 T2 信号；增强后囊肿无强化，囊肿表面黏膜轻度线样强化

**内翻乳头状**

CT：鼻窦、鼻腔内软组织密度影，增强后轻度强化；邻近骨质可见破坏或呈增生改变

MRI：病变 T1WI 呈等信号，T2WI 呈混杂等、高信号，增强后不均匀强化，脑回样强化具有特征性

**上颌窦癌**

窦腔软组织团块影，较局限，密度较均匀，钙化少见，多为大片状、环状，窦腔扩大变形，各壁均可发生骨质广泛溶骨性破坏，可有残存骨片，无骨质硬化病变；部分病变可侵犯邻近结构及发生远处转移

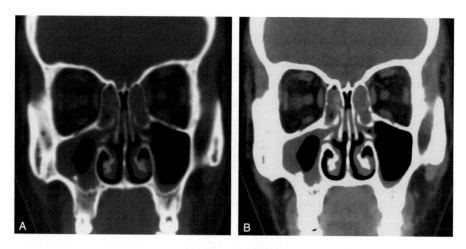

图 3-5-2　副鼻窦感染

A. CT 冠状位骨窗；B. CT 冠状位软组织窗示双侧上颌窦、双侧筛窦黏膜增厚，窦壁骨质未见明显异常

多则 T1WI 呈中低信号,T2WI 呈高信号;蛋白较多时 T1WI、T2WI 均为中等或高信号;若水分吸收而囊内分泌物十分黏稠时,T1WI、T2WI 均呈低信号。

3) 黏膜囊肿:CT 表现为窦腔内类圆形或丘状低密度影,基底位于窦壁。病变边界清晰,密度均匀,呈液体密度;增强扫描无强化,表面黏膜可轻度强化;邻近窦壁骨质无增生或破坏。MRI 表现:一般呈均匀长 T1、长 T2 信号。增强后囊肿内部无强化,囊肿表面黏膜呈轻度线样强化。

4) 内翻乳头状瘤:CT 表现为鼻窦、鼻腔内软组织密度肿物,增强后轻度强化。邻近骨质可见破坏或呈增生改变。部分患者可伴阻塞性鼻窦炎。MRI 表现:病变 T1WI 呈等信号,T2WI 呈混杂等、高信号,增强后病变呈不均匀强化,脑回样强化具有特征性。

5) 上颌窦癌:窦腔软组织团块影较局限,密相对均匀,钙化少见,多为大条片状、环状,窦腔扩大变形,各壁均可发生骨质广泛溶骨性破坏,可有残存骨片,无骨质硬化病变。部分病变可侵犯邻近结构及发生远处转移。

## 四、相关疾病影像学表现

**1. 细菌性副鼻窦炎**　X 线表现:急性期表现为窦腔密度增高,部分患者窦腔内可见液平。慢性期黏膜肥厚更加明显,沿窦壁呈环形密度增高影,部分呈凹凸不平的息肉状;黏膜下皮质白线消失,邻近骨壁增厚硬化;也可为骨壁吸收,骨白线模糊不清。CT 表现:急性期显示鼻甲肥大,鼻腔、窦壁黏膜增厚,如黏膜水肿显著则可呈分叶状息肉样肥厚;窦腔内积液,呈现液气平面。平扫见分泌的积液呈低密度,部分与黏膜密度类似,有时可见坏死组织或蛋白等增高而呈较高密度影,增强扫描后黏膜强化,可与低密度分泌液区别(图 3-5-3)。慢性期部分可见窦壁增生硬化或骨质吸收改变。部分患者可观察到引起副鼻窦感染的解剖学因素、鼻窦或鼻腔发育异常,如鼻道窦口复合体发育异常、鼻中隔偏曲等。部分患者因为牙源性感染引起上颌窦炎,可同时观察到病源牙。MRI 表现:增厚的黏膜 T1WI 呈等低信号,T2WI 呈高信号。急性期窦腔内渗出液一般为浆液,含蛋白等成分较少,T1WI 呈低信号,T2WI 呈高信号;如蛋白含量高则 T1WI 呈等或高信号,T2WI 为高信号。对于积液与增厚黏膜的鉴别亦可行 MRI 增强检查,影像表现同 CT 增强。

**2. 真菌性副鼻窦炎**　真菌性副鼻窦炎的表现除具有普遍鼻窦炎表现外,具有以下特征:①绝大多数病例为单侧发病,好发于上颌窦,可同时累及其他副鼻窦;②病变窦腔内可见息肉样或结节状软组织密度影;③副鼻窦腔内斑点状、砂粒状、条状的钙化灶或软组织团块影是真菌性副鼻窦炎的特征之一,出现率约占 51%~90%,其形成机制主要是因窦腔或鼻腔黏膜慢性炎症及菌丝团块的形成,特别是真菌块中富含磷酸钙,真菌球内重金属盐沉着及黏膜出血,坏死,含铁血红素沉着等所致;④受累窦腔骨壁全部增厚或单侧骨壁增厚使窦腔缩小,增厚骨壁伴有破坏为真菌性副鼻窦炎另一特征,部分患者可见骨质破坏,骨破坏好发于内侧壁(图 3-5-4)。

## 五、研究进展及存在问题

根据临床表现,结合影像学所见窦腔浑浊、积液、黏膜增厚和骨壁改变,多可作出诊断。CT 是目前鼻窦感染最佳的影像学检查方法,尤其是对于病变内特征性钙化及窦壁骨质破坏的显示,CT 较 X 线及 MRI 具有明显优势。

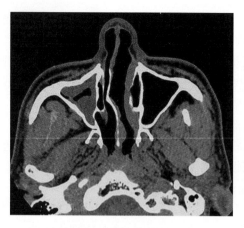

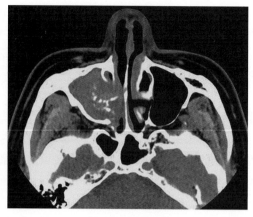

图 3-5-3　细菌性副鼻窦炎

男,49 岁。鼻塞,流涕半月。CT 横断位平扫显示右侧上颌窦黏膜增厚,鼻中隔右偏

图 3-5-4　真菌性副鼻窦炎

女,39 岁。脓涕,鼻阻伴头痛。CT 横断位平扫显示右侧上颌窦充满窦腔软组织密度影,内见斑点状钙化灶,上颌窦内侧壁骨质破坏

# 第六节　颈部感染性病变

## 一、概述

颈部上界为下颌骨下缘、下颌角至乳突的连线、上项线及枕骨隆凸,颈部下界为胸骨上切迹、胸锁关节、锁骨和肩峰至第 7 颈椎棘突的连线,颈部前方以胸锁乳突肌前缘为界,前方为颈前部,其后方至斜方肌前缘为颈外侧部,被斜方肌被覆的部分称为颈后部(项部)。颈部解剖结构复杂,富含脂肪与淋巴组织,不利于感染性病变的局限;但同时颈部又有着复杂的筋膜间隙,对感染的扩散起到一定的限制作用;颈部重要间隙主要包括咽旁间隙(颅底 - 舌骨上)、颈动脉间隙(颅底 - 颈根部)、咽后间隙(颊咽筋膜与椎前筋膜)、椎前间隙(椎前筋膜与颈椎间),又以舌骨为界,分为舌骨上区和舌骨下区,舌骨上区除内脏间隙外共有 10 个间隙。浅表间隙的病变一般只需要临床或超声检查,对部位深在的病变,CT、MRI 是重要的检查方法。

## 二、相关疾病分类

由于颈部的特殊的解剖结构及丰富的组织来源,所以颈部的病变种类丰富,感染性病变除了原发的蜂窝织炎,还可继发于其他病变或者是由邻近的组织、器官的蔓延而来。

### (一) 舌骨上颈部感染性病变

1. 鼻咽部　细菌性感染;真菌感染;肉芽肿性疾病;感染性单核细胞增多症。

2. 咽旁间隙和咀嚼间隙

(1) 咽黏膜间隙:咽炎;腺样体、扁桃体发炎。

(2) 茎突前咽旁间隙

1) 邻近间隙的感染播散:①咽黏膜间隙:咽炎、增殖腺炎、扁桃体炎、扁桃体周围脓肿;②腺间隙:腮腺结石病、腮腺深叶脓肿;③咀嚼间隙:牙齿的感染、拔出第 3 磨牙伤及翼突下

颌缝。

2）继发于穿透侧咽壁外伤的感染。

（3）茎突后咽旁间隙：颈动脉间隙蜂窝织炎或脓肿：①从邻近间隙蔓延；②感染的颈内静脉淋巴结破溃。

（4）咽后间隙：①反应性淋巴结增生；②化脓性淋巴结炎；③蜂窝织炎。

（5）咀嚼肌间隙：①牙源性脓肿；②下颌骨骨髓炎；③咀嚼肌间隙的良性肿瘤坏死性外耳道炎的蔓延。

（6）腮腺间隙：①蜂窝织炎/脓肿；②良性淋巴上皮性病变；③肉芽肿，Kimura 病。

（7）椎周间隙：①椎体骨髓炎；②蜂窝织炎/脓肿。

**3. 涎腺**　涎腺的炎性病变可分为急性或慢性，又可分为病毒性、细菌性感染。

（1）急性化脓性涎腺炎伴脓肿形成。

（2）慢性复发性涎腺炎。

（3）涎腺的慢性进行性疾病（肉芽肿性病变）。

（4）Kimura 病。

（5）涎腺结石和慢性涎腺炎。

（6）儿童复发性涎腺炎症。

（7）放射性涎腺炎症。

**4. 口腔和口咽的感染性病变**

（1）牙源性感染。

（2）起源于涎腺的感染。

（3）扁桃体和扁桃体周围炎症与感染和扁桃体结石。

### （二）舌骨下颈部感染性病变

**1. 喉和下咽**

（1）喉气管炎或假膜性喉炎。

（2）会厌炎和声门上炎。

（3）肉芽肿性疾病。

**2. 其他舌骨下颈部疾病**

（1）颈部淋巴链炎症。

（2）深部间隙感染（咽后间隙）。

（3）软组织感染。

## 三、影像诊断流程

在颈部急性感染性疾病的初步诊断中 MRI 较 CT 更优越，主要表现在病灶的显著性，累及解剖间隙的数目、范围和炎性病变的起源等，但是，从实用的角度来看，CT 检查还是诊断颈部感染性或炎性病变的首选方法。舌骨下颈部的感染虽然通过临床症状常能诊断，但 CT、MRI、超声还是常用来寻找有无脓肿。在诊断评价喉和下咽时，内镜检查是第一位的，但由于断层图像能够对喉的深部组织进行评价，故影像学检查是必不可少的补充检查手段。CT、MRI 均能提供很好的显示喉和下咽的细节图像。随着多排探测器采集技术的应用，图像采集速度极快，并可进行多方位及三维图像重组。由于 MRI 的高分辨率和高软组织对比度，多数学者认为颈部感染性病变检查首选 MRI。

## 四、相关疾病影像学表现

### (一)舌骨上颈部感染性病变

**1. 鼻咽部** 鼻咽是指腭帆平面以上的部分,近似于立方体,其前界为后鼻孔,上界为蝶骨体,后界为斜坡和第 1、2 颈椎,下界为软腭,向前经鼻后孔通鼻腔。在其侧壁正对下鼻甲后方,有咽鼓管咽口通中耳鼓室。在咽鼓管咽口前、上、后方有弧形的隆起称咽鼓管圆枕(tubal torus)。咽鼓管圆枕的后方与咽后壁之间的纵形深窝,称咽隐窝(pharyngeal recess)。在鼻咽后上壁的黏膜内有丰富的淋巴组织,称咽扁桃体(pharyngeal tonsil),幼儿时期较发达。6~7 岁后开始萎缩,至 10 岁后差不多完全退化。

鼻咽与邻近的咽旁间隙、咀嚼间隙、颞下间隙、鼻腔、眼眶、蝶窦和颅底关系密切,虽然鼻咽周围的间隙有筋膜包绕,但筋膜较薄弱,不能有效地阻挡感染的扩散。

(1)细菌性感染、真菌感染、肉芽肿性疾病:鼻咽弥漫性炎症或炎性肿块可伴有腺样体和咽部及咽旁间隙的感染,伴有斜坡或蝶骨骨髓炎,或伴有颞骨岩尖的感染,后者可继发于耳部感染性病变。鼻窦腔的侵袭性真菌感染可很快扩展到颅底、鼻咽和邻近组织,增强 CT 或 MRI 能显示上述改变。当感染趋于慢性时,可见硬结形成。鼻硬结病是呼吸道的慢性肉芽肿性疾病。

(2)感染性单核细胞增多症:这是一种系统性良性自限性疾病,是由 EBV(Epstein-Barr virus)病毒(一种接触传染性病毒)感染所致。其临床特征为发热,咽喉炎,淋巴结肿大,外周血淋巴细胞显著增多并出现异常淋巴细胞,嗜异性凝集试验阳性,感染后体内出现抗 EBV 抗体。常有颈部淋巴结肿大,肝、脾大。

**2. 咽旁间隙和咀嚼间隙** 颈筋膜基本上有两个主要组成部分:颈浅筋膜层和颈深筋膜层,其中颈深筋膜又分为三层:颈深筋膜浅层、颈深筋膜中层、面部和颈部间隙。

咽旁间隙位于翼内肌、腮腺深部与咽侧壁之间,呈倒立的锥体形。上抵颅底;下达舌骨平面;前界为翼下颌韧带、颌下腺上缘;后界为椎前筋膜。由茎突及茎突诸肌将此间隙分为前后两部。前部称咽旁前间隙;后部称咽旁后间隙。咽旁前间隙较小,咽升动、静脉行于其中,内侧有咽上缩肌及腭扁桃体。腭扁桃体感染可侵及该间隙。咽旁后间隙较大,内有颈内动、静脉及第Ⅸ~Ⅻ脑神经及颈深上淋巴结,此内容为腮腺床的结构。咽旁间隙与翼颌间隙、颞下间隙、下颌下间隙、咽后间隙相通,因此病变可以由一间隙向另一间隙播散而不必穿过筋膜边界。

(1)咽黏膜间隙:腺样体因炎症刺激发生病理增生,称为腺样体肥大。多见于儿童,常与慢性扁桃体炎合并存在。儿童鼻咽腔狭小,肥大的腺样体常堵塞后鼻孔和咽鼓管咽口,可出现听力减退和耳鸣,有时可诱发化脓性中耳炎,常可并发鼻炎和鼻窦炎,说话时有闭塞性鼻音,睡眠时有鼾声,常张口呼吸。鼻咽部侧位平片,见鼻咽顶后壁软组织广泛肿胀、增厚,表面柔软光滑。鼻咽腔因腺样体增生而狭小,局部骨质无改变。CT 横断面表现为鼻咽顶后壁弥漫性软组织增生,一般为对称性,表面可不平,平扫呈等或稍高密度,密度均匀,增强扫描显著强化,与周围邻近结构界线清楚,颅底骨质无破坏,伴有中耳炎、乳突炎及鼻窦炎时则有相应改变(图 3-6-1)。MRI 矢状面可清楚地显示鼻咽顶后壁腺样体的肥大程度及鼻咽腔狭窄的程度,腺样体肥大 T1WI 呈等或略高信号,与黏膜信号等同,T2WI 呈较高信号(图 3-6-2)。

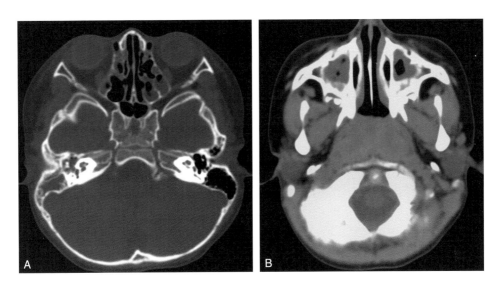

**图 3-6-1　腺样体肥大并右侧中耳乳突炎**

A. 横轴位软组织窗显示鼻咽顶后壁软组织增厚,咽腔明显变窄;B. 横轴位骨窗显示右侧中耳乳突内密度增高影,听小骨模糊

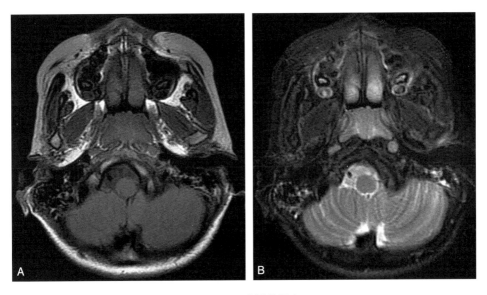

**图 3-6-2　腺样体肥大**

女,11 岁。鼻塞,打鼾。横断位 T1WI、T2WI 显示腺样体增大,阻塞后鼻孔,双侧颞骨乳突小房黏膜增厚

（2）茎突前咽旁间隙：茎突前咽旁间隙包括咽黏膜间隙、腮腺间隙、咀嚼间隙，其感染多来源于邻近感染性病变播散，如咽炎、扁桃体炎、扁桃体周围脓肿、颌后静脉血栓形成、腮腺结石病、腮腺深叶脓肿、牙齿感染、第 3 磨牙拔出伤及翼突下颌缝等，还可继发于穿透侧咽壁外伤的感染。扁桃体急性感染在 CT 上可表现为相邻脂肪层的消失和软组织肿块影，通常边界欠清，有强化，并可延伸至筋膜层和皮下组织；受累肌肉可出现强化和体积肿大，局部皮肤增厚，皮下组织可出现线形或斑片状强化（图 3-6-3）。炎性渗出物在 MRI T1WI 上为低或中等信号强度，通常与邻近肌肉信号强度相等，蜂窝织炎和脓腔在 T2WI 上信号强度增加。

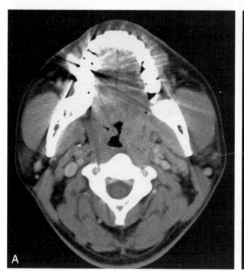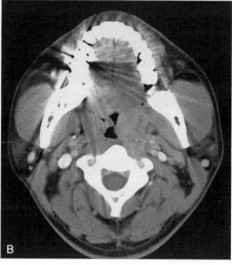

**图 3-6-3　左侧扁桃体急性感染**

A、B. CT 增强显示左侧扁桃体明显增大，其内密度欠均匀，咽腔变窄

（3）茎突后咽旁间隙：颈动脉间隙蜂窝织炎或脓肿可从邻近间隙蔓延或是感染的颈内静脉淋巴结破溃（图 3-6-4）。MRI 用来评价茎突后咽旁间隙内隔腔感染非常有价值，根据颈内动脉和颈内静脉正常血管流空影消失的特征，可协助诊断血管内血栓形成。

（4）咽后间隙

1）反应性淋巴结增生：淋巴结增大（直径大于 1cm），但淋巴结形态正常，呈大椭圆形或肾形（图 3-6-5）。

2）化脓性淋巴结炎：化脓的淋巴结肿大，CT 上表现为中心密度减低或磁共振上表现为液体信号。然而，这些中心区的改变在并未完全化脓的早期淋巴结液化时就可以看到。完全化脓的淋巴结可以通过其边缘强化和相应的咽后间隙水肿识别（图 3-6-6）。

3）蜂窝织炎：最常见的咽后间隙感染的患者通常为局限在鼻咽或口咽水平咽后间隙的蜂窝织炎，表现为弥漫性的增厚（大于椎体前后径的 3/4），而且咽后软组织出现强化。当脓肿形成时，它表现为一个充满液体边缘强化的区域，其内可见气体及液体。

（5）咀嚼肌间隙：通常来源于牙源性脓肿、下颌骨骨髓炎、坏死性外耳道炎的蔓延。放射

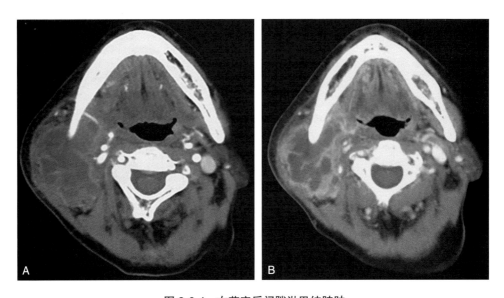

**图 3-6-4　右茎突后间隙淋巴结脓肿**

A、B. CT 增强检查动脉期、静脉期右侧茎突后间隙不规则低密度,边欠清,增强扫描呈环形强化

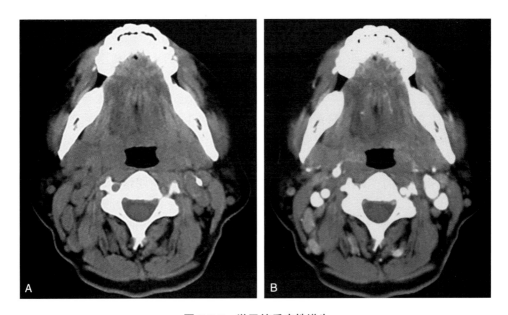

**图 3-6-5　淋巴结反应性增生**

A. 横轴位 CT 平扫显示双侧颈部淋巴结增大,淋巴结横径与纵径之比大于 2;B. 横轴位 CT 增强显示淋巴结呈轻度均匀强化

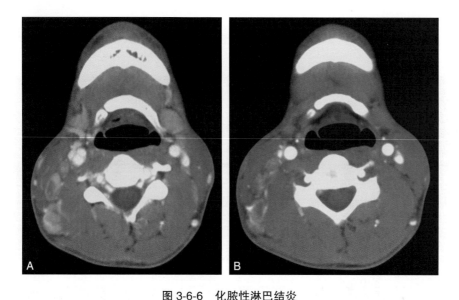

**图 3-6-6　化脓性淋巴结炎**

A、B. CT 增强检查动脉期、静脉期显示右侧颈部淋巴结增大,密度不均匀,边欠清,增强扫描呈环形强化

学的检查首先照颌部全景片,看是否有根尖周围脓肿或肉芽肿,评价是否有骨髓炎的存在。CT 扫描可以显示由于蜂窝织炎而导致的脂肪间隙的丧失或液体聚集,简易穿刺引流。骨髓炎以骨皮质破坏并伴随骨髓腔的密度增高及骨内边缘不清的透亮区为特征(图 3-6-7)。若感染长期存在则可看到死骨块和骨质硬化。MR 图像上,脂肪层的破坏,多间隙的受侵及液体聚集提示为脓肿。另外,如正常的骨皮质信号的消失和 T1WI 图像上正常骨髓脂肪信号的消失,可确定为骨髓炎。T2WI 能显示骨膜下脓肿或下颌骨骨髓腔内信号增高。

(6)腮腺间隙:包括蜂窝织炎 / 脓肿、良性淋巴上皮性病变、肉芽肿、木村病等(图 3-6-8)。腮腺间隙的感染比较典型的是起自脱水的腺体,后者是由于口腔的凝固酶阳性葡萄球菌经 Stenson 管使腺体感染。当感染起自腺体本身时常会出现多房性脓肿。

(7)椎体周围间隙:感染来源于椎体骨髓炎、蜂窝织炎/脓肿。腰椎 X 线片多无明显异常,以后可逐渐出现椎体骨质疏松、终板侵蚀破坏、椎间隙变窄;晚期椎间隙明显狭窄,椎体硬化,甚至骨桥形成。CT 检查可显示骨小梁改变和骨质破坏较 X 线片敏感。多在发病 3 周可显示椎体骨质毛糙、模糊,椎间盘密度减低,以后出现终板的破坏和硬化征象,同时可显示椎旁软组织影,椎间盘密度降低对椎间隙感染的早期诊断具有重要意义。MRI 可在 X 线片上无任何改变前显示椎间隙及椎体信号的改变,是目前椎间隙感染最佳的早期检查手段。椎间隙及相邻的椎体面在 T1WI 呈低信号,T2WI 呈高信号或高、低混杂信号。

**3. 涎腺**　涎腺又称唾液腺,由腮腺、颌下腺、舌下腺三大对涎腺以及位于口咽咽部、鼻腔和上颌窦黏膜下层的小涎腺组成。口腔的小涎腺按其所在解剖部位分别称为唇腺、颊腺、腭腺、舌腺、磨牙后腺等。

(1)急性化脓性涎腺炎伴脓肿形成:CT、MRI 对感染和脓肿的显示非常有帮助。腺体弥漫性肿胀,脓肿表现为单房或者多房性液体密度影。急性期常会引起颈部浅筋膜和颈部深筋膜层的增厚,皮下脂肪也会受累(图 3-6-9)。病变在 T2WI 呈高信号,MRI 强化扫描可见强

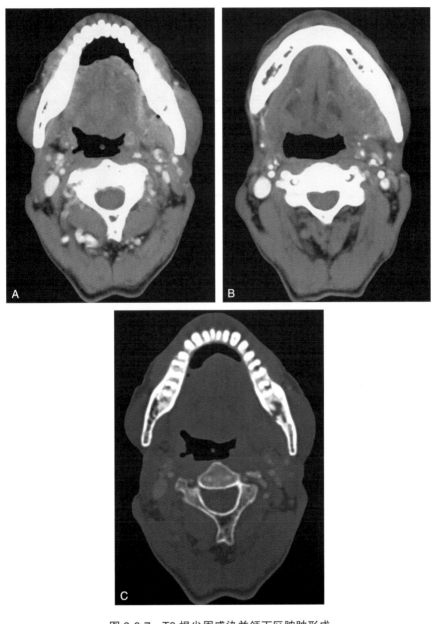

**图 3-6-7 T8 根尖周感染并颌下区脓肿形成**

A、B. CT 增强动脉期相应部位软组织增厚,并见不均匀条片状强化;C. 横轴位骨窗显示 T 8 根尖周骨质破坏,边缘模糊,舌侧骨皮质中断

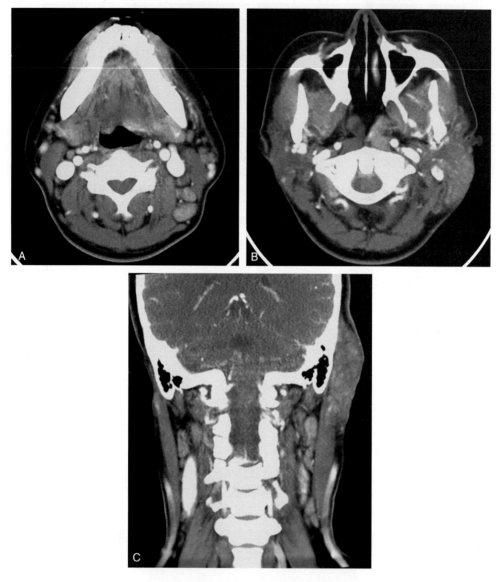

图 3-6-8 Kimura 病

A、B. CT 增强扫描横轴位显示左侧腮腺后部轻度强化增厚软组织影,边欠清,与腮腺分界不清;
C. 冠状位显示同侧颈部多发增大淋巴结,轻度均匀强化

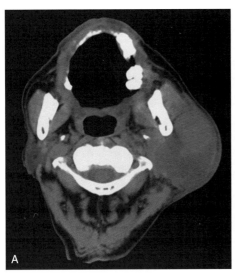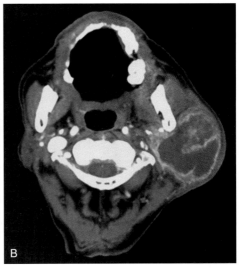

**图 3-6-9 腮腺脓肿**

A. 横轴位 CT 平扫左侧腮腺明显增大,平扫示密度不均匀,其内见不规则低密度;B. 横轴位 CT 增强扫描显示环形强化

化表现。钙化和结石的出现是炎症性病变的另一诊断依据。涎腺的慢性阻塞性疾病最终会导致腺体的萎缩和脂肪变性。

(2) 慢性复发性涎腺炎:CT 对于涎腺炎症病变的诊断要优于 MRI。腺体肿大,伴或不伴有营养不良性钙化,腺体内部导管扩张和脓腔形成在 CT 表现为低密度区(图 3-6-10)。慢性炎症改变在 MRI 观察中表现为 T1WI、T2WI 相对低信号。

(3) 涎腺的肉芽肿性病变:涎腺成像和 CT 检查常可以发现腮腺的弥漫性肿大,发生于腺体内部的多发小结节影或者单发的肿块。在腮腺肉芽肿的患者中,面神经位于腮腺内的部分可增粗和外形变得不规则。

(4) 放射性涎腺炎症:放射性涎腺炎特征表现为腺体急性肿大,触痛明显。在 CT 上表现为高密度影,增强扫描表现为明显强化。

(5) 涎腺结石和慢性涎腺炎:涎腺结石的影像诊断包括平片、超声、CT、常规涎腺造影技术。超声及 CT 可发现涎腺内结石(图 3-6-11)。造影检查的造影剂会使涎腺导管远端的结石在造影剂的衬托下显示得更清楚。

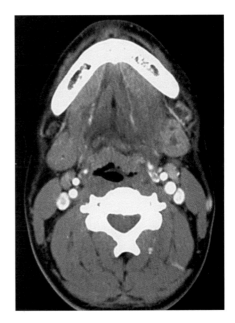

**图 3-6-10 左侧颌下腺慢性炎症**

CT 增强扫描显示左侧颌下腺密度不均匀,其内见斑片状低强化,边欠清

**4. 口腔和口咽的感染性病变** 口腔是消化道的起始部分。前借口裂与外界相通,后经咽峡与咽相续。口腔内有牙、舌等器官。口腔的前壁为唇、侧壁为颊、顶为腭、口腔底为黏膜

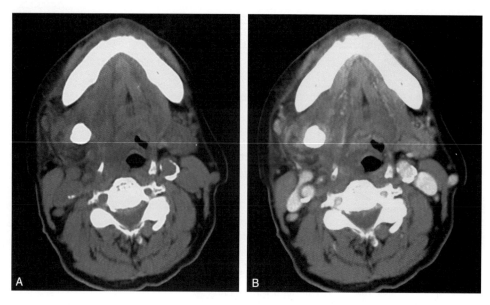

**图 3-6-11 颌下腺结石并感染**

A. 横轴位 CT 平扫右侧颌下腺内见片状高密度结石,颌下腺增大,密度不均匀,边界不清,其周脂肪间隙模糊;B. 横轴位 CT 增强右侧颌下腺内不均匀性中度强化

和肌等结构。口腔借上、下牙弓分为前外侧部的口腔前庭和后内侧部的固有口腔。口咽位于会厌上缘与腭帆之间,向前经咽峡通口腔。其外侧壁腭舌弓与腭帆之间的腭扁桃体窝内容纳腭扁桃体。腭扁桃体、咽扁桃体、舌扁桃体在鼻腔和口腔通咽处,共同形成一个淋巴环,称咽淋巴环,具有防御功能。

(1)牙源性感染:牙源性感染最常见的病因是口腔卫生不良导致的根周或牙周疾病。牙源性感染可导致蜂窝织炎、肌炎、筋膜炎或骨髓炎和脓肿形成。蜂窝织炎 CT 特征是皮肤和皮下软组织的增厚,脂肪组织的密度增高伴有斑点状的不规则强化。筋膜炎表现为筋膜的增厚;肌炎表现为肌肉的增厚(图 3-6-12)。MRI 上蜂窝织炎、肌炎及筋膜炎边界不清,T2WI上信号弥漫性增高,在增强 T1WI 图像上有条纹状和边界不清的强化。

(2)起源于涎腺的感染:下颌下腺和少见的舌下腺炎症过程是由于涎腺管内结石或纤维化狭窄造成的。结石和狭窄可导致下颌下腺导管的扩张,随后形成导管的感染、腺体实质感染和脓肿形成。急性涎腺炎在 CT、MRI 上的特征包括导管系统扩张和管壁强化。在 MRI T2WI 像上信号强度增加,在 T1WI 信号减低,注入对比剂后明显强化。慢性复发性涎腺炎,MRI 和 X 线涎腺造影表现为唾液腺导管的狭窄和扩张。CT 上显示边界清楚的均匀强化的腺体,在 MRI T2WI 呈低信号,提示纤维化(图 3-6-13)。

(3)扁桃体和扁桃体周围炎症、扁桃体结石:CT 目前被认为是首选的成像方法。CT 显示脓肿腔早期被限制在咽部黏膜间隙;如果咽肌被穿透,炎症可扩散到咽旁间隙或咽后间隙内。扁桃体结石是慢性扁桃体炎的后遗改变,在扁桃体内见单发或多发的钙化(图 3-6-14)。

**(二)舌骨下颈部感染性病变**

**1. 喉和下咽** 喉和下咽位于颈前正中。上方起自会厌上缘,下至环状骨下缘,约相当于第 3 颈椎上缘至第 6 颈椎下缘水平。喉是一个中空器官,与下咽关系密切。

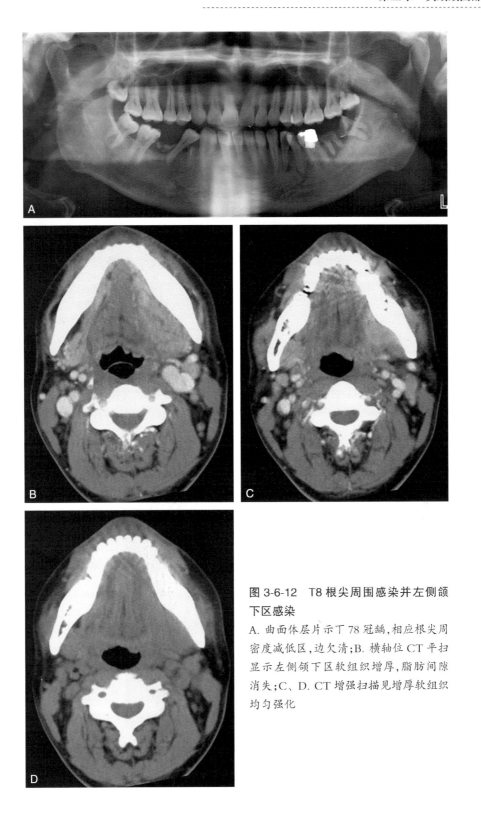

图 3-6-12 T8 根尖周围感染并左侧颌下区感染

A. 曲面体层片示 T78 冠龋,相应根尖周密度减低区,边欠清;B. 横轴位 CT 平扫显示左侧颌下区软组织增厚,脂肪间隙消失;C、D. CT 增强扫描见增厚软组织均匀强化

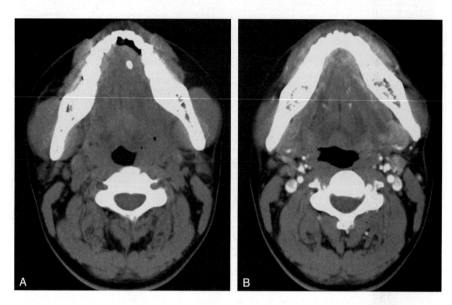

**图3-6-13  左侧颌下腺导管结石并感染**

A.横轴位CT平扫左侧颌下腺导管走行区近颏部区见斑片状高密度;B.横轴位CT增强扫描见左侧颌下腺导管扩张,壁增厚并可见强化

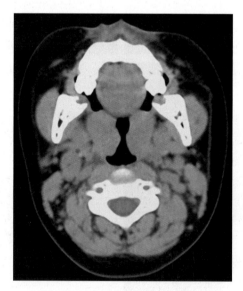

**图3-6-14  双侧扁桃体慢性炎症**

横轴位CT平扫显示双侧扁桃体增大,密度
较均匀,咽腔变窄

（1）喉气管炎或假膜性喉炎：发生于 3 个月至 3 岁儿童的感染，由副流感病毒引起。有数天上、下呼吸道症状，随后发展为典型的犬吠样咳嗽及哮鸣。声门下区黏膜肿胀最明显，这个部位的狭窄，导致气道逐渐变细，形成平片的"葡萄酒瓶"样改变。

（2）会厌炎和声门上炎：发生于老年早期，由 B 型流感嗜血杆菌引起。平片上可以看到会厌和喉部声门上弥漫性肿胀的典型表现。

（3）肉芽肿性疾病：各种肉芽肿性疾病可累及喉和下咽。韦格纳肉芽肿是引起炎性病变的坏死性血管炎，喉是韦格纳肉芽肿最早的表现部位。临床上喉部病变可以位置表浅，或表现为黏膜下肿块，最常见于声门下区。

**2. 其他舌骨下颈部疾病**

（1）颈部淋巴链炎症（图 3-6-15）

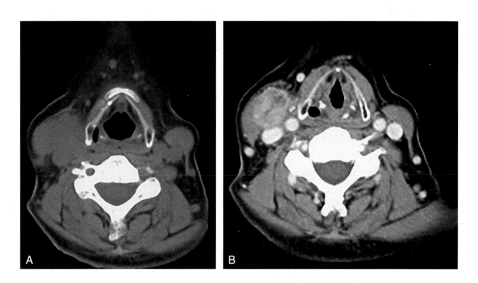

**图 3-6-15　舌骨下颈部淋巴结脓肿**

A. 横轴位 CT 平扫胸锁乳突肌内侧见结节影，边欠清；B. 横轴位 CT 增强结节呈环形强化

（2）深部间隙感染（咽后间隙）：咽后间隙感染包括蜂窝织炎和脓肿，最常见于儿童。CT 成为疑有咽后间隙感染患者的常规检查方法。CT 最主要的适应证是鉴别蜂窝织炎和脓肿，在 CT 上蜂窝织炎表现为咽后间隙增宽，表现为低密度区，异常区域周边无明显环状强化。脓肿表现为咽后间隙增宽，为低密度区域（伴或不伴有气体），以及环绕异常区域明显的不规则或环状强化（图 3-6-16）。

（3）软组织感染：根据入侵的方式可以将软组织感染分为丹毒、蜂窝织炎、坏死性筋膜炎、肌炎和肌肉坏死。蜂窝织炎以皮肤和皮下组织增厚，脂肪密度增高伴条纹状、不规则强化、无积液为特点。筋膜炎表现为筋膜增厚或筋膜强化。静脉注射对比剂后无明显强化。肌炎表现为颈部肌肉或肌群的增厚有或无强化，肌肉坏死可显示强化范围内的低密度区，或直接显示明显的肌肉中断。

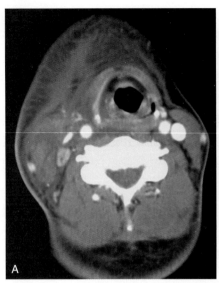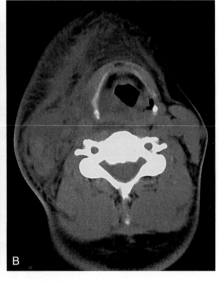

**图 3-6-16  下颈部感染**

A. 横轴位平扫右侧颈部软组织肿胀,密度不均匀增高,脂肪间隙模糊;B. 横轴位增强扫描呈不均匀强化,胸锁乳突肌内侧见斑片状低强化影

## 五、研究进展及存在问题

颈部感染性病变种类繁多,来源广泛,可以是原发的细菌、真菌感染,也可由邻近组织、器官感染蔓延而来,甚至可继发于外伤、手术及放射性炎症,其影像学表现多样复杂。无论是舌骨上区感染性病变还是舌骨下区感染性病变,其诊断除了依据临床表现之外,还可依据内镜、超声检查、CT 及 MRI 检查。内镜能较好地显示口腔咽喉部黏膜表面的病变,但对于感染病变的范围、深度的诊断则不能做出准确的评估;超声是检查颈部浅表病变的首选检查方法,它能很好地评估病变的范围及性质,有无脓肿的形成等,但对于深部组织内的病变的评估则效果不佳。而 CT、MRI 则能很好地显示颈部深部病变的范围及邻近组织的受侵程度,有无脓肿、中断形成,邻近骨质的情况。CT、MRI 的增强检查则能进一步对于颈部感染性病变进行更加准确的诊断,排除其他病变的可能。但是对于大部分感染性病变而言并无特征性的影像学表现,因此需要结合临床病史、化验检查等资料综合分析,做到早期诊断,为临床尽早采取有效的治疗提供依据。

## 第七节  眼眶感染性病变

## 一、概述

眼眶由骨性眶壁和眶内容物组成。眶内容物包括眼球、眼外肌、视神经、泪器、血管及筋膜等,各组织之间充满脂肪。眼球由球壁和球内容物组成。在影像学中球壁也称眼环,球内容物包括晶状体、玻璃体和房水。晶状体在 CT 上呈梭形高密度影,CT 值可达 120~140HU,MRI 呈 T1WI 等信号、T2WI 低信号;玻璃体和房水在 CT 上呈低密度,MRI 呈 T1WI 低信号,T2WI 高信号。眼外肌包括上、下、内、外直肌和上、下斜肌。视神经分为球壁段、眶内段、管内段和颅内段。

## 二、相关疾病分类

眼眶感染性病变较为常见,分类方法较多。按感染类型分为蜂窝织炎及脓肿、特发性眶部炎症及 Graves 眼病;按病程分为急性、亚急性和慢性;按病原体分为细菌、真菌、病毒以及病因不明的非特异性炎症;按感染途径分为外伤性、鼻窦源性、血源性等,其中以鼻窦源性最多见。

## 三、影像诊断流程

普通 X 线检查对眼眶蜂窝织炎的诊断价值有限。超声属于无创性检查,简便迅速,可根据内部回声的异常提示病变的病理改变阶段,但难以发现眼眶深部及邻近结构的异常。眼眶 CT、MRI 检查可以全面、客观显示病变范围及毗邻结构情况,还可发现合并的骨髓炎以及邻近鼻窦炎或异物等,为眼眶蜂窝织炎临床诊断、诊疗评价的重要手段。综合病史、临床表现辅以影像学表现有助于眼眶蜂窝织炎诊断以及鉴别。

普通 X 线检查对蜂窝织炎和脓肿的诊断价值有限。超声检查无创、简便、迅速,可根据内部回声的异常提示病变的病理改变,常作为首选的检查方法,但其难以发现眼眶深部及邻近结构的异常。眼眶 CT、MRI 检查为眼眶蜂窝织炎临床诊断、疗效评价的重要手段。CT 检查可以显示眶内软组织及邻近骨质异常的改变。MRI 检查软组织分辨率较高,可以明确显示病变累及的范围。

超声能显示特发性眶部炎症病变内部的结构、性质及其与周围软组织的关系。CT 检查可以清楚显示病变形态、大小及位置,并进行空间定位,也可以显示周围结构的继发改变,为较好的检查方法。MRI 检查对病变显示较为清晰,根据其不同的信号强度可提示病变的组织结构。

临床上对 Graves 眼病的诊断常用 CT 检查,眼眶 CT 能评价眼外肌大小和眼球位置,多排螺旋 CT 的多平面重建技术能较为清晰地显示诸眼外肌的梭形增粗,对诊断 Graves 眼病是有帮助的。MRI 检查除了更为清晰地显示眼外肌形态的改变外,还能显示信号的异常变化,从而可间接推断眼外肌的病程进展,为该病的首选检查方法。

## 四、相关疾病影像学表现

1. **蜂窝织炎及脓肿**　眼眶蜂窝织炎为细菌性感染引起的眶内软组织急性炎症,表现为疏松结缔组织内大量中性粒细胞浸润。其常由鼻窦炎、外伤等引起,小儿发病最为常见。临床上表现为眼睑红肿、球结膜充血水肿、眼球运动障碍,可伴有视力减退。如感染不能及时控制,可导致眼上静脉血栓性静脉炎,严重者可致眶内脓肿形成,向颅内发展引起海绵状血栓性静脉炎、脑膜炎及硬膜下脓肿。

超声表现:球后脂肪垫扩大,脂体回声不均,光斑稀疏,眼球壁与球后眶脂体之间出现超声裂隙。如果炎症累及眼球筋膜,可显示眼球筋膜炎的声像改变。CT 表现:眼睑肿胀增厚,鼻源性感染早期病变局限于肌锥外间隙,内直肌增粗、轮廓模糊(图 3-7-1)。随着病变进展

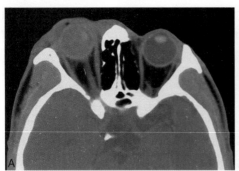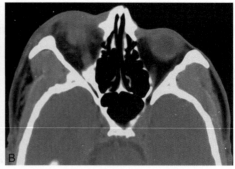

**图 3-7-1　眼眶蜂窝织炎**

横轴位 CT 平扫显示右侧眶隔软组织增厚,边缘模糊

表现为眼球突出,眼眶前间隙、肌锥内、外间隙正常结构间界面消失,脂肪间隙内存在软组织密度影。眼外肌增粗、模糊、受压移位,眼环、视神经、泪腺可受累。眶壁骨质增生、硬化,考虑长期、反复炎症刺激所致。CT 显示眶壁骨质的异常优于 MRI。累及颅内可见受累的脑膜增厚强化,脓肿壁明显强化。MRI 表现:早期病变局限于肌锥外间隙,眶内侧及鼻窦相邻处可见边界不清的软组织信号影,T1WI 呈等信号,T2WI 呈高信号,常可同时显示相邻鼻窦炎的存在。随着病变弥漫性进展,眼眶正常结构界面消失,眼睑肿胀,眼外肌增粗,轮廓模糊,肌锥内、外间隙弥漫性混杂信号影,T1WI 呈低信号,T2WI 混杂略高信号;增强 T1WI 脂肪抑制图像显示病变不均匀弥漫性强化,可见多发大小不等的脓腔形成。骨膜下脓肿表现为眶壁下宽基底异常信号,T1WI 呈等或略低信号,T2WI 呈高信号,边界清楚或模糊;增强后病变周围均匀强化,中央无强化。眼静脉血栓形成时,眼静脉流空信号消失,信号增高。眼眶蜂窝织炎沿解剖孔道向颅内蔓延扩散,可并发海绵窦栓塞性静脉炎、脑膜炎、硬膜外脓肿、败血症等严重并发症。增强后可见脑膜及脓肿壁明显增厚强化。

**2. 特发性眶部炎症**　常被称为炎性假瘤,目前认为是一种免疫反应性疾病。淋巴细胞浸润型组织内可见大量淋巴细胞、浆细胞和(或)嗜酸性细胞浸润,弥漫或灶性分布。硬化型表现为大量纤维结缔组织增生、呈索条状或团块状排列,部分区域呈玻璃样变或退行性变,病变内仅可见少量淋巴细胞和(或)浆细胞浸润。混合型表现为慢性炎症病变细胞浸润和增生的纤维结缔组织混杂,周围可见胶原纤维包绕,部分胶原纤维呈玻璃样变或退变。

超声表现:根据生长方式和累及结构不同,声像图表现不同。增生肿块为主者,肌锥内、外间隙均可发生,表现为眶内肿块影,形状不规则,边界多清晰,内部回声低,后界显示不清;弥漫性炎症者,眶内病变广泛,受累结构多,声像图上回声分布不均匀,眶内结构紊乱不清;发生于泪腺的病变表现为泪腺肿大,内部回声减少,后界清晰;如累及眼外肌表现为一条或多条眼外肌增粗,肌腱附着点也肿大。CT 表现:多排螺旋 CT 检查可清晰显示炎性假瘤侵犯眼眶的结构及范围,病变表现多样,均无特异性,一般呈软组织密度,密度不均匀,增强后可有不同强度的强化。以增生肿块为主者,可位于眶内任何部位,多呈不规则软组织肿块影,边界清晰,相邻眼外肌受压移位,边界欠清。累及球壁及眼肌附着点可导致眼环增厚,眼球形态欠规则,增强后病变强化较均匀;弥漫性炎症者表现为球后弥漫性的软组织密度影,与诸结构分界欠清。眶脂体低密度消失,视神经增粗,边界不清,泪腺受累表现为体积肿大,眶部及睑部均增大,密度增高。眼外肌受累常表现为多条眼肌弥漫性肿大,边缘不清,肌腱附着点常受累增厚(图 3-7-2)。MRI 表现:不仅能清楚显示病变的形态及累及范围,还能根据其信号的不同判断其病理类型。肿块在 T1WI、T2WI 均呈等信号时,可能是以淋巴细胞浸润为主;在 T1WI、T2WI 均呈略低信号,可能是以纤维增生为主。弥漫性炎性病变表现为眶内形态不规则的肿物,与周围组织结构分界不清,边缘模糊,泪腺及眼肌受累时,不仅体积增大,信号也可发生与病变类似的异常改变,眼肌的增粗同时累及肌腹及肌腱。增强后病变呈不均匀中等强化。

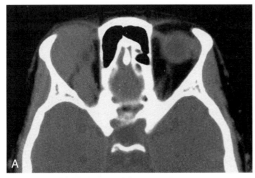
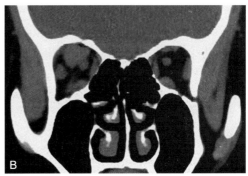
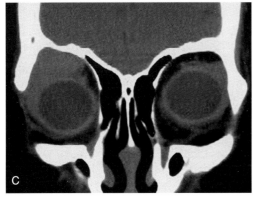

图 3-7-2 泪腺炎型炎性假瘤

A. 横轴位 CT 平扫;B、C. 冠状位 CT 平扫显示右侧泪腺增大,边界不清,右侧上直肌增粗

3. Graves 眼病 发病机制目前尚未完全清楚,是一种多种因素参与的甲状腺相关性眼病,可能与疾病基因、自身免疫等多种因素有关。其眼部病变亦是一种组织特异性自身免疫性疾病。早期为眼外肌水肿,慢性炎性细胞(包括淋巴细胞及浆细胞等)浸润,主要发生于肌腹,少数可累及肌腱。晚期眼外肌纤维化及部分脂肪变性。球后眶内脂肪增多,伴广泛炎性改变。主要临床表现为无痛性突眼、眼肌麻痹,通常双眼受累。患者起病隐匿,近半数患者无任何自觉症状或症状较轻,由他人发现眼部异常而就诊。病程较短,多见于女性。

CT 检查:表现为眼球突出,眼外肌呈梭形肿胀增粗,肌腱和肌止点无明显改变,多无眼环增厚;眼静脉回流受压可引起的眼静脉淤血、增粗,可伴有结膜、眼睑水肿及泪腺肿大(图 3-7-3)。MRI 检查:通常是眶内多条眼外肌增粗,也可以是单条眼外肌增粗,眼外肌肿胀发生频率由高到低为下、内、上、外直肌,增粗的眼外肌以肌腹增粗为主,因眼外肌发生水肿、纤维化及脂肪变等病理变化,其 MRI 可呈高或低信号,T2WI 表现明显。如发现眼上静脉迂曲增粗、视神经蛛网膜下腔增宽及视盘区增大,提示为增粗的眼外肌眶尖区压迫所致。

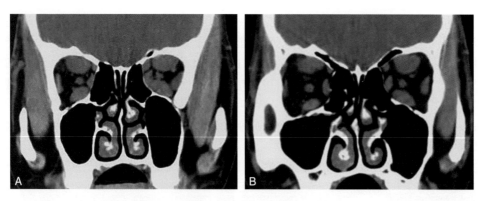

图 3-7-3  Graves 眼病

A、B. 冠状位平扫显示双侧多条眼肌增粗,以上直肌及下直肌增粗明显

## 五、研究进展及存在问题

眼眶炎性假瘤 CT 及 MRI 表现复杂多样,缺乏特异性,需结合临床病史才能正确诊断。B 超检查可作动态观察,加压探头,观察肿物是否具有回缩性,以此判断肿物为实性或囊性,从而与血管瘤或表皮样囊肿等鉴别,但对于眶深超过 4cm 的病变或造成骨壁破坏的病变显示不佳,且不能很好地显示病变的空间位置。

对 Graves 眼病的诊断常用 CT 检查,其能评价眼外肌大小和眼球位置,但 CT 的软组织分辨力不如 MRI,对细微病变的显示较弱,不能区分眼外肌的水肿与纤维化,而 MRI 却可以较准确地判断病变部位,推测病变时期,因此,MRI 对 Graves 眼病诊断的意义更大。

# 第八节  耳部感染性病变

## 一、概述

颞骨由鳞部、鼓部、乳突部、岩部、茎突组成,包含外耳、中耳、内耳、岩尖、面神经及血管等。外耳道长约 2.5~3.0mm,呈"S"形,由骨及软骨组成,软骨部约占外 1/3,骨部占内 2/3。中耳由鼓室、鼓窦(乳突窦)、咽鼓管、乳突组成。鼓室为不规则含气腔,内有听小骨,包括锤骨、砧骨、镫骨。鼓窦为一含气空腔,大小、形状、位置与乳突发育有关。咽鼓管为鼓室与鼻咽的通道,长度介于 35~39mm,外 1/3 为骨性管道,内 2/3 为软骨骨管。咽鼓管是连接中耳和咽喉的通道,其内膜含有黏液,有助于清除中耳积液,并维持耳部压力。内耳又称迷路,由致密骨构成,骨壁厚约 2~3mm,分为前庭、前庭窗、前庭水管、半规管、耳蜗、耳蜗水管。面神经走行于颞骨内,总长约 30mm,分为迷路段、水平段(鼓室段)、垂直段(乳突段),有两个弯曲即膝状神经节和锥曲处。颞骨内或周边还有乙状窦、颈静脉窝、颈动脉管、颅中窝底等结构。耳部感染非常普遍,尤其是幼儿。最新研究表明,幼儿罹患感冒,61% 会最终导致耳部感染。

## 二、相关疾病分类

耳部感染性病变可分为中耳乳突炎、恶性坏死性外耳道炎、胆固醇肉芽肿、迷路炎、岩尖炎及胆脂瘤型中耳炎。

## 三、影像诊断流程

X线、CT及MRI检查在耳部感染性病变的诊断中均具有一定价值。中耳乳突炎诊断中，乳突轴侧位X线片可以显示中耳乳突区密度改变，可作为初步检查，但CT密度分辨率较高，在本病诊断中起着非常重要的作用，目前已逐步取代X线检查，MRI检查主要用于判断是否伴有颅内并发症。CT检查常为恶性坏死性外耳道炎首选的检查方法，需行轴位和冠状位扫描；其可以清晰显示外耳道及邻近骨质破坏情况以及软组织病变、脑脓肿等并发症。一旦炎症向外突破了颞骨的限制，MRI对于确定颅内外病变的病程，比CT更准确，如需除外颅内并发症如乙状窦血栓、脑膜炎及脑脓肿时，建议行MRI检查。X线片及CT可以发现胆固醇肉芽肿有重要意义，但与胆脂瘤不能区分，需要与胆脂瘤进行鉴别时应做MRI检查。当临床出现典型迷路炎症状，而CT检查阴性或观察到骨迷路异常时，应行MRI检查以发现膜迷路的病变，MRI增强扫描对于迷路炎的早期诊断非常重要。

CT发现骨迷路局限性密度减低或缺损应考虑迷路炎，进一步增强MRI检查对本病的诊断有很大帮助，迷路腔变窄、消失提示本病，需要与先天畸形、耳硬化症等进行鉴别。岩尖炎影像学表现缺乏特异性，与胆脂瘤、脑膜瘤、转移瘤相似。胆脂瘤亦可发生于岩部，多为先天性。先天性胆脂瘤骨质破坏一般边缘光滑、锐利、界限较为清晰，炎性病变多为溶骨性骨质破坏，边缘不规则，密度不均匀，CT有助于鉴别诊断。MRI增强扫描胆脂瘤多不强化，炎性病变明显强化。溶骨性转移瘤骨质破坏与炎性病变类似，鉴别诊断较为困难，增强扫描转移瘤亦可强化，多有原发病变，主要依靠病理诊断。脑膜瘤累及岩尖较为少见，多有骨质增生，其次在颅内可见软组织肿块，增强扫描明显强化，并可见"脑膜尾征"。

CT为岩尖炎首选的检查方法，可观察岩尖骨质破坏情况。CT为胆脂瘤首选检查方法，可以清晰显示病变位置及其周围骨质破坏情况，听小骨受累情况清晰可见，耳镜发现灰白色至黄色肿物时，应行HRCT检查。进一步进行病变鉴别或观察病变累及范围时需行MRI检查，MRI检查还用于鉴别胆固醇肉芽肿及颅内并发症（图3-8-1）。

## 四、相关疾病影像学表现

1. **中耳乳突炎** 中耳乳突炎多由鼻腔和鼻咽腔炎症经咽鼓管蔓延所致，颅骨骨折累及中耳或血行感染也可引起中耳乳突炎。其包括浆液性、化脓性及结核性三类，结核性中耳乳突炎较少见，化脓性中耳乳突炎最为常见。急性化脓性中耳乳突炎是中耳黏膜的急性化脓性炎症，化脓性细菌多由咽鼓管侵入鼓室，病变常涉及鼓室、咽鼓管和乳突。急性中耳乳突炎可发生于气化型乳突或板障型乳突，而急性中耳乳突炎则最多见于气化型乳突。慢性化脓性中耳乳突炎为中耳黏膜的慢性化脓性炎症，多源于未消散的急性或亚急性中耳乳突炎，持续中耳渗液导致一系列组织学、生物化学改变；少数无急性感染病史者，可由低毒性感染所致。95%以上的慢性中耳乳突炎发生于气化不良乳突，常与慢性乳突炎合并存在。慢性化脓性中耳乳突炎分为单纯型、肉芽肿型及胆脂瘤型三种。

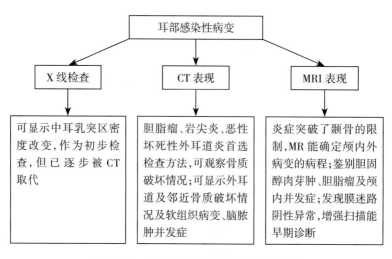

图 3-8-1　耳部感染性病变影像检查流程

X线表现:由于疾病各阶段病变的范围和程度不同,X线表现亦不相同。急性中耳乳突炎时,由于咽鼓管黏膜肿胀,管内气体吸收而透亮度减低;鼓室密度加大,致听小骨被掩盖而显示不清;鼓窦及其周围小房混浊或密度增加。炎症扩散至已气化的乳突时,乳突小房由于黏膜肿胀和小房内气体减少而使乳突透亮度减低,小房混浊呈云雾状,但小房间隔仍清晰可辨;小房内积脓时,乳突小房难于分辨。脓肿向外穿破皮质形成骨膜下脓肿时,乳突皮质出现破坏,常需后前斜位或切线位才能查出。急性中耳乳突炎也常发生在板障型乳突,炎症多局限于中耳,难与慢性中耳乳突炎鉴别,炎症如侵入板障,形成骨髓炎,可发生死骨。CT表现:CT见乳突气房密度增高,气房间隔骨质吸收,密度减低。鼓室、乳突窦内积脓,密度增高,有时可见液平。其中,浆液性中耳乳突炎表现为鼓室及乳突含气腔透明度低,呈液体或软组织密度,无骨质破坏(图3-8-2);化脓性中耳乳突炎除上述改变外,CT可见骨质破坏,一处或数处,边缘不整,边界不清,或在骨破坏区内有死骨碎屑;听小骨可大致完整或部分侵蚀,常见砧骨长脚缺如;残余乳突蜂房间隔增厚,乳突上壁破坏中断则提示感染向颅内发展;结核性乳突炎骨质吸收较显著。MRI表现:MRI可见中耳腔积液或积血,气液平面,乳突气房信号增高,其显示颅底及颅后窝清晰,是显示颅内并发症的最佳检查方法(图3-8-3)。

**2. 恶性坏死性外耳道炎**　恶性坏死性外耳道炎常见于患有糖尿病的老年患者,免疫抑制患者发病风险明显增高。致病菌以铜绿假单胞菌为主,病理表现为坏死及肉芽组织。感染开始于外耳,向外耳道壁周围扩展。病变具有很强的侵袭性,可进展为颞骨及颅骨的骨髓炎。颅内病变可形成乙状窦血栓、脑膜炎及脑脓肿。感染向前扩展可侵犯颞下颌关节。根据病变程度不同,Kraus提出临床分期标准:Ⅰ期:炎症局限于外耳道及乳突气房。Ⅱ期:Ⅰ期+颅底骨髓炎及脑神经麻痹。Ⅲ期:Ⅱ期+炎症扩散至颅内。

恶性坏死性外耳炎的影像学表现与外耳道癌相似,都会有骨性外耳道的侵蚀和破坏,且因软组织水肿致外耳道腔变窄。通常,病变早期只有软组织感染改变,无骨质破坏;晚期有骨质破坏和死骨形成。CT表现:外耳道、鼓室及乳突气房充以软组织密度影;骨质侵蚀破坏多从外耳道下壁开始,逐渐其他壁及相邻骨质破坏,边缘不整;面瘫者可见外耳道后壁及面神经管乳突段骨质破坏(图3-8-4)。MRI表现:外耳道、鼓室及周围软组织浸润,T1WI及

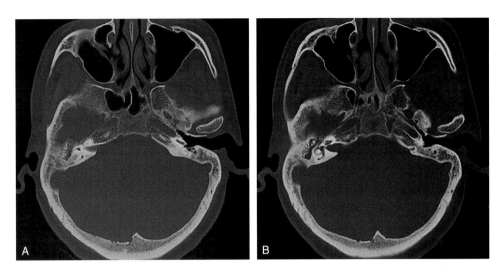

**图 3-8-2 慢性中耳乳突炎**

A、B. 颞骨高分辨率 CT 显示右侧中耳鼓室及乳突内密度增高影,听小骨边缘较模糊

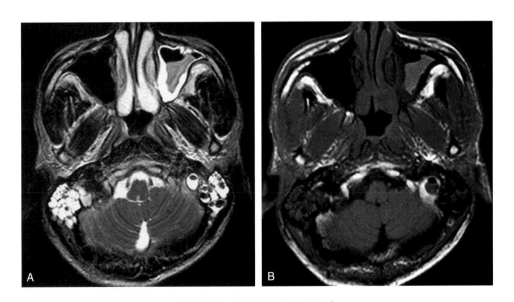

**图 3-8-3 双侧急性中耳乳突炎**

A、B. 横轴位 T2WI、T1WI 双侧中耳鼓室及乳突内见异常信号影,T1WI 呈低信号,T2WI 呈高信号,局部可见气 - 液平面

T2WI 均呈较低信号,增强后中度强化;颅内并发症的相关表现。

**3. 胆固醇肉芽肿** 胆固醇肉芽肿为一种肉芽组织增生,属炎性肿块,内含棕色半液态物质,含胆固醇,可见多核巨细胞、泡沫细胞及吞噬了含铁血黄素的巨细胞,细胞外含铁血黄素聚集,无角化鳞状上皮,常伴出血。病变好发于鼓室及窦入口区,较少发生于岩部。胆固醇肉芽肿病程较长,常与中耳乳突炎及胆脂瘤并存,一经形成将很难消退,并进一步妨碍中耳及乳突气房通气,使病变扩展。

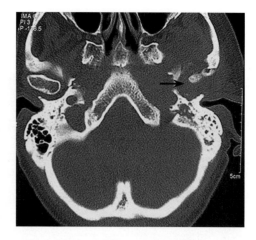

**图 3-8-4 恶性坏死性外耳道炎**
颞骨高分辨率 CT 显示外耳道、鼓室及乳突气房充以软组织密度影,并见较广泛的骨质侵蚀破坏,边缘不整

乳突 X 线片:表现为鼓室、窦入口扩大,边缘清晰,可见硬化边。CT 表现:可见相应部位软组织肿块,骨质破坏轻微,病变位于岩尖时可见明显骨质破坏,类似胆脂瘤。病变密度较均匀,多数病例其远端蜂房密度增高(图 3-8-5)。MRI 表现:平扫 T1WI 及 T2WI 均呈高信号,增强扫描无强化。

**4. 迷路炎** 迷路炎为细菌、病毒或其他病原体引起的内耳迷路的感染性病变,分为化脓性和非化脓性。炎性细胞浸润,血管纹、盖膜和 Corti 器最易受累。化脓性迷路炎常见纤维化和骨化。

迷路炎早期没有骨化时 CT 表现正常,有时可见骨迷路局部骨质密度减低或缺损;当迷路腔内出现骨化时,CT 示迷路腔局限性或弥漫性密度增高,迷路腔变窄或消失(图 3-8-6)。

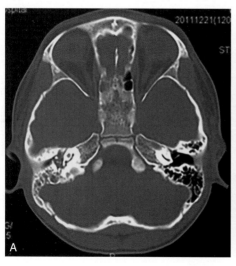
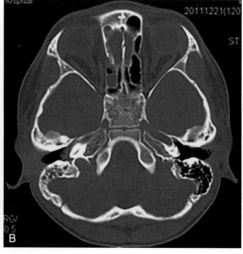

**图 3-8-5 胆固醇肉芽肿**
颞骨高分辨率 CT 显示右侧中耳鼓室软组织密度影,骨质破坏轻微,病变密度较均匀

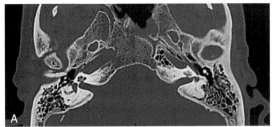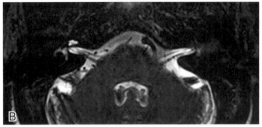

**图 3-8-6 骨化性迷路炎**

A. CT 横轴位示左侧骨迷路腔局限性密度增高,迷路腔变窄;B. 横轴位 T2WI 示膜迷路 T2 高信号丧失

临床上分类不同的迷路炎 MRI 表现无明显差异,表现为膜迷路 T2 高信号不同程度减低或丧失,其中高信号减低代表纤维组织,信号丧失代表骨化(图 3-8-6);增强扫描迷路炎病变区出现强化,提示病变处于进展期,随着骨化的发生,强化逐渐消失。

**5. 岩尖炎** 岩尖炎是指颞骨岩部骨质的化脓性炎症,好发于气化的岩部骨质,临床上可出现岩尖综合征。岩尖综合征是指三叉神经痛、展神经麻痹及耳漏同时存在。

CT 主要表现为骨质破坏。急性期表现为溶骨性骨质破坏,岩尖边缘不完整,并且不规则,密度不均匀;慢性期主要以骨质增生硬化为主。MRI 表现:T1WI 呈略低信号,T2WI 呈高信号,增强扫描明显强化。病变常累及局部脑膜。

**6. 胆脂瘤** 胆脂瘤临床上一般根据有无明确病因,将胆脂瘤分为原发性和继发性两种。两者病理表现基本相同,均为脱落的角化上皮堆积所致。继发性者多见,约占98%,好发于外耳道、上鼓室及鼓窦等处,影像学对诊断胆脂瘤具有重要意义,其分为原发性胆脂瘤和继发性胆脂瘤两种类型。

(1)原发性胆脂瘤:亦称先天性胆脂瘤,可发生在颅骨的任何部位。相对好发于外耳道和上鼓室,发生与鼓室者常沿窦入口向后扩展,呈软组织肿块;在颞骨可发生于颞骨岩部,常破坏面神经管迷路段,导致面瘫,严重者甚至破坏耳蜗、半规管等结构,导致耳聋。病理学大体所见为白色至黄色角化物质,镜下所见为囊性、囊状肿块,无核的角化物,薄层复层鳞状上皮,颗粒层明显,亦可见由角化碎片引起的巨细胞性肉芽肿及胆固醇肉芽肿。

较小胆脂瘤 X 线片多不能显示,较大者 X 线片可见外耳道与扩大的上鼓室和窦入口形成肾形透亮区,边缘硬化、光整。CT 检查显示软组织影占据含气腔,边缘清晰,听小骨破坏、移位。发生于 Prussak 间隙,可见其增宽,鼓室盾板破坏,听小骨破坏或者向内侧移位(图 3-8-7)。发生于岩骨的胆脂瘤 CT 表现为颞骨岩部有明显的骨质破坏区,边缘清晰、锐利,形态不规则,呈膨胀性改变。肿瘤不但可破坏岩部及其骨迷路,甚至可以突入中耳腔、颅中窝。MRI 检查 T1WI 上呈等或低信号,T2WI 上呈高信号,增强扫描无强化。原发性胆脂瘤多为局限性骨质破坏,病变呈膨胀性改变,MRI 增强扫描无强化。MRI 可以显示肿瘤组织与脑组织的关系,对指导手术具有重要意义。

(2)继发性胆脂瘤:继发性胆脂瘤与原发性胆脂瘤病理特点相同,常伴中耳乳突炎。上鼓室及乳突窦为胆脂瘤最好发生的部位,外耳道常见。CT 可见软组织肿块影,发生在上鼓室、乳突窦常常导致上鼓室和乳突窦扩大,发生在 Prussak 间隙,可见其增宽,鼓室盾板破坏,听小骨破坏或者向内侧移位(图 3-8-8)。胆脂瘤 CT 表现主要是膨胀性骨质破坏,可以累及

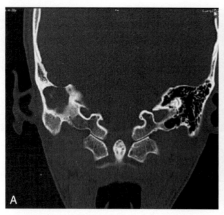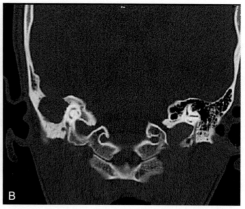

图 3-8-7　原发性胆脂瘤

颞骨高分辨率CT显示冠状位重建显示右侧鼓室扩大,其内见软组织密度影,听小骨移位

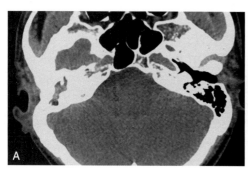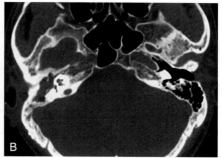

图 3-8-8　继发性胆脂瘤

A、B.横轴位软组织窗、骨窗右侧中耳鼓室扩大,其内见软组织密度影,乳突窦入口扩大,听小骨模糊

周围不同结构,如面神经管、水平半规管、乙状窦板、鼓室盖等。MRI 表现 T1WI 呈等或低信号,T2WI 呈略高信号,增强扫描肿瘤实质无强化,边缘可有强化,为炎性反应所致。

## 五、研究进展及存在问题

中耳乳突炎结合临床诊断不难,注意颅内外并发症的观察,避免漏诊,需除外颅内并发症时建议行 MRI 检查。CT 可以清晰显示鼓室、乳突及听小骨情况,可以为临床手术及听骨链重建提供较大帮助。中耳乳突炎可以累及整个鼓室及乳突蜂房,也可以部分累及或仅表现为鼓膜增厚。常伴发胆固醇肉芽肿、胆脂瘤等。

胆固醇肉芽肿病程较长,一经形成将很难消退,并进一步妨碍中耳及乳突气房通气,使病变扩展。原发性胆脂瘤多为局限性骨质破坏,病变呈膨胀性改变,继发性胆脂瘤有中耳乳突炎改变,鼓室、鼓窦及乳突蜂房密度增高,MRI 检查可以显示肿瘤组织与脑组织的关系,对指导手术有重要意义。

# 第九节　颈部大出血

## 一、概述

颈部大出血在临床上并不常见。其常见原因包括外伤、手术后、动脉瘤破裂、部分富血供肿瘤等,是耳鼻咽喉头颈外科急危症之一,死亡率较高,因此要求在短时间内作出准确诊断并积极救治。

颈部外伤常累及血管可导致大出血,且多为合并伤,如诊断不及时或处理不当,可危及患者生命或留下后遗症。影像学检查可以为外伤的诊治提供帮助。手术后尤其是头颈部肿瘤术后的大出血,是术后的严重并发症之一,一般发生于颈动脉或无名动脉破裂的出血。颈部动脉瘤、部分富血供病变亦可能导致颈部大出血,尤其动脉瘤破裂亦是颈部大出血的常见原因之一。大出血发生时病情凶险,常常危及患者的生命,及时正确的抢救措施对挽救患者的生命有至关重要的作用。

## 二、相关疾病分类

颈部大出血常见于颈部外伤大出血、颈部术后大出血、颈部动脉瘤、颈动脉体瘤、鼻咽纤维血管瘤破裂出血。

## 三、影像诊断流程

部分疾病具有特征性临床和影像学表现,通过临床及影像检查相结合,可以做出较准确的诊断,并对患者的治疗提供有价值帮助。在颈部大出血疾病的初步诊断中CT更为常用,因本类病变多为危急症患者,不仅要求检查时间短,而且需要尽量显示本类疾病的病因、累及部位、范围等。外伤性患者虽然通过临床症状可以诊断,但对于深部结构的受累情况常无法判断,故影像学检查是必不可少的补充检查手段。

## 四、相关疾病影像学表现

1. **颈部外伤**　颈部外伤是耳鼻咽喉头颈外科急危症之一,死亡率可达15%,因此要求在短时间内作出准确诊断并积极救治。颈部外伤常累及咽喉、气管、食管、血管、甲状腺及神经等重要结构,且多为合并伤,如诊断不及时或处理不当,可危及患者生命或留下后遗症。根据致伤原因、临床表现分为:颈部异物伤、颈部开放性外伤及颈部闭合性外伤。影像学检查可以为外伤的诊治提供帮助。

颈部异物伤患者可行X线片或CT检查,以了解异物与周围重要解剖结构的位置关系,尤其是异物与颈部动静脉的位置关系,例如,金属异物患者在C臂X线机定位下显示异物与血管的关系。喉部X线断层摄片和喉CT扫描可以发现有无喉软骨骨折、气管损伤等。喉外伤易引起纵隔气肿及气胸,因此,若情况允许,应在处理前或处理后常规胸片检查,以早期发现其他合并症而得到及时治疗。呼吸困难、皮下气肿、声嘶、咯血等症状是诊断颈部外伤合并有喉气管损伤的依据。若患者存在颌面、颅脑及肋骨、颈椎、肝脾等复合伤可采用CT检查。

2. **颈部手术** 手术后尤其是头颈部肿瘤术后的大出血,是术后的严重并发症之一,一般发生于颈动脉或无名动脉破裂的出血。

3. **颈部动脉瘤** 常由动脉硬化、创伤、细菌感染等引起变薄的动脉壁在血流压力作用下逐渐膨大扩张,形成动脉瘤。颈动脉瘤可发生在颈总动脉、颈内动脉、颈外动脉及其分支。由颈动脉硬化所致者,多发生在双侧颈动脉分叉处;创伤所致者多位于颈内动脉。主要表现为有明显的搏动及杂音的颈部肿块,少数肿块因瘤腔内被分层的血栓堵塞,搏动减弱或消失。动脉瘤一旦破裂可导致大出血。CT造影检查可以确定动脉瘤的有无,发生部位及大小等,而且安全,迅速,患者无痛苦,可以随时采用,并能反复多次随诊观察(图3-9-1)。

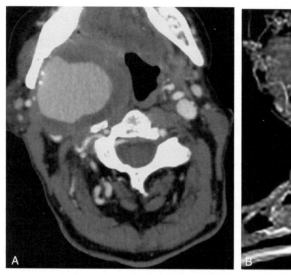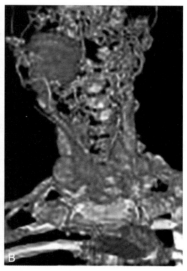

**图 3-9-1　颈内动脉瘤**

A. CT增强横轴位右侧颈动脉鞘区见明显均匀强化团块影,边界较清;B. VR见其与颈内动脉分界不清

4. **颈动脉体瘤** 颈动脉体居颈动脉分叉部后上方,椭圆形,纵径5mm,借Mayer韧带与动脉外膜相连。颈动脉体瘤(carotid body tumor)为副神经节瘤,较少见,女性多见,中年好发。临床表现为颈部肿块及头晕、头痛等。可合并迷走神经压迫症状,如音哑、呛咳;交感神经压迫症状,如霍纳综合征、舌下神经功能障碍。

CT表现为颈动脉分叉处椭圆形境界清晰中等密度肿块,增强后明显强化,颈动、静脉受压移位,颈内、外动脉分叉角度增大(图3-9-2)。MRI T1WI呈均匀中等或中等偏低信号,T2WI明显高信号,肿瘤较大时信号不均匀,可见流空信号。肿瘤强化明显,内见血管流空影,称为"椒盐征"。DSA可见颈动脉分叉角加宽,动脉移位,分叉处见血供丰富的肿瘤。

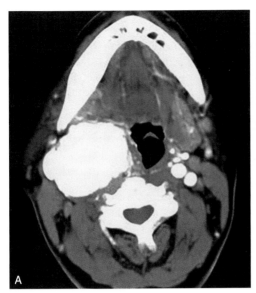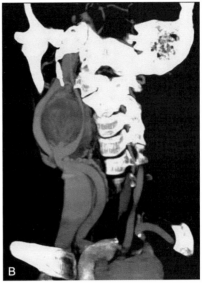

图 3-9-2 颈动脉体瘤

A. CT 增强横轴位颈动脉分叉处椭圆形、界限清晰中等密度肿块,增强后明显强化;B. MIP 重建显示颈动、静脉受压移位,颈内、外动脉分叉角度增大

**5. 鼻咽纤维血管瘤** 好发于 10~25 岁的男性青少年。瘤内血管丰富,易出血,又称男性青春期出血性鼻咽纤维血管瘤。肿瘤由丰富的血管组织和纤维组织基质构成,血管壁薄,缺乏弹性,易引起大出血。本瘤虽属良性,但具有侵袭性,且范围较广泛,不易彻底切除,术后常易复发。反复大量出血为临床主要症状,肿瘤堵塞后鼻孔和咽鼓管咽口,可有鼻塞、耳鸣和听力下降;若侵及骨质,长入邻近结构或压迫脑神经,可产生相应症状。

影像学表现:鼻咽顶部软组织肿块,边界清楚,充满鼻咽腔,并经后鼻孔长入充满同侧鼻腔。CT 平扫鼻咽部呈等或稍高密度软组织肿块,外缘光滑锐利;骨质受压,吸收破坏;增强鼻咽部明显强化软组织密度影,向鼻腔、蝶窦、上颌窦、筛窦、翼腭窝及颞下窝、颅底侵犯,累计海绵窦,病变范围较广泛。MRI 的 T1WI 呈均匀等信号或稍高信号,T2WI 呈明显高信号;增强扫描有明显增强及延时增强效应,较小肿瘤强化均匀,内部可掺杂低信号,与肿瘤富含血管及其纤维成分比例有关,较大者强化不均匀。邻近结构受压、移位、骨质破坏(图 3-9-3)。瘤内或周围大血管因流空效应,MRI 可呈低信号条状影。

## 五、研究进展及存在的问题

颈部大出血临床诊断不难,对外伤患者要注意颈部损伤的部位、范围及伤及大血管的位置,CT 可以为临床手术提供较大帮助。对头颈部肿瘤术后发生的大出血,一般发生于颈动脉或无名动脉破裂的出血,此时,应密切结合临床。颈动脉瘤、部分富血供病变导致的颈部大出血,尤其动脉瘤破裂,CT 增强检查及血管造影可以显示病变组织与周围结构的关系,对指导手术有重要意义。

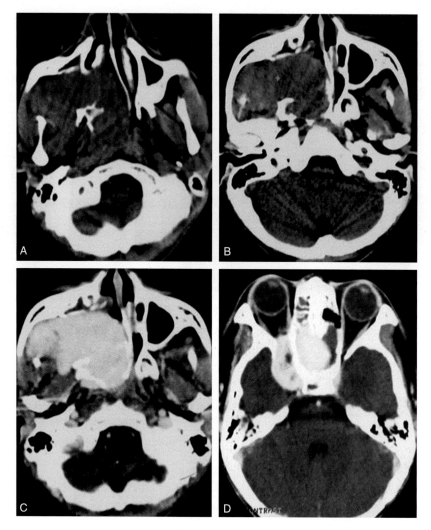

**图 3-9-3 鼻咽纤维血管瘤**

A、B. CT 平扫鼻咽顶部等密度软组织肿块，边界清楚，经后鼻孔长入充满同侧鼻腔，并突入颞下窝；C、D. CT 增强扫描明显均匀增强，邻近骨质受压吸收

（郭兰田　王萍　宋磊　姜兴岳　高波）

# 参 考 文 献

1. Alshaikh M, Kakakios AM, Kemp AS. Orbital myositis following streptococcal pharyngitis. Journal of Paediatrics & Child Health, 2008, 44(44): 233-234.

2. Avery LL, Susarla SM, Novelline RA. Multidetector and three-dimensional CT evaluation of the patient with maxillofacial injury. Radiologic Clinics of North America, 2011, 49(1): 183-203.

3. Bartalena L, Tanda M L, Piantanida E, et al. Relationship between management of hyperthyroidism and course of the ophthalmopathy. Journal of Endocrinological Investigation, 2004, 27(3): 288-294.

4. Bittles MA, Sidhu MK, Sze RW, et al. Multidetector CT angiography of pediatric vascular malformations and hemangiomas: utility of 3-D reformatting in differential diagnosis. Pediatric Radiology, 2005, 35(11):1100-1106.

5. Caruso PA, Watkins LP, Yamamoto M, et al. Odontogenic Orbital Inflammation: Clinical and CT Findings-Initial Observationsl. Radiology, 2006, 239(1):187-194.

6. Cultrara A, Turk JB, Harel G. Midfacial degloving approach for repair of naso-orbital-ethmoid and midfacial fractures. Archives of Facial Plastic Surgery, 2004, 6(2):133-135.

7. Dubrulle F, Souillard R, Chechin D, et al. Diffusion-weighted MR imaging sequence in the detection of postoperative recurrent cholesteatoma. Radiology, 2006, 238(238):604-610.

8. Gibier L, Darrouzet V, Franco-Vidal V. Gradenigo syndrome without acute otitis media. Pediatric Neurology, 2009, 41(3):215-219.

9. Handzel O, Halperin D. Necrotizing(malignant) external otitis. American Family Physician, 2003, 68(2):309-312.

10. Hislop AD, Taylor GS, Sauce D, et al. Cellular responses to viral infection in humans: lessons from Epstein-Barr virus. Annual Review of Immunology, 2007, 25:587-617.

11. Jr TK, Gonzalez JA, Rary JM, et al. Current concepts for the surgical management of carotid body tumor. American Journal of Surgery, 2006, 191(1):104-110.

12. Kargi SH, Atasoy HT, Sayarlioglu H, et al. Acquired retraction of the eye as the first sign of myositis. Strabismus, 2005, 13(2):85-88.

13. Kirse DJ, Roberson DW. Surgical management of retropharyngeal space infections in children. Laryngoscope, 2001, 111(8):1413-1422.

14. Kösling S, Bootz F. CT and MR imaging after middle ear surgery. European Journal of Radiology, 2001, 40(2):113-118.

15. Marchal F, Kurt AM, Dulguerov P, et al. Retrograde theory in sialolithiasis formation. Arch Otolaryngol Head Neck Surg, Archives of Otolaryngology-Head and Neck Surgery, 2001, 127.

16. Martínez López AB, Peinador GM, Huerta AJ, et al. [Idiopathic orbital inflammatory disease]. Anales De Pediatría, 2011, 74(74):343-344.

17. Maxwell JG, Jones SW, Wilson E. Carotid body tumor excisions: adverse outcomes of adding carotid endarterectomy. Journal of the American College of Surgeons, 2004, 198(1):36-41.

18. Nicto JC, Kim N, Lucarelli MJ. Dacryoadenitis and orbital myositis associated with lyme disease. Archives of Ophthalmology, 2008, 126(8):1165-1166.

19. Parida PK, Gupta AK. Role of spiral computed tomography with 3-dimensional reconstruction in cases with laryngeal stenosis-a radioclinical correlation. American Journal of Otolaryngology, 2008, 29(29):305-311.

20. Pawar SS, Rhee JS. Frontal sinus and naso-orbital-ethmoid fractures. Jama Facial Plastic Surgery, 2014, 16(4):284-289.

21. Pisaneschi MJ, Langer B. Congenital cholesteatoma and cholesterol granuloma of the temporal bone: role of magnetic resonance imaging. Topics in Magnetic Resonance Imaging, 2000, 11(2):87-97.

22. Yuen SJA, Rubin PAD, 赵素焱. 特发性眼眶炎症分布、临床特征和治疗结果. 美国医学会眼科杂志:中文版, 2003, (4):225.

23. Swamy BN, Mccluskey P, Nemet A, et al. Idiopathic orbital inflammatory syndrome: clinical features and treatment outcomes. British Journal of Ophthalmology, 2007, 91(12):1667-1670.

24. Winegar BA, Murillo H, Tantiwongkosi B. Spectrum of Critical Imaging Findings in Complex Facial Skeletal Trauma. Radiographics, 2013, 33(1):3-19.

25. 江桂华, 田军章, 郑丽吟, 等. 舌骨上颈部跨间隙及多间隙病变的 MRI 表现. 临床放射学杂志, 2004, 23

（11）:946-949.

26. 江桂华,章志霖,田军章,等.舌骨上颈部筋膜间隙 MR 成像.放射学实践,2001,16(1):23-26.

27. 江远明,马志跃,肖红俊.坏死性外耳道炎.临床耳鼻咽喉头颈外科杂志,2007,21(4):185-187.

28. 李社贤,曾秋华,曾强.胆脂瘤型慢性中耳炎的 HRCT 应用.放射学实践,2004,19(10):753-755.

29. 孟亚丰,李松年.舌骨下颈部正常解剖及各间隙常见疾病的影像学表现.国际医学放射学杂志,1992,(6):321-324.

30. 曲永惠,满凤媛,鲜军舫,等.骨化性迷路炎的 CT 和 MRI 表现.临床放射学杂志,2003,22(4):283-286.

31. 王飞,陈旺生,陈峰,等.急性眼眶炎性病变 CT、MRI 表现.临床放射学杂志,2015,34(2):190-193.

32. 魏懿,刘畅,肖家和,等.中耳炎颅内及颅底并发症的 MRI 表现.临床放射学杂志,2008,27(2):178-181.

33. 杨甫文.咽旁间隙感染非手术治疗的前瞻性研究.国际耳鼻咽喉头颈外科杂志,2003,27(5):295.

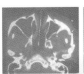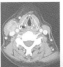

# 第四章

# 胸　部

## 第一节　胸部创伤

### 一、概述

摔伤、车祸、挤压、刺伤、枪伤及爆炸伤等均可引起胸部外伤。胸部损伤的部位(肋骨、胸膜、肺、纵隔、横膈)和轻重程度与外伤具体情况有关。胸部影像检查对于判断胸部损伤程度是不可缺少的检查方法。

### 二、相关疾病分类

胸部创伤包括肋骨骨折、胸膜损伤、肺部损伤、纵隔外伤等。

### 三、影像诊断流程

肺创伤的检查以普通 X 线和 CT 检查为主,但常规 X 线检查一张胶片只能记录一个方位的影像,只有平面感而无立体感,很难发现小范围的肺实质内的散在渗出、出血及水肿,并且对于一些重叠部位不能清晰显示而造成漏诊,而 CT 对创伤性湿肺诊断较胸片敏感。胸部钝性损伤 X 线阳性率仅为 CT 的 1/4。

与传统 X 线平片相比,CT 检查优点更为突出:①CT 为横断面图像,可避免重叠,能显示 X 线平面难以发现的损伤部位及轻微损伤;②其密度分辨率与空间分辨率远胜于普通 X 线;③除可应用肺窗、纵隔窗观察图像,发现肺部、纵隔损伤情况外,还可应用骨窗观察胸骨、胸椎、肩胛骨、锁骨及肋骨的骨折情况;④对少量的胸腔积液、少量气胸、肺泡撕裂所致的小的囊状影,CT 显示明显优于 X 线胸片。尤其 MSCT 扫描比普通 CT 扫描速度更快、分辨率更高,一般常规胸部平扫只需 10~20 秒,受患者的呼吸干扰较轻,图像显示更清晰,而且还可获得无间断的容积图像数据,能形成高质量的三维图像,更适合于复杂结构的显示。因此建议,对于有明显胸部外伤史,有明显呼吸困难、胸闷、咯血等症状而普通 X 线片又不能解释其原

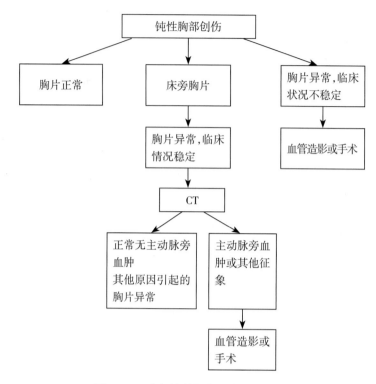

图 4-1-1　胸部钝性损伤影像诊断流程

因者应及时行胸部 CT 检查(图 4-1-1)。

## 四、相关疾病影像学表现

1. **肋骨骨折**　好发生在肋骨后段或前后肋骨移行部位,可单发或多发,肋骨错位不明显容易漏诊,肋软骨损伤 X 线诊断比较困难,多层 CT 后处理图像具有重要诊断价值(图 4-1-2)。

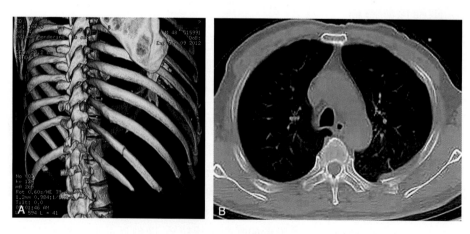

图 4-1-2　肋骨骨折

A. 男性,48 岁。外伤后胸痛 3 天;查体:胸部压痛,骨擦感。CT 平扫 VR 示右侧第 11 肋骨骨折;B. 男性,35 岁。车祸外伤后。CT 胸部平扫横断位示左侧多发肋骨骨折,断端移位

2. **胸膜损伤** 表现为气胸、血胸、血气胸、纵隔气肿,可单独存在,也可与胸壁颈部皮下气肿、肋骨骨折并存。

3. **肺部损伤** 肺部损伤包括创伤性湿肺、肺内血肿、肺气囊。创伤性湿肺是指由胸部创伤引起肺实质微血管受损,致肺泡内充血、渗出或出血、间质水肿所形成的一种综合病症,主要见于受创侧的肺组织,亦可见于对侧肺组织(即对冲伤)。在胸部钝挫伤中,发生率为30%~70%。本病首先由Burford等于1945年报道和命名。致伤原因:车撞伤、砸伤、高处坠落伤、爆炸伤等。临床表现:多数表现为胸痛、胸闷、咳嗽、呼吸困难及意识不清等。

创伤性湿肺的CT表现是由肺间质及肺泡内渗出、出血、水肿及微小肺不张所引起的复合性改变,CT表现可分为以下4型:①肺间质型,肺血管影增浓、增粗、模糊;②弥漫实变型,肺实质内散在斑点状、小片絮状稍高密度灶,密度不均,边缘模糊不清;③云雾型(即"面纱征"),一侧或两侧肺野呈磨砂玻璃改变的云雾状稍高密度灶,似一层薄纱覆盖肺野,透过"薄纱"可见到正常走行的肺纹理;④节段实变型,大片状或呈叶、段分布的高密度灶,其内密度欠均匀,边缘不规则且模糊。上述CT表现在同一病例中有时合并存在,且常合并血胸、肋骨骨折、气胸、纵隔或皮下积气、肝脾挫伤。另外,病灶分布及消散与创伤部位及程度有关,CT显示病灶分布以中下肺野多见,可单侧发病者或双侧发病者(图4-1-3)。

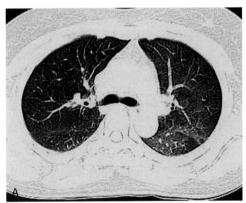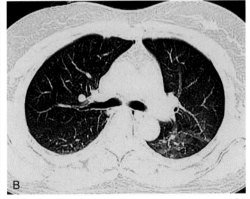

**图4-1-3 创伤性湿肺**

女性,53岁。车祸外伤后,A、B.CT胸部平扫示左肺散在磨玻璃密度灶,短期复查病灶消散

4. **纵隔外伤** 纵隔气肿常见,纵隔血肿少见。

## 五、研究进展及存在的问题

胸片及胸部螺旋CT是现阶段胸部创伤诊断的主要方法,仔细观察图像、短期复查及CT重建技术的使用是减少误诊及漏诊的较好手段。

# 第二节 食 管 破 裂

## 一、概述

自发性食管破裂是一种严重威胁患者生命的外科疾病,较少见,其误诊率及死亡率极高。临床表现为进食后剧烈呕吐伴胸闷及剧烈胸痛;无明显诱因出现剧烈胸痛及气促,胸痛向肩背部放射;颈部及胸部皮下捻发音。发病机制在正常情况下食管下端约有长 4~6cm 的高压带,食管右侧壁与纵隔胸膜紧密相连,其位置较浅且易受损,食管下端的滋养血管与其他纵隔组织所共有,血液供应不足,下端食管是反流性食管炎和表浅性溃疡的好发部位,胸腔内为负压,若由于某种诱因使食管内压力突然增高则可引起本病。临床上常见的诱因主要为饱食后剧烈呕吐,特别是酒后剧烈呕吐。也有发生于腹部用力动作时,如作呕、分娩、癫痫抽搐、哮喘、举重和大便等使腹压突然增高时。

## 二、相关疾病分类

食管破裂包括:①颈段食管破裂:主要表现为颈部疼痛、吞咽困难及声音嘶哑。②胸段食管破裂:主要表现为胸骨后或上胸部剧烈胸痛。食管穿孔进入胸膜腔时,可引起液气胸,因而可有患侧胸痛、呼吸困难及发绀等症状。③腹段食管破裂:主要表现为上腹部腹膜炎症状。诊断要点,有外伤史、呕吐或食管镜检查等可致食管破裂的病史,早期可有突发性胸痛或上腹部疼痛,且向肩背部放射,并有发热、气促及呼吸困难等症状。

## 三、影像诊断流程

呕吐、下胸痛和皮下气肿三联症是本病的典型表现,其中胸痛最为突出及常见,有时与心肌梗死、主动脉夹层、肺栓塞、张力性气胸、消化性溃疡穿孔或急性胰腺炎类似。另外,部分患者临床症状不典型,发病前可无呕吐史,可发生于举重、癫痫发作、用力吞咽、咳嗽、哮喘、排便后,甚至发生于大笑后,临床误诊较常见。目前自发性食管破裂的误诊率仍高达74%~84%。有文献报道,发病后距有效治疗时间为 24 小时、48 小时、72 小时、96 小时以上时,死亡率分别为 25%、65%、89% 和 100%。胸部 CT 及食管碘油造影为确诊本病的主要手段,如 CT 发现食管腔外气体是诊断本病最重要的征象,还可发现局部食管壁增厚、颈胸部皮下气肿、液气胸等征象。B 超引导下胸腔穿刺不仅操作简单易行,而且对于自发性食管破裂的早期确诊至关重要,若引流物见食物残渣或咖啡样液体则提示该病的高度可能。对于可疑病例,漏出液淀粉酶(可能来自唾液腺)的诊断价值较高。早期行胃镜检查有助于早期正确诊断(图 4-2-1)。

## 四、相关疾病影像学表现

胸段食管破裂 CT 表现为下段食管及膈肌脚后间隙消失、变形,内有蜂窝状低密度影及气体密度影,增强后稍强化,边缘不清,膈肌脚增厚,伴有后下胸腔少量积液影(图 4-2-2)。

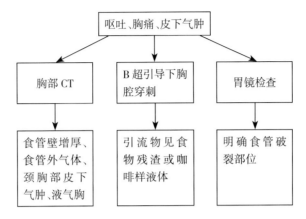

图 4-2-1　食管破裂影像诊断流程

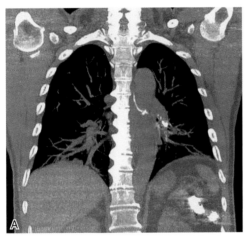

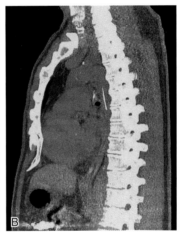

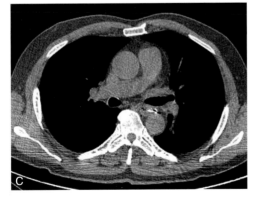

**图 4-2-2　食管破裂**

男性,53 岁。误咽鱼刺后胸痛 2 天。A~C. CT 冠状、矢状 MIP 及轴位 CT 显示食管弓下段高密度异物,食管破裂

## 五、研究进展及存在的问题

在临床工作中,本病的误诊率很高,主要是对本病的发病机制及病理生理的认识程度不同,而未按食管破裂进行检查,对急腹症患者没有执行常规胸部透视。因此进行胸部 CT 扫描对怀疑自发性食管破裂患者有一定的诊断价值。

# 第三节　急性肺部感染

## 一、概述

急性肺部感染不是一个独立的疾病,系泛指肺部(包括支气管和肺)由病原体引起的炎症和(或)化脓性病变。急性肺部感染的基本病理改变是肺部急性炎性改变(充血、水肿、渗出、坏死和液化)。

由于病变的部位、范围、性质(化脓性和非化脓性)以及感染途径等因素与病因和病原种类等均有密切关系,病理上有以下表现:①肺纹理增强及小结节状阴影,间质性肺纹理增多、模糊并且可见小结节状影,大小约 5mm,边界模糊,以中下肺野为多;②斑片状阴影边界模糊,分布以两中下肺野为著,斑片影可扩大融合;③段、叶性实变可经过充血、红色肝样变、灰色肝样变及吸收消散四个时期,X 线特点是段、叶范围的实变,在叶间胸膜区界限清楚锐利,其他边界则模糊不清,病变区域内可见支气管气相;④多发性球形阴影以血源性感染为主,边界清楚,密度均匀,有时可出现空洞;⑤空洞见于肺化脓性感染,实变区域内出现空洞,空洞内可见到气 - 液平面;⑥其他病变内密度不均匀,可见索条状影,另外,肺气肿、肺大疱以及胸膜增厚也可见到。

## 二、相关疾病分类

按肺部感染病因分类:细菌、病毒、真菌或原虫等致病微生物。

按感染途径分类:气道、肺血管、纵隔、膈肌或胸壁的感染性病变,气道是最常见的感染途径。

## 三、影像诊断流程

常规胸片可诊断大部分肺内感染,胸部 CT 检查的目的是对某些感染性疾病具有早期诊断和鉴别诊断的价值,可以区别肺内或胸膜病变,另外,抗生素的广泛使用或不适当的使用导致不典型 X 线表现,少见细菌感染和真菌感染的增多也增加了平片诊断的难度(图 4-3-1、图 4-3-2)。

## 四、相关疾病影像学表现

**1. 肺结核**　肺结核病是由结核分枝杆菌引起的慢性传染病,可侵及多个脏器,以肺部结核感染最常见。常见症状有低热、盗汗、消瘦、乏力等,呼吸系统症状有咳嗽、咳痰及咯血等。患者有较密切的结核病接触史,痰结核菌阳性,旧结核菌素(OT)或纯化蛋白衍生物(PPD)

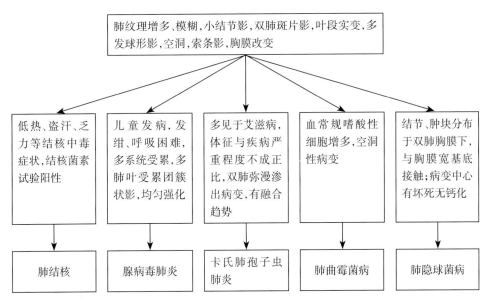

图 4-3-1　肺部感染鉴别诊断流程

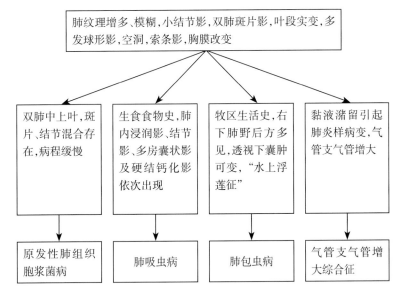

图 4-3-2　肺部感染鉴别诊断流程

169

皮试强阳性有助于诊断。

肺结核的分型及影像学表现：

(1) 原发性肺结核（Ⅰ型）：肺内渗出性病变、淋巴管炎和肺门淋巴结肿大的哑铃状改变。

(2) 血行播散型肺结核（Ⅱ型）：包括急性粟粒型肺结核和慢性或亚急性血行播散型肺结核两型：①急性粟粒型肺结核：两肺散在粟粒大小的阴影，大小一致密度相等，分布均匀的粟粒状阴影，随病程进展，可互相融合；②慢性或亚急性血行播散型肺结核：两肺出现大小不一、新旧病变不同，分布不均匀，边缘模糊或锐利的结节和索条影。

(3) 继发性肺结核（Ⅲ型）：包括病变以增殖为主、浸润病变为主、干酪性病变为主或空洞为主的多种改变。①浸润型肺结核：X线常为云絮状或小片状浸润阴影，边缘模糊或结节、索条状病变，大片实变或球形病变（干酪性：可见空洞）或钙化（图4-3-3）；②慢性纤维空洞型肺结核：多在两肺上部，亦为单侧，大量纤维增生，其中空洞形成，呈破絮状，肺组织收缩，肺门上提，肺门影呈"垂柳样"改变，胸膜肥厚，胸廓塌陷，局部代偿性肺气肿（图4-3-4）；③支气管黏膜结核：以两肺上叶、中、舌叶好发，受累支气管病变广泛，有支气管狭窄、管壁增厚、梗阻；其CT表现取决于病期，活动性病变时，气道管壁不规则增厚，而慢性纤维性病变时，气道为光滑性狭窄和轻度管壁增厚，动态观察无明显变化（图4-3-5）。

(4) 结核性胸膜炎（Ⅳ型）：病侧胸腔积液，少量为肋膈角变浅，中等量以上积液为致密阴影，上缘呈弧形。

**2. 腺病毒肺炎**　儿童常见的呼吸道疾病，我国20世纪50~60年代腺病毒感染率、死亡率高，80年代后有所下降。近年来全球各地均有腺病毒暴发流行的报道，且病死率较高。临床有发热、咳嗽、气促、面色发绀、呼吸困难；热程3~47天，平均14天；哮喘、神经系统症状、消化系统症状、肺部湿啰音、哮鸣音、肝脾肿大、白细胞计数升高，C反应蛋白升高，心肌损害，肝脏损害，凝血功能异常，呼吸衰竭，急性呼吸窘迫综合征等。

胸部CT表现以多肺叶受累的肺实变为主要特征，其中团簇状影尤为突出，此类团簇状影有较明显的特征性，常密度较高、边缘模糊、强化均匀。肺外表现以胸膜增厚和少量胸腔积液为主，少数患者出现纵隔气肿或气胸。小气道改变多见。淋巴结肿大亦不少见，这可能

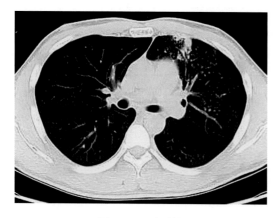

**图4-3-3　肺结核**

男，23岁。低热、乏力2个月，结核菌素试验强阳性。胸部CT平扫左肺上叶多发结节、斑片影

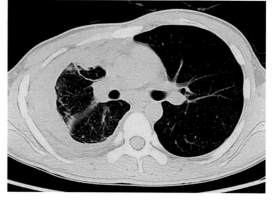

**图4-3-4　肺结核**

男，47岁。右侧胸痛5个月余。胸部CT平扫双肺弥漫分布的粟粒结节，右侧胸膜明显增厚

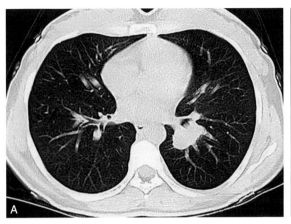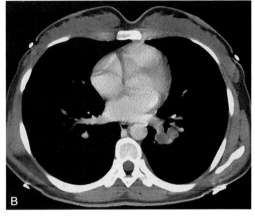

**图 4-3-5　支气管黏膜结核**

男,20岁。咳嗽、痰中带血2个月余,支气管镜活检示支气管黏膜结核。A、B. 胸部平扫示左肺下叶支气管壁厚,左肺门淋巴结肿大

与腺病毒可在淋巴组织内繁殖有关,肿大的淋巴结增强扫描后一般均匀强化,未见环形强化,与结核感染导致的淋巴结肿大明显不同。

**3. 卡氏肺孢子虫肺炎**　大多数艾滋病患者可出现不同程度的机会性感染,尤其是卡氏肺孢子虫肺炎(pneumocystis carinii pneumonia,PCP)。PCP又称卡氏肺囊虫肺炎,是由卡氏肺孢子虫引起的间质性浆细胞性肺炎,是条件性肺部感染性疾病,约占艾滋病肺部感染的80%,是艾滋病主要致死病因之一。典型临床表现为:①起病隐匿或亚急性,干咳,气短,活动后加重,可有发热、发绀,严重时发生呼吸窘迫;②肺部阳性体征少,可闻及少量的干湿性啰音,体征与疾病的严重程度不成正比是其特点;③确诊需病原学检查,如痰液或支气管肺泡灌洗液/肺组织活检发现肺孢子虫的包囊或滋养体;④血气分析:$PaO_2$ 常较低,常在60mmHg(1mmHg=0.133kPa)以下;血清乳酸脱氢酶(LDH)>350U/L。

MSCT较为典型的表现为双肺弥漫性渗出性病变呈斑点状、索条状、片状或网状,有明显的融合成片趋势,疾病早期病变主要在肺门周围。随着病情的进展,病灶向周围肺野辐射状扩展,而肺尖及外周肺野尚清晰。有文献记载少数病例合并大叶实变,肺不张,胸腔积液,肺门和(或)纵隔淋巴结肿大,极少数可单独表现为多叶实变和胸内淋巴结肿大,双肺还可见弥漫分布絮片样渗出性病变,其间可见大小不等囊泡样低密度区,呈"蜂窝"样。

**4. 肺曲霉菌病**　曲霉菌是一种条件致病菌,常寄生于肺结核空洞、支气管囊肿、慢性肺脓肿等的空洞内。密切结合临床、病史和实验室检查是诊断正确的关键。急性感染时与细菌性肺炎相似,表现为高热、盗汗、咳嗽、咳痰、咯血和胸痛等,慢性者可有低热、咳嗽、咳痰和乏力等;血常规检查可有嗜酸性粒细胞明显增高;痰液检查可发现大量嗜酸性粒细胞和菌丝。

X线胸片和CT检查均可很好地诊断本病,不典型者需做CT或MRI对比增强后方可显示内部液体密度的曲霉菌球。可分为三种类型:①支气管肺炎型:双下肺多见,沿支气管分布的小片状或大片状影;可形成坏死和空洞;部分并列可伴有胸腔积液和肺门、纵隔淋巴结肿大。②播散型:发生于曲霉菌性败血症;两肺散在分布的棉花团样或粟粒样阴影;阴影内

多形成大小不等的空洞,但一般不形成气囊;可破溃进入胸腔引起胸腔积液和脓气胸。③曲霉菌球型:曲霉菌球为位于空洞或空腔内的实质性软组织密度影,呈类圆形或卵圆形,游离状态,和空洞壁间有一定的空隙,并在改变体位时曲霉菌球可以移动(图4-3-6);空洞以结核性最多见,常位于上叶。

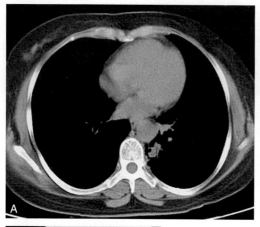
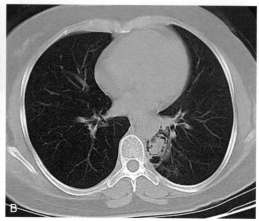
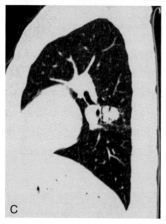

**图4-3-6　肺支气管曲霉菌病**
女,42岁。咳嗽、咳痰数月,有支气管扩张病史。A、B.胸部CT平扫轴位显示左肺下叶曲霉菌球;C.矢状位重建更好地显示左肺下叶曲菌球与支气管的关系

**5. 肺隐球菌病**　肺隐球菌病(pulmonary cryptococcosis,PC)是新型隐球菌引起的一种肺部真菌病,最常感染脑、肺及骨骼。其临床及CT表现缺乏特异性,常常误诊为肺癌、普通肺炎或结核。由Sheppel于1924年首先报道,在自然界广泛分布,尤以饲养家鸽、家禽的鸽粪更易感染,最常见于脑、肺、骨或皮肤。但在大多数患者中,肺部常为新型隐球菌感染的首发部位,主要是通过吸入空气中的新型隐球菌孢子而感染,而有明确的鸽子接触史并不多见。PC以男性多见,发病年龄为20~65岁,婴幼儿及老年人报道较少。PC临床症状相对较轻,主要的临床症状表现为咳嗽、咳痰、胸痛等,或为体检发现。近年来PC的发病率有逐年增加的趋势,成为仅次于曲霉菌感染的肺部真菌感染。它既能感染免疫功能正常的宿主,也能感染免疫功能受损的宿主。

　　PC无明显好发部位,双肺各叶均可累及,结节/肿块分布于双肺胸膜下,与胸膜呈宽基

底相贴,这可能是 PC 比较特征性的 CT 征象。PC 的另一重要 CT 征象是结节 / 肿块中多出现坏死且无钙化出现,这主要是与 PC 的后期病理改变主要是以炎性肉芽肿,并凝固性坏死为主,病变内部无钙化有关。PC 的结节 / 肿块内部的坏死呈散在性,但主要以中间坏死并液化为主,液化坏死物咳出后可形成厚壁空洞,增厚的壁内亦可见散在坏死灶,这可与癌性空洞鉴别,肺癌的癌性空洞壁一般没这么厚,并且洞壁不会出现坏死灶。结节周边出现磨玻璃密度改变,呈"晕征",其病理基础为结节或肿块为肺血管受真菌侵犯导致局部血栓形成,并凝固性坏死而形成,周边的磨玻璃影为周围的肺泡出血所致,最常见于早期侵袭性曲霉菌病。

**6. 原发性肺组织胞浆菌病**　原发性肺组织胞浆菌病(primary pulmonary histoplasmosis,PPHP)是由荚膜组织胞浆菌所致的肺部真菌病,北美较多见,国内也有少量报道。组织胞浆菌通常生活在蝙蝠或鸟类粪便污染的土壤里。患者主要是通过吸入孢子感染。近年来,有研究发现艾滋病患者易患本病,说明该病的发生与人体的免疫状态密切相关。PPHP 分型较多,但通常归纳为 3 型:①原发型:常可自愈或显示良好的治疗反应,少数可出现有关并发症,如纵隔淋巴结炎、纵隔肉芽肿、纵隔纤维化,其中纵隔肉芽肿为持续扩大的纵隔和肺门淋巴结;②空洞型:患者反复感染本菌,持久不愈,呈慢性病变,形成空洞;③播散型:真菌由淋巴管带入淋巴结,进入血液循环;此型通常发生于幼儿或严重免疫功能低下者,临床症状包括畏寒、发热、乏力、厌食,体重下降以及呼吸困难;播散型系较危重的一种类型,以儿童多见,淋巴结及肝脾均可见肿大,预后不佳。

PPHP 的 CT 表现:①病史短者多表现为两肺多发性散在渗出性病灶,大小不一,呈边缘模糊的肺炎改变;病史长者呈边缘较清的结节状病灶,有时呈团块状的组织胞浆菌瘤,且两者可同时存在;②病灶可单发或多发,多位于两肺的中上叶;③病灶可呈肺炎样或结节状,团块状,并可混合存在;④病变周围出现渗出影;⑤强化不明显;⑥可见胸膜增厚,未见胸膜牵拉;⑦病程缓慢。当肺部炎性改变痊愈后,最后发展为钙化,钙化结节呈圆形,大小不等。

**7. 肺吸虫病**　本病起病隐匿,系肺吸虫幼虫在肺内游走、成长和产卵所引起的病变,多数患者有生食或吃了未经煮透的染有肺吸虫囊蚴的蝲蛄、蟹或疫水摄入而感染。自感染至出现症状一般为 6 个月至一年,可有咳嗽、咳痰、咯血、胸痛、低热、盗汗等症状。咳果酱色黏痰为本病特征,痰中可找到肺吸虫卵、夏科 - 莱登结晶和嗜酸性粒细胞,肺吸虫血清抗体阳性。

HRCT 表现:①浸润阴影,絮状密度的小片状阴影,边缘模糊,密度均匀或中央见结节状稍高密度;②结节状阴影,多发 1~2cm 大小的结节状阴影,边缘模糊,其中可见空泡样透光区;③多房囊状阴影,为浸润性实变阴影,密度不均匀,其中有条状、蜂窝状或空泡状的透光区;④硬结钙化阴影,为致密的小结节、钙化灶及纤维索条影;⑤肺门可增大;⑥各种病灶出现于不同时期,不同时存在;⑦可产生自发性气胸、胸膜增厚和脓胸。

**8. 肺包虫病(棘球蚴病)**　肺包虫病是一种地方病,在我国多见于西北和内蒙古等牧区。犬类动物是犬绦虫的终宿主,人、牛、羊和猪是中间宿主;人吃了犬绦虫虫卵污染的食物而致病,随着人口流动性的增加,非疫区也有散发病例出现。主要症状为咳嗽、咳痰或痰中带血,急性感染时有发热,病灶巨大者可有胸闷和呼吸困难症状。

胸片和胸部 CT 是主要的检查方法。影像学表现:①病灶以下肺野后方和右侧多见,常为单发,呈圆形或椭圆形,密度均匀,边缘光滑;大小在 1~10cm,透视下可随呼吸而略有大小和形态的变化;②较大的囊肿呈分叶状或呈不规则形;③少数肺包虫囊肿内可有钙化;④肺包虫囊肿可逐渐增大,一年中直径可增大 2~5cm,倍增时间为 16~20 个月;⑤肺包虫囊肿破裂:在两层囊之间呈新月形透亮空气影,"双弓征""水上浮莲征"等,破入胸腔可引起大量胸腔积液。

**9. 气管支气管增大综合征** 气管支气管增大综合征(Mounier-Kuhn 综合征)最早由 Mounier-Kuhn 于 1932 年报道,是一种罕见的以气管及主支气管异常及弥漫性扩张并伴有反复下呼吸道感染的综合征。本病发病原因尚不明确。目前存在两种假说:多数学者认为该病属于先天性起源,因该病可见于儿童,且有研究显示部分病例具有常染色体隐性遗传的家族史,并伴有肺、肋骨及支气管树的解剖学变异要较文献报道高,实际发病年龄应比文献报道低,早期尸检也发现气管及主支气管平滑肌组织的先天性缺如;另一种意见认为该病属于获得性疾病,因至少 50% 的病例在 30 岁以前无症状,认为本病是由于呼吸系统反复感染损伤气管及支气管壁所致。主要发病机制是反复感染使支气管各层组织尤其是平滑肌纤维和弹性纤维遭到破坏,管腔扩张,而呼气时不能回缩,分泌物长期积存于管腔内,逐渐发展而成。我们认为出现支气管扩张是反复感染未能有效控制逐渐演变而成的一种不可逆性肺部改变,提示肺损害。Mounier-Kuhn 综合征可引起肺部炎性改变,其发生机制可能为气道扩张及咳嗽困难损伤或阻碍了气管黏液纤毛的清除功能,导致黏液潴留所致。在影像学上肺炎表现无特异性,但患者往往以反复发作的肺炎或肺炎经适当的抗生素治疗效果不明显就诊。

影像学特征:Mounier-Kuhn 综合征的诊断标准是依据气管及左右主支气管的直径超过平均值加三个标准差,但平片常因潜在的放大率及其他因素导致测量不准确,且容易误诊。随着 CT 特别是螺旋 CT 的出现,因其测量更加准确,已经逐渐取代传统平片及支气管造影检查,且在观察间接征象及发现并发症方面有较强的敏感性。胸部 CT 影像学直接诊断依据为气管及左、右侧支气管的水平径线测量分别大于 3cm、2.3cm、2.4cm,且扩张的气管及主支气管突然过渡为周围正常管径的周围支气管。间接征象及继发改变:①波浪征及多发性憩室样改变在气管环状软骨间萎缩或发育不良的肌肉黏膜脱垂形成特征性的气管及支气管壁波浪样改变,在胸部侧位片及 CT 上均能较好显示;当这种波浪样改变进一步发展形成囊腔时,形成环状软骨间多发性憩室样改变;②支气管扩张本病常继发支气管扩张,主要累及第一到四级支气管,而从扩张的支气管发出的更小的分支可以表现为正常,典型的囊性支气管扩张可被 CT 清晰显示。

## 五、研究进展及存在问题

肺部感染性疾病的发病率和病死率居各类感染之首。影像学检查在肺部感染的检出、病原学的鉴别、治疗后随访等诊断步骤中占有核心的地位。放射医师不仅要熟知肺部感染的影像学征象,也要了解患者的临床背景,包括特殊的流行病学和环境暴露史、潜在的免疫缺陷类型、免疫抑制状态持续时间。异病同影在肺部感染中普遍存在,因此只有将影像学检查和这些临床背景相结合才能促进诊断的进一步明确。分子影像方面主要是通过放射性标记抗生素或抗微生物肽对感染的微生物分子成像,应用不同的示踪剂使不同病原体的感染灶特异地显像是肺部感染性疾病早期确诊的最佳途径。但相关的研究开展并不多,无法大力开展。

# 第四节　肺　　炎

## 一、概述

肺炎是呼吸系统的常见病,X 线检查对于发现病变、确定病变部位和范围、观察病变动态变化可提供依据。因而在肺炎的诊断和鉴别诊断中占重要地位。

## 二、相关疾病分类

根据肺炎的部位可分为实质性肺炎和间质性肺炎,实质性肺炎又可分为大叶性肺炎、肺段肺炎和小叶性肺炎。

## 三、影像诊断流程

X 线平片易于发现大叶性肺炎的肺叶实变,CT 目的是发现坏死或空洞形成,除外阻塞性病变;小叶性肺炎 X 线表现为一侧或两侧下肺多发小斑片影或腺泡结节影,CT 可确定是否合并支气管扩张或支气管播散性病变(图 4-4-1)。

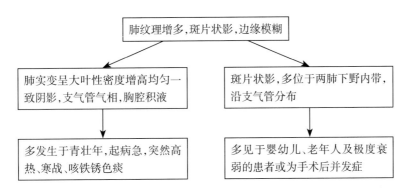

**图 4-4-1　肺炎影像诊断流程**

## 四、相关疾病影像学表现

1. **大叶性肺炎**　大叶性肺炎多发生于青壮年,起病急,突然高热、寒战、胸痛、咳嗽、咳铁锈色痰是常见临床症状。白细胞总数及中性粒细胞明显增高。

影像学表现与其病理变化分期有关,X 线征象的出现较临床症状出现为晚。①充血期:X 线检查可无异常发现,也可只表现病区肺纹理增强,透明度减低或呈边缘模糊的云雾状影;②肝变期:肺实变呈大叶性或占据大叶大部分的密度增高均匀一致阴影,有时在大叶阴影内可见含气支气管影像,不同部位大叶病灶影像形状不同(图 4-4-2);③消散期:表现为大叶病灶影密度减低不均匀,呈散在斑片状影。病变多在 2 周内吸收,少数病例可延迟 1~2 个月吸收,偶可机化演变为机化性肺炎。肺炎 CT 检查的目的是为了与其他疾病鉴别,在炎症进展期,CT 表现为片状较高密度影,病灶内可见支气管气相;吸收期可呈片状或索条状致密影(图 4-4-3)。肺炎的 MRI 表现为肺内小片状、按肺段、肺叶分布的中等 T1、长 T2 信号,其内可见含气支气管影,病灶边缘不规则且模糊。

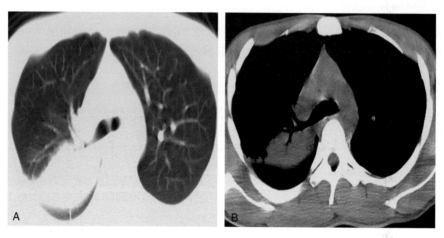

**图 4-4-2　大叶性肺炎**

A、B. 轴位 CT 显示右肺上叶大片实变影,并见支气管气相

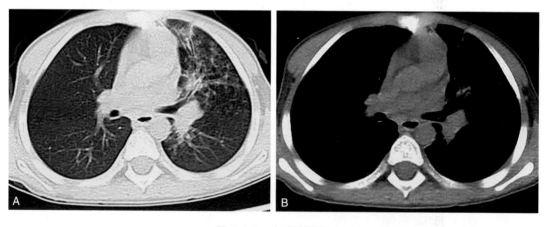

**图 4-4-3　大叶性肺炎**

男性,43 岁。咳嗽、发热 10 天余;查体:左肺干湿性啰音。A、B. CT 平扫显示左肺舌叶斑片状密度增高影,边缘模糊

**2. 小叶性肺炎**　小叶性肺炎又称为支气管肺炎。常见的致病菌有葡萄球菌、肺炎双球菌及链球菌等。多见于婴幼儿、老年人及极度衰弱的患者或为手术后并发症。临床上以发热为主要症状,可有咳嗽、呼吸困难、发绀及胸痛。极度衰弱老年患者,因机体反应力低,体温可不升高,白细胞总数也可不增多,有时完全吸收需 3 个月或更长时间。

影像学表现:①肺纹理增强,边缘模糊;②斑片状影,多位于两肺下野内带,肺叶后部病变较前部多,沿支气管分支分布,但肺段及肺叶支气管通畅。肺门及纵隔内无肿大淋巴结。

## 五、研究进展及存在问题

典型病例 X 线及 CT 即可满足诊断需要,非典型病理结合临床相关实验室资料即可诊断。MRI 矢状面、冠状面能更满意地显示病变分布和定位,也能显示肺炎伴发的胸腔积液,只有当肺炎吸收不全或迁延不愈呈肿块状改变,而 CT 不能满意得出诊断结论时,MRI 检查可补充胸片和胸部 CT 的不足。

# 第五节 吸入性肺炎

## 一、概述

由呼吸道吸入食物或其他物质引起的肺部炎症性病变称为吸入性肺炎,严重者可发生呼吸衰竭或呼吸窘迫综合征。好发于婴幼儿与全身麻醉后及昏迷的患者。如昏迷患者吸入呕吐物,新生儿吸入羊水等均可引起。临床可有发热、胸痛及咳嗽、咳泡沫痰及浆液性血痰,新生儿吸入性肺炎临床上有呛咳、气急、发绀与呼吸困难等。

## 二、相关疾病分类

新生儿可由于羊水吸入所致;儿童可误吸汽油、干洗剂、家具上光剂等;成人在神志不清时,如全身麻醉、脑血管意外、癫痫发作、酒精中毒、麻醉过量或服用镇静剂后,防御功能减弱或消失,异物可吸入气管;各种原因引起的气管食管瘘,食物可经瘘口直接进入气管内;医源性因素如胃管刺激咽部引起呕吐;气管插管或气管切开影响喉功能,抑制正常咽部运动可将呕吐物吸入气管;老年人反应差更易发生气管吸入。

## 三、影像诊断流程

如果患者存在以上诱因,同时出现喉反射性痉挛和支气管刺激发生喘鸣、剧咳;神志不清者,吸入后常无明显症状,但 1~2 小时后突发呼吸困难,出现发绀,常咳出浆液性泡沫状痰,可带血,患者两肺可闻及湿啰音和哮鸣音,出现严重低氧血症,可伴二氧化碳潴留和代谢性酸中毒,结合胸部 X 线于吸入后 1~2 小时两肺出现散在不规则片状边缘模糊阴影,常见于中下肺野,右肺多见,此时可诊断吸入性肺炎。影像上需与心源性急性肺水肿鉴别,但吸入性肺炎心脏大小和外形正常,无肺静脉高压征象(图 4-5-1)。

## 四、相关疾病影像学表现

由于吸入物不同,其病理变化也不完全相同。吸入呕吐物多形成急性肺水肿,羊水吸入常呈阻塞性肺气肿、肺不张及肺泡炎表现。

影像学表现:新生儿吸入性肺炎 X 线上表现为两肺下野纹理增重及沿支气管走行分布

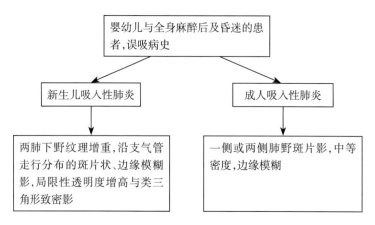

图 4-5-1　吸入性肺炎诊断流程

的斑片状、边缘模糊影,有时可见局限性透明度增高与类三角形致密影。成人吸入性肺炎表现为一侧或两侧肺野斑片影,中等密度,边缘模糊(图 4-5-2)。吸入呕吐物多表现为两肺纹理增强,结构模糊,继而演变为以两肺门为中心向两侧肺野呈蝶翼状分布的密度增高影,1周左右吸收。

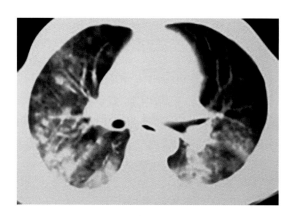

图 4-5-2　吸入性肺炎

患者,男性。因癫痫发作掉入水中。双肺叶内见大片状密度增高影,边界欠清

## 五、研究进展及存在问题

在喉返神经周围埋藏电极,电刺激喉下和舌骨周围肌肉对重度吞咽障碍可能有效,需要进一步研究。目前不推荐对吞咽肌肉乏力的患者进行肌肉力量训练和电刺激治疗,顽固性吸入的患者可考虑外科手术治疗。

# 第六节　气　道　异　物

## 一、概述

　　气道异物是小儿临床常见的呼吸道急症,可以引起急性呼吸困难或肺部感染,特别是 3 岁以内的幼儿,早期诊断是本病治疗的关键。支气管镜检查是诊断支气管异物最直接、有效的方法,但由于小儿无法配合,且设备要求高,风险大,易出现全身麻醉意外、喉水肿、气胸等手术并发症。术前对异物的大小及定位进行准确判断,可以大大地缩短手术时间,最大程度地降低风险及并发症的发生率,提高手术的成功率。

## 二、相关疾病分类

　　Chatterji 等根据异物阻塞导致的通气状况改变将其划分为 4 种类型,对 X 线、CT 诊断有一定指导意义。①旁通阀类型:异物通常是有机物或薄片样物体,周围存在含气腔隙,允许气流通过,此型 X 线表现可以正常;②止回阀类型:吸气时气体可以通过,但患侧存在过度充气,此时需要拍摄吸气相和呼气相两张片对照,婴幼儿通常不能配合拍摄呼气相,需要加拍侧卧位,纵隔显示向健侧移位,如果异物阻塞在右主支气管,右侧卧位时纵隔则不发生移位;③球阀型:阻塞物部分阻塞气道,并间歇下移,这种情况下纵隔向患侧移位,伴有患侧的肺不张或萎陷;④静止型:气体既不能吸入也不能呼出,最终会发生阻塞处以远肺萎陷。

## 三、影像诊断流程

　　目前,X 线检查仍然是气管异物检查的首选方法,然而非金属异物不能通过 X 线显影直接观察,要靠异物阻塞气管后出现的间接征象和临床体征进行诊断,误诊及漏诊率较高。胸部 CT 可明确气管、支气管异物部位(图 4-6-1)。

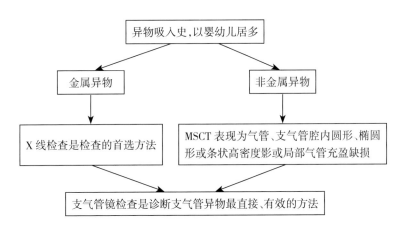

**图 4-6-1　气道异物诊断流程**

## 四、相关疾病影像学表现

MSCT 检查清晰地显示异物,表现为气管、支气管腔内圆形、椭圆形或条状高密度影或局部气管充盈缺损。CT 间接征象:伴发异物同侧肺不张;伴发同侧炎症、双侧炎症;伴发同侧肺气肿、双侧肺气肿(图 4-6-2)。

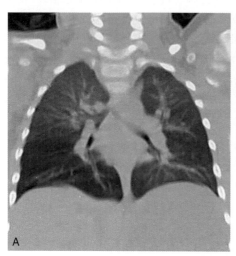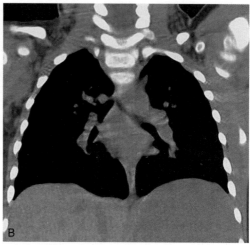

**图 4-6-2　支气管异物**

小儿,2 岁。误吞花生后剧烈咳嗽 2 小时。A、B. CT 冠状位重建显示右肺中间段支气管内异物

## 五、研究进展及存在问题

多层螺旋 CT(MSCT)具有较高的空间分辨率和密度分辨率,可以清晰显示金属及非金属类异物,同时结合各种后处理重建技术,可以直观地显示异物的位置、大小、多少及与周围组织的关系,大大提高儿童气管支气管异物的术前检出率,对儿童气管支气管异物的检查具有较高的应用价值。随着低剂量 MSCT 检查技术的实现与完善,MSCT 或许会成为气管支气管异物筛查的首选检查方法。

# 第七节　慢性阻塞性肺疾病

## 一、概述

慢性阻塞性肺疾病(chronic obstructive pulmonary disease,COPD)是一种具有气流阻塞特征的慢性支气管炎和(或)肺气肿,可进一步发展为肺源性心脏病和呼吸衰竭的常见慢性疾病,与有害气体及有害颗粒的异常炎症反应有关。目前是成人主要死因的第四位,其发病率仍在不断增加。COPD 以不可逆性的气流受限为特点,为气道受阻及肺实质的破坏共同所致。临床上,COPD 的严重程度最常用肺功能检查及二氧化碳的弥散容积进行评估。

临床症状:①慢性咳嗽,晨间咳嗽明显,夜间有阵咳或排痰;②咳痰一般为白色黏液或浆液性泡沫痰,偶可带血丝,可有脓性痰;③气短或呼吸困难早期在劳力时出现,后逐渐加重;④喘息和胸闷;⑤其他:晚期患者有体重下降,食欲减退等。肺功能检查是判断气流受限的主要客观指标。肺功能实验室评价指标:肺功能仪记录患者的用力肺活量(FVC)、第 1 秒用力呼气容积($FEV_1$)、残气容积(RV)、肺总量(TLC)、最大呼气量(MAX),计算以上各参数实测值占预计值的百分比(%)及 $FEV_1/FVC$(%)、RV/TLC(%)值等。

## 二、相关疾病分类

COPD 肺功能诊断的分级标准根据 NHLBI/WHO 慢性阻塞性肺疾病全球倡议(GOLD)提出的 COPD 诊断标准:①0 级,肺功能正常;②1 级(轻度),$FEV_1 \geq$ 预计值的 80%;③2 级(中度),$FEV_1$ 为预计值 50%~79%;④3 级(重度),$FEV_1$ 为预计值的 30%~49%;⑤4 级(极重度):$FEV_1 <$ 预计值的 30% 或出现 $FEV_1/FVC<70\%$,呼吸衰竭或右心衰竭的临床表现。

## 三、影像诊断流程

主要根据吸烟等高危因素史、临床症状、体征及肺功能检查等综合分析确定诊断。不完全可逆的气流受限是 COPD 诊断的必备条件。吸入支气管舒张药后 $FEV_1/FVC<70\%$ 及 $FEV_1<80\%$ 预计值可确定为不完全可逆性气流受限(图 4-7-1)。

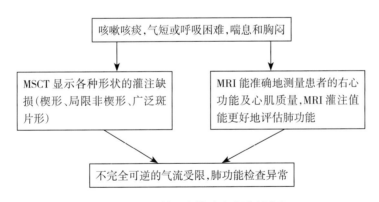

图 4-7-1　慢性阻塞性肺疾病诊断流程

## 四、相关疾病影像学表现

影像学可以评价 COPD 局部结构如气道、肺实质和血管的改变。HRCT 是一种非侵入性方法,它能够敏感评估肺气肿病理改变,且其显示结果与病理改变有很好的相关性。高分辨率 CT(HRCT)可以发现局部解剖细节的改变,如小气道、间质纤维化、密度等(图 4-7-2)。当肺血流出现异常时肺灌注异常会相应出现,表现为各种形状的灌注缺损(楔形、局限非楔形、广泛斑片形),楔形灌注缺损与肺栓塞相关。

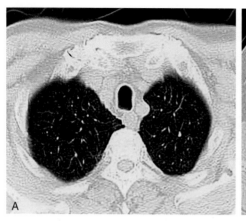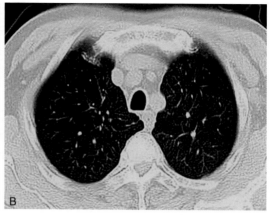

**图 4-7-2　肺气肿**

男性,63 岁。胸闷、憋气多年。A、B. CT 平扫显示双肺弥漫分布大小不一囊状透亮区

根据 CT 肺窗图像有无肺气肿或支气管壁增厚,将 COPD 分为 3 种类型:①A 型:无肺气肿或存在轻微的肺气肿,不考虑是否合并支气管管壁增厚;②E 型:存在明显的肺气肿,不合并支气管管壁增厚;③M 型:同时存在明显的肺气肿和支气管管壁增厚。通过影像学检查进行功能成像,如肺灌注成像、肺通气成像等,可以发现局部通气、局部血流分布、血流速度和血流量的变化。A 型的灌注缺损主要以局限非楔形为主,而局限非楔形的灌注缺损大部分与肺间质或肺泡内液体积聚相关;E 型与 M 型的灌注缺损主要以广泛斑片形缺损为主,这种改变主要与肺气肿或纤维化改变相关。

双相 MSCT 气道成像能有效评价 COPD 患者气道大小,测定较小气道呼气相管腔面积及双相气道面积比值能有效评价 COPD 气流受限情况,双相 MSCT 气道成像简单、易行、耐受性好,能同时评价肺气肿及气道重塑,对 COPD 合并症也能较好地评价,对 COPD 的诊断、表型分型、个性化选择诊疗方案、疗效的评估及随访均有广泛的应用前景。

## 五、研究进展及存在问题

COPD 患者 MRI 的优势在于功能参数的评估,MRI 灌注值与 HRCT 容积参数间存在明显的负相关性,MRI 灌注值与 HRCT 容积量化参数相比,能更好地评估肺功能。COPD 患者常会出现低氧血症,导致缺氧性肺血管收缩,随后出现肺血管系统结构性改变,继而发展为肺动脉高压使右心室后负荷增加,右心室肥大,进展为肺源性心脏病。MRI 可以准确地测量 COPD 患者的右心功能及心肌质量(myocardial mass,MM),与 MSCT 比较,MRI 的优点是无辐射,无需碘化对比剂,MRI 电影的时间分辨率高(可达到 20~50ms),能准确获得收缩末期和舒张末期图像,经大量实验和临床研究证实,是测量心脏功能最准确的方法,被誉为"金标准"。此外,心脏短轴像 MRI 可直接获得,无需 CT 重组获得。然而 MRI 不能评价肺实质,且检查时间长需要患者多次屏气,对于呼吸困难、心功能衰竭患者较困难。

# 第八节 肺 栓 塞

## 一、概述

肺栓塞(pulmonary embolism,PE)是指嵌塞物质进入肺动脉及其分支,阻断组织血液供应所引起的肺循环障碍的综合征,常见栓子为血栓,少见的为脂肪滴、气泡等。国外肺栓塞年发病率为 100/10 万人口,肺栓塞患者病死率较高,而及时诊断和治疗可以显著降低患者的病死率,因此,肺栓塞的早期预防和早期诊断引起了众多学者的关注。

肺栓塞的临床表现具有多样性,急性重症肺栓塞最常见的症状有不明原因的急性呼吸困难、胸膜性胸痛和咳嗽,亦可有咯血、惊恐、晕厥等,少数表现为心绞痛发作;严重者表现为休克和心搏骤停。急性肺栓塞最有意义的体征是反映右心负荷增加的颈静脉充盈、下肢深静脉血栓(DVT)所致的下肢水肿、压痛、僵硬等,一侧下肢周径较对侧大 1cm 即有诊断意义。但临床有典型肺栓塞三联症(胸痛、咯血、呼吸困难)的患者不足 30%,其阴性预测值(NPV)为 94%,阳性预测值(PPV)为 53%,特异性(SPE)为 41%,血浆 D- 二聚体浓度升高对诊断急性肺栓塞有一定参考价值,但为非特异性指标。以血浆 D- 二聚体 0.5mg/L 为阳性界点,诊断肺栓塞的敏感性(SEN)、SPE、NPV 和 PPV 分别为 89.9%、67.2%、98.8% 和 70.7%。仅凭 D- 二聚体水平不能确诊肺栓塞,但阴性有助于排除肺栓塞;临床低度怀疑肺栓塞者,如血浆 D- 二聚体正常可排除肺栓塞。

## 二、相关疾病分类

按血栓大小分类:①大块血栓所致的肺栓塞:血栓堵塞了区域性肺动脉分支以上的动脉。②微血栓所致的肺栓塞:肌性动脉(外径为 100~1000μm 以下的小动脉)被弥漫性栓塞。

按发病时间分类:①急性肺栓塞:发病时间短,一般在 14 日以内;②亚急性肺栓塞:发病时间超过 14 天,在 3 个月以内;③慢性肺栓塞:发病时间超过 3 个月,肺动脉血栓已被机化。

## 三、影像诊断流程

超声心动图在提示诊断和排除其他心血管疾病方面有重要的价值。高危疑似肺栓塞患者往往存在休克或者低血压,此时首选超声心动图。另外,早期定量评价右心室功能,对于肺栓塞患者的临床危险分层、治疗决策和预后评价具有重要意义。胸部 X 线检查,早期 X 线表现多样,并以肺缺血为主要表现,可有肺炎样改变,胸腔积液,肺动脉高压,能为诊断肺栓塞提供线索。胸片及胸部 CT 平扫可有多发性肺浸润、胸腔积液、"马赛克"灌注、横膈升高。肺动脉造影是目前诊断肺栓塞的金标准,其假阳性少,不易漏诊,但对于并发肺动脉高压的患者有可能致残,故不适合较重患者,目前主要用于临床上高度怀疑肺栓塞,而无创性检查又不能确诊者。

CTPA 作为一种非侵袭性检查,已经逐渐成为诊断肺栓塞的一线手段。诊断肺栓塞的灵敏度和特异度分别为 83%、96%。MSCT 的出现提高了检测亚段肺栓塞的灵敏度。MRI 对段以上肺动脉内栓子诊断的敏感性和特异性均较高,适用于碘造影剂过敏患者的检查。具有潜在识别新、旧血栓的能力。缺点是成像时间长,不适用于病情严重者,易受心脏和呼吸运动的伪影。核素肺通气/灌注显像是一种无创伤诊断,是诊断肺栓塞的重要方法之一。该方法简单、安全,有较严重心肺功能疾病的患者也能进行该项检查。诊断不受肺动脉直径的影响,在诊断亚段以下肺栓塞中具有特殊意义(图 4-8-1)。

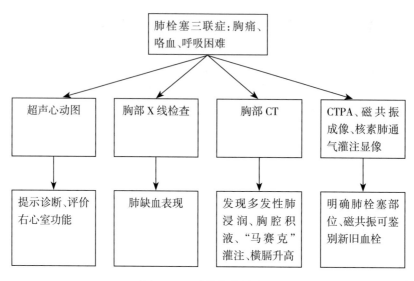

**图 4-8-1 肺栓塞诊断流程**

## 四、相关疾病影像学表现

由于肺栓塞患者的临床症状和体征缺乏特异性,影像学检查是确诊肺栓塞的必要手段。PE 诊断标准包括:①完全充盈缺损,管腔内无对比剂充盈;②部分充盈缺损,对比剂围绕管腔中央的缺损,当扫描层面和血管长轴平行时出现轨道征;③血管腔边缘出现充盈缺损,与管壁的夹角呈锐角。根据栓子所在部位将 PE 分为中心型、周围型及混合型 3 种,其中中心型累及主肺动脉(1级),左、右肺动脉主干(2级)或叶间肺动脉(3级)、叶动脉(3级);周围型累及段动脉(4级)或更小分支动脉(5、6级)。上述 2 种类型并存称为混合型。

肺栓塞患者的影像学改变受到多个因素的影响,如栓子的大小和部位、既往肺内有无病变以及病变的严重程度等。以往对肺栓塞患者的 X 线胸片研究显示,肺实质内的局部缺血征象、胸膜下的楔形实变影、中心肺动脉的扩张对肺栓塞的诊断特异性高但不常见,而肺不张、不规则实变影、胸腔积液等征象常见但诊断特异性不高。CTPA 作为诊断肺栓塞的首选检查方法,熟悉肺栓塞 CTPA 的各种间接征象及意义,不仅可以避免由于患者因素、技术因素、病理生理因素导致的伪影所造成的漏诊和误诊,而且对于 CTPA 肺动脉强化不佳的患者可以提高其诊断准确性,对临床未怀疑肺栓塞的患者可以提示有肺栓塞的可能。胸膜下楔形实变影、线状肺不张影、肺门部血管扩张、肺野内血管稀少、膈肌抬高、"马赛克"征、支气管动脉扩张、奇静脉反流、下腔静脉反流等对疑似肺栓塞患者具有提示诊断意义(图 4-8-2)。

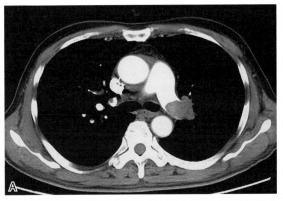

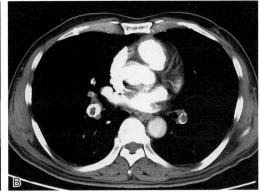

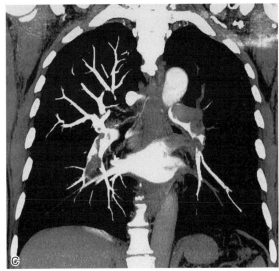

图 4-8-2　肺栓塞

男性,43 岁。胸闷、憋气伴胸痛 2 日。A~C. CT 增强及冠状位 MIP 显示双肺动脉及叶段肺动脉多发充盈缺损

## 五、研究进展及存在问题

在 CT 评估 PE 严重程度及预后的参数中,右心室直径/左心室直径(RV/LV)比是与患者危险程度及预后有关的指标,在临床上应用较多;其他 PE 参数,如肺灌注缺损分数及射血分数(ejection fraction,EF)等功能性参数仍然是大部分学者研究的重点,而室间隔左移、肺动脉干直径等参数在预后的评估中的作用仍有争议,尚需大量研究来进一步证实。CT 能谱通过单次增强扫描能够同时得到提供全肺精细解剖结构的 CTPA 图像和反映肺组织血流灌注功能的碘基图。肺组织碘基图能够反映肺组织内碘含量值及分布,从而间接提示肺组织的血流灌注状况,发挥了 CT 能谱成像的技术优势,能够显示出由于栓子阻塞肺动脉血管而导致的肺血管功能改变,为 PE 的早期诊断、病情评估及疗效评价提供重要依据。

高浓度团注血池对比剂的首过 MR 肺灌注成像(MRPP)的诊断依据为供血区由于血供减少或血供停止,随血运到达局部的造影剂含量减低,相应肺实质出现灌注减低或缺损,时间-信号曲线上峰值减低或消失,峰值时间延迟或缺失,从而提供栓塞的间接征象。MRPP 诊断肺栓塞的可行性已经得到了证实,具有很高的敏感性和特异性。灌注过程大致分为肺循环期和实质期。动脉相可显示主肺动脉及段级以上肺动脉内充盈缺损,实质期栓塞动脉供血区血液流入减少,到达的对比剂含量减低,与正常灌注的肺实质形成对比,从而衬托出栓塞低灌注区的部位和范围,有利于栓子特别是微小栓子的定位。因此,MRPP 对于段以下肺动脉栓塞显示亦有较高的诊断价值。

# 第九节 急性呼吸窘迫综合征

## 一、概述

急性呼吸窘迫综合征(acute respiratory distress syndrome,ARDS)是指患者在严重损伤如休克、严重创伤和严重感染后所发生的急性、进行性、缺氧性呼吸困难及顽固性低氧血症。已有流行病学研究表明,有特定危险因素的患者发展为 ARDS 的比例为 7%~34%。

ARDS 的主要病理改变是毛细血管渗透性增高性肺水肿,其他病理变化为肺透明膜形成、肺出血、小血管血栓和小灶性肺梗死等。患者起病急,在肺脏的直接或间接损伤后突然发生,症状包括呼吸困难、发绀并进行性加重。主要体征为呼吸急促,呼吸频率在 35 次 / 分以上。胸部听诊早期有干性啰音和哮鸣音,进而听到湿啰音,有肺部实变体征。实验室检查氧分压低于 8kPa(60mmHg)。

## 二、相关疾病分类

导致 ARDS 的病因较多,一般可分为直接肺损伤和间接肺损伤两大类:①直接肺损伤因素:严重肺部感染、胃内容物吸入、肺挫伤、吸入有毒气体、淹溺及氧中毒等;②间接肺损伤因素:严重全身性感染、严重的非胸部创伤、重症急性胰腺炎、大量输血体外循环、弥散性血管内凝血等。目前认为,各种致病因素导致的全身炎症反应是 ARDS 的根本原因,但并非具有危险因素的患者均发展为 ARDS。

## 三、影像诊断流程

X 线表现为弥漫性、非均一性的渗出性病变。胸片或 CT 扫描可见双肺磨玻璃阴影、胸腔积液、肺叶 / 段凹陷及肺内结节。胸部 CT 主要用于与重症肺炎、心功能不全、肺动脉栓塞、特发性肺间质纤维化的鉴别诊断(图 4-9-1)。

## 四、相关疾病影像学表现

X 线检查发病 12 小时以内胸部 X 线检查可无异常改变。发病 12~24 小时内,主要表现为间质性肺水肿,如肺纹理增重,模糊,也可有小片状模糊阴影,一般无间隔线,无血流重新分配征象,心脏一般正常。发病后 1~2 天,两肺内有斑片状融合及大片状阴影,位于内、中及外带,外带病变常较重。发病后 2~3 天,两肺内有广泛分布的片状影,当肺脏几乎完全实变时,双肺野变白,称之为"白肺";心影轮廓消失,仅在肋膈角处残留少量透亮线影。发病 7 天后 X 线阴影逐渐消失,少数患者残留两肺纤维化。CT 表现小叶间隔线比心源性肺水肿少,肺内有弥漫分布斑片状毛玻璃密度或肺实变影,有时可见小叶中心密度增高影(图 4-9-2)。

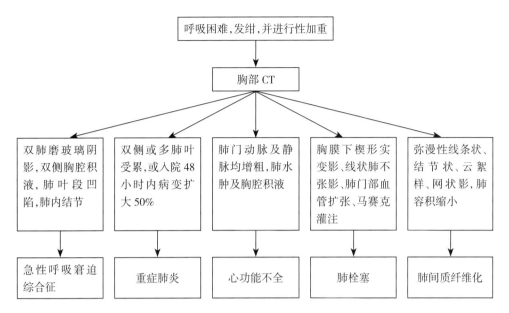

图 4-9-1　急性呼吸窘迫综合征影像诊断流程

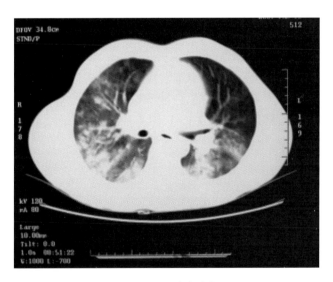

图 4-9-2　重症肺炎

双肺内大片状密度增高影,边界欠清,双下肺渗出

## 五、研究进展及存在问题

为进一步降低 ARDS 患者病死率,机械通气仍将是未来研究的重点领域之一。如何确定所建立的胸片数据库是否能够真正提高临床医生对胸片解读的一致性;胸廓顺应性对柏林标准严重度分级评价预后是否有影响。

ARDS 病因复杂,诊断困难,明确 ARDS 的诊断标准及早期识别 ARDS 的发生是成功救治 ARDS 患者的关键。寻找 ARDS 特异性诊断标准宜基于病理诊断,但由于 ARDS 患者病情危重,要取得肺组织作病理学诊断是不现实的,今后制定 ARDS 诊断标准的方向应努力寻找能敏感且特异性反映肺损伤及其严重程度的生物标志物(marker)即肺损伤标志物。

# 第十节 咯 血

## 一、概述

咯血是一种常见的临床症状,少量咯血也可能是存在严重的支气管肺部疾病;另外,中等量咯血就可能导致死亡。所以临床医生应进行详细的检查以发现咯血的原因,从而进行及时的治疗。

## 二、相关疾病分类

引起咯血的原因包括支气管扩张、肺结核等。

## 三、影像诊断流程

对咯血患者的检查,除了应详细询问病史和体检外,常用的检查方法有:胸片(后前位、侧位)、CT、纤维光学支气管镜(FOB)、痰细胞学检查、皮肤试验、肺动脉造影、主动脉造影、支气管造影、放射性核素(通气-灌注)扫描、血液学检查、胸水检查、针吸活检及开胸探查等,以影像学和纤维支气管镜最为重要(图 4-10-1、图 4-10-2)。

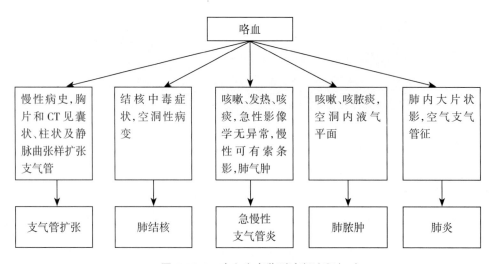

图 4-10-1 咯血患者鉴别诊断流程(一)

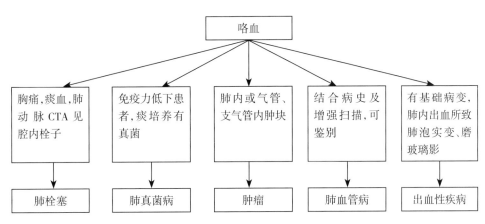

图 4-10-2　咯血患者鉴别诊断流程（二）

## 四、相关疾病影像学表现

1. **支气管扩张**　患者大多有慢性、长期的咳嗽、吐痰病史，并有反复发作的肺部感染，症状的发生可追溯到童年；但在所谓的"干性支气管扩张"者中可仅有咯血。胸片可为正常表现或表现为线状纤维化、管道状或囊状影。CT 目前是诊断支气管扩张最敏感和可靠的方法，扩张支气管和 CT 检查层面平行时表现为支气管"轨道征"，扩张的支气管与伴行的肺动脉表现为印戒状即"印戒征"，囊状支气管扩张表现为一组或多发性含气的囊肿，有时囊内可见气 - 液平（图 4-10-3）。

2. **肺结核**　咯血可以是肺结核的首发症状，出血量可以较多，但很少是大量的。胸片病变多位于上叶尖段或下叶背段，常有空洞。CT 的检出率更高，可以发现小的空洞或结核性支气管扩张。痰涂片或培养见到抗酸杆菌可证实胸片或 CT 上的推测是否正确，但其阳性

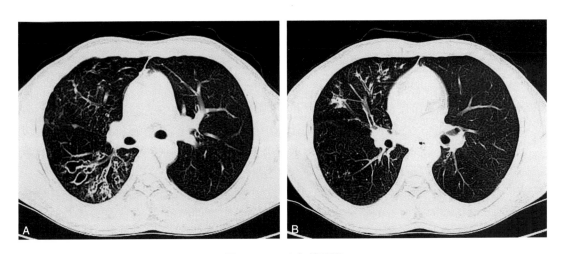

图 4-10-3　支气管扩张

男性，43 岁。咳嗽、咳痰伴咯血 2 日；A、B. CT 平扫显示右肺柱状及静脉曲张样支气管扩张

率还不到 50%,此时只能依靠试验性抗结核直至开胸手术来证实。支气管内膜结核的胸片和 CT 常表现正常,其诊断要由支气管镜检查才能取得。

**3. 急慢性支气管炎** 急性支气管炎偶有痰内带血丝,患者既往健康,近日有上呼吸道感染,表现为咳嗽、发热、胸部不适和吐痰,听诊两肺可有干湿啰音,咳嗽后啰音可部分消失。胸片和 CT 均无异常可见。咯血在几天内自动停止。慢性支气管炎是轻度咯血中的常见原因之一,偶呈大量咯血。多数患者有长期、慢性的咳嗽、咳痰。胸片和 CT 常正常或有轻度异常,多为肺气肿、纤维化或支气管肺炎等并发症。支气管镜可见局限性或普遍性支气管黏膜红肿,腔内分泌物增加。

**4. 纤维素性支气管炎** 纤维素性支气管炎(fibrinous bronchitis)是一种少见疾病,临床表现为咳嗽、发热、咯血,较易误诊和漏诊。以咯出纤维素支气管样管型为特征,又常称为管型支气管炎、塑型支气管炎、成型支气管炎和纤维蛋白型支气管炎。本病病因迄今未明,常与支气管哮喘、肺炎、过敏性肺曲霉菌病、囊性纤维化和先天性心脏病、镰状细胞病等相关。根据有无原发心肺等疾病,分为原发型和继发型。原发型无明确原发病,多见于各种呼吸道疾病,约占 17%。继发型常见继发于肺、心、肾等疾病,约占 83%,以继发于肺结核最多见。Perez-Soler 报道,儿童常见于阻塞性或喘息性支气管炎。目前大多数学者认为本病与变态反应有关,多用铸型学说解释。在致病因子作用下,特异体质者呼吸道局部发生变态反应,产生炎性介质致使气管支气管内膜毛细血管扩张,通透性增加,腺体分泌亢进,使大量纤维蛋白和黏蛋白渗出,黏液分泌旺盛,在组织凝血酶和管腔内 pH 值改变的情况下,潴留于管腔内的分泌物脱水、浓缩、凝固,形成管型痰。管型脱落则损伤支气管壁血管,出现血丝痰或大咯血。管型可反复形成与脱落,也有脱落后不再复发者。

影像学表现及分型:纤维素性支气管炎依据其病理,实质上可认为是一种特殊类型的支气管内源性异物,故其影像表现与支气管异物表现类似,常表现为肺炎、肺不张、肺气肿或皮下积气等。影像表现可归为实质浸润型、肺不张型及混合型。①实质浸润型:即肺炎型,病变以双肺单发或多发斑片状模糊影为主;②肺不张型:病变以全肺或局限性肺不张或段、叶肺不张为主,常伴有肺气肿,可伴纵隔积气及皮下积气。③混合型:肺炎与肺不张并存,可伴有皮下积气及纵隔积气。透视观察发现纵隔摆动,提示透视下动态观察异物的间接征象有助于该病的诊断。影像表现的轻重取决于"管型"物阻塞支气管的部位和程度,与外源性异物好停留于右下叶有所不同,婴幼儿病变以上肺好发,考虑可能与婴幼儿常处于卧位体态,上叶段支气管容易形成"管型"有关。

**5. 肺脓肿** 在肺脓肿中常见轻度咯血,但易为肺脓肿的其他症状,如发热、咳嗽、吐脓痰等所掩盖;5% 的患者有大量咯血。胸片和 CT 都能发现肺脓肿中的空洞,增强 CT 可发现尚未出现空洞时的病灶内的液化区。鉴别诊断中要除外肺结核、真菌病和肺癌。当出血发生在空洞内时,可不出现咯血,此时空洞内液平升高,出现圆形肿块,空洞消失,空洞出现反复发作的充填和排空等征象(图 4-10-4)。

**6. 肺炎** 大叶性肺炎常有铁锈色痰,偶可发生不同程度的咯血。临床症状和影像学表现可明确诊断。痰内带血丝的咯血提示可能为支气管阻塞性肺炎,需作支气管镜检查。急性或慢性吸入性肺炎也可有咯血。

**7. 肺栓塞** 约 25% 的肺栓塞和肺梗死患者可有咯血,多见于中年人。最初的症状为胸痛,继而有发热、局部胸壁紧张、胸膜摩擦音;1 天后出现咳嗽、痰内带血丝,并可持续几天。

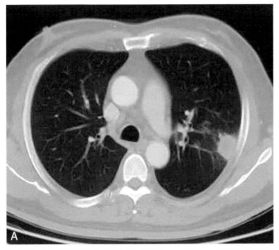
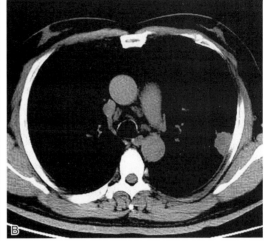
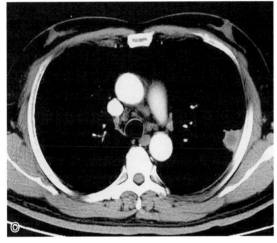

**图 4-10-4　肺脓肿**

女性,23 岁。发热、胸痛 1 周余。A、B. CT 平扫显示左肺上叶实变影;C. CT 增强扫描左肺上叶实变边缘强化,中心为无强化低密度区

胸片表现无特异性,但可提示有本病。螺旋 CT 增强扫描可确定有无 4 级以下的肺栓塞。早期作肺动脉造影的诊断最可靠。

**8. 肺真菌病**　肺的真菌感染可产生肉芽肿性和化脓性病变,而引起支气管咯血。15% 的原发性球孢子菌病、50% 慢性球孢子菌空洞患者有咯血。放线菌病、组织胞浆菌病、奴卡菌病、隐球菌病、芽生菌病和曲霉菌病中都曾有咯血报道。因此,在原因不明的肺部病变患者中,痰真菌培养是非常必要的。

**9. 肺肿瘤**

(1) 气管肿瘤:恶性气管肿瘤中多为鳞状细胞癌,50% 患者有咯血,良性气管肿瘤中多为乳头状瘤,很少有咯血。

(2) 支气管腺瘤:50% 的腺瘤患者有咯血,而且常是大量的。其他症状有咳嗽、反复发热、呼吸困难和喘鸣等。胸片上 75% 有肺不张,25% 可见孤立性肺结节,CT 上更可明确见到大支气管内的肿瘤,由于肿瘤的富血管,作支气管镜检时可能引起大出血。

(3) 支气管肺癌:肺癌是咯血的重要原因,特别在年龄大于 40 岁的患者中则 50% 有咯

血史。咯血是肺癌的晚期症状,它很少是大量的,而仅为痰内带血。胸片、CT 和支气管镜检查是诊断肺癌的最重要方法。

(4)肺转移瘤:少数肺转移瘤由于侵犯了支气管树可发生咯血。血源性转移时,胸片和 CT 可见多发性、边缘锐利、大小不同的圆形致密影。淋巴转移时 CT 上可见结节状小叶间隔增厚。侵犯大支气管时可用支气管镜作活检或用支气管内分泌液做细胞学检查。

(5)良性肺肿瘤:如血管瘤、平滑肌瘤、纤维瘤、脂肪瘤、错构瘤等可发生咯血,胸片及 CT 上可见结节、肿块、肺不张和阻塞性肺炎等。

**10. 肺血管病**

(1)肺静脉高压:肺静脉压力增高可引起血管病,多见于二尖瓣狭窄、左心衰竭时,反复的肺泡出血最后可导致继发性含铁血黄素沉着,痰内有噬铁细胞,胸片和 CT 上可见弥漫分布的细小结节。

(2)肺、肾出血综合征:多见于年轻的男性,有反复发作的肺泡内出血和可导致肾功能衰竭迅速发展的肾小球肾炎。在急性发作期胸片和 CT 上可见弥漫性肺泡实变或磨玻璃影,慢性时可见网状纤维化表现。血液内抗基底膜抗体阳性。

(3)Wegener 肉芽肿:为原因不明的多系统疾病,100% 累及肺部,病理上有坏死性肉芽肿和血管炎。胸片和 CT 片上可见单发或多发肺实变,常呈结节状,有时有空洞形成。患者同时有上呼吸道感染和进行性肾功能衰竭。

(4)肺动静脉瘘:在临床上可有咯血,胸片和 CT 上可见孤立性肺结节或肿块,增强 CT 多能显示从肿块至肺门间有粗大的血管相连。

(5)出血性疾病:咯血常发生在有出血倾向的血液病中,如淋巴瘤、白血病、血友病、血小板减少症等。CT 上除可见相应的基础病变外,还可见出血所致的肺泡实变和磨玻璃影。

**11. 原发性肺含铁血黄素沉着症**　原发性肺含铁血黄素沉着症是一种少见的原因不明的疾病,多见于儿童和青年人中,临床上有反复咯血、血红蛋白过少和痰内有噬铁细胞。当出血时胸片和 CT 上可见肺内有双侧多发性模糊的致密影,咯血停止后致密影消失,最后出现弥漫性纤维化的网状影。

## 五、研究进展及存在问题

咯血的治疗主要是针对病因治疗,影像学检查作为寻找咯血病因的重要手段,但部分病变难以作出确切诊断。因此对于咯血患者需要结合病史、体征、影像、支气管镜、超声、血液常规、痰细菌学、细胞学检查等作出诊断。

# 第十一节　气　　胸

## 一、概述

任何原因引起肺泡过度充气,肺内压增高或肺泡腔与间质间压力差及邻近组织压迫,均可导致肺泡破裂而产生气胸。其病因较为复杂,且常常多病因并存。

## 二、相关疾病分类

根据常见原因可分为自发性气胸、病理性气胸和医源性气胸。自发性气胸可分为原发性和继发性,常规 X 线及 CT 检查未发现肺部明显病变者所发生的气胸为原发性,临床证据表明肺大疱、肺气肿等肺部疾患所致为继发性。主要临床表现为胸痛、胸痛伴呼吸困难、胸闷、咳嗽、气急、憋气等。

## 三、影像诊断流程

X 线检查是诊断气胸的重要方法,CT 是诊断气胸的补充检查,在 X 线不能明确的隐匿性气胸和为了明确气胸的部位、范围和程度方面起着重要作用(图 4-11-1)。

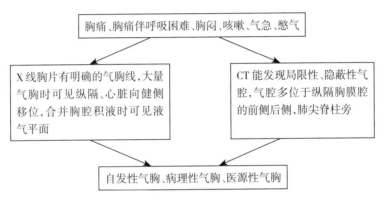

图 4-11-1　气胸诊断流程

## 四、相关疾病影像学表现

气胸 X 线胸片上大多有明确的气胸线,为萎陷肺组织与胸膜腔内气体交界线,呈外凸线条影,气胸线外为无肺纹理的透光区,线内为压缩的肺组织,大量气胸时可见纵隔、心脏向健侧移位,合并胸腔积液时可见液气平面。CT 能发现局限性、隐蔽性气腔,气腔多位于纵隔胸膜腔的前侧后侧,肺尖脊柱旁。这些区域都是普遍 X 线不能发现的区域(图 4-11-2)。

对气胸患者肺脏被压缩程度是依据气体量占据肺野至外、中、内带估测将肺组织压缩分轻、中、重度。如果气带宽度相当于患侧胸廓宽度的 1/4 时,被压缩的肺大约为 25% 左右;1/3 时约为 50% 左右;1/2 时

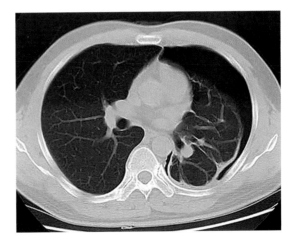

图 4-11-2　液气胸

男性,43 岁。突发胸痛 2 天。CT 平扫显示左侧液气胸,左肺组织部分压缩

约为65%左右。

## 五、研究进展及存在问题

某些原有气胸或其他肺疾患病史,由于壁层胸膜和脏层胸膜的部分粘连,虽出现气胸,但肺组织不完全回缩,气腔在胸部正位片上可受正常肺组织的阻挡而影响观察,胸片出现假阴性。

(李瑞生 张刚 王汝佳 沈桂权 高波)

## 参 考 文 献

1. Argiriadi PA, Mendelson DS. High resolution computed tomography in idiopathic interstitial pneumonias. Mt Sinai J Med, 2009, 76(1):37-52.

2. Bauer RW, Kerl JM, Weber E, et al. Lung perfusion analysis with du-al energy CT in patients with suspected pulmonary embolism-influence of window settings on the diagnosis of underlying pathologies of perfusion defects. Eur J Radiol, 2011, 80(3):476-482.

3. Engelke C, Schmidt S, Auer F, et al. Does computed-assisted detection of pulmonary embolism with 64-Slice Muti-Detector Row Computed tomography:impact of the scanning conditions and overall image quality in detection of peripheral clots. Journal of Computer Assisted Tomography, 2010, 34(1):23-30.

4. Ferguson ND, Cook DJ, Guyatt GH, et al. High-frequency oscillation in early acute respiratory distress syndrome. New England Journal of Medicine, 2013, 368(9):795-805.

5. Fidkowski CW, Zheng H, Firth PG. The anesthetic considerations of tracheobronchial foreign bodies in children:a literature review of 12 979 cases. Anesth Analg, 2010, 111(4):1016-1025.

6. Herridge MS, Tansey CM, Matté A, et al. Functional disability 5 years after acute respiratory distress syndrome. New England Journal of Medicine, 2011, 364(14):1293-1304.

7. Hoppe H, Walder B, Sonnenschein M, et al. Multidetector CT virtual bronchoscopy to grade tracheobronchial stenosis. American Journal of Roentgenology, 2002, 178(5):1195-1200.

8. Huankang Z, Kuanlin X, Xiaolin H, et al. Comparison between tracheal foreign body and bronchial foreign body:a review of 1007 cases. Int J Pediatr Otorhinolaryngol, 2012, 76(12):1719-1725.

9. Hung MS, Tsai YH, Lee CH, et al. Pulmonary cryptococcosis:Clinical, radiographical and serological markers of dissemination. Respirology, 2008, 13(2):247-251.

10. Investigators E, Büller HR, Prins MH, et al. Oral rivaroxaban for the treatment of symptomatic pulmonary embolism. New England Journal of Medicine, 2012, 366(14):1287-1297.

11. Iwama T, Sakatani A, Fujiya M, et al. Increased dosage of infliximab is a potential cause of Pneumocystis carinii, pneumonia. Gut Pathogens, 2015, 8(1):1-3.

12. Kajon AE, Dickson LM, Metzgar D, et al. Outbreak of febrile respiratory illness associated with adenovirus 11a infection in a Singapore military training cAMP. J Clin Microbiol, 2010, 48(4):1438-1441.

13. Leonardo F, Pauwels RA, Hurd SS. global strategy for the diagnosis, management, and prevention of chronic obstructive pulmonary disease:GOLD Executive Summary Updated 2003.Copd Journal of Chronic Obstructive Pulmonary Disease, 2004, 1(1):103-104.

14. Lindell RM, Hartman TE, Nadrous HF, et al. Pulmonary cryptococcosis:CT findings in immunocompetent patients. Radiology, 2005, 236(1):326-331.

15. Murphy N，Hollatz T. Chasing a Zebra With Great Expectorations. Mounier-Kuhn Syndrome. Chest，2012，142 (4)：896A.

16. Papazian L，Forel JM，Gacouin A，et al，ACURASYS Study Investigators. Neuromuscular blockers in early acute respiratory distress syndrome. New England Journal of Medicine，2010，363(12)：1107-1116.

17. Pauls S，Gulkin D，Feuerlein S，et al. Assessment of COPD severity by computed tomography：correlation with lung functional testing. Clinical Imaging，2010，34(3)：172-178.

18. Rafael E de la Hoz，Shizu Hayashi，Darrel Cook，et al. Investigation of the Role of the Cytomegalovirus as a Respiratory Pathogen in HIV-Infected Patients. 2016.

19. Rebelo-de-Andrade H，Pereira C，Giria M，et al. Outbreak of acute respiratory infection among infants in Lisbon，Portugal，caused by human adenovirus serotype 3 and a new 7/3 recombinant strain. J Clin Microbiol，2010，48(4)：1391-1396.

20. Song KD，Lee KS，Chung MP，et al. Pulmonary cryptococcosis：imaging findings in 23 non-AIDS patients. Korean Journal of Radiology Official Journal of the Korean Radiological Society，2009，11(4)：407-416.

21. Tang L，Wang L，Tan X，et al. Adenovirus serotype 7 associated with a severe lower respiratory tract disease outbreak in infants in Shaanxi Province，China. Virology Joural，2011，8(2)：1-7.

22. 刘鸿圣，张雪林，王凤华，等. 儿童纤维素性支气管炎的影像诊断. 临床放射学杂志，2010，29(7)：943-46.

23. 吕永革，梁焕莲，王建华，等. 新型隐球菌肺炎的临床、X 线胸片与多层螺旋 CT 的分析. 中国医学影像学杂志，2011，19(6)：424-28.

24. 谭国强，龙晚生，马雁秀，等. 肺隐球菌病的 CT 诊断及病理对照. 临床放射学杂志，2013，32(9)：1272-1275.

25. 王彬，高芳琴，徐玉红，等. 640 层 CT20ml 对比剂肺动脉成像. 临床放射学杂志，2014，33(1)：122-124.

26. 王其彰. 食管外科. 北京：人民卫生出版社，2005：686-692.

27. 钟小宁. 对慢性阻塞性肺疾病肺血管改变的几点认识. 中华结核和呼吸杂志，2011，34(4)：248-250.

28. 中华医学会呼吸病学分会呼吸危重症医学学组. 急性呼吸窘迫综合征患者机械通气指南（试行）. 中华医学杂志，2016，96(6)：404-424.

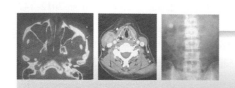

# 第五章

# 心 血 管

## 第一节 心 包 积 液

### 一、概述

心包积液可见于渗出性心包炎及其他非炎症性心包病变。临床特征为气短与胸闷，大量心包积液可出现心前区持久性压迫性疼痛，严重的呼吸困难。心尖搏动微弱或不能触及，心浊音界向两侧扩大，脉搏细速，动脉压下降，静脉压上升，脉压缩小，并可出现奇脉，有心脏压塞征。颈静脉怒张，进行性肝肿大，心动过速，动脉压持续下降。

### 二、相关疾病分类

可引起休克心包积液的原因有：①感染性心包炎：结核性、化脓性、病毒性、寄生虫性、真菌性心包炎等；②非感染性心包炎：结缔组织性（胶原性疾病）、变态反应性疾病，如风湿性心包炎、红斑狼疮、硬皮病、多发性结节性动脉炎并发心包炎、类风湿关节炎、心包术后综合征、心肌梗死后综合征；③代谢障碍性心包炎：尿毒症性、黏液性水肿并发心包积液；④肿瘤性心包炎；⑤其他原因所致的心包积液：特发性、放射性、外伤性、胆固醇性等。

### 三、影像诊断流程

心包积液可经体格检查与 X 线检查确定，心电图常有低电压、心动过速、大量积液者，可见电压交替。X 线检查心影向两侧普遍扩大；大量积液时心影呈烧瓶状，上腔静脉影增宽，透视下心脏搏动减弱，肺影清晰，可与心力衰竭相鉴别（图 5-1-1）。

### 四、相关疾病影像学表现

X 线检查心影向两侧普遍扩大（积液 300ml 以上）；大量积液（大于 1000ml）时心影呈烧瓶状，上腔静脉增宽，透视下心脏搏动减弱，肺野清晰可与心力衰竭鉴别。CT 表现：心包积

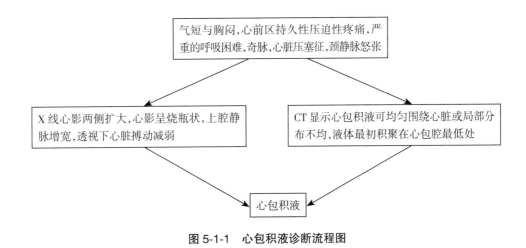

图 5-1-1 心包积液诊断流程图

液可均匀围绕心脏或局部分布不均,液体最初积聚在心包腔最低处,如斜窦或左、右、上、下肺静脉根部外侧的左右肺静脉隐窝处。大量积液时则围绕心脏包括由横窦延伸的主动脉上、下隐窝。心包积液为水样密度,CT 值一般在 10~40HU 之间。根据 CT 值的差异可以粗略提示积液的性质,如积液含蛋白量高或为血性则 CT 值超过 25HU 以上,甚至接近心脏平扫密度(图 5-1-2)。

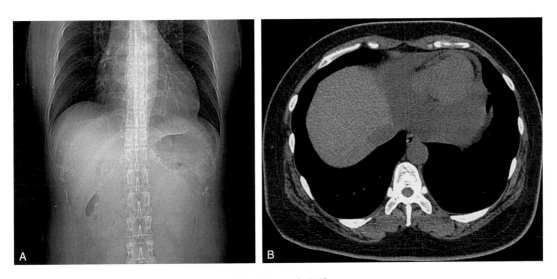

图 5-1-2 心包积液

男性,34 岁。胸闷 2 个月余。A. CT 定位片示心脏增大,略呈烧瓶样;B. CT 平扫显示心包腔内大量积液

## 五、研究进展及存在问题

CT 检查仅为综合性的心包积液的表现,无法明确心包积液的性质和类型。MRI 检查依据病变的信号特征,不仅能做出诊断,还可以对积液的性质进行评估。

# 第二节 心肌梗死

## 一、概述

急性心肌梗死（acute myocardial infarction，AMI）临床表现为不同程度的心绞痛（稳定性或不稳定性），血脂水平增高，糖尿病，5 年以上的高血压病史。心电图 ST 段平坦或倒置、病理性 Q 波，心肌酶谱天门冬氨酸氨基转移酶（AST）、乳酸脱氢酶（LDH）、肌酸肌酶（CK）、肌酸肌酶同工酶（CK-MB）异常。近年来，随着冠心病发病率的增高，急性心肌梗死已成为严重影响人类生命的急症之一，心肌梗死急救水平也在不断进步，患者生存期显著延长。

## 二、相关疾病分类

2007 年 10 月多学科专家依据近年来更敏感心肌损伤标志物、新影像技术及治疗 AMI 的巨大进展，共同制订发布了"心肌梗死全球统一定义"，新定义最突出的特点是按病因将 AMI 分为五型：原发性 AMI（1 型）、继发性 AMI（2 型）、突发心源性死亡（3 型）、与经皮冠状动脉成形术（PCI）相关的 AMI（4 型）、与冠状动脉搭桥术相关的 AMI（5 型）。新定义对 AMI 的治疗、研究、流行病学等产生重要影响。心内科医师了解修改后的诊断标准和治疗方法，主动跟踪和应对医学发展需求，及早识别不同类型 AMI，制订针对性护理对策，配合抢救各型 AMI。

## 三、影像诊断流程

根据典型的临床表现，特征性的心电图变化以及血清生物标志物的动态变化，基本可作出正确诊断。心电图表现为 ST 段抬高者诊断为 ST 段抬高型心肌梗死；心电图无 ST 段抬高者诊断为非 ST 段抬高型心肌梗死（过去称非 Q 波梗死）。表现不典型的常需通过影像检查与急腹症、肺梗死、夹层动脉瘤等鉴别（图 5-2-1）。

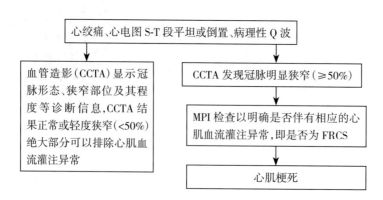

图 5-2-1　心肌梗死诊断流程

198

## 四、相关疾病影像学表现

CT 冠状动脉造影（CTA）几乎无创，是一种安全可靠冠状动脉检查手段，可以直观地显示冠状动脉狭窄及程度，与 DSA 符合率较高，只有少数对狭窄有夸大作用。冠状动脉血管造影（CCTA）可以清晰、直观、无创性获得冠状动脉形态、狭窄部位及其程度等诊断信息，发现冠状动脉狭窄，确定该狭窄血管是否引起相应的心肌血流灌注异常，即是否为功能相关性冠状动脉狭窄（functionally relevant coronary stenosis，FRCS），对冠心病的治疗决策有重要指导意义（图 5-2-2）。CCTA 结果正常或轻度狭窄（<50%）绝大部分可以排除心肌血流灌注异常，一般无需进一步行 DSA 检查。

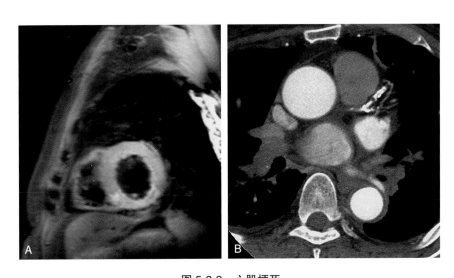

**图 5-2-2　心肌梗死**

A. MRI 心脏短轴位示室间隔见斑片状明显不均匀强化，考虑室间隔下部心肌梗死可能；B. CT 冠状动脉成像示左前降支见混合性斑块，考虑左室侧壁心肌梗死

MR 心肌延迟强化成像（delayed enhancement MRI，DE-MRI）是目前临床上评价心肌梗死的常用影像学手段之一。导航回波触发的 3D 自由呼吸成像（3D free-breathing，3DFB）技术无需屏气时间的限制，3DFB 能进一步提高空间分辨率，可测量心肌梗死体积及心肌瘢痕。对于部分有典型心绞痛症状或高度怀疑心肌缺血者，心肌灌注显像（myocardial perfusion imaging，MPI）检查则有助于对冠状动脉微血管病变导致心肌缺血者的检出，如 X 综合征，从而辅助证实临床诊断，利于采取相应治疗措施。CCTA 发现冠状动脉明显狭窄（≥50%），则应进一步行 MPI 检查以明确是否伴有相应的心肌血流灌注异常，即是否为 FRCS，进而可以根据 CCTA 和 MPI 的综合结果为患者的治疗决策提供全面的信息，以利于指导选择最恰当的治疗手段。

## 五、研究进展及存在问题

冠状动脉 CTA 检查常用于冠状动脉疾病筛查和诊断，但是冠状动脉 CTA 检查受到呼吸和心率影响较大,心律失常的患者可能无法完成检查;同时冠状动脉 CTA 对冠状动脉弥漫性钙化性斑块的血管狭窄程度无法评估。CCTA 和 MPI 二者合理应用可为冠心病的无创、客观诊断和评价提供相互补充、有价值的信息。

# 第三节　急性冠状动脉综合征

## 一、概述

急性冠状动脉综合征(acute coronary syndrome,ACS)通常是由于冠状动脉内粥样斑块不稳定、破裂和在此基础上诱发血小板黏附、聚集、血栓形成导致管腔进一步阻塞。近年来,ACS 已成为心血管急症中较为常见的一种。

## 二、相关疾病分类

由于阻塞程度和机体代偿的差异,ACS 分为 ST 段抬高型心肌梗死(ST elevation myocardial infarction,STEMI)、非 ST 段抬高型心肌梗死(non-ST elevation myocardial infarction,NSTEMI)及不稳定型心绞痛(unstable angina pectoris,UAP)。当冠状动脉被不完全阻塞时,引起 UAP;冠状动脉被阻塞,但伴有体内早期自动溶栓或充分的侧支循环等时,称为 NSTEMI;而不伴有体内早期自动溶栓或不伴有充分的侧支循环时,称为 STEMI。

## 三、影像诊断流程

诊断 ACS 的金标准为冠状动脉造影,可以准确了解冠状动脉堵塞及病变情况,为后续治疗及预后评估提供图像依据,但其费用昂贵,且为有创检查,存在手术风险及术后并发症,因此限制了该检查方法的应用。心电图(electrocardiograph,ECG)因价格便宜、方便易行而广泛应用于 ACS 初步诊断及临床分型。但由于患者症状发作后入院时间不同,ECG 特征性的改变不易捕捉,因此利用血清心肌损伤标志物诊断 ACS 格外重要。

当有典型的缺血性胸痛症状或心电图动态改变而无心肌坏死标志物升高时,可诊断为心绞痛;存在下列任何一项时,可以诊断为心肌梗死:

1. 心脏生物标志物增高或增高后降低,至少有 1 次数值超过正常上限,并有以下至少 1 项心肌缺血的证据:①心肌缺血临床症状;②心电图出现新的心肌缺血变化;③心电图出现病理性 Q 波;④影像学证据显示新的心肌活力丧失或区域性室壁运动异常。

2. 在基线肌钙蛋白正常、接受经皮冠状动脉介入治疗(PCI)或行冠状动脉旁路移植术(CABG)的患者,心脏生物标志物升高超过正常上限提示围术期心肌坏死。

3. 有急性心肌梗死的病理学发现。影像学检查可与主动脉夹层、急性肺动脉栓塞、急腹症、急性心包炎鉴别(图 5-3-1)。

## 四、相关疾病影像学表现

多层螺旋 CT(MSCT)在心脏尤其冠状动脉成像的临床应用方面取得了惊人的进展,为心血管影像学开拓了全新的领域,已经得到较广泛应用,将患者的心脏 CT 扫描原始数据分

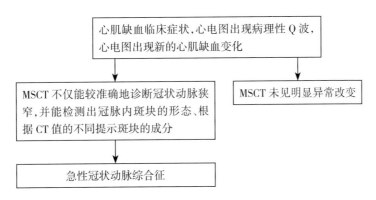

图 5-3-1 急性冠状动脉综合征诊断流程图

别在心动周期 R 波后 60%、65%、70%、75% 及 80% 的心电相位窗上进行心脏横断面 CT 图像重建,并传递至图像工作站。以上述每个心电相位窗心脏横断面的 CT 原始图像为基础,对左冠状动脉主干(LMA)、左前降支(LAD)、左回旋支(LCX)和右冠状动脉主干(RCA)及主要动脉支血管进行二维曲面重建,最大密度投影(maximum intensity projection,MIP)重建和容积再现(volume rendering,VR)重建,分析筛选出每支血管图像,估量运动伪影最少的重建图像,用于影像学评价。对有狭窄的血管做垂直切面薄层重建,测量血管断面直径,管径缩小 50% 为轻度狭窄,51%~70% 中度狭窄,75%~99% 为重度狭窄,99% 以上为完全闭塞。

MSCT 不仅能较准确地诊断冠状动脉狭窄,并能检测出冠状动脉内斑块的形态、根据 CT 值的不同提示斑块的成分,分为软斑块、硬斑块(纤维斑块及钙化斑块)及混合斑块(图 5-3-2);临床分为不稳定型斑块(软斑块)和稳定型斑块(纤维斑块和钙化斑块)。脂质斑块的核心主要是富含黏稠状粥样脂质的泡沫细胞,当粥样物质在斑块中所占的比例大于 40% 时,斑块不稳定性增大,更易于破裂。富含脂质的软斑块表面纤维帽通常较薄,而且粥样物质还参与氧化应激和炎症反应,所以软斑块作为不稳定斑块已被公认。而 ACS 通常是由于冠状动脉内粥样斑块不稳定、破裂和在此基础上诱发血小板黏附、聚集、血栓形成导致管腔进一步阻塞所致。因此对于斑块性质的判断临床意义更为重要。

## 五、研究进展及存在问题

ACS 是发病率高、病情凶险的一组疾病,临床上早期准确诊断、及时治疗具有重要意义,目前临床较多使用心肌损伤标志物多项检测联合诊断以提高诊断效能,临床医生必须熟练掌握各项心肌损伤标志物的特点,针对不同患者发病情况,给予个性化的心肌损伤标志物组合进行检测,在降低患者费用的同时,将诊断效能最大化。

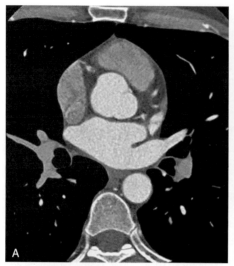

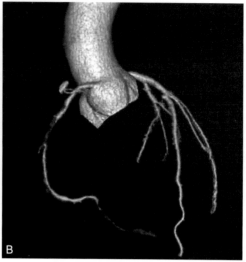

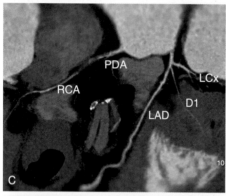

**图 5-3-2 冠状动脉狭窄**

男性,45 岁。突发心前区疼痛 3 日。A~D.冠状动脉 CTA 显示右冠状动脉主干近段软斑块,局部管腔重度狭窄

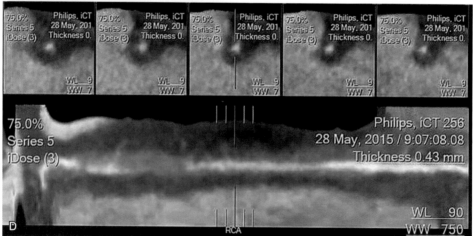

# 第四节　急性主动脉综合征

## 一、概述

急性主动脉综合征(acute aortic syndrome,AAS)是一组有相似临床症状的异质性疾病,包括主动脉夹层(aortic dissection,AD)、壁内血肿(intramural hematoma,IMH)、穿透性粥样硬化性溃疡(penetrating atherosclerotic ulcer,PAU)和不稳定性主动脉瘤(图 5-4-1)。

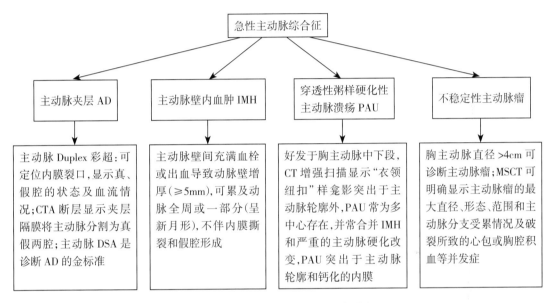

图 5-4-1　急性主动脉综合征诊断流程

## 二、相关疾病分类

目前国际上有两种 AD 分型方法较常用,即 Stanford 分型和 Debakey 分型。Debakey 分型:Debakey Ⅰ 型累及升主动脉和降主动脉(30%~44%);Debakey Ⅱ 型仅累及升主动脉(10%~20%);Debakey Ⅲ 型仅累及降主动脉(40%~50%)。Stanford 分型:A 型累及升主动脉,又称近端病变;B 型仅累及降主动脉,起源于左锁骨下动脉开口以下,又称远端病变。A 型相当于 Debakey Ⅰ 型和 Debakey Ⅱ 型,B 型相当于 Debakey Ⅲ 型。

临床表现:典型 AD 多发生在 60~70 岁,男性发病率较女性高(男:女约 3:1)。临床表现为突发的胸前烧灼样、撕裂样疼痛或后背部钝痛,AD 患者表现为撕裂样疼痛或针刺样疼痛,疼痛的位置与 AD 部位的相互关系是:升主动脉 AD 更多为前胸部疼痛,而降主动脉 AD 患者常为后胸部、背部和腹部疼痛,典型 AD 的疼痛向肩胛区、背部或腹部放射(16.6%)和转移(28.3%),严重者可出现休克。当 AD 累及或压迫主动脉主要分支时可出现相应脏器缺血的症状和体征,一侧肢体脉搏减弱、消失或双侧肢体血压不一致也是 AD 的特征。A 型 AD 患者65% 可发生继发性主动脉瓣环断裂,可引起不同程度的主动脉反流。

## 三、影像诊断流程

主动脉 Duplex 彩超:经胸主动脉彩超(TTE)和经食管主动脉彩超(TEE)。其优点是可在床边无创进行,无需造影剂,可定位内膜裂口,显示真、假腔的状态及血流情况,并可显示并发的主动脉瓣关闭不全、心包积液及主动脉弓分支动脉的阻塞。对于 A 型 AD,TTE 的敏感性为 70%~100%,特异性可达 80%~90%,而 TEE 的敏感性和特异性均可达到 95% 以上。对 B 型各区 AD,超声诊断的准确性只有 70% 左右,尤其在并存慢性阻塞性肺疾患、肥胖等情况下,其诊断的准确性更低。TEE 的缺点是可能引起干呕、心动过速、高血压等,有时需要麻醉。

主动脉 CTA:CTA 断层扫描可观察到夹层隔膜将主动脉分割为真假两腔,CTA 的各种等重建图像可提供主动脉全程的二维和三维图像,是目前最常用的术前影像学评估方法,其敏感性达 90% 以上,其特异性接近 100%。其主要缺点是造影剂产生的副作用和主动脉搏动产生的伪影干扰。

主动脉 MRA:属于无创检查,可从任意角度显示 AD 真假腔和累及范围,其诊断 AD 的准确性和特异性均接近 100%,有替代动脉造影成为 AD 诊断金标准的趋势。其缺点是扫描时间较长,用于循环状态不稳定的急诊患者有一定限制;另外,磁场周围有磁性金属时干扰成像,因而不适用于体内有金属植入物的患者。

数字减影血管造影术(DSA):主动脉 DSA 尽管无创诊断技术发展迅速,主动脉 DSA 仍然保持着诊断 AD "金标准"的地位,目前常在腔内隔绝术中应用。其常规方法是采用经动脉穿刺,将 6F 造影导管送至升主动脉或弓部,以 20~25ml/s 的速度注射造影剂 40~50ml,以正、斜位片全面评估 AD 裂口的数量、分布、大小及与重要分支动脉的关系,结合术前 MRA/CTA 精确评估瘤颈的口径、长度及扭曲度等,以最终选定腔内移植物和确定隔绝方案。有时经股动脉插管不易进入夹层真腔,导致造影困难,此时可改为经肱动脉插管造影。新一代三维 DSA 对准确判断夹层裂口的大小和位置有其他各项检查难以企及的效果。DSA 的缺点是其有创操作及应用造影剂均有导致并发症的可能。

血管腔内超声:血管腔内超声可清楚显示主动脉腔内的三维结构,对 AD 诊断的准确性高于 TTE、TEE。目前腔内超声探头的口径已可减小至 8.2F,可通过 0.035inch(1inch=2.54cm)的导丝经穿刺导入。常在腔内隔绝术中应用,对判断夹层裂口和内漏具有较高使用价值。

## 四、相关疾病影像学表现

1. **主动脉夹层** MSCT 表现:MSCT 主动脉 CTA 检查患者一次屏气即可完成扫描,并获得无空间分辨率丢失的各向同性 3D 图像,诊断 AD 的准确性接近 100%,因此已成为可疑 AD 患者的一线影像检查手段。AD 患者 MSCT 表现描述应包括范围(如 Stanford 分型)、破口位置、主动脉分支(如冠状动脉、颈总动脉、锁骨下动脉、腹腔干、肠系膜上下动脉、肾动脉和髂动脉)是否受累、有无主动脉破裂表现、真假腔辨别及假腔直径等。

CT 平扫 AD 可仅显示主动脉管腔扩张,钙化内膜向腔内移位为 AD 的平扫征象,一般认为移位超过 5mm 具有诊断价值,但有时易与非 AD 患者腔内血栓钙化混淆。平扫显示的高密度血肿位置可提示主动脉破裂部位,心包积血和右侧胸膜腔积聚血液提示升主动脉破裂,而纵隔积血和左侧胸膜腔积聚血液分别提示主动脉弓和降主动脉破裂。增强 CT 可清楚显示夹层,判断假腔内血栓的存在及分支血管受累情况,对 AD 诊断的准确性可达 87%~94%。在增强 CT 主动脉管腔显示含有真腔和假腔的双腔主动脉,真假腔之间可见剥离的中内膜片是 AD 的主要 MSCT 表现,表现为宽 2.0~3.0mm 的线样低密度影(图 5-4-2)。

真假腔的判断对外科手术修复或介入治疗非常重要,大部分病例在 MSCT 断面图像上真腔管径多较小,附壁血栓少见,增强扫描早期密度较高,有分支血管,血流速度正常,上下层面追踪与正常主动脉相连;假腔由于腔内压力大、血流速度较慢,所以管径一般较大,增强扫描早期密度稍低,假腔附壁血栓多见(46%)。LePage 等认为增强 CT 表现为假腔内细线样低密度影的"蛛网征"对判断假腔的敏感性低但特异高。"鸟嘴征"是另一个有助于判断假腔的征象,CT 断面图像表现为内膜片与假腔外缘之间的夹角为锐角。中内膜片破裂征也是一个有助于区别真假腔的征象,该征象是指在破口处中内膜片的断端指向假腔,这是指血液自真腔经破口进入假腔的方向,但有时血流可能因心脏收缩或舒张不同期相而呈双向或反向。目前血管内支架靶向置入可以封闭 AD 的破入口,MSCT 准确判断破口位置具有重要的指导作用,破口常在最接近内中膜片的部位,大部分患者在增强 MSCT 易于识别,相反,再破口往往位于降主动脉、腹主动脉或髂动脉。MSCT 显示假腔内血流情况对判断预后有参考价值,假腔缓慢的血流最终会形成血栓。Moore 等报道 Stanford B 型 AD 幸存者中假腔内有部分栓塞者 3 年死亡率为 14%,而假腔开放者的 3 年死亡率更高,为 32%。

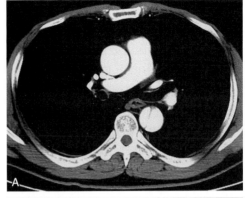

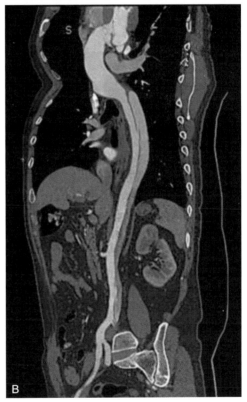

**图 5-4-2 主动脉夹层**

男性,47 岁。突发胸痛,呈撕裂样。A. 主动脉 CTA 显示降主动脉双腔显影;B. 曲面重建示夹层破口位于降主动脉,累及腹主动脉全长

**2. 主动脉壁内血肿** 主动脉壁内血肿 (intramural aortic hematoma,IMH)指出血局限于主动脉中层而无可见的内膜破裂,IMH 实际上是主动脉中层的内涵性血肿,好发于压力大的部位,如升主动脉右侧壁和峡部近端。与典型的 AD 区别为主动脉内膜完整,没有撕裂的内膜片,主动脉管腔和血肿之间没有直接的血流交通。与 AD 一样,IMH 的病因仍不十分清楚,高血压是一个主要风险因素,尽管主动脉壁的钝挫伤或 PAU 可能导致 IMH,但其两个主要病理生理机制是主动脉中层的滋养血管破裂导致出血和 AD 内膜破裂假腔完全血栓形成。

有些 IMH 病例的尸体解剖或手术观察没有内膜破口,支持 IMH 是由于营养主动脉壁的滋养血管自发破裂所致的学说。但也有研究却支持大部分 IMH 是由类似于典型 AD 的内膜破裂所致而并非滋养血管破裂,因此他们提出大部分 IMH 是因内膜破裂所致非滋养血管破裂出血引起,他们认为由于滋养血管破裂出血导致内膜破裂是不可能的,假如内膜破裂是一个继发改变,随着初次 CT 检查和手术间隔时间的增加,手术中内膜破裂的检出率也应增加,但是并没有观察到这样的结果。急性壁间血肿或(和)AD 可并发主动脉破裂,应予以注意,临床和影像检查随访非常必要。临床表现:IMH 的症状与典型 AD 难以区分,多表现为胸痛、背痛,50% 患者可以出现左侧胸腔积液,当病变部位累及升主动脉时还可出现心包积液。与 AD 不同的是,IMH 男女发病比例基本相似,其临床病程多变,血肿可以完全吸收,还可以发展为梭形动脉瘤、囊性动脉瘤、假性动脉瘤,约 33% 由于内膜断裂进展为典型 AD,甚至主动脉破裂。因此,IMH 患者应密切随访以便及时发现各种并发症。IMH 目前无正式的分类标准,但可按照 AD 的分型方法进行划分。

CT 诊断主动脉 IMH 的敏感度高达 100%。主动脉壁间充满血栓或出血导致动脉壁增厚(≥5mm)为 IMH 的基本征象,可累及动脉全周或一部分(呈新月形),一般纵行扩展,其形状可随时间推移发生动态改变,不伴内膜撕裂和假腔形成。平扫对发现 IMH 非常有用,而增强 CT 如果不特别注意易将 IMH 漏诊。平扫显示沿主动脉壁的新月形或环状增厚的高密度影是 IMH 的主要表现。有时与主动脉壁血栓不易鉴别,如病变段主动脉无扩张、内缘光整则多见于 IMH。增强 CT 显示主动脉壁内血肿无强化、无撕裂的内膜片影,从而可排除其与主动脉之间的交通(图 5-4-3)。但是仅通过增强 CT 检查难以与血栓化假腔撕裂、溃疡穿孔伴腔内附壁血栓相鉴别。IMH 与血栓形成的 AD 假腔鉴别要点:IMH 不会强化、未见内膜破裂、IMH 沿主动脉长轴呈与管壁保持固定不变的环形影。而 AD 假腔呈纵向螺旋状走行。IMH 随访时可见主动脉壁内血肿厚度呈动态变化。Sebastià 等随访一组 B 型 IMH,一年后有 56% 的病变缩小。早期 CT 显示 IMH 合并以下征象可能预示 IMH 进展:IMH 累及升主动脉、

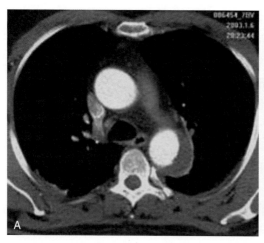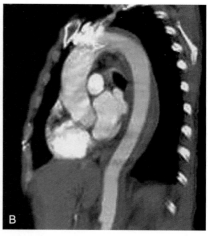

**图 5-4-3　主动脉壁内血肿**

A. 主动脉壁呈新月形增厚,真腔变窄;B. 矢状位重建示血管没有撕裂的内膜片,主动脉管腔和血肿之间没有直接的血流交通

合并心包或胸腔积液、主动脉直径 >5cm、IMH 厚度 >11mm、溃疡样突出以及黏膜小溃疡。

**3. 穿透性粥样硬化性主动脉溃疡**　穿透性粥样硬化性主动脉溃疡（penetrating atherosclerotic aortic ulcer,PAU）是指溃疡性动脉硬化破坏主动脉内膜,溃疡斑块脱落,穿透内弹力层可在动脉中层形成血肿。多见于 60 岁以上的老年男性,多伴有高血压及广泛的动脉粥样硬化和钙化。临床表现与典型 AD 十分类似,早期症状为胸痛和背痛,47% 可出现纵隔积液。PAU 的最常见部位在胸主动脉中下段,自然病程为溃疡穿透内弹力层在中层形成 IMH,也可引起主动脉扩张和动脉瘤形成,更严重者可形成 AD、主动脉破裂或主动脉假性动脉瘤。

CT 增强扫描显示一个分离的、有对比剂充盈的"衣领纽扣"样龛影突出于主动脉轮廓外（图 5-4-4）。由于动脉硬化常为弥漫性分布,PAU 常为多中心存在,并常合并 IMH 和严重的主动脉硬化改变。PAU 需与动脉硬化性溃疡鉴别,动脉硬化性溃疡仅局限于内膜,不超过钙化的内膜和主动脉轮廓,而 PAU 则突出于主动脉轮廓和钙化的内膜,此情况下内膜钙化的位置有助于两者的鉴别。但如果有钙化的壁内血栓,则会给两者鉴别带来困难。此外,Park 等研究指出 IMH 有一个破口时其 CT 表现与 IMH 合并 PAU 鉴别困难。

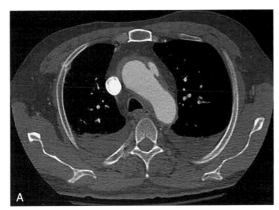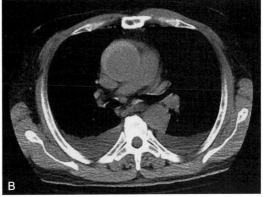

**图 5-4-4　穿透性粥样硬化性主动脉溃疡**

A. 主动脉弓见小龛影;B. 升主动脉见局限性壁内血肿形成

**4. 不稳定性主动脉瘤**　胸主动脉直径 >4cm 可诊断主动脉瘤。Coady 等研究认为升主动脉瘤直径 >5.5cm、降主动脉瘤直径 >6cm 为外科手术治疗阈值。随着胸主动脉瘤直径的增加其破裂的风险也增加,胸主动脉瘤 >6cm 发生破裂、夹层和死亡的年风险高达 14%,腹主动脉瘤 >7cm 发生破裂的年风险为 20%。Scott 等研究表明主动脉瘤体迅速增大（每年主动脉直径增大 >1cm）与主动脉破裂密切相关。胸主动脉瘤多无症状或仅因压迫周围结构而有胸部隐痛,但不稳定性主动脉瘤的临床表现为剧烈胸痛。MSCT 可明确显示主动脉瘤的最大直径、形态、范围和主动脉分支受累情况及破裂所致的心包或胸腔积血等并发症。

CT 检查可发现动脉直径明显增宽,不稳定性动脉瘤可出现平行于主动脉壁的弧线形高密度区域如新月形,高密度新月征代表血液分割进入附壁血栓和(或)主动脉壁,因而削弱动脉瘤的支持结构,增加了主动脉完全破裂的可能性,因此平行于主动脉腔的高密度新月影被

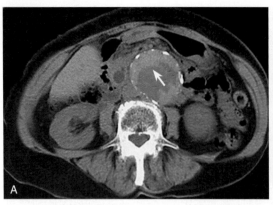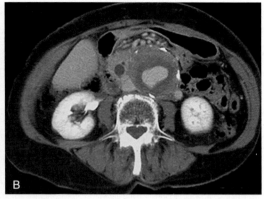

**图 5-4-5　不稳定性主动脉瘤**

A. CT 平扫显示腹主动脉管径明显增宽,并见平行于主动脉壁的弧线高密度影,呈"高密度新月征";B. CT 增强显示动脉瘤附壁血栓形成

认为是不稳定性腹主动脉瘤的征象(图 5-4-5)。

## 五、研究进展及存在问题

目前影像学在诊断急性主动脉综合征方面,不仅要求定性、定量,还要明确病变的严重诊断。CT 血管造影(CTA)已基本代替经导管血管造影,其创伤小,费用低,可以进行图像后准确直观地显示动脉瘤的大小、分支血管受累情况、血管壁血肿。定期随访评价主动脉瘤的大小变化有助于判断主动脉破裂风险。MRI 不仅可以识别壁内血肿,还可以识别血肿内的病理学改变,有助于对血肿消退和进展的判断,但 MRI 检查时间相对较长,要求患者高度配合等诸多局限。对血清学标志物的检查上,有研究显示血管内膜破裂,平滑肌受损后平滑肌肌球蛋白重链释放入血,导致血清浓度增高,持续约 3 小时,这有助于评估病情。

# 第五节　肺　水　肿

## 一、概述

肺水肿(pulmonary edema)是指肺脏血管外液体增多的病理状态。液体积聚在肺间质和终末气腔内,分为间质性肺水肿和肺泡性肺水肿。临床表现:患者可先有心悸、烦躁不安、血压升高、失眠等先驱症状,间质性肺水肿发生后出现呼吸困难,听诊可有哮鸣音。肺泡性肺水肿时呼吸困难加重,咳泡沫样痰,听诊双肺有湿啰音,并可见诱发疾病的症状和体征。

## 二、相关疾病分类

根据水肿积聚的部位,肺水肿一般分为间质性肺水肿和肺泡性肺水肿,两者往往同时存在,但以某一类型为主。高原地区有高原性肺水肿,溺水性肺水肿也较多见。肺水肿的病因可按解剖部位分为心源性和非心源性两大类。后者又可以根据发病机制的不同分为若干类型,不同原因的肺水肿 X 线表现有差异。心源性肺水肿:有间隔线,肺内血管重新分布,支气管套袖征,肺门及肺血管模糊。肺水肿实变影像为中心性分布,或主要位于两肺基底部,左心室增大。肾性肺水肿:患者除有心源性肺水肿的 X 线表现外,还可两肺内血管纹理及纵隔血管影增粗,上腔静脉、奇静脉等大血管增宽。

## 三、影像诊断流程

根据病史、临床症状、体征及 X 线表现,一般临床诊断并不困难,但缺乏早期诊断方法,当肺血管外液增加 60% 时,临床上才出现异常征象。X 线检查也只有当肺水肿增加 30% 以上时才出现异常阴影。CT、MRI 对定量诊断和区分肺充血和肺水肿有一定帮助。血浆胶体渗透压 - 肺毛细血管楔压梯度测定、放射性核素扫描测定肺血管外液、胸部电阻抗测定等,均对早期诊断有所帮助,但尚未应用于临床。(图 5-5-1)

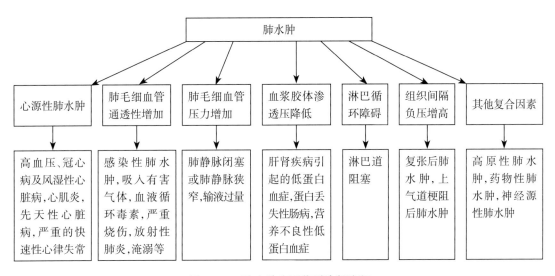

图 5-5-1 肺水肿病因鉴别诊断流程

## 四、相关疾病影像学表现

1. **间质性肺水肿** X 线检查:①肺血重新分布:左心功能不全肺淤血时,上肺野的血管阴影增粗、增多,下肺野血管阴影变细,与正常相比呈上下逆转现象。②支气管袖口征:支气管周围结缔组织内有液体存积,支气管壁形成的环形阴影增厚,边缘模糊。③肺纹理及肺门血管增粗、模糊。④双肺透亮度下降。⑤间隔线:主要为 Kerley B 线。⑥胸膜增厚。⑦胸腔积液。

间质性肺水肿的 MRCT 表现为:小叶间隔增厚,其边缘光滑;支气管血管束增粗,光滑;肺内有毛玻璃密度影像,即在肺内密度升高的影像中仍可显示血管影像。肺水肿的毛玻璃密度可为两肺弥漫性分布,或为小叶中心性分布,叶间胸膜及其他部位胸膜增厚可发生叶间积液。

2. **肺泡性肺水肿** X 线平片表现为肺内的广泛实变阴影,可为腺泡结节、斑片影及大片融合阴影,有时可见空气支气管像,病变边缘模糊。病变进展时两肺出现广泛的密度均匀的实变阴影。中央型肺水肿典型表现为以肺门为中心对称性的磨玻璃影或实变影,呈蝶翼征(图5-5-2);常伴少量胸腔积液和心影扩大,不典型者可呈小片状分布,患者常有心脏病史,症状、体征及影像学表现具备急起急消特点。CT表现:当病变进展为肺泡性肺水肿时,两肺内有肺泡实变阴影,呈小片状、大片融合状影像,有空气支气管征。双肺下垂部、肺门旁或两肺下野的病变改变较为显著。

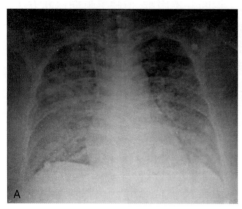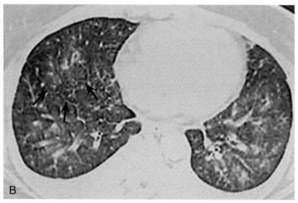

图 5-5-2　肺水肿

A.胸片显示肺水肿;B.CT显示小叶间隔增厚以及磨玻璃影

**3. 肺微血管损伤性肺水肿**　可由多种原因引起,如毒性气体吸入、胃液吸入、药物、溺水、颅内压升高、高原性肺水肿、复张性肺水肿等。毒性气体吸入后,一方面在呼吸道黏膜的潮湿组织面也能很快溶解,通过生物物理和化学作用,引起气道和肺部灼伤;另一方面刺激支气管引起管壁强烈痉挛,产生支气管上皮的急性反应和支气管周围炎性浸润导致继发性肺炎。吸入大量有毒气体可损伤下呼吸道和肺泡,使肺泡毛细血管壁通透性增加,大量浆液向肺间质及肺泡渗出,引起肺水肿,甚至急性呼吸窘迫综合征(ARDS),严重者可导致死亡。临床根据病程将肺水肿分为急性期、消散期和恢复期。肺内病变处于进展状态时属急性期(一般为3~5天内);病变开始吸收时进入消散期(一般为3~5天至8~10天内);病变绝大部分吸收,处于最后修复状态时为恢复期(一般为8~10天至30天)。

(1)急性期:刺激反应及轻度中毒患者一般无明显异常胸部影像表现或表现轻微,或两肺叶肺纹理增多、增粗、模糊;临床主要表现为刺激性反应,部分表现为支气管炎和支气管周围炎。

(2)中度中毒:急性化学性支气管肺炎,胸部影像表现为两肺下部内带沿肺纹理分布呈不规则点状或小斑片状边缘模糊、部分密集或相互融合的致密阴影。临床有咳嗽、可有少量痰、声音嘶哑、头痛、恶心呕吐、胸闷等症状,可伴有轻度发绀,两肺有干啰音或哮鸣音,可有少量湿啰音。

(3)重度中毒:胸部影像表现为两肺广泛且密度均匀的实变阴影,为肺泡结节、斑片状及大片状融合阴影,病变进展时两肺出现广泛的密度均匀的实变影。临床主要表现为咳嗽、咯大量白色或粉红色泡沫痰,呼吸困难,胸部紧束感,明显发绀,两肺弥漫性肺泡性水肿或中央性肺水肿改变,有的表现为严重窒息、中重度昏迷。

## 五、研究进展及存在问题

毛细血管内皮和肺泡上皮组成的血气屏障在肺水肿的形成和分布上至关重要,肺泡上皮在静力学增高肺水肿和通透性肺水肿的临床和影像表现上有着重要作用。完整的肺泡上皮限制水肿液在间质内,而弥漫性肺泡内膜损伤将允许水肿液进入肺泡内。血管内皮损伤程度决定了通透性肺水肿的严重程度。

虽然胸片是肺水肿诊断的主要依据,但ＣＴ在临床和实验室研究中的作用越来越大。临床上病因治疗对肺水肿的预后至关重要,病因治疗可减轻或纠正肺血管内外液体交换紊乱,因此认识临床及影像学表现特点对缩小诊断范围有着重要意义。

# 第六节 急 性 胸 痛

## 一、概述

急性胸痛是急诊就诊较为常见的症状之一,因其病因复杂。某些危及生命的病因,如急性心肌梗死、主动脉夹层动脉瘤破裂、肺动脉栓塞和食管穿孔等,预后较差。如不及时鉴别、处理,常导致病情迅速发展,从而失去后续治疗时机。因此,尽快鉴别胸痛的病因,对于挽救患者生命非常重要。全面的呼吸、循环系统查体,心电图检测,入院后更详细地做针对性检查,对有心电图异常、冠心病病史、高血压病史及糖尿病病史者行急诊心肌酶谱与心梗标志物检查、心脏彩超及大动脉彩超检查,对伴有呼吸困难者行急诊摄胸片,对心电图及胸片正常者行急诊食管镜检查,根据以上检查结果综合分析确定胸痛病因。

## 二、相关疾病分类

常见的胸痛原因:

(1) 心源性胸痛:包括心绞痛、心肌梗死、急性心包炎、肥厚性心肌病、主动脉瘤、心尖球形综合征;

(2) 肺源性胸痛:包括肺炎、结核性胸膜炎、气胸、肺梗死;

(3) 食管源性胸痛:反流性食管炎、食管运动异常、食管穿孔;

(4) 其他:颈椎病、自主神经功能紊乱、癔症、肋软骨炎,肋间神经痛、胆囊炎、消化道穿孔等。

## 三、影像诊断流程

急性胸痛的处理首先是呼吸循环支持,通过常规辅助检查,如心电图、胸片、彩超及心肌梗死标志物等。应及时判断是否为急性冠状动脉综合征、急性主动脉综合征和急性肺栓塞等致命性疾病。对一开始就表现为剧烈撕裂样疼痛,或有休克表现,一定要考虑主动脉夹层的可能;而急性肺血栓因出现所谓呼吸困难、胸痛及咯血"三联症"者较少,故如存在血液高凝状态风险的患者出现"三联症",可通过CT、MRI或肺动脉造影进一步明确诊断(图5-6-1)。

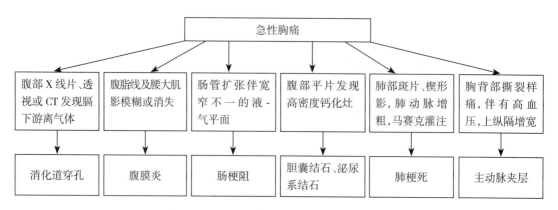

图 5-6-1　急性胸痛(非创伤)鉴别诊断流程

## 四、相关疾病影像学表现

**1. 消化系统疾病所致胸痛**　食管与心脏的感觉纤维在体壁和皮肤上投影定位相对重叠,食管为第8颈神经至第10胸神经,心脏为第1~4胸神经,因此食管源性疾病可导致胸痛。食管黏膜上皮的化学、物理或温度感受器受到刺激引起的胸痛以食管炎最为常见。

食管炎症:①反流性食管炎,食管腔因过度接触(或暴露于)胃液导致食管黏膜的炎症。其典型症状为烧心、反流和胸痛。导致胃食管反流发生的机制包括:食管裂孔疝、下食管括约肌异常、一过性食管括约肌松弛、胃食管交界部松弛增宽、肥胖、胃排空障碍及腹压增高等。主要的影像检查方法是食管双对比造影检查,早期常表现为阴性,或食管下段轻微痉挛改变;炎症进展期可见食管壁毛糙,糜烂会引起针尖状钡点,或星芒状、网织状交错线样龛影及颗粒状改变(图 5-6-2);病变晚期瘢痕形成引起食管腔狭窄。该病早期不易发现,中晚期

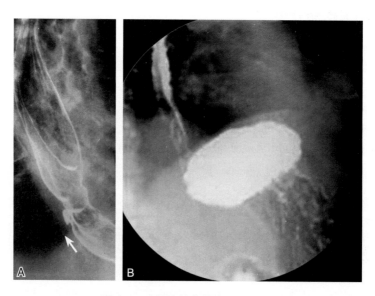

图 5-6-2　反流性食管炎

A、B. 食管钡餐造影显示反流性食管炎龛影形成,食管下段显示黏膜皱襞增粗、紊乱

需和其他食管炎鉴别,临床上需结合病史及内镜与实验室检查确诊。②腐蚀性食管炎,常为患者误吞或误服腐蚀剂造成食管损伤与炎症。其损伤程度不同影像表现各异,病变轻者,表现为食管黏膜正常或增粗扭曲,后期可不留瘢痕或轻度狭窄;腐蚀性食管炎食管损伤常以中下段为主,边缘呈锯齿状与串珠状,甚至可呈下段食管腔逐渐闭塞,呈鼠尾状或漏斗状,狭窄一般为向心性。本病依据病史及食管造影即可做出诊断。

贲门失弛缓症:指食管下端及贲门部的神经肌肉功能障碍,吞咽动作时迟缓不良。造影表现:食管自上而下逐渐狭窄呈漏斗状或鸟嘴状;钡剂通过贲门受阻,呈间隙性流入胃内;狭窄段食管上段扩张;食管蠕动减弱或消失;并发炎症及溃疡,表现为胃黏膜皱襞紊乱,出现溃疡龛影。另外,由于胆囊的感觉神经纤维定位于胸壁,因此胆囊急慢性炎症是可有前胸下部、心前区和上腹部疼痛。影像表现为胆囊增大、壁增厚、胆囊双边征及胆囊结石等。

**2. 心源性胸痛** 是由于各种刺激因子如缺氧、炎症、肌张力改变、肿瘤浸润、组织坏死及理化因子均可刺激胸部感觉神经纤维,产生痛觉冲动。主要包括冠心病、急性心包炎、主动脉夹层、主动脉瘤、肺动脉栓塞、心肌及心瓣膜病变等。

(1) 主动脉瘤:指主动脉壁局部或弥漫性的异常扩张,超过正常血管直径的50%,称之为主动脉瘤。按结构主动脉瘤可分为:真性主动脉瘤、假性主动脉瘤及夹层动脉瘤。①真性主动脉瘤:瘤壁各层结构完整,病因多为动脉硬化性,影像表现为主动脉囊状或梭形扩张,主动脉显影同时瘤囊内有造影剂充盈(图5-6-3)。②假性主动脉瘤:为动脉破裂后形成,无完整动脉壁结构,瘤壁由部分动脉内膜和纤维组织构成,瘤腔内血流通过动脉破口与动脉真实管腔相交通,临床多见于创伤性动脉瘤。影像表现为主动脉壁某一部位连续性中断,周围有一液性腔室与主动脉相通,腔内常有附壁血栓形成,增强表现为囊样或不规整形态强化灶。③夹层动脉瘤:动脉内膜破裂后,动脉血流经动脉内膜及中膜间穿行,使动脉壁分离,膨出,瘤体远端动脉内膜可另有破口,与动脉真腔再相通,呈夹层双腔状,动脉瘤内可形成附壁血栓,继发感染后瘤壁薄弱处可破裂,引起严重出血而危及生命。CT扫描可见钙化斑块内移,注入造影剂后管腔内可见内膜样分隔,内膜片将血管分为真、假两腔,CT重建可显示破口及分支血管受累情况。

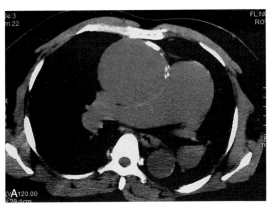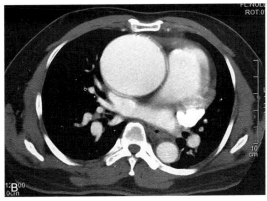

**图 5-6-3 升主动脉瘤**

A. CT 平扫可见升主动脉明显扩张,管壁可见钙化斑块;B. CT 增强扫描均匀明显强化,其内无明显血栓

（2）心包炎：指心包膜脏层和壁层的炎性病变，也可由邻近组织如：胸膜、心肌、纵隔、淋巴结炎症的蔓延或损伤所致。其病因大都继发于全身性疾病，临床上以结核性、非特异性多见，其次是风湿性、化脓性及病毒性等。心包炎初期，稠厚的渗出物可使心包膜变粗糙。如渗出物增多，形成浆液纤维蛋白性渗出液。结核性心包炎消散后，可遗留有不同程度的粘连，影响心脏舒张，成为慢性缩窄性心包炎。超声检查能早期发现心包积液，心包积液量超过 50ml 时，M 型超声心动图即可显示。当积液达 300~500ml 或更多时，X 线检查可发现心脏阴影向两侧扩大，心影形态可因体位不同而改变。并有上腔静脉明显扩张及心膈角变钝的表现。当心包积液超过 1000ml 时，心影明显扩张，外形呈三角形或烧瓶状，各心缘弓的正常界限消失，透视可见心脏搏动减弱或消失，肺野常清晰。MRI 检查可准确测定心包的厚度，判断累及范围，显示大血管和心脏形态和内径的异常改变，还具备一定鉴别心包积液性质的作用（图 5-6-4）。

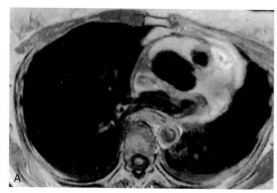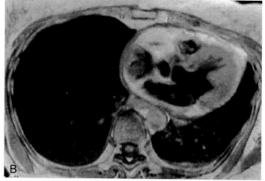

**图 5-6-4　缩窄性心包炎**

A、B. T1WI 显示心包软组织呈弧形低信号影，心包增厚，心包腔缩窄

（3）肺动脉栓塞：大多是周围静脉血栓或右心附壁血栓脱落进入肺动脉引起。呼吸困难是肺动脉栓塞最常见的症状，其次是突发胸痛，咳嗽时加重。当肺叶或肺段动脉阻塞时，相应区域内肺血管纹理减少或消失，X 线检查可发现透亮度增加，栓塞血管影可增宽；CTA 表现为长条状及不规则状充盈缺损，栓塞的肺动脉可有不同程度的扩张。

## 五、研究进展及存在问题

胸痛病因繁杂，涉及多个器官和系统，病情轻重不一，早期识别胸痛病因对挽救生命、改善预后有重要意义。研究表明急性冠状动脉综合征高居致命性胸痛病因的首位，急性肺动脉栓塞与主动脉夹层发生率较低，但常规影像学检查容易漏诊。常规 X 线片可以较好地显示肺部病变，但对心脏与大血管诊断上缺乏特异性；CTA 已经成为主动脉夹层、急性肺动脉栓塞等致命性胸痛疾病的首选检查手段；磁共振在心血管应用领域发展迅速，潜力巨大，但是尚未得以普及开展。

（李瑞生　王丽红　王汝佳　沈桂权　高波）

# 参 考 文 献

1. Cavarretta E,Ramadan R,Dorfmuller P,et al. Intramural Aortic Hematoma. Journal of the American College of Cardiology,2011,58(16):e30.

2. Dieter RS,Kalya A,Jr PJ,et al. Acute aortic syndromes:aortic dissections,penetrating aortic ulcers and intramural aortic hematomas. Expert Review of Cardiovascular Therapy,2005,3(3):423-431.

3. Flett AS,Hasleton J,Cook C,et al. Evaluation of techniques for the quantification of myocardial scar of differing etiology using cardiac magnetic resonance. JACC Cardiovasc Imaging,2011,4(2):150-156.

4. Goetti R,Kozerke S,Donati OF,et al. Acute,subacute,and chronic myocardial infarction:quantitative comparison of 2D and 3D late gadolinium enhancement MR imaging. Radiology,2011,259(3):704-711.

5. Hu G,Jin B,Zheng H,et al. Analysis of 287 patients with aortic dissection:general characteristics,outcomes and risk factors in a single center. J Huazhong Univ Sci Technolog Med Sci,2011,31(1):107-113.

6. Hylleberg S,Terp KA,Flensted LJ,et al. Successful prehospital diagnosis secures fast and correct treatment of acute aorta dissection. Ugeskr Laeger,2013,175(4):209-210.

7. Kitai T,Kaji S,Yamamuro A,et al.Impact of new development of ulcer-like projection on clinical outcomes in patients with type B aortic dissection with closed and thrombosed false lumen. Circulation,2010,122(Suppl 11):74-80.

8. Kwong RY,Farzaneh-Far A. Measuring myocardial scar by CMR. JACC Cardiovasc Imaging,2011,4(2):157-160.

9. Lee CW,Kang JW,Lee HJ,et al. MDCT evaluation of intimal defects in intramural hematoma of the aorta: initial findings and follow-up. Int J Cardiovasc Imaging,2010,26(Suppl 2):295-302.

10. Nienaber CA,Fattori R,Lund G,et al. Nonsurgical reconstruction of thoracic aortic dissection by stent-graft placement. New England Journal of Medicine,1999,340(20):1539-1545.

11. Novikova EG,Galankina IE. Pathoanatomic criteria for dissecting aortic aneurysm. Arkh Patol,2012,74(5): 12-17.

12. Rajiah P,Schoenhagen P,Mehta D,et al. Low-dose,wide- detector array thoracic aortic CT angiography using an iterative Reconstruction technique results in improved image quality with lower noise and fewer artifacts.J Cardiovasc Comput Tomogr,2012,6(3):205-213.

13. Rappaport LD,Deakyne S,Carcillo JA,et al. Age- and sex-specific normal values for shock index in National Health and Nutrition Examination Survey 1999-2008 for ages 8 years and older. Am J Emerg Med,2013,31(5): 838-842.

14. Shirali AS,Bischoff MS,Lin HM,et al. Predicting the risk for acute type B aortic dissection in hypertensive patients using anatomic variables.JACC Cardiovasc Imaging,2013,6(3):349-357.

15. Thrumurthy SG,Karthikesalingam A,Patterson BO,et al. The diagnosis and management of aortic dissection. Vascular & Endovascular Surgery,2010,44(3):165-169.

16. Walsh R,Laselle B,Stull P. Penetrating atherosclerotic aortic ulcer. Western Journal of Emergency Medicine, 2010,11(5):528-529.

17. Wu MT,Wang YC,Huang YL,et al. Intramural blood pools accompanying aortic intramural hematoma:CT appearance and natural course.Radiology,2011,258(3):705-713.

18. Yoel S. Penetrating atherosclerotic aortic ulcer rupture causing a right hemothorax,a rare presentation of acute aortic syndrome. American Journal of Emergency Medicine,2013,31(4):755.e5-755.e7.

19. 曹建国,刘伟权,刘同刚.急性心源性胸痛的快速筛查.中国临床医生,2012,40(3):53-54.

20. 黄旭东,赖海辉,林强.64层螺旋CT及其联合心肌酶检查用于急性心源性胸痛诊断的价值.医学影像学杂志,2012,22(7):1100-1102.

21. 李欣,孙吉林,戴国华,等.急性胸痛三联症64层螺旋CT"一站式成像"的研究.临床放射学杂志,2011,30(7):974-978.

22. 刘婷婷,陈小林,汤立军,等.相干对比成像在可疑心源性胸痛危险分层中的应用.中国超声医学杂志,2011,27(9):803-806.

23. 田升,邹晓平,邹多武,等.反流性食管炎流行率和危险因素分析.临床消化病杂志,2004,16(3):136-137.

24. 汪忠镐,来运钢,李春民.胃食管返流病.中华普通外科杂志,2007,22(3):238-240.

25. 中华医学会消化内镜学分会.反流性食管炎诊断及治疗指南(2003年).中华消化内镜杂志,2004,21(4):221-222.

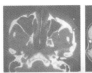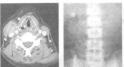

# 第六章

# 腹　部

## 第一节　腹部外伤

### 一、概述

腹部外伤是临床最常见的急腹症。单纯性腹壁损伤的症状、体征较轻,临床表现为受伤部位的疼痛,局限性腹壁肿胀、压痛,皮下瘀斑。实质脏器损伤表现为腹腔或腹膜后出血,面色苍白,脉率增快、血压不稳甚至休克。血性腹膜炎导致的腹痛与腹膜刺激征不严重,而胆汁、胰液性腹膜炎症状明显。空腔脏器破裂主要表现为弥漫性腹膜炎,胃液、胰液、胆汁症状明显,肠液次之。

常规的 X 线腹部平片价值有限,胸部、盆部的平片可以帮助判断胸部、盆腔的创伤情况。超声检查具有便携、迅速、无辐射、可重复等特点,成为了腹部创伤最初的评估、筛查手段,比如判断有无腹腔(或心包)积液(血),超声常不能准确辨别积液来源,超声还需要经验丰富的医生来操作,并且在空腔脏器应用受到了限制。对于血流动力学稳定的患者,CT 是一线选择检查手段。CT 检查相对快速,对于许多重要的腹部创伤有很高的敏感性和特异性。但 CT 对于肠道、膈肌损伤的敏感性相对较低,多种检查方法需要相互弥补避免漏诊。增强 CT 已常规应用,多数情况下不提倡口服对比剂。MRI 目前在腹部创伤患者急诊检查时仍然应用相对较少,检查耗时较长而且要求患者检查时有良好配合。

### 二、相关疾病分类

腹部外伤分为闭合性损伤(局限性腹壁伤、腹腔脏器伤)和开放性损伤(穿透性、非穿透性)(表 6-1-1),闭合性损伤约占 80%,二者均可累及实质脏器和空腔脏器(表 6-1-2)。

表 6-1-1　按腹壁有无裂口分类

| 损伤有无裂口 | 病变 |
| --- | --- |
| 闭合性损伤 | 局限性腹壁伤、腹腔脏器伤 |
| 开放性损伤 | 穿透性、非穿透性 |

表 6-1-2　按损伤脏器性质分类

| 外伤性质 | 病变 |
| --- | --- |
| 实质脏器损伤 | 肝脏损伤、脾脏损伤、胰腺损伤、肾脏损伤、肾上腺损伤 |
| 空腔脏器损伤 | 胃肠道和肠系膜损伤、输尿管损伤、膀胱损伤、胆囊损伤 |

## 三、影像诊断流程

腹部外伤后临床表现不具有特异性,包括自限性疾病到威胁生命的疾病,快速、准确的诊断对患者的治疗十分重要,临床诊断往往困难,常规需要影像学诊断,包括常规 X 线、超声、CT、MRI 与血管造影等。目前常规 X 线的诊断价值有限,超声、CT 应用最为普遍,MRI 与血管造影较少应用,尤其对于多发性创伤的危重患者多不能采用。对于腹部外伤的急诊患者,初诊即可做超声辅助诊断。对于某些外伤改变,例如脾脏包膜下血肿等,在超声声像图上有特异性的表现。当发现患者有腹腔游离液体时,常表明有脏器裂伤伴出血,在超声引导下穿刺更易明确诊断(图 6-1-1)。

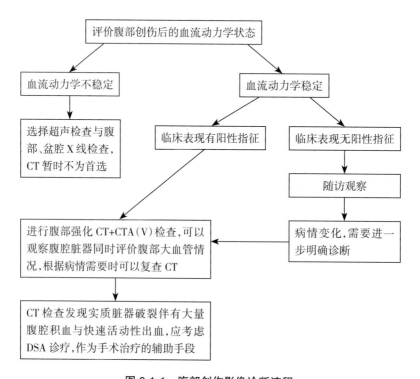

图 6-1-1　腹部创伤影像诊断流程

对于血流动力学稳定的腹部外伤患者,首先进行 CT 检查。CT 对腹部外伤诊断具有很高的特异性和敏感性,可以正确、迅速地评价腹腔脏器的情况,为急诊医师提供重要诊疗信息。低血压常提示伴发严重的腹腔脏器损伤,在适当的影像诊断和临床处置后,需要外科治疗或血管介入尽快干预。多层螺旋 CT(MSCT)能够进行图像后处理,多平面重组便于医生通过多方位、多角度对感兴趣组织结构进行细致观察;根据诊断需要调节图像的窗宽、窗位,辨别异常密度病变的性质。血管造影对于腹部外伤患者,特别是肝、脾创伤后出血有一定的价值,但是操作相对烦琐、有一定创伤,这对于腹部损伤的患者是不利的。MRI 检查能显示腹部脏器的损伤和血肿,但是相对耗时较长,要求患者能够良好配合。腹部外伤就诊多数为急诊患者,往往要求在短时间内完成检查,而且多数 MRI 扫描间缺乏监视或治疗患者的条件,因此较少应用。目前文献报道,MSCT 对于腹部创伤是最佳影像检查手段而非超声。腹部创伤患者血流动力学不稳定时,经超声快速检查后需要尽快行剖腹探查。在患者血流动力学稳定时,首选 CT 增强扫描,能够兼顾评价腹腔脏器、骨骼与动、静脉大血管的情况。"哨兵血块征"(指密度最高的血块或血块中密度最高的地方)往往提示出血来源于最近的组织(图 6-1-2)。

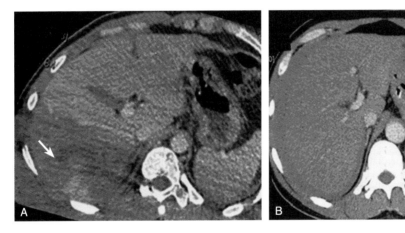

图 6-1-2 哨兵血块征

A、B. 不同腹部创伤患者的上腹部强化 CT 图像,显示腹腔积血,哨兵血块征(白箭)提示出血分别来自肝脏右后叶与脾脏

腹部创伤包括实质脏器损伤和非实质脏器损伤,实质脏器损伤有挫伤、裂伤、断裂、梗死、血肿、包膜下血肿、活动性对比剂外渗等,后者包括胃肠道与肠系膜损伤、输尿管损伤及膀胱损伤。①挫伤:是实质脏器内相对低密度的区域,边界模糊,条带状、斑片状,是一种相对较轻的损伤,会随着脏器创伤的愈合而逐渐减小(图 6-1-3)。②裂伤:在超声检查时有时不易发现或者仅仅是轻微的异常回声。在 CT 上表现为边界清楚的线状或树枝状的低密度灶(图 6-1-4),当裂伤延伸到包膜,会出现腹腔积血;如果包膜完整,会出现包膜下血肿;随着时间变化,裂伤的范围减小,数目会减少,边界变得模糊,密度接近正常实质脏器。③断裂:裂伤贯穿了实质脏器,通过或者不通过脏器的中心部分。④梗死:脏器血供部分或者完全消失,在增强扫描时表现为没有强化(图 6-1-5)。⑤血肿:实质脏器内类圆形高密度区,由血液

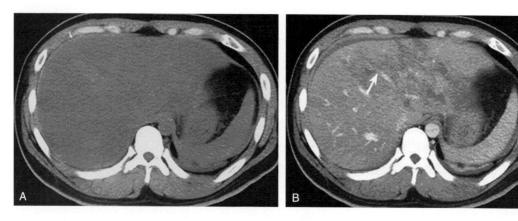

**图 6-1-3　肝挫伤**

A. CT 平扫示肝实质密度普遍性减低;B. CT 增强扫描后肝左叶大片状相对乏血供区(白箭),病变边界较平扫显示清楚

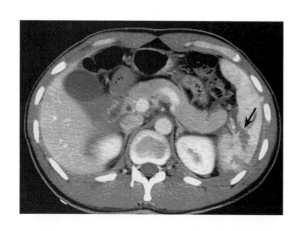

**图 6-1-4　脾脏裂伤**

腹部强化 CT 图像显示脾脏实质内条带状低密度灶,边缘清晰

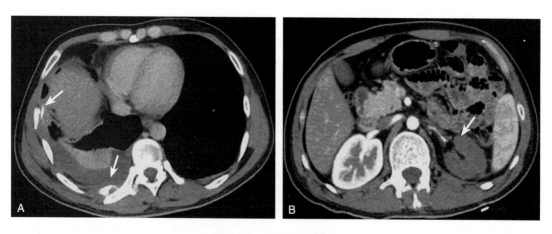

**图 6-1-5　肾外伤后梗死**

A. 胸、腹部强化 CT 显示外伤后右侧肋骨骨折、胸腔积液(短箭),B. 显示左肾动脉主干内对比剂充盈纤细,左肾实质强化程度较对侧明显减低

聚集而成(图6-1-6)。⑥包膜下血肿:包膜下新月形高密度区,增强扫描表现为包膜与实质脏器之间不强化的区域。⑦活动性对比剂外渗:CT增强扫描损伤脏器会有不规则形对比剂漏出,动态增强扫描延迟期较动脉期更加明显(图6-1-7),还有可能见到假性动脉瘤、动静脉瘘等影像表现(图6-1-8)。

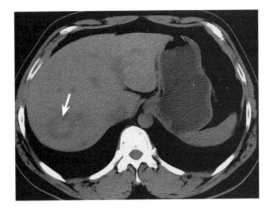

**图 6-1-6 肝右叶血肿**

腹部外伤后肝右叶类圆形混杂高密度灶(白箭)

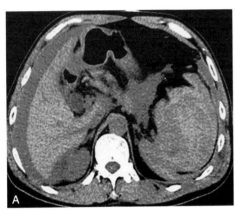
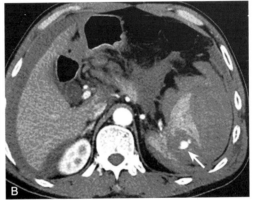

**图 6-1-7 活动性对比剂外渗**

A、B 为同一患者,CT 增强扫描前后图像显示脾脏内有活动性出血(白箭)

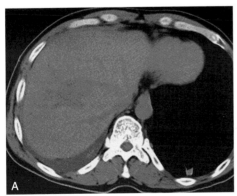
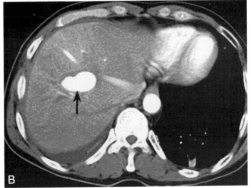

**图 6-1-8 肝脏外伤后动静脉瘘形成**

A. 腹部 CT 平扫示肝右叶片状低密度区,胸腹腔内少量液体密度影;B. 强化 CT 动脉期图像示肝右前叶上段类圆形异常强化灶(黑箭),边界清楚、密度均匀,强化程度与肝动脉、腹主动脉相似

## 四、相关疾病影像表现

**1. 腹腔积血** 游离腹腔积血的分布有一定的规律。常常分布于损伤器官周边,也可以延伸至更低的组织间隙,例如肝肾间隙、结肠旁沟以及盆腔隐窝等。CT 对腹腔积血也非常敏感,积血的 CT 值测量非常有意义,大约为 30~45HU,而积液、尿液、胆汁、肠内容物的 CT 值约为 10HU。根据积血的位置,不能完全判断积血的来源,这是因为重力的原因,游离积血的位置会根据人体体位变化而移动。某些特殊征象有助于判断积血的来源:①哨兵血块:是指密度最高的血块或血块中密度最高的地方,它提示出血来源于最近的组织(见图 6-1-2);②活动性出血或假性动脉瘤:常规检查之后的复查可以对二者进行鉴别。在活动性出血短期复查时,病变区域会继续保持这种密度差别,而且病变区域会继续扩大;假性动脉瘤复查时,病变区域会跟随邻近强化血管的密度变化,而且形态一般不会变化。尽管积血形态不同,出血量可以粗略估计。但是活动性出血的持续存在和出血的速度对于患者的诊治有重要意义,单纯大量的腹腔积血并不意味着立即剖腹探查。

**2. 肝脏损伤** 肝脏是腹部外伤第二位容易受损的实质脏器,在腹部钝性损伤中发生率约 1%~8%。随着多排 CT(MDCT)的进步与腹部 CT 的广泛临床应用,肝脏损伤在钝性腹部损伤中发现率达 25%,由于肝脏损伤的死亡率约为 3%~12%。大约 90% 的肝脏损伤可以保守治疗,MDCT 可以帮助判断损伤特征与程度,美国创伤外科学会(American Association for the Surgery of Trauma,AAST)对肝脏损伤的分级见表 6-1-3。

表 6-1-3　AAST 对肝脏损伤的分级

| 分级 | 描述 |
| --- | --- |
| Ⅰ级 | 血肿:位于被膜下,小于 10% 肝表面积<br>裂伤:被膜撕裂,肝实质破裂深度小于 1cm |
| Ⅱ级 | 血肿:位于被膜下,约占肝表面积的 10%~50%;肝实质内血肿直径小于 10cm<br>裂伤:肝实质裂伤深度 1~3cm,长度小于 10cm |
| Ⅲ级 | 血肿:位于被膜下,大于 50% 的肝表面积或继续扩大或被膜下实质内血肿破裂;实质血肿大于 10cm 或继续扩大或破裂<br>裂伤:肝实质裂伤深度大于 3cm |
| Ⅳ级 | 裂伤:肝实质破裂累及 25%~75% 的肝叶或 1~3 个 Couinaud 肝段 |
| Ⅴ级 | 裂伤:肝实质破裂超过一个肝叶的 75% 或在单一肝叶内超过 3 个 Couinaud 肝段<br>血管损伤:近肝静脉损伤(如肝静脉主支或肝后下腔静脉) |
| Ⅵ级 | 血管损伤:肝撕脱 |

特殊要点:①肝脏裂伤病变边缘不规则,而肝裂位置固定,这是二者鉴别要点;②如果裂伤累及了冠状韧带间的肝裸区,可以出现下腔静脉周围强化膜外的出血,称为"晕征";③近肝静脉损伤包括下腔静脉与肝静脉撕裂;④肝脏撕脱伤在强化 CT 上没有强化;⑤肝脏损伤伤及胆道,肝内或腹腔内低密度液体可能为胆汁,形成胆汁瘤

**3. 脾脏损伤** 脾脏是腹部钝性创伤时最容易受损的器官,常见损伤包括挫伤、裂伤、血肿与血供中断,美国创伤外科学会(AAST)对脾脏损伤的分级见表 6-1-4。随着 CT 技术的进步与合理应用,有接近 40% 的腹部创伤患者发现有脾脏损伤。脾脏损伤传统的治疗方式是手术切除,目前有发展为保守治疗趋势。脾动脉血管栓塞治疗是一种可行的治疗方式,尤其

表 6-1-4　AAST 对脾脏损伤的分级

| 分级 | 描述 |
|---|---|
| Ⅰ级 | 血肿:位于被膜下,不扩展,小于 10% 脾表面积<br>裂伤:被膜撕裂不出血,脾实质破裂深度小于 1cm |
| Ⅱ级 | 血肿:位于被膜下,不扩展,约占脾表面积的 10%~50%;脾实质内血肿直径小于 5cm<br>裂伤:被膜撕裂有活动性出血,脾实质裂伤深度 1~3cm,未累及脾小梁血管 |
| Ⅲ级 | 血肿:位于被膜下,大于 50% 的脾表面积或继续扩大;被膜下或实质内血肿破裂;实质内血肿大于 5cm 或继续扩大<br>裂伤:脾实质裂伤深度大于 3cm 或累及脾小梁血管但未使脾段失去血供 |
| Ⅳ级 | 裂伤:累及脾段或脾门血管导致大块脾组织(25% 以上)失去血供 |
| Ⅴ级 | 裂伤:脾完全破裂<br>血管损伤:脾门血管损伤,全脾失去血供 |

是大于等于 4 级的损伤、活动性的出血、假性动脉瘤、动静脉瘘等。脾脏栓塞治疗提高了脾损伤非手术治疗的成功率。

4. **肾脏损伤**　肾脏位于腹膜后较高的位置,前方有其他腹腔脏器,后方有椎骨、肋骨与腰部肌肉,所以对创伤有相对较好的保护和缓冲。但是在泌尿生殖系统中,肾脏是最容易受损伤的器官,大约占所有腹部创伤的 1%~5%。在肾脏损伤的患者中,大于 95% 的损伤相对较轻,可以保守治疗,且没有严重并发症。

多层螺旋 CT 能够很好地表现各种肾脏损伤,评价损伤分级,描述损伤伴随的并发症(图 6-1-9)。在一些比较严重的损伤,例如肾脏裂伤、碎裂,肾蒂损伤或撕脱,需要积极的介入或手术治疗。美国创伤外科学会对肾脏损伤的分级(表 6-1-5)也包括了血管损伤,被定义为 Ⅴ 级损伤。

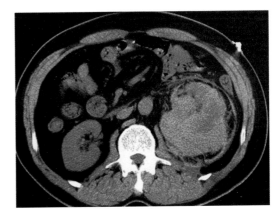

**图 6-1-9　肾挫裂伤**
腹部 CT 示左肾下部挫裂伤伴肾周血肿

表 6-1-5　AAST 对肾脏损伤的分级

| 分级 | 描述 |
|---|---|
| Ⅰ级 | 血肿:位于被膜下,无扩展,无实质裂伤<br>挫伤:镜下或肉眼血尿,泌尿系统检查正常 |
| Ⅱ级 | 血肿:局限于腹膜后肾区的肾周血肿<br>裂伤:肾实质裂伤深度小于 1cm,无尿外渗 |
| Ⅲ级 | 裂伤:肾实质裂伤深度超过 1cm,无集合系统破裂和尿外渗 |
| Ⅳ级 | 裂伤:肾损伤贯穿肾皮质、髓质和集合系统<br>血管损伤:肾动脉、静脉主要分支损伤伴出血 |
| Ⅴ级 | 裂伤:肾脏碎裂<br>血管损伤:肾门血管撕裂、离断伴肾脏无血供 |

**5. 肾上腺损伤** 在接受 MSCT 检查的创伤患者中,肾上腺损伤发生率大约有 2%,常见损伤为肾上腺血肿伴发其他器官的损伤(图 6-1-10)。单独的肾上腺血肿也可以发生,但这也意味着应该仔细观察其他脏器。肾上腺损伤常规行保守治疗,不需要外科治疗。

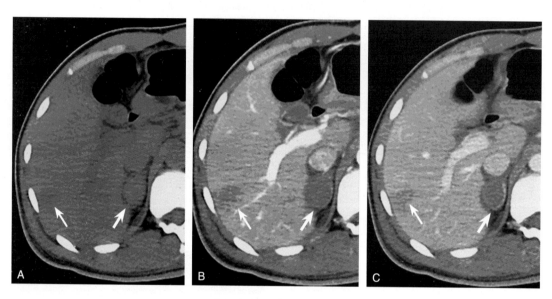

**图 6-1-10 肾上腺血肿**

A~C.腹部强化 CT 显示右肾上腺血肿(粗箭头)伴肝右叶挫伤(白箭)

**6. 胰腺损伤** 据报道胰腺损伤在腹部钝性损伤中占 12%,在穿透性损伤中占 6%。胰腺损伤对腹部有重要影响,在 50%~90% 病例中往往伴随着其他的腹腔内损伤(图 6-1-11),单独的胰腺损伤有可能发生但是比较罕见。胰腺损伤的早期诊断非常关键,后期并发症例如胰瘘、胰腺脓肿、脓毒血症、血肿等可以导致患者较高的死亡率。由于胰腺位于腹膜后,胰腺损伤的早期临床诊断有困难。胰腺损伤引起的腹膜炎有时持续几小时或几天后才被确认。另外,血清淀粉酶水平对胰腺损伤并不是可靠的证据。

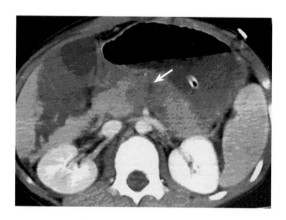

**图 6-1-11 胰腺挫裂伤**

小儿,腹部创伤后。增强 CT 显示胰腺颈部挫裂伤(白箭)并肝脏损伤

MSCT 对诊断胰腺损伤是较好的选择,据报道其敏感性与特异性高达 85%。CT 单期扫描诊断困难,需要动态增强扫描,静脉期图像对胰腺损伤的诊断相对更有意义。影像检查可将两个重要的信息传达给外科医生,一是胰腺挫裂伤与肠系膜上动脉的位置关系;二是胰腺撕裂深度是否超过 50%。胰腺裂伤在胰腺体部或尾部超过 50% 往往会导致胰管断裂,美国创伤外科学会对胰腺损伤的分级见

表 6-1-6。CT 图像上通过胰腺实质裂伤深度超过 50% 来判断胰管损伤是一种间接征象,通过 MRCP 可以更加直观地判断主胰管的完整性。

表 6-1-6　AAST 对胰腺损伤的分级

| 分级 | 描述 |
| --- | --- |
| Ⅰ级 | 小面积挫伤或胰腺表面裂伤而无胰管损伤 |
| Ⅱ级 | 较大的损伤或裂伤而无胰管损伤或组织丢失 |
| Ⅲ级 | 远侧胰腺横断伤或裂伤并主胰管损伤 |
| Ⅳ级 | 近侧胰腺(胰头部)横断伤或裂伤,包括壶腹部的裂伤 |
| Ⅴ级 | 胰头广泛碎裂伤 |

撕裂深度大于 50% 的新发胰腺损伤应该选择外科手术治疗,根据损伤位置不同选择不同的手术方式。如果胰腺损伤发现较晚,形成假囊肿或胰腺炎,通常选择腹腔引流保守治疗;一旦急性炎症稳定消退,再计划选择手术治疗。

**7. 胃肠道与肠系膜损伤**　胃肠道损伤通常由直接暴力作用于腹部压迫胃肠道或者骤然减速产生的剪切力影响到肠道相对固定和可移动部分导致管腔压力增加而产生。腹部钝性损伤引起的肠道损伤部位常见于屈氏韧带附近的空肠和回盲部附近的远段回肠。上述部位的肠管容易受到剪切力的损伤,肠道损伤在腹部钝性损伤大约占 5%。其他原因引起的肠壁增厚易与创伤混淆,包括自然状态下没有充分扩张的肠管、继发于其他原因的肠道水肿。

有文献报道 MSCT 检查时不需要口服对比剂,肠道、肠系膜损伤的 CT 表现有:①肠壁不完整;②腹腔内、肠系膜内出现游离气体;③腹腔内、肠腔外出现对比剂;④肠系膜血管内对比剂溢出;⑤发现肠道梗死的证据;⑥血管串珠征象;⑦肠系膜血管突然终止、截断。还有部分特异性征象:①肠管局限性增厚;②肠系膜脂肪内线条样的局灶性积液或积血;③腹腔、腹膜后积液。这些需要与临床检查相互验证。

**8. 输尿管损伤**　医源性输尿管损伤比腹部外伤性更加常见。CT 扫描有助于判断输尿管损伤的存在,近段输尿管或肾周有对比剂外溢(图 6-1-12),远段输尿管缺少对比剂充盈。最重要的检查仍然是尿路造影,它可以清楚地判断输尿管损伤的位置与类型,和与之相关的空腔器官、交通性的尿性囊肿。

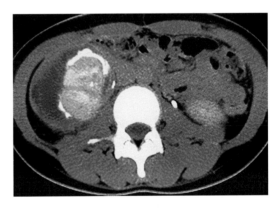

**图 6-1-12　输尿管损伤**
腹部强化 CT 延迟期图像显示右侧输尿管近段损伤导致肾周对比剂外漏

**9. 膀胱损伤**　在所有的膀胱损伤中钝性损伤占到 60%~80%,而穿透性损伤占到 20%~40%。CT 扫描有任何可疑的膀胱损伤,都需要做膀胱造影检查,CT 检查时的延迟扫描并不能充分表现膀胱损伤。膀胱损伤的机制是膨胀的膀胱腔内压力迅速增加,造成膀胱壁的撕裂。但患者出现肉眼血尿、盆腔积液与骨盆骨折时应考虑到膀胱撕裂的可能性。腹部创伤后血流动力学稳定的患者,在常规腹部 CT 检查后应行 CTU 检查来判断膀胱损伤情况。在 CT 膀胱造影检查时,腹膜外膀胱损伤表现为外漏,对比剂渗漏到膀胱周围组织内,形成火焰状或臼齿形表现(图 6-1-13)。在腹腔内膀胱损伤的病例,对比剂会勾勒出肠管外形,扩散到腹腔间隙。AAST 对膀胱损伤分级如下(表 6-1-7),膀胱挫伤与大多数腹膜外膀胱损伤都可以通过保守治疗,腹腔内的膀胱破裂需要立即手术治疗。

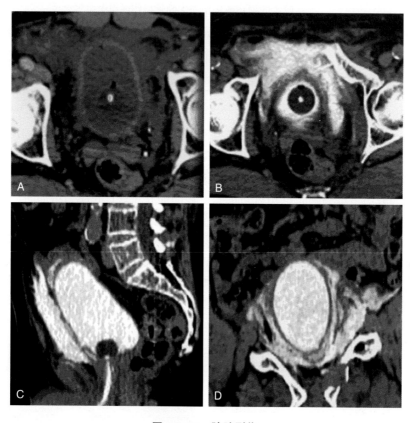

**图 6-1-13 膀胱裂伤**

A~D. CTU 检查显示膀胱裂伤,横断位与矢状位、冠状位重建图像显示对比剂外溢至膀胱周围,形成火焰或臼齿状改变

表 6-1-7 AAST 对膀胱损伤分级

| 分级 | 描述 |
| --- | --- |
| I 级 | 血肿:挫伤和壁内血肿<br>裂伤:部分增厚 |
| II 级 | 裂伤:腹膜外膀胱壁裂伤小于 2cm |
| III 级 | 裂伤:腹膜外膀胱壁裂伤≥2cm 或腹膜内膀胱壁裂伤 <2cm |
| IV 级 | 裂伤:腹膜内膀胱壁裂伤≥2cm |
| V 级 | 裂伤:腹膜内或腹膜外裂伤延伸至膀胱颈或膀胱输尿管口(三角) |

### 五、研究进展及存在问题

腹部创伤患者就诊时,最佳急诊影像策略可为外科治疗提供一个快速、可靠的诊断,该策略是以血流动力学状态和临床指导为基础,而且不能延迟临床治疗。某些早期认识与治疗方案已经被精细的影像学图像和影像导引的、创伤更小的治疗方法所影响。

# 第二节　胆　结　石

## 一、概述

胆系结石形成原因尚未完全明确,多认为综合因素所致。基本因素有胆汁理化状态的改变、胆汁淤积和感染等。胆石的成分有胆固醇、胆色素、钙盐、黏蛋白及其他有机物、无机物等,根据结石成分的不同,通常分为胆固醇结石、胆色素结石和混合性结石 3 类。胆石发生在胆系的不同部位时,其症状并不完全相同,常见临床表现为右上腹疼痛、恶心、呕吐、黄疸、发热、上腹部压痛。胆石症的并发症有不同程度的急性胆囊炎,包括胆囊脓肿,胆囊坏疽、穿孔等,还有胆管炎、胰腺炎、肝脓肿、门静脉炎、Mirizzi 综合征和胆囊(管)癌等。

患者出现胆结石症状,且全身状况较好、无急性胆囊炎、急性胰腺炎、梗阻性黄疸等急性并发症表现时,可以选择超声检查,并建议外科随访。如果怀疑有并发症,必须外科治疗,早期发现和早期治疗通常预后较好。提示并发症存在的表现主要有:发热、寒战、低血压、放射至背部的上腹痛、黄疸、墨菲征阳性、全腹压痛、尿胆红素阳性等。根据临床表现进行实验室检查,如血常规、C 反应蛋白(CRP)、血尿淀粉酶、血尿脂肪酶、碱性磷酸酶和影像学检查,如超声、CT、MRI 等进一步确认并发症的存在。超声为胆石症最常用、最有价值的影像检查,在显示胆囊(管)结石、胆囊(管)壁增厚与胆系梗阻方面有很高的敏感性与准确性,与胆囊息肉、胆固醇结晶等常见疾病也有很好的鉴别能力。CT 在诊断胆石症方面不具备优势,怀疑患者存在并发症可以选择 CT 或 MRI 检查。MRCP 能够诊断超声、CT 不易发现的细小结石。

## 二、相关疾病分类

依据结石发生的部位,可将胆石症分为肝内胆管结石、肝总管结石、胆囊结石、胆囊管结石及胆总管结石,胆石症中约 80% 为胆囊结石(表 6-2-1)。

表 6-2-1　根据结石发生的部位分类

| 结石的部位 | 病变 | 结石的部位 | 病变 |
|---|---|---|---|
| 肝内胆管 | 肝内胆管结石 | 胆囊管 | 胆囊管结石 |
| 肝总管 | 肝总管结石 | 胆总管 | 胆总管结石 |
| 胆囊 | 胆囊结石 | | |

### 三、影像诊断流程

X 线平片对胆系结石显示率较低,仅约 10%~20% 的阳性结石可显示,表现为边界清楚的致密影。阴性结石在胆系造影时才能显示,表现为多种形状的充盈缺损。体层摄影能清晰地显示阴性结石的充盈缺损影。胆系结石在超声图像上表现为强回声光团,在此回声光团的后方有清晰的声影,为典型声像图表现。CT 诊断高密度胆囊结石相对简单,呈形态多样的高密度灶,密度均匀或者不均匀,而等密度结石则很难发现。胆石症的急诊患者,通常不需要 MRI 进一步检查。

### 四、相关疾病影像学表现

**1. 胆囊结石** 胆囊结石多见于 30 岁以上的成年人,女性多于男性。以胆固醇结石最常见,其次为混合性结石。胆囊结石的临床表现与结石大小、位置和胆囊有无梗阻及并发症的轻重有密切关系。间歇期主要表现为右上腹不适、消化不良等胃肠道症状,无特异性;急性期表现为胆绞痛、呕吐和轻度的黄疸,伴发急性胆囊炎时,可表现为高热、寒战等。超声检查胆囊结石的敏感性和准确性很高,为首选方法,一般无需做其他检查。CT、MRI 可大致估计胆结石的成分,对结石的诊治具有价值。

X 线平片能显示胆囊区域 10%~20% 的阳性结石,呈向心性层状钙化的圆形致密影或多发多面形的边缘致密而中间透明、中心有致密斑点的石榴籽样的致密影。阴性结石在胆囊造影时才能见到,表现为胆囊内数目、大小、形态多样的充盈缺损区,多数为类圆形。结石有时与胆囊息肉需要鉴别,前者可随体位改变而移动。体层摄影能清晰地显示阴性结石的充盈缺损影。超声上表现为胆囊内数目不同的强回声光团,随体位改变而移动,并在此回声光团的后方有清晰的声影,声像图表现典型(图 6-2-1)。胆囊息肉、腺肌症甚至胆固醇沉积都可以被超声诊断,超声还可以通过胆囊壁的厚度、胆囊的大小来判断胆囊炎症与梗阻。

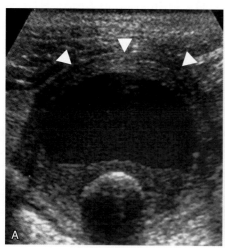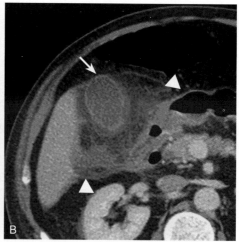

**图 6-2-1 胆结石伴胆囊炎**

A. 超声图像显示了无变形胆囊的增厚胆囊壁(箭头),胆囊腔内见类圆形结石与污物;B. 强化 CT 图像显示胆囊周围炎性渗出

　　CT诊断高密度胆囊结石相对简单,有类圆形、泥沙样、石榴籽样形态多样的高密度灶,密度均匀或者不均匀,有分层样高密度、环形高密度等,数目多少不一(图6-2-2)。等密度结石则很难发现,只能在CT胆管造影胆囊内有对比剂充盈时才能显示,目前逐渐被MRCP取代。低密度结石表现为低于胆汁密度的小圆形病灶。与超声相比,CT在胆囊结石诊断中优势较小。胆色素结石通常在T1WI、T2WI上均表现为低信号(图6-2-3),胆固醇结石或混合性结石的信号混杂,表现为等短T1、短T2信号(图6-2-4);在重T2WI上,胆囊内容物为明显高信号,结石呈低信号充盈缺损表现,易于分辨。

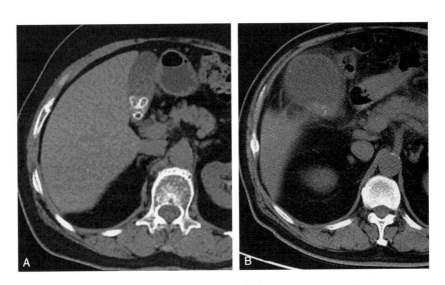

**图6-2-2　胆囊结石**

A、B.腹部CT平扫分别显示不同形状的高密度阳性结石

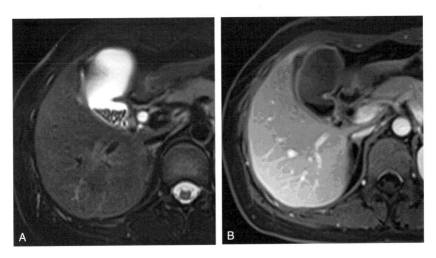

**图6-2-3　胆囊结石**

A、B.腹部MRI FS-T2WI(A)、T1WI(B)显示胆囊内密集排列的颗粒状低信号结石

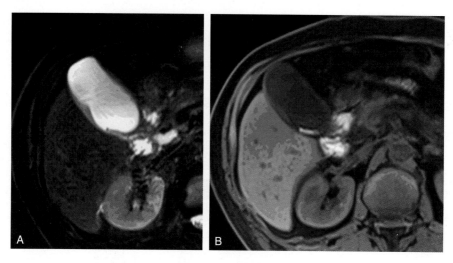

**图 6-2-4　胆囊结石**
A、B. 腹部 MRI 平扫 FS-T2WI、T1WI 显示胆囊内等短 T1、短 T2 信号,符合胆固醇结石

**2. 胆管结石**　胆管的结石分为肝内胆管结石与肝外胆管结石。发生于左、右肝管分叉处以上部位的结石,称为肝内胆管结石,几乎均为胆红素结石,常多发且形态不规则。结石呈弥漫性、区域性或散在性分布,肝左叶多于右叶。肝外胆管结石指发生在肝总管及胆总管内的结石,来源于胆囊的称为继发性结石,肝内胆管结石下移或直接形成的称为原发性结石。约 15% 的胆囊结石患者并存胆总管结石,约 95% 的胆总管结石患者并存胆囊结石。胆总管结石多位于胆总管的下端,当胆石嵌顿引起胆总管梗阻时可产生典型症状与体征。临床表现主要与胆道阻塞、胆管内压力增高、胆汁排泄受阻以及胆汁并发细菌感染等因素密切相关。

X 线平片诊断价值有限,偶见沿胆管走行分布的阳性结石,胆系造影显示胆管内充盈缺损区及其以上胆管管腔扩张。超声具有快捷、方便、无创、诊断准确率高等优点,已成为诊断胆石症的首选检查方法。但是在胃肠道气体干扰时,位于胆总管下端的结石难以显示,因此对胆总管下端结石的诊断正确率较低,同时还可出现假阳性或假阴性。在超声表现不典型时,应与其他检查互相验证,作出正确诊断。在超声上可表现为:①近段胆管管腔扩张,管壁增厚,回声增强;②胆管腔内有形态稳定的强回声光团,该回声光团与管壁分界清晰,其后方出现声影;③强回声光团位置可发生变动。

CT 对含钙量高的结石敏感性很高,可以显示直径为 1~2mm 的小结石,平扫即可显示,表现为管腔内高密度或略高密度结石,或铸型存在或周围环以低密度胆汁等,胆管壁增厚,结石以上胆管呈轻到中度扩张,相应肝组织形态变小、萎缩(图 6-2-5)。胆总管结石表现为高密度结石滞留胆总管下端,中上段管腔扩张,增强扫描管壁有线样强化(图 6-2-6)。CT 对单纯胆固醇性的等、低密度结石容易发生漏诊。

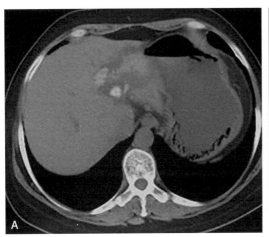
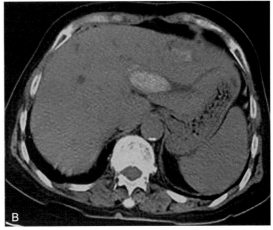

图 6-2-5　肝内胆管结石

A、B.腹部 CT 平扫显示不同患者的肝左叶胆管结石,结石远段胆管扩张

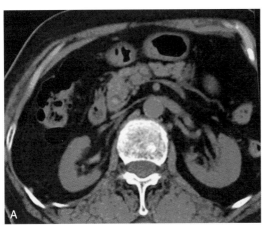
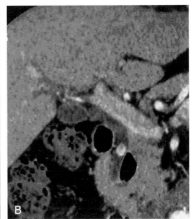

图 6-2-6　胆总管结石

A、B.腹部 CT 横断位图像与冠状位重组图像分别显示胆总管下段类圆形结石,结石近段胆管扩张

　　胆管结石的常见 MRI 表现为 T1WI、T2WI 上类圆形或不规则形低信号,少数结石呈混杂信号、甚至高信号,这与结石的成分有关。与 CT 不同,胆固醇结石在 MRI 检查不容易漏诊(图 6-2-7),这是因为不同成分的结石,在 MRI 不同序列上结石与管腔内容物有比较明显的信号差别。胆管结石的继发改变有胆管腔扩张、胆管壁增厚等。MRCP 对胆管内的低信号结石诊断准确性较高,MRI 诊断胆管结石应该综合多方面的信息与 MRCP 的原始图像来分析,因为图像重建过程中胆汁高信号容易掩盖细小结石。

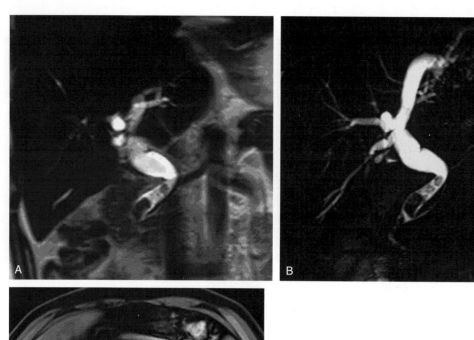

**图 6-2-7 胆总管结石**
A、B. 冠状位 T2WI、MRCP 图像显示胆总管下段多发类圆形低信号结石;C.FS-T1WI 显示结石呈高信号

怀疑胆管结石时影像学检查首选超声,其次 CT 或 MRI;在上述检查不能确诊的情况下,选择非损伤性的 CT 胆管造影和 MR 胆管造影,二者对胆管结石诊断的敏感性和特异性相仿,都接近 ERCP。经内镜胆道取石者,术前行 ERCP 检查是必需的,而胆道吻合术后患者行 ERCP 检查有一定的危险性。

## 五、研究进展及存在问题

胆石症急诊患者多因其常见并发症就诊,例如胆囊穿孔、坏疽引起的腹膜炎,严重时引起感染性休克危及生命,还有胆源性急性胰腺炎、胆系梗阻、Mirizzi 综合征等。影像诊断不应满足于结石的发现确认,更应该关注并发症的存在与其严重程度,这直接关系到患者的治疗方案,是选择解痉止痛、消炎和支持治疗,还是选择造瘘、引流或手术治疗。

## 第三节　急性胰腺炎

### 一、概述

急性胰腺炎是临床常见急腹症,发病率居于急腹症第3~5位。多发生于青壮年,女性略高于男性,病因多为胆结石和饮酒过度,其他病因有穿透性溃疡、高脂血症、甲状旁腺功能亢进、胰腺损伤、药物及感染等。急性胰腺炎是各种病因促使胰酶从胰管或腺泡溢出并被激活,对胰腺自身及血管发生消化分解作用,并扩散、侵蚀邻近组织,引起水肿、出血和坏死等病理改变,多数情况下三种情况同时存在。临床表现为多数患者有腹痛、恶心及呕吐,腹痛常放射到背部。常见体征为腹膜刺激征、腹水等。实验室检查示血、尿淀粉酶升高。

### 二、相关疾病分类

根据病理改变的不同而分为急性水肿型、急性出血坏死型两种类型(表6-3-1)。

表 6-3-1　根据病理改变分类

| 病理改变 | 病变 | 病理改变 | 病变 |
|---|---|---|---|
| 胰腺水肿、细胞浸润 | 急性水肿型胰腺炎 | 坏死、出血、液化 | 急性出血坏死型胰腺炎 |

### 三、影像诊断流程

急性胰腺炎是一个不断演变的动态过程,对急性胰腺炎的诊断都是建立在临床表现和实验室检查的基础上,在疾病发现时应该及时评估患者血流动力学情况。对于诊断不清或者治疗48~72小时效果不佳或者评价是否存在并发症的患者,都应进行胰腺强化CT检查,其次选择胰腺MRI检查。对急性胰腺炎发病24小时内,初诊可以选择超声检查,应同时判断有无胆系疾病;但经常会受到胃肠道的影响对急性胰腺炎不能做出准确诊断。

在急诊影像诊断中CT具有重要作用,既可以评估胰腺坏死程度,也可以评价继发的并发症。胰腺强化CT要双期扫描,包括胰腺实质期与门静脉期,门静脉期扫描应包括全腹与盆腔,急腹症患者的CT门静脉期图像往往非常有价值。

### 四、相关疾病影像学表现

1. **X线诊断**　平片上缺乏特征性表现,常见胰周肠管的反射性积气和气液平面;膈肌可升高,胸腔可有少许积液,下肺可出现盘状肺不张。一般不宜行胃肠钡餐检查。

2. **超声诊断**　胰腺呈均匀或部分性增大,边界不清楚,胰腺实质回声稀少、强度减低,胰周常有液性无回声区。急性出血坏死性胰腺炎,胰腺内有出血及液化病灶,超声探查回声杂乱,胰腺形态不规则,腹水常见。

3. **CT诊断**　急性胰腺炎在CT上的表现与胰腺的病理改变密切相关。病变较轻时表现为胰腺增大,密度减低,轮廓不规则,边缘模糊;渗出较多时,胰腺周围形成明显的积液,多在网膜囊、肾前间隙,肾前筋膜增厚(图6-3-1)。出血坏死型胰腺炎的密度很不均匀,低密度坏死灶和高密度出血灶混合存在,增强扫描坏死区不强化(图6-3-2)。脓肿是胰腺炎的重要并发症,往往在急性胰腺炎发生几周出现,表现为病灶内局限性低密度灶,出现气体是脓肿的特征(图6-3-3)。

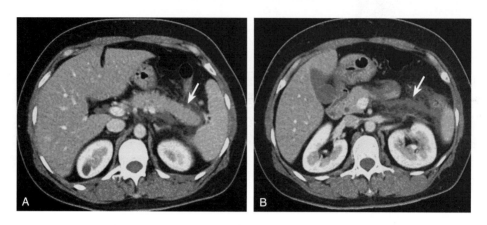

**图6-3-1　急性胰腺炎**

A、B.腹部增强 CT 显示胰腺体尾部形态饱满,边缘毛糙,周围脂肪间隙见渗出性改变,左侧肾前筋膜增厚伴有少量积液

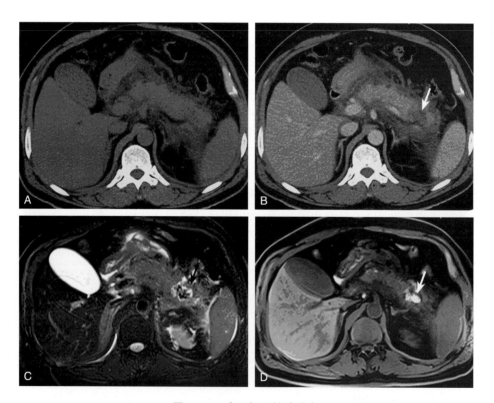

**图6-3-2　出血坏死性胰腺炎**

A.胰腺 CT 平扫显示胰腺肿胀、边缘毛糙、周围渗出、积液;B.增强 CT 显示胰腺尾部不规则形低密度无强化区(白箭);C. FS-T2WI 显示胰尾部病变呈长短混杂 T2 信号;D. FS-T1WI 示病变呈短 T1 信号,考虑为出血坏死性胰腺炎

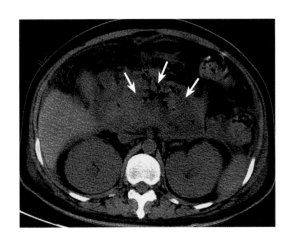

**图 6-3-3　急性胰腺炎并发脓肿**
腹部 CT 平扫显示急性胰腺炎后复查，胰腺病变区域出现多发气体密度灶(白箭)，提示发生了感染、脓肿

**4. MRI 诊断**　胰腺形态饱满、体积增大，边缘不光滑，胰周脂肪间隙信号异常，有渗出、积液等改变。胰腺实质 T1WI 上信号减低，T2WI 上信号增高，信号均匀或不均匀；发生出血改变时，T1WI、T2WI 均呈高信号，出血灶信号随时间改变而变化(见图 6-3-2)；坏死液化灶在 T1WI 上呈低信号，T2WI 上呈高信号。MRI 检查费用较高，急诊检查以 CT 和超声检查为主。如果检查结果是阴性，也不能完全否定临床表现和血液、尿液淀粉酶升高而建立的急性胰腺炎的诊断。

### 五、研究进展及存在问题

美国胃肠病学会在关于急性胰腺炎的指南中，对于急性胰腺炎合并急性胆管炎的患者，建议入院 24 小时内行 ERCP 检查；对于高度怀疑存在胆系结石的患者，若不存在胆管炎和(或)黄疸，推荐进行 MRCP 或超声内镜检查，而不是 ERCP；对于胆石性胰腺炎但缺乏临床或影像证据证实目前存在胆管梗阻的患者，不推荐进行 ERCP 检查。

## 第四节　肠　梗　阻

### 一、概述

从胃到直肠之间各个部分均可发生梗阻，但胃肠道各段的解剖形态、位置、大小、血供等方面都存在一些差异，其发生梗阻的原因、机制、临床、病理生理变化和并发症都不相同。胃的管腔在消化道中相对最大，除非病变严重到将整个管腔堵塞，发生于胃的梗阻性疾病不易造成梗阻，也不易造成梗阻近侧扩张(幽门处梗阻除外)。因此，能引起其急性梗阻性疾病，常见的有胃扭转、胃内异物、急性胃扩张及胃大部切除术后、胃空肠吻合术后急腹症等。而肠道从十二指肠到直肠基本上均为具有一定直径的管道样解剖结构，管腔内、管腔及管腔外的病因均易导致肠道通畅受阻，且易同时合并血运障碍。另外，由某些原因所致的肠道功能性变化也易使肠道动力发生异常，从而也会影响肠道的通畅性。这些形态和功能性的改变，使肠道各段病变所致的肠梗阻，实际上存在着一定的共性，与胃梗阻性疾病有一定差异。

简单地说,肠梗阻是指肠道内容物不能正常运行,是急腹症中的常见病之一。肠梗阻不但可以引起肠管自身解剖和功能上的改变,而且可导致全身性生理上的紊乱,因此尽早明确诊断,这对于选择正确的治疗方案、降低死亡率、改善预后是至关重要的。随着各种检查技术及诊断水平的提高,影像学检查在肠梗阻的诊断中起着越来越重要的作用。

肠梗阻起病急、病情变化快,快速准确地明确有无肠梗阻及肠梗阻的部位、病因、程度对预防其进展为肠绞窄、穿孔、休克,甚至死亡有重要意义。腹部 X 线平片被认为是诊断肠梗阻的首选方法,但其诊断符合率较低,难以满足临床的需要。CT 能清楚显示梗阻肠段及其系膜、腹膜腔的解剖结构及关系,对诊断肠梗阻、梗阻部位和病因价值大,能为临床医师诊治肠梗阻提供有价值的影像学资料。超声能直接观察腹腔、肠腔及肠管蠕动状况、扩张肠管分布等情况,从而诊断肠梗阻并判断肠梗阻的病因和部位,但易受肠道气体及操作者的影响。

## 二、相关疾病分类

有关肠梗阻的分类方法不太统一。依梗阻性质:分为机械性肠梗阻(单纯性、绞窄性)、动力性肠梗阻(痉挛性、麻痹性)和血运性肠梗阻(表 6-4-1);依梗阻发生部位:分为十二指肠、小肠、回盲部、结肠、直肠梗阻;依肠梗阻的程度:机械性肠梗阻又可分为完全性和不完全性两类(表 6-4-2)。完全性肠梗阻指肠道的通畅性完全受阻,梗阻近侧肠内容物完全不能下排,一般需外科干预治疗才能解除梗阻;不完全性肠梗阻是肠道的通畅性仅部分受阻,梗阻近侧肠内容物尚可部分下排,一般采用保守治疗,根据病变情况及动态变化,也可采用手术治疗。

表 6-4-1　根据梗阻性质分类

| 梗阻性质 | 病变 |
| --- | --- |
| 通道障碍,无肠壁血运障碍 | 机械性肠梗阻(单纯性、绞窄性) |
| 肠运动改变,无通道阻塞,无血运障碍 | 动力性肠梗阻(痉挛性、麻痹性) |
| 肠系膜血栓形成或栓塞 | 血运性肠梗阻 |

表 6-4-2　根据梗阻程度分类

| 梗阻程度 | 病变 | 梗阻程度 | 病变 |
| --- | --- | --- | --- |
| 完全性 | 完全性肠梗阻 | 不完全性 | 不完全性肠梗阻 |

### (一)机械性肠梗阻

**1. 单纯性肠梗阻**　是指肠道通道障碍,但无肠壁血运障碍的机械性肠梗阻。其致病的病因及病理包括:肠腔堵塞,如胆结石、异物、向肠腔内生长的肿瘤、蛔虫团等;肠壁病变,如肿瘤、炎症(包括结核性及其他性质炎症)、瘢痕狭窄、外伤、肠套叠初期等;肠外病变,如肠外肿块或粘连性束带压迫及膜性粘连牵引等。

2. **绞窄性肠梗阻**　指的是在肠通道障碍的同时,还存在着肠壁血运障碍的机械性肠梗阻。其致病的病因及病理常见的有:肠扭转(包括肠系膜扭转和部分肠段及其系膜扭转);肠套叠(包括常见的双端闭锁性肠梗阻、结肠近端梗阻及回盲瓣关闭所致的盲襻综合征)的进一步发展,从单纯性进展到绞窄性。应该注意,肠梗阻的类型是可以转化的。单纯性和绞窄性可以由同一病因所致,也可以从单纯性发展为绞窄性。

### (二) 动力性肠梗阻

动力性的肠壁无血运障碍,肠道通道也无阻塞,但由于自主神经失调、反射性、代谢性或中毒等因素影响肠肌产生麻痹或痉挛所致的肠运动方面的改变。其结果致使肠内容物滞留,不能向远侧推进,导致动力性肠梗阻。其中以麻痹性肠梗阻较常见,使肠蠕动减少或消失,常见病因包括腹部术后、严重创伤或创伤性休克、低血钾症、腹膜炎、腹膜后间隙感染或血肿以及脓毒败血症等。痉挛性肠梗阻的病因包括铅中毒、血卟啉酮代谢紊乱等,通常为阶段性肠痉挛性改变。

### (三) 血运性肠梗阻

血运性肠梗阻是由于肠系膜血栓形成或栓塞所致。既有肠壁血运的障碍,又有因肠壁缺血所致的肠肌运动功能失调的肠动力性因素存在,即有双重因素存在。其结果使肠内容物滞留,不能向远端推进,导致血运性肠梗阻。

肠壁缺血初期,表现为缺血所影响的肠段痉挛,后因持续缺血可导致肠坏死而使肠壁无蠕动。但其临床及影像表现均不同于一般麻痹性肠梗阻,通常有肠系膜血管、肠壁、肠内及腹腔内的多种肠坏死的影像学表现。

### (四) 其他

机械性肠梗阻发生的部位可以从胃到直肠之间的任何一段消化道。由于发生的部位不同,在病理(含病理解剖及病理生理)、临床表现和影像学检查上,都有相当差异,同时也可能影响临床上的处理。

## 三、影像诊断流程

肠梗阻影像学诊断中,包括多种检查方法,如 X 线腹部平片、肠道对比剂造影、腹部超声、CT、MRI 等。一般而言,腹部 X 线平片仍然是诊断肠梗阻的首选检查方法,因为它价格便宜、方便,而且对于多数肠梗阻都可作为诊断或给予提示,但是对于梗阻原因、有无肠绞窄或一些隐匿性肠梗阻的诊断方面仍存在一定不足。

肠梗阻对比剂造影检查在肠梗阻的诊断方面有其较独特的优势,但操作复杂、费时,使用肠道对比剂(如钡剂或碘水剂)可能影响手术进行以及肠内大量液体可稀释性对比剂致使无法诊断等为其局限性。而且钡剂还存在着使不完全肠梗阻转变成完全性肠梗阻的可能性,因而不主张普遍使用。腹部超声检查也常是急腹症的首选检查方法,它简单、方便,可以发现肠壁增厚、肠内气液平等,可评估肠道蠕动情况,多普勒超声还可判断肠道血运情况,但超声检查常受肠道气体干扰、操作者依赖等因素影响。CT 检查克服了普通 X 线平片重叠的缺点,通过增强扫描,使肠梗阻的诊断,尤其对于诊断肠梗阻原因、有无绞窄性肠梗阻存在等方面,有了很大的提高,因此也得到了越来越多的应用,但其在诊断部分性肠梗阻方面仍有一定限度。随着多层螺旋 CT 及后处理技术的发展,CT 仿真内镜(目前主要为仿真结肠镜)、CT 腹部冠状面重建等在肠梗阻的诊断中也有了较多应用。CT 扫描正逐步取代腹部 X 线平片,成为肠梗阻影像检查中最重要的检查方法。随着快速扫描序列的发展,MRI 在肠梗阻的诊断中也有应用,尤其对诊断肠道炎性病变、系膜病变等方面,MRI 有其独特优势。冠、矢状扫描图像对准确认识肠梗阻肠区排列形态也很有帮助。

总体而言,不同检查方法均有优势及局限性,需充分结合临床,根据病员具体情况而加以合理选择、灵活运用,多种影像学表现也应相互印证,综合诊断。

## 四、相关疾病影像学表现

1. **小肠梗阻** 小肠肠腔因各种器质性因素造成肠道内容物通过障碍为小肠机械性梗阻。同时伴肠系膜血管梗阻者为绞窄性小肠梗阻,仅有肠腔梗阻者为单纯性小肠梗阻。常见原因为肠粘连、扭转、索带、内疝、炎症及腔内的肿瘤、异物、蛔虫、粪石及套叠等。临床表现为阵发性进行性腹部绞痛及腹胀、呕吐、便秘及肛门停止排气。腹部检查压痛明显,肠鸣音亢进,听诊有气过水声。严重者可出现休克、腹膜刺激征及白细胞计数升高等。保守治疗梗阻无缓解者及绞窄性小肠梗阻患者,需手术治疗。

单纯性小肠梗阻 X 线表现为:①梗阻发生 3~6 小时后出现梗阻近端肠管扩张积气及积液,早期蠕动亢进,张力增高,立位表现为位置高低不一的短液平面,透视下可见液平位置上下移动。后期肠道张力减低或消失,显示长液平(图 6-4-1、图 6-4-2);②梗阻以下肠曲萎陷无气体为完全性,梗阻以下肠曲有较多气体,梗阻以上肠曲扩张较轻为不完全性;③以胀气肠管的分布位置及黏膜形态来确定梗阻部位:空肠梗阻表现左上中腹部扩张的肠管见横贯肠腔的弹簧状黏膜。回肠梗阻表现为中下腹部扩张胀气的肠管内无明显黏膜皱襞。

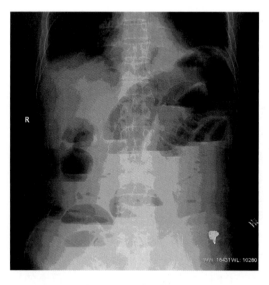

**图 6-4-1 小肠梗阻**

男,72 岁。直肠癌患者,中上腹肠管扩张积气,并可见多发阶梯状气 - 液平面

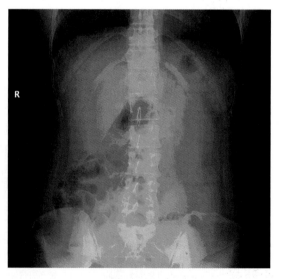

**图 6-4-2 小肠梗阻**

女,50 岁。急性腹痛患者,左上及右下腹部多发宽大气 - 液平面,呈阶梯状分布,其间见穹窿状肠管连接

　　绞窄性小肠梗阻 X 线表现：①假肿瘤征：闭袢内充满了大量积液，在周围肠曲衬托下显示为一团略呈球状的软组织密度影，立卧位位置不变，局部有明显压痛、反跳痛及腹肌紧张；②咖啡豆征：多量气体和液体通过梗阻近端进入闭袢，使之不断胀大所致，显示为一段显著扩张充气折叠的肠袢中夹以两层水肿增厚的肠壁形如咖啡豆；③空回肠换位征：回肠位于左上腹，空肠位于下腹或右下腹；④小跨度卷曲肠袢：由于闭袢的肠曲受牵拉而卷曲堆积在一起，排列成 C 形、8 字形、马蹄形、同心圆、花瓣状、香蕉状等；⑤多液量征：少量气体散布在充满液体肠曲的黏膜皱襞之间，排列成串珠状，有时可有气柱低平的长液平；⑥腹部 X 线平片无明显阳性表现时，必须结合临床表现，全面分析，然后做出判断。必要时可行碘水造影明显诊断。影像上以 X 线摄片为主要影像学检查方法。

　　超声可显示肠管扩张积气积液呈无回声、低回声及中强点状回声，肠蠕动异常为近端扩张的肠管有频繁的蠕动，伴有液体无回声及气体点状回声的往返流动和漩涡状流动。肠管张力状态的改变为扩张的肠管外壁光滑、圆润而富有弹性。肠坏死时局部膨胀性及张力下降，肠管壁塌陷，管壁线平直，弹性消失。腹腔有积液征。

　　CT 可显示梗阻近端的肠腔扩张，大量气液平，肠壁增厚，黏膜增厚，并可见腹水，还可显示肠系膜软组织密度肿块或将小肠掩盖或呈鞘样包绕（图 6-4-3）。

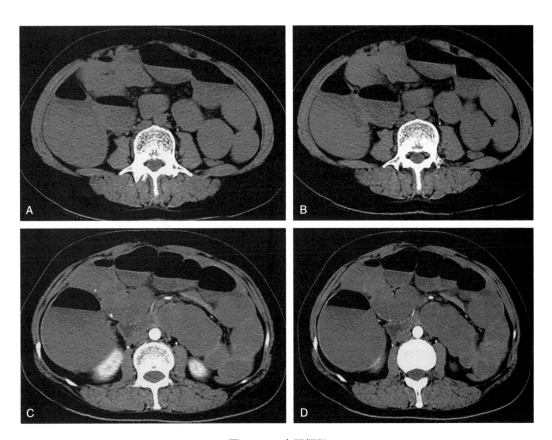

图 6-4-3　小肠梗阻

女，45 岁。A、B. 腹部 CT 平扫显示腹腔肠管明显扩张、增粗，见多发气 - 液平面；C、D. 腹部 CT 增强扫描肠壁无明显强化

### 2. 结肠梗阻

(1) 单纯性机械性结肠梗阻:单纯性机械性结肠梗阻多为肿瘤和炎性狭窄等引起,起病较慢,便秘明显,腹胀腹痛。以 X 线摄片为主要影像学检查方法,钡剂灌肠可明确梗阻部位。

X 线平片可表现为梗阻以上结肠胀气扩大,横径可达 10cm 以上,立位时梗阻以上的结肠出现宽大的液平,梗阻处偶可见肿块影像,呈不规则状或环状充盈缺损。钡剂灌肠见钡剂达到梗阻部位即受阻,由通过的情况来确定梗阻的程度与病因。超声可通过观察肿瘤的情况来确定梗阻的程度与病因。CT 可显示梗阻近端扩张,还可确定梗阻的病因,肿瘤引起的表现为软组织肿块,在对比剂衬托下可能伴有肠腔的不规则狭窄。

(2) 乙状结肠扭转:乙状结肠扭转属绞窄性结肠梗阻,多为乙状结肠襻沿其系膜长轴旋转而造成,有系膜血管梗阻。起病突然,脐周或左下腹痛明显,呈持续性伴阵发性加剧,肛门停止排便排气。体检腹胀、压痛与反跳痛,白细胞总数与中性粒细胞增多,严重者可出现休克。以钡剂灌肠结合 X 线摄片为主要影像学检查方法。

X 线平片示闭襻的乙状结肠曲明显扩大,横径可达 20cm 以上,自盆腔上升至中腹部甚至达上腹和膈下。扩张的乙状结肠曲常呈马蹄铁状,其圆顶向上,两肢向下并拢而达盆腔,内含大量气液体。扩张肠曲的肠壁显影如 3 条纵行致密线,向下方梗阻点集中。钡剂灌肠时间直肠与乙状结肠处梗阻,上端逐渐尖削如鸟嘴状,有时可见旋转状黏膜皱襞。CT 显示扩张肠腔及液平,通过扩大肠腔的追踪,可见梗阻的部位和梗阻的原因。

(3) 肠套叠:肠套叠是指肠管向邻近的肠腔内套入。肠套叠的典型临床症状是渐进性腹痛、呕吐、血便和腹部肿块。有原发性和继发性两类。原发性肠套叠多见于婴幼儿,腹腔内无任何器质性病变。继发性肠套叠多见于成人,多由肠壁器质性病变引起,如肠息肉、肿瘤等。肠套叠可以分为三型:回结肠型;小肠型;结肠型,其中以回结肠型多见。空气或钡剂灌肠 X 线检查可见套入部呈软组织块影,在气体对比下显示清晰,套头部在钡剂对比下显示为充盈缺损,不同方位可呈杯口状或钡剂进入套鞘内而成钳状,钡剂排出后附着于黏膜皱襞的钡剂显示为弹簧状。X 线平片可见腹部软组织块影,多在右中、右下及肝曲部,并可合并肠管扩张或气液平面等不同程度肠梗阻表现。超声可表现为腹腔内靶环状包块,横切面多呈同心圆状,亮暗相间,纵切面呈套外有鞘的套筒征,外鞘部为套入部的外层肠壁,内鞘为套入部被压迫后充血水肿甚至坏死的肠壁回声,厚度与肠壁水肿程度有关。CT 可显示肠套叠的各部,表现为类圆形、腊肠状或香蕉状块影。套叠部与扫描层面垂直时,可见典型的靶征,内含肠系膜脂肪影。

### 3. 麻痹性肠梗阻

由于急性腹膜炎、手术后、脓毒败血症、严重创伤、腹膜后间隙感染或血肿等引起胃肠道动力丧失所致的肠内容物通过障碍为麻痹性肠梗阻,表现为腹胀、腹痛与便秘,检查见腹部膨隆和肠鸣音消失。

立位腹部平片与透视显示:①短期内随访见肠曲胀气程度和排列形式多无变化。②小肠与结肠普遍胀气、呈中等程度扩张,液平较少,液面较低。③胃常见充气扩大。④如由腹膜炎引起的常出现腹水征,肠壁充血水肿增厚,腹脂线模糊,横膈运动受限,胸腔积液等征。超声显示受累的肠管蠕动减弱或消失时可见局限性境界较清晰的类似包块样低回声或无回声区,动态观察无明显蠕动样位移,无明显气液流动。CT 显示扩张肠腔及短小液平。

4. **肠系膜血管栓塞**　为肠系膜动脉或静脉堵塞所致的血运性肠梗阻,以肠系膜上动脉血栓为多见。多因动脉硬化或继发心力衰竭、腹部手术和创伤等所致。病变多局限于右侧分支,所以下段回肠、盲肠及升结肠易受累。临床出现突然发生的、持续存在的剧烈腹痛,镇痛药不能缓解,呕吐频繁,吐出无血块的暗紫色浑浊液,有轻重不等的血便。体格检查腹部压痛明显,腹肌紧张。可有血性腹水,肠鸣音减弱或消失,白细胞计数明显升高,严重者出现休克。

X 线平片显示:①发病后 3~4 小时于血供障碍区的肠管积气积液;②脾区截断征:结肠脾区以上的大小肠有轻至中度的积气积液,而脾曲以下无积气积液,常见于肠系膜上动脉主干梗阻;③可有肠壁、肠系膜静脉及门静脉积气、肠壁增厚,皱襞增粗,管腔僵直。胃肠钡餐造影显示对比剂仅抵达病变肠区,不能通过远端肠区,钡剂灌肠显示钡剂能顺利通过脾曲,未见器质性狭窄。超声可显示肠系膜血管扩张及梗阻部位。CT 表现:小肠扩张,肠管环形对称增厚呈阶段性分布,肠壁厚度 0.5~1cm,肠壁密度均匀或呈晕圈样改变,又称"双晕征",黏膜下层低密度,黏膜层和外层为相对高密度,偶尔肠壁内可见到气体,严重时肠壁界限不清模糊,肠腔或腹腔内合并高密度血性腹水。肠系膜血管缺血时,肠系膜血管水肿增粗,称"缆绳征"。此外,可见门静脉分支积气征象。CTA 可见肠系膜血管内低密度血栓影。选择性肠系膜血管造影可显示阻塞的部位与范围,并能观察到侧支循环情况。

## 五、研究进展及存在问题

目前对单纯性肠梗阻的诊治并不困难,而对绞窄性肠梗阻的诊断仍存在一些问题。随着对肠梗阻致病原因和发病机制研究的不断深入,X 线、超声、CT、MRI、胶囊肠镜等现代影像学技术在肠梗阻诊治方面的临床应用及微创外科技术等已深受临床医生的关注,建立全面的肠梗阻诊治策略是临床必需的。

# 第五节　急性阑尾炎

## 一、概述

急性阑尾炎是外科常见病,约占全部急腹症的 50% 左右,居各种急腹症首位。本病主要由于阑尾梗阻并感染而引起,病因可为阑尾内的粪石、寄生虫、异物等造成阑尾的梗阻、感染等所致。

转移性右下腹痛及阑尾点压痛、反跳痛为其常见临床表现,但是急性阑尾炎的病情变化多端。其临床表现为持续伴阵发性加剧的右下腹痛、恶心、呕吐,多数患者末梢血白细胞和中性粒细胞计数增高。右下腹阑尾区(麦氏点)压痛,则是该病的重要体征。

## 二、相关疾病分类

急性阑尾炎按其病理表现一般分三种类型:急性单纯性阑尾炎、急性化脓性阑尾炎、坏疽及穿孔性阑尾炎(表 6-5-1)。

表 6-5-1　按病理改变分类

| 病理改变 | 病变 | 病理改变 | 病变 |
| --- | --- | --- | --- |
| 充血、水肿 | 急性单纯性阑尾炎 | 广泛坏死、穿孔 | 坏疽及穿孔性阑尾炎 |
| 充血加重、脓性分泌物 | 急性化脓性阑尾炎 | | |

## 三、影像诊断流程

急性阑尾炎一般不需要做影像学检查。但是如果临床表现不典型,年轻女性患者临床症状与妇科疾病如痛经、附件炎、宫外孕相混淆时,老年患者阑尾炎已形成包括需与肿瘤鉴别时,可采用钡剂低压灌肠检查。但对疑有急性穿孔时则不宜进行。如在钡灌肠检查中,阑尾能被完整地显示,则可排除急性阑尾炎的存在。CT 检查不但对诊断急性阑尾炎,还可对阑尾炎引起的多种并发症,如阑尾积脓、阑尾穿孔、阑尾脓肿作出判断。

急性阑尾炎常有急性炎症的典型临床症状。但约有超过 1/3 的阑尾炎患者在发病时缺乏典型临床表现,需依赖影像学检查作出诊断。

## 四、相关疾病影像学表现

1. **腹部 X 线平片**　急性阑尾炎在不同阶段的 X 线表现不同:①早期无阳性所见,有时腹部平片可见由于右侧腹痛,肌肉痉挛导致的腰椎向右侧弯,此时若能在右下腹区发现钙化阑尾结石,则对诊断有重要的参考价值,但显示率不高。②当炎症发展引起浆膜反应时,则可产生腹壁脂肪线模糊,右侧腰大肌下缘轮廓模糊。回盲部肠区充气郁胀,有时回盲肠内可出现液气平面,阑尾部位有时可显示块影(图 6-5-1)。③合并局限性腹膜炎时,则右下腹部肠郁张明显,局部小肠明显扩张,胁腹部脂肪线更加模糊,有时阑尾内可见小气泡。阑尾坏疽或产气菌感染时,阑尾腔内可充气而显示条状透亮影,穿孔后可出现气腹和弥漫性腹膜炎的表现。阑尾脓肿形成时腹部 X 线平片上显示有右下腹软组织

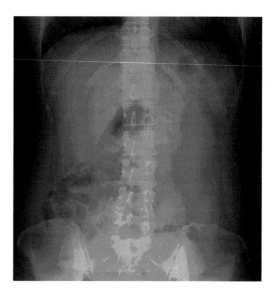

**图 6-5-1　急性阑尾炎**
女,44 岁。右下腹肠管积气,提示急性阑尾炎

肿块影,并将含气的盲肠及邻近的回肠压迫、推移、移位,形成脓肿压迫征象。在软组织肿块中有时可见不规则的透亮区,或出现液气平面,提示由继发化脓或产气菌感染所产生的气体。

2. **钡灌肠**　急性阑尾炎的 X 线造影表现为阑尾不显影或显影不全,管腔狭窄,管壁僵硬,盲肠受炎症波及后,内壁变平,局部可有阑尾结石引起的充盈缺损表现;有时盲肠黏膜呈同心圆排列,称"弹簧征";回肠末段也可有炎症改变。透视下触诊可发现形态不正常的阑尾有固定的局限性压痛,称阑尾压痛征阳性,为最有诊断价值的征象。

　　阑尾急性炎症时,炎症肿胀的阑尾系膜还可波及盲肠顶端和末端回肠的局部肠壁,引起水肿增厚,当肠内充钡后可在盲肠内侧或末端回肠外侧造成局限性外压性缺损,称"凹陷征"。典型者在凹陷中央尚显示以短段僵直的充钡的阑尾腔,使凹陷征呈现为反"3"字。严重的阑尾炎可刺激盲肠,甚至升结肠显示痉挛型收缩、变形,使肠道缩短,肠腔变小;末端回肠被向上推移,位置固定;也可表现为盲、升结肠袋形消失,肠壁张力增高,边缘不光整出现锯齿样改变,这种功能性的盲肠刺激征可在短期内随炎症的改变而变化,借此可与盲升结肠慢性感染如肠结核引起者相鉴别。

　　阑尾炎症化脓后形成的阑尾脓肿,以及阑尾溃破、穿孔后形成的局部包块或阑尾周围脓肿都可对盲肠、末端回肠、甚至盆腔脏器造成外压性、缺损性改变,也可出现典型的"凹陷征"和反"3"字征。透视下触诊可扪及肿块和有局部压痛,但很少见钡剂进入脓腔的表现(图 6-5-2)。

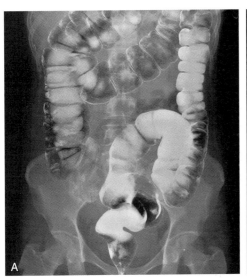

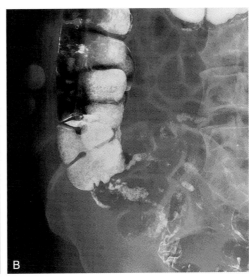

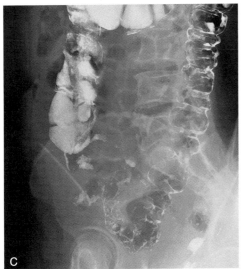

**图 6-5-2　阑尾炎**
女,52 岁。A.成功灌肠后腹部 X 线平片阑尾未见显示;B.排便后,阑尾阶段性造影剂充盈,边缘毛糙;C.45 分钟后复查阑尾内仍有大量造影剂充盈

**3. CT 诊断**  急性阑尾炎的诊断中,CT 的使用已越来越多。CT 对阑尾炎的诊断正确率非常高,可达到 97%。CT 检查不但能使急性阑尾炎得到早期诊断,同时也降低临床上阑尾手术的阴性切除率,避免了部分不必要的手术。

(1) 急性单纯性阑尾炎:正常阑尾在 CT 偶可发现,为一小的管状结构,壁薄如画线状,通常充有气体。急性阑尾炎的直接表现为阑尾肿大增粗(直径 >6mm)和阑尾壁增厚,边缘模糊,密度接近或略高于邻近的肌肉组织,腔内有时可见高密度结石(图 6-5-3);阑尾管状结构消失,腔内可积有混浊密度的脓腔,阑尾壁与其周围的炎症分界不清,有时可提示阑尾炎的诊断。阑尾炎的炎性改变还可引起局部盲肠壁增厚,使充有对比剂的肠腔在阑尾开口与盲肠接合部形成"箭头征",是急性阑尾炎的间接征象。

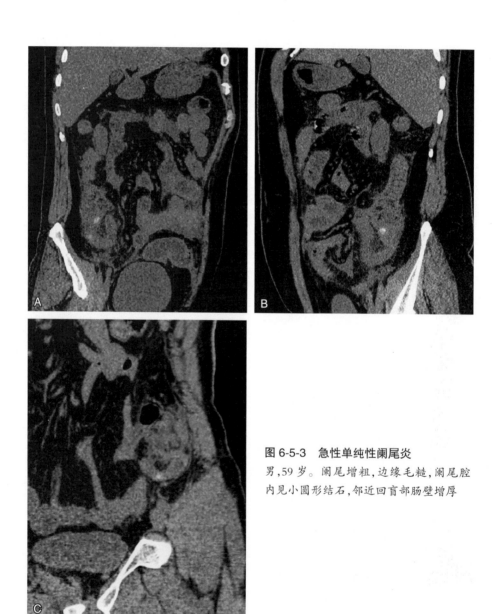

**图 6-5-3  急性单纯性阑尾炎**
男,59 岁。阑尾增粗,边缘毛糙,阑尾腔内见小圆形结石,邻近回盲部肠壁增厚

（2）阑尾周围炎：阑尾周围疏松结缔组织炎症时，CT 还可直接显示阑尾 - 盲肠周围炎的病理改变。CT 表现为右下腹阑尾及盲肠周围脂肪间隙模糊，密度增高；出现条束状密度增高影；伴有盲肠壁的局部增厚；甚至引起结肠后筋膜的增厚和结节样隆起；阑尾周围可有少量的液体渗出。部分患者显示有阑尾石存在，虽然这些征象对急性阑尾炎的诊断并不具特异性，但常有助于阑尾炎的判断。

当局部炎症被网膜包裹时，可形成类似肿块的影像，需与肿瘤加以鉴别。阑尾炎形成的团块常沿回结肠系膜向内延伸，呈三角形，尖端指向内侧，基底部靠近壁腹膜，很少出现壁腹膜结节状外突（图 6-5-4）；炎症蔓延扩展可造成盲肠与右侧腰大肌之间的脂肪间隙模糊，肠系膜脂肪由稀薄混浊到出现条纹状影，局部筋膜增厚，少量积液，乃至于不均匀软组织密度的模糊影（蜂窝织炎）等改变。

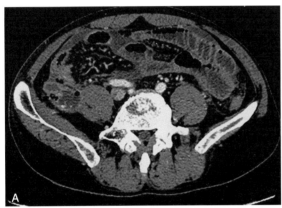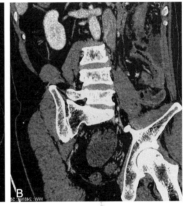

**图 6-5-4　阑尾周围炎**

男，53 岁。阑尾增粗，壁弥漫性增厚，其远端管腔与腹腔相通，腹腔右侧包裹性积液、气体密度

（3）阑尾脓肿与阑尾周围脓肿：CT 扫描对阑尾脓肿与阑尾周围脓肿的发现和诊断极为敏感和可靠。可见右下腹软组织肿块，周围境界清楚或不清楚，密度不均，内有低密度气体、液体成分，有时可见高密度阑尾石影（图 6-5-5）。当发生阑尾穿孔时，可显示肠腔外气体密度影，对比剂增强后可见阑尾壁的缺损，以阑尾壁缺损最具特征性。

CT 具有的高密度分辨率，不但能对阑尾急性炎症作诊断；还对阑尾穿孔及穿孔后引起的腹膜脂肪内少量气体与积液、蜂窝织炎性肿块、阑尾脓肿与周围脓肿等的发现和诊断有独特的能力。腹部螺旋 CT 增强扫描还有助于对由阑尾隐匿性肿瘤所引起的急性阻塞性阑尾炎作为判断，以及右下腹块（阑尾脓肿与肿瘤）性病变的鉴别极有价值。

## 五、研究进展及存在问题

急性阑尾炎是需要外科干预的常见急腹症。有典型症状和体征的急性阑尾炎容易确诊，然而大部分患者缺乏典型的症状和体征，需与其他相关疾病进行鉴别诊断避免误诊。超声、X 线、阑尾钡餐造影及 CT 的广泛应用对急性阑尾炎的准确诊断有很大的意义。对可疑急性阑尾炎的患者应进行积极主动的动态观察。

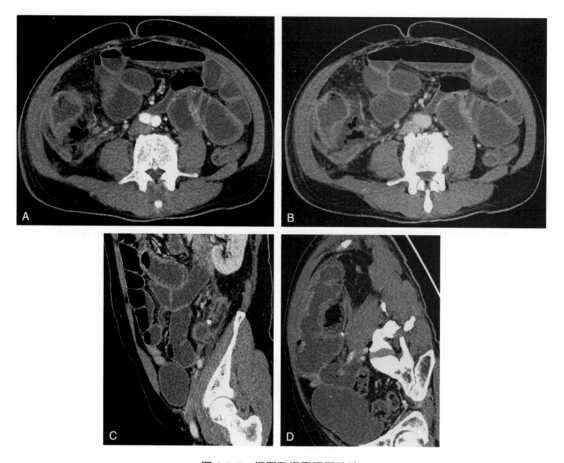

**图 6-5-5 阑尾及阑尾周围脓肿**

A~D. CT 增强显示阑尾增粗,壁厚,腔内可见高密度粪石,阑尾周围见团簇状气体及液体密度,局部包裹

# 第六节 炎 性 肠 病

## 一、概述

炎性肠病是一组特发性肠道炎症,又称非特异性肠炎或特发性肠炎,多呈慢性经过,病程迁延,反复发作,主要包括克罗恩病和溃疡性结肠炎。炎性肠病病因和发病机制尚未完全明确,认为是由多种因素相互作用所致,主要包括环境、遗传、感染和免疫因素。

## 二、相关疾病分类

炎性肠病主要包括克罗恩病和溃疡性结肠炎。

克罗恩病可累及全消化道,为非连续性全层炎症,最常累及部位为回肠末端和升结肠,病变常呈跳跃式、节段性分布。以青、壮年多见,临床有腹痛、腹泻、腹部肿块、肠穿孔、肠瘘形成和肠梗阻等相关症状,可伴发热和营养障碍。病变节段与相对正常肠段相互间隔,界限清楚,病变处肠壁增厚、僵硬、高度水肿,肠腔缩窄,肠镜下呈铺路石样改变,其中可见纵行或横行的溃疡,或呈沟渠状,常位于肠系膜侧。如溃疡穿透肠壁累及相邻肠管,则发生粘连、脓肿及瘘管形成。

溃疡性结肠炎为结肠黏膜层和黏膜下层的连续性炎症,疾病通常先累及直肠,逐渐向全结肠蔓延。本病见于任何年龄,但20~40岁多见。血性腹泻是最常见的早期症状,其他症状包括腹痛、便血、体重减轻、里急后重、呕吐等。肠镜下可见黏膜充血、水肿,在进展性患者中可看到溃疡,周围有隆起的肉芽组织和水肿的黏膜,貌似息肉样。

### 三、影像诊断流程

影像学检查的选择:以X线为主要影像学检查方法。CT和超声可以显示肠外改变。虽然MRI因其具有较高软组织分辨率及没有放射线损伤等特点被越来越多的研究和应用,但是由于其要求患者高度配合,且检查时间过长,因此不作为急诊影像诊断的首选。

### 四、相关疾病影像诊断

1. **克罗恩病**　X线表现为多发性肠腔狭窄,病变肠段肠壁僵硬,黏膜皱襞紊乱,呈铺路石样充盈缺损,肠壁溃疡表现为纵行或沟渠状龛影,部分可见假息肉或瘘管形成,病变呈节段性分布。由于肠壁增厚,可见填充钡剂的肠襻分离(图6-6-1、图6-6-2)。

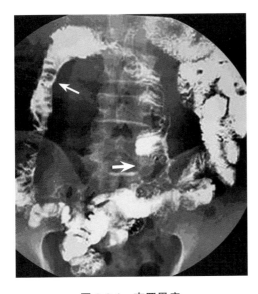

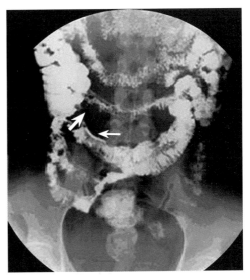

图 6-6-1　克罗恩病

女,47岁。小肠造影显示狭窄、扩张交替出现,局部呈环形狭窄或偏心性狭窄(粗箭),部分肠管管壁僵直(细箭),肠襻扩大

图 6-6-2　克罗恩病

男,29岁。小肠造影显示病变肠段的纵行裂隙状(细箭)、尖刺状溃疡,并见息肉样、结节样充盈缺损(粗箭),形成"卵石征",病变呈典型节段性分布

超声表现为肠壁增厚,增厚的肠壁回声欠均匀,血流信号增加,肠腔环形狭窄,狭窄段僵硬,狭窄近端肠腔扩张。肠管外壁不规则并有较多强回声的脂肪组织(图6-6-3)。瘘管和脓肿形成时声像图上显示为不规则状无回声暗区,内有散在的光点。

应用肠道对比剂的CT增强扫描可以清楚显示肠壁和肠腔外的改变,但是对于有肠梗阻的患者,不建议口服肠道对比剂。肠腔内的液体和空气可以作为阴性对比剂,帮助显示病变。增强扫描需根据患者具体情况而选择不同扫描时相,对怀疑有肠道缺血的患者来说,动脉期图像十分重要。否则,门静脉期图像对急诊患者来说较理想。CT表现主要包括肠壁增厚,黏膜溃疡,肠周脂肪密度增高,病变肠段呈现跳跃分布等特点。增强扫描病变肠段黏膜明显强化,在阴性肠道对比剂的对比下显示更清晰。由于黏膜下层水肿,肠管横断面可见肠壁分层呈"靶征"或"晕征",增强扫描后更明显,当病变累及肠壁浆膜层时,明显强化的黏膜、浆膜与强化较弱的水肿的黏膜下层可形成"双环征"(图6-6-4)。病变周围小血管影明显扩张、增多,呈齿梳样改变,亦称"齿梳征"。CT图像还可清楚显示肠系膜血管周围增大的淋巴结,以及患者有无肠梗阻、腹腔脓肿、瘘管等并发症。

MRI肠道造影(MRE)借助多种不同肠道对比剂扩充肠腔,以便显示病变肠壁的异常改变。肠道对比剂主要包括三大类,分别为阳性对比剂(T1WI、T2WI均表现为高信号,如蓝莓汁),阴性对比剂(T1WI、T2WI均表现为低信号,如超顺磁性氧化铁颗粒)及双相对比剂(T1WI低信号、T2WI高信号,如水、聚乙二醇)。我们医院用水作为双相对比剂来扩充肠道(图6-6-5)。MRI表现主要包括黏膜下层水肿、分层环形强化、齿梳征、深溃疡等,亦可清晰显示肠外并发症,但对于表浅溃疡的显示能力较弱(图6-6-6)。黏膜下层水肿在T2WI上表现为高信号。DWI图像可见病变肠段弥散受限,DWI表现为高信号。

密切观察患者有无严重并发症,包括完全性肠梗阻、瘘管与腹腔脓肿、急性穿孔、不能控制的大量出血,以便及时手术治疗,手术方式主要是切除病变肠段。

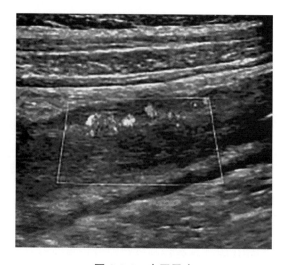

**图6-6-3 克罗恩病**

*活动期克罗恩病患者的病变肠段。彩色多普勒显示血流量增加,尤其是黏膜层和黏膜下层*

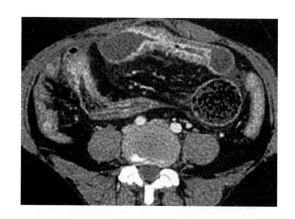

**图6-6-4 克罗恩病**

*女,46岁。严重腹痛和梗阻。CT显示空肠和回肠多个节段的肠壁增厚,局部肠腔狭窄,并伴有狭窄前的轻度扩张。病变肠段黏膜下层水肿,可见分层强化*

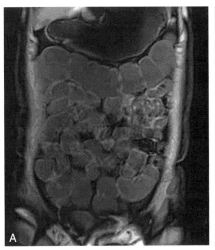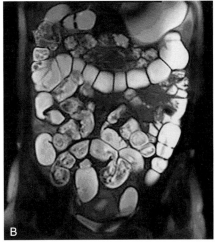

**图 6-6-5　双相对比剂 MRE**

A、B. 双相对比剂 MRI 小肠造影 T1WI、T2WI 清晰显示肠壁及肠腔,与周围脂肪间隙形成良好对比

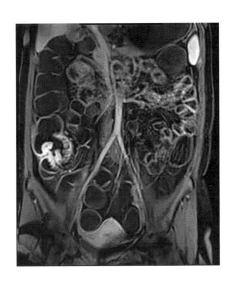

**图 6-6-6　克罗恩病**

女,26 岁。反复发作右下腹疼痛。MRI增强扫描显示回盲部肠壁明显增厚并强化,见多个息肉样隆起,呈"铺路石样"改变

　　**2. 溃疡性结肠炎**　　X 线表现为黏膜增粗、紊乱,可呈颗粒状改变,病变肠壁边缘毛糙,可见多发小龛影,呈毛刺状或锯齿状改变,炎性息肉表现为类圆形充盈缺损,病变肠管缩短,结肠袋消失,肠壁僵硬,呈铅管状(图 6-6-7)。超声表现为病变肠段肠黏膜毛糙,回声强弱不一,肠黏膜层次清晰度差,肠壁增厚、僵硬,血流信号增加。CT 表现为肠壁增厚,黏膜面见颗粒状增生、隆起,可见多发小溃疡及炎性息肉,增强扫描可见明显强化,肠管僵直、缩短,同时伴结肠袋、半月皱襞的变浅或消失(图 6-6-8)。肠系膜密度增高、模糊,血管束边缘不清,肠系膜血管周围淋巴结肿大。MRI 表现为肠壁增厚,增强扫描明显强化,正常结肠黏膜皱襞消失,表浅的小溃疡在 MRI 图像上不易发现(图 6-6-9)。如并发瘘管或肠周脓肿,MRI 可清楚显示。密切观察患者有无严重并发症,包括大出血、肠穿孔、中毒性巨结肠经积极内科治疗无效且伴严重毒血症状,以便及时手术治疗,一般采用全结肠切除加回肠肛门小袋吻合术。

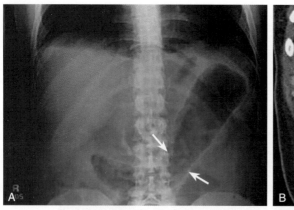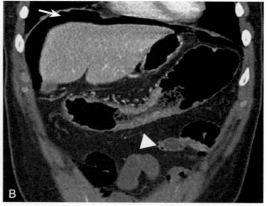

**图 6-6-7 溃疡性结肠炎**

女,32 岁。溃疡性结肠炎伴有腹痛及血性腹泻。A. 腹部 X 线平片显示病变肠段指压征改变,提示结肠肠壁水肿;B. 腹部 CT 增强扫描显示病变肠壁明显增厚并强化

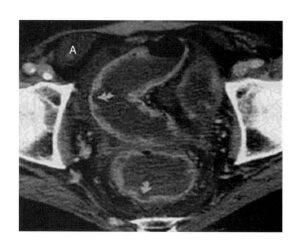

**图 6-6-8 溃疡性结肠炎**

盆腔 CT 增强扫描可见直肠和乙状结肠弥漫性肠壁增厚,并伴有多发深溃疡,盆腔内可见腹水

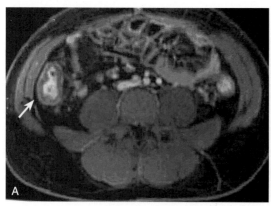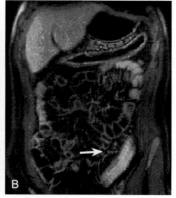

**图 6-6-9 溃疡性结肠炎**

男,24 岁。溃疡性结肠炎患者。A、B. MRI 增强横断位及冠状位显示 T1WI 升结肠肠壁明显增厚并强化,其周围小血管影增多

## 五、研究进展及存在问题

目前,由于扫描时间短、能清晰显示肠道及肠外病变等优点,CT 仍然是诊断炎性肠病的金标准。但是由于炎性肠病是一个慢性的反复发作的疾病,重复的 CT 扫描会不可避免地对患者产生放射性损伤,有些学者提出,放射线辐射甚至可能导致炎性肠病的加重,因此,MRI检查得到越来越多的应用,薄层、高分辨率 MRI 图像有助于观察炎性肠病的病理改变。炎性肠病的 CT 和 MRI 诊断通常需要应用大量肠道对比剂扩张肠腔,以便清晰显示肠壁病变,但是急诊患者并不易耐受。最近研究表示,急性期炎性肠病在 DWI 序列表现为明显高信号,即使在不进行肠道准备的情况下也可以清晰显示,这对炎性肠病具有诊断意义,甚至可以取代强化扫描,但是需要更多的研究结果进一步证实。

# 第七节 泌尿系结石

## 一、概述

泌尿系结石是一种或几种物质组成的凝聚物,其中包括草酸钙、磷酸钙、胱氨酸盐、尿酸盐和碳酸钙等,但多以某一成分为主。在我国以草酸钙、磷酸钙或其混合物为主的结石最为常见。上尿路结石以草酸钙、草酸钙与磷酸钙混合的结石多见,胱氨酸盐结石最少;而下尿路各种成分结石的比例差别不大。

不同成分组成的结石发生率不同,其密度和形态也各不相同:以草酸盐为主的结石最常见,占全部结石的 70%~80%,密度高,多为类圆形、椭圆形或星状;以磷酸盐为主的结石也是常见的类型,常较大,密度高,发生在肾盂、肾盏时可呈鹿角状,小的结石则为圆形或沙粒状;以尿酸盐为主的结石常较小,呈圆形或椭圆形,单纯尿酸盐结石密度较低,若为混合性结石,其密度常高低相间,切面上呈分层表现;以胱氨酸为主的结石少见,为小圆形,可多发,密度低。

由于结石的成分有所差异,故其密度和含钙量也不相同。KUB 检查时,能够显影的尿路结石称为阳性结石,不能显示者称为阴性结石。阳性结石和阴性结石的概念只适用于X 线平片检查,并非包括超声和 CT 检查。以往认为 90% 的尿路结石为阳性结石,而近期报道显示阴性结石比例上升,这可能与超声、CT 在临床上广泛应用,能发现更多阴性结石有关。

## 二、相关疾病分类

泌尿系结石存在于尿路中,是泌尿系常见疾病之一,病因很复杂。与全身性疾病和泌尿系统疾病、地理环境等因素密切相关,泌尿系结石多见于青壮年,以 20~50 岁发病率为最高,男多于女,我国总的发病率,南方城市高于北方城市。泌尿系结石在肾脏、输尿管、膀胱及尿道等处都可见到,但主要形成于肾和膀胱,输尿管及尿道是通道,一般不形成结石。在急性患者中,以输尿管及尿道结石较多见,往往是由于上部器官结石下移,嵌顿或停留在下部器官,有时停留后继续下降从而出现急诊症状。

泌尿系结石依其发生部位,分为肾结石、输尿管结石、膀胱结石和尿道结石(表6-7-1)。

表6-7-1　按其发生部位分类

| 发生部位 | 病变 | 发生部位 | 病变 |
| --- | --- | --- | --- |
| 肾脏 | 肾结石 | 膀胱 | 膀胱结石 |
| 输尿管 | 输尿管结石 | 尿道 | 尿道结石 |

### 三、影像诊断流程

泌尿系结石90%以上含钙质成分,在X线上易于显示。腹部X线平片是检查泌尿系统结石和钙化的首选方法,简便而精确。能够确定结石存在与否,具体位置、形态、大小、数目、性质及是否有积水,为进一步检查和治疗提供可靠的资料。高质量的腹部X线平片必然能得到更多的诊断信息,摄片要求其上缘平第11胸椎,下缘包括耻骨联合,曝光条件适中。检查前做好清洁肠道,做到无肠道内容物干扰,肾的轮廓勾画明了,腰大肌显示清晰。如急诊时因条件限制不能诊断的,可待症状缓解行肠道准备后摄片,如果腹部正位片无法诊断,可加摄侧位或斜位片,以助鉴别诊断。

在急诊情况下,由于未行肠道准备,未禁食禁水,一般较少做尿路造影检查。如有下列情况时可行造影检查:①临床症状明显怀疑为阴性结石;②平片有结石需要进行鉴别诊断;③需了解肾功能情况;④排除并发症及先天异常;⑤准备手术而需进一步确诊。常用检查方法包括:静脉尿路造影、大剂量静脉尿路造影、逆行造影,或同时行分层检查等。

超声检查常受到气体的干扰,如为1.5cm以下的结石不敏感,但是可通过发现肾积水等间接征象提示结合梗阻,对透X线的结石和肿瘤有鉴别诊断价值。CT优于X线平片和造影,其前途广阔,但是检查费用较贵,一般不宜常规使用,如X线平片及造影等均不能确诊,可再行CT检查。应特别注意的是,在急诊中,泌尿系结石检查的方法应遵循从简单到复杂的原则,造影时注意过敏反应。因此,肾结石影像检查首选X线检查,必要时结合B超可以大大提高诊断的正确率。CT、MRI检查费用昂贵一般不作为首选。

### 四、相关疾病影像学表现

**1. 肾结石**　肾结石在泌尿系统结石中占首位。多见于20~50岁,男多于女,单侧多见,约10%为双侧,两侧肾脏发病率大致相等。结石数目可单发也可多发,多位于肾盂或肾盂输尿管的交界处,肾盏次之。肾结石的病理变化主要是梗阻、积水、感染及结石本身对黏膜和肾实质的损伤。肾结石的典型症状有疼痛、血尿和排石史。表现为腰部剧烈绞痛,常无先驱症状,可向腹部、会阴、腹股沟和大腿放射,如刀绞,患者坐立不安,常伴有恶心呕吐、面色苍白、出冷汗至虚脱。肉眼或镜下血尿。

因为肾结石90%是含钙高的结石,大多数可在X线平片上显示,所以腹部X线平片为首选检查方法,在肾轮廓内任何区域见到致密影,都应首先考虑肾结石,侧位时肾结石常与脊柱重叠,可借此与胆结石鉴别,但如有肾积水时,结石可位于脊柱前方,巨大的肾积水可超越中线。结石的形状多种多样,肾盂结石多为三角形和铸型,肾盏结石多为圆形、卵圆形、桑甚形,有时为鹿角形(图 6-7-1)。如 X 线平片未见阳性结石,应注意排除阴性结石。

静脉尿路造影检查对于判断结石部位、积水情况及其程度,有无阴性结石及鉴别 X 线平片钙化影有很重要意义。阳性结石可明确诊断,阴性结石表现为充盈缺损,如肾结石影响肾功能,肾脏可延迟显影或不显影。造影还可显示肾盂肾盏扩展、积水程度及有无继发感染和鉴别肾内外的结石。就肾结石而言,诊断应以 X 线平片为主,静脉尿路造影为辅,逆行尿路造影一般不必要,但是如果 X 线平片诊断困难,静脉造影不成功或怀疑阴性结石时可进行,表现与静脉尿路造影大致相同,可鉴别肾结石、肿块、凝血块。缺点是不能了解肾功能。

肾结石表现为肾内点状或团块状强回声,后方伴声影。无论阴性结石或阳性结石均可显影,因此作为 X 线平片检查的重要补充手段,而且超声能很容易探到由于结石梗阻引流的肾积水。在超声

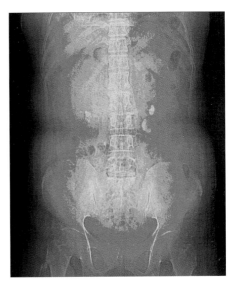

**图 6-7-1　肾结石、输尿管结石**
女,60 岁。双肾区及右输尿管走行区约 L$_4$ 右侧棘突水平可见结石影

检查中结石易和肾内、肾周气体及肠道气体相混淆,但对于鉴别结石、肿瘤、血块有着特殊意义。肾结石在 CT 上表现为肾内高密度的影像,CT 值在 100~586HU 之间,很易确诊,由于 CT 分辨率比 X 线平片高,能够发现一些平片未能发现的非致密结石和一些小结石,而且对结石的定位更准确(图 6-7-2)。

结石在 MRI 上一般显示为低信号影,尤以 T2WI 信号更低,但 MRI 对小结石的显示不敏感,不是检查泌尿系统结石的最好方法。MRI 对发现结石引起的泌尿系梗阻扩张则很好,能从纵向,即冠状面观察输尿管或肾盂、肾盏的扩张范围或程度,而且能通过观察肾皮、髓质的分辨程度来判断肾功能的受损情况,MRI 对鉴别结石与其他占位性病变的效果很好。

**2. 输尿管结石**　输尿管结石常见,多数来自于肾脏,有时在某种情况下也会产生结石,比如感染、术后异物、憩室畸形及部分梗阻等,结石的理化性质一般与肾结石相同。输尿管结石主要病理改变是结石的梗阻、炎症水肿和肾积水。主要症状是疼痛和血尿,如果引起巨大积水时可触及肿块。

与肾结石相同,输尿管结石多不透 X 线,故腹部平片多可以确诊。结石多数光滑,形小,常单发,结石的长轴与输尿管走向一致。但是并不是所有结石均能一目了然,由于输尿管活动性的存在,常常使它与脊柱附件重叠,不易认出,在急诊中,临床症状很典型,但 X 线平片未发现结石,应想到以下原因:阴性结石、结石小、密度低、与脊柱重叠、肠气粪便影响、输尿管蠕动波使结石模糊及图像质量不佳等(见图 6-7-1)。有些情况可考虑行静脉尿路造影,如可疑结石需确诊、鉴别诊断、了解梗阻及肾功能受损的程度、发现阴性结石及术前准备等。阳性结石时,对比剂使结石更浓而明确部位,阴性结石表现为充盈缺损,结石部位以上的输尿管扩张导致积水。肾盂肾盏显影延迟,梗阻以上的对比剂达梗阻点的时间延迟。患肾密度增加。输尿管下端结石,可产生输尿管全程显影。当平片及静脉尿路造影均不能诊断时可行逆行尿路造影,逆行造影时要摄后前位及斜位片以观察结石位置。输尿管结石的超声

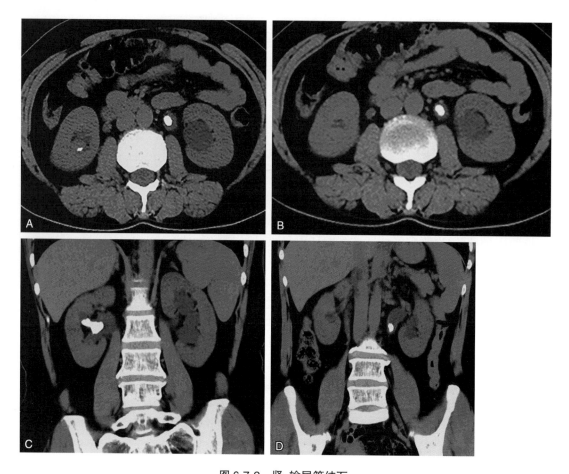

**图 6-7-2　肾、输尿管结石**

A~D. 左输尿管起始部、右侧肾盂、肾盏内可见结节状及铸型结石，左肾盏及左输尿管上端扩张

图像为结石平面以上输尿管扩张，并出现突然中断，断处管腔内出现强回声光团，与管壁分界清楚，后方伴声影。大约 90.5% 的输尿管结石属于草酸钙和草酸盐类，密度高，CT 值均大于 300HU 以上，CT 平扫很易显示，其余 9.5% 的不含钙盐，密度较低。但 CT 平扫发现肾、输尿管结石的密度分辨率比 X 线平片高，即使低密度结石，只要密度高于输尿管组织及尿液，CT 平扫即能清楚显示结石影（图 6-7-3）。

输尿管结石在 MRU 上有其特征及其间接征象，多见于肾绞痛发作 72 小时的患者，输尿管周围积液，在梗阻区与非梗阻区水平以上输尿管周围有高信号的模糊影，即水肿的输尿管（边缘征）。输尿管结石在 MRU 中的特点为低或无信号病灶，系结石自身低运动性的质子密度及短 T2 弛豫值造成。结石上端扩张的尿路含有的尿液在结石顶端或周围包绕形成高亮度信号区。MRU 对以上大多数患者的输尿管结石部位和结石上下的尿路情况可进行间接诊断。

**3. 膀胱结石**　膀胱结石是一种具有明显区域性的疾病，广东、江苏、山东等地多见，可能与营养条件有关。膀胱结石多见于男性，任何年龄均可发生，10 岁以下及 50 岁以上比较多见。病因：①原发性结石多起源膀胱，多见于儿童；②继发性结石多来自肾、输尿管，继发于膀胱感染、尿路梗阻和以异物为核心的结石，以成人多见。病理上可见结石刺激黏膜产生的炎症反应，继而并发黏膜水肿充血、溃疡形成和出血。膀胱结石的典型症状主要是疼痛、

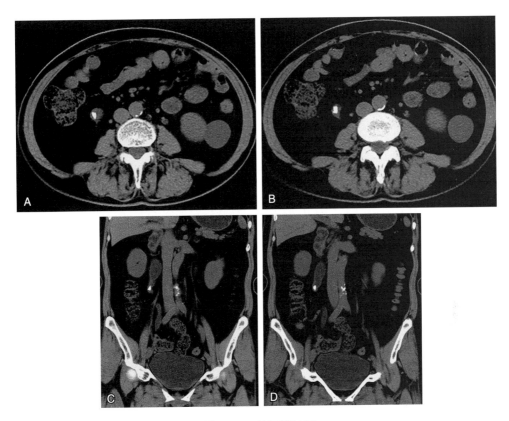

**图 6-7-3　输尿管结石**

A~D. 女,58 岁。右输尿管上段可见小圆形结石,其上游肾盂及输尿管扩张

尿流突然中断和血尿,也有症状不典型者血尿为肉眼或镜下,前者多出现在尿终末。

一般情况下,X 线平片既可诊断并显示结石的形状、大小、数目、密度等,可表现为层状、星状、不规则状、单发、多发等,也可随体改变有一定的移动度(图 6-7-4)。有时膀胱憩室内结石要注意不能误以为是钙化点,膀胱区域的钙化并非都是膀胱内的结石,要注意与输尿管末端结石、前列腺结石、粪石、静脉石、肿瘤钙化等相区别,可转动体位摄片,必要时造影检查。

为进一步确诊盆腔高密度影是否为膀胱内结石或有无阴性结石、膀胱憩室内的结石等以及鉴别钙化影、发现可能的并发症及检查前列腺尿道的情况等,可进行静脉尿路造影或膀胱造影。膀胱逆行造影时可注入阳性对比剂或气体,但是后者要特别注意与老人前列腺肥大、膀胱内出血鉴别。膀胱结石为浓密、团块状的高回声区、远侧有明显的暗影。诊断简便可

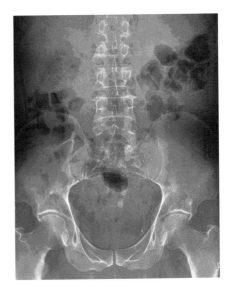

**图 6-7-4　膀胱结石**

男,51 岁。腹部平片显示膀胱内类圆形高密度结石

靠,实时超声检查可见结石在膀胱内滚动。CT 平扫可以明确显示膀胱内的阳性结石影,呈团状高密度影,CT 值可大于 100HU 以上。MRI 对结石不敏感,T1WI、T2WI 均为低信号影。

**4. 尿道结石**　尿道结石少见,约占尿路结石总数的 10% 以下。尿道结石以男性多见,由膀胱及上尿路排出的结石停留在尿道并继续增大,女性尿道结石全部位于尿道憩室内。男性常见结石位于后尿道,其次是球部和舟状窝内。主要病理改变为刺激所致的炎症、尿路梗阻和感染。主要症状为疼痛、尿流变细而无力,尿淋漓不净等,出现血尿、后尿道结石常可经肛诊触到。

X 线平片就可诊断,一般尿路平片不包括男性尿道的全程,急诊如怀疑有尿道结石必须加摄尿道区域 X 线平片。多见单发的黄豆大小的结石,巨大少见,憩室内结石可较大,结石呈圆形或椭圆形,其长轴经常与尿道走行一致。静脉尿路造影剂及逆行造影可以确诊,并可观察尿道及憩室情况。超声显示尿道内强回声团,后方伴声影。CT 表现为尿道内可见圆形或类圆形高密度影,CT 值可大于 100HU。尿道结石在 MRI 上可有间接征象,在梗阻区以上可有尿道扩张改变,梗阻区尿道周围有高信号的模糊影,即水肿的尿道管壁。尿道结石在 MRI 中的特点为低信号病灶。

## 五、研究进展及存在问题

泌尿系结石是临床常见疾病。对怀疑为泌尿系结石的患者,影像学检查发挥了很大的作用,X 线、造影、超声、CT 及 MRI 的应用可对结石的部位、大小、形态、数目、肾积水及输尿管梗阻的严重程度作出准确的判断,还可估计肾功能状态,为临床医师的诊治提供可靠的依据。但这些影像学方法均存在一定的局限性,如受结石成分的影响、造影剂过敏、肠道气体的干扰、费用较贵等。因此需要临床医师根据患者的实际情况选择合适诊治手段,必要时多种影像检查相结合,以提高诊断准确率,从而提高诊治效果。

# 第八节　急性上消化道出血

## 一、概述

上消化道出血是指屈氏韧带以上的消化道,包括食管、胃、十二指肠或胰胆等病变引起的出血。成年人上消化道出血每年发生率约为 100/10 万 ~180/10 万。急性上消化道出血多以呕血、黑便为主要临床表现,常伴有血容量减少引起的急性周围循环衰竭;若出血量较大,出血不止或治疗不及时,可导致死亡。根据失血量的多少可以分为大量出血(出血量在数小时内达 1000ml 并伴有急性周围循环衰竭)、显性出血[呕血和(或)解柏油样黑便,不伴急性周围循环衰竭]和隐性出血(大便隐血试验阳性)。影像在上消化道出血中的作用,主要是对出血灶的定位、描述病灶特征,并可对出血灶进行治疗。目前常用的影像学手段包括:胃镜、导管造影、增强 CT 或 CT 血管造影、放射性核素现象等。

## 二、相关疾病分类

急性上消化道出血根据出血病因分为非静脉曲张性出血和静脉曲张性出血两大类(表

6-8-1）。临床工作中,大多数急性上消化道出血(80%~90%)为非静脉曲张性出血,其中最常见的病因包括胃十二指肠消化性溃疡(20%~50%)、胃十二指肠糜烂(8%~15%)、糜烂性食管炎(5%~15%)、贲门黏膜撕裂(8%~15%)及动静脉畸形/GAVE(5%),其他原因有Dieulafoy病变、上消化道恶性肿瘤等。按出血部位可分为:上消化道疾病、门静脉高压、邻近器官或组织的疾病及全身性疾病(表6-8-2)。

表 6-8-1　急性上消化道出血按病因分类

| 病因 | 病变 |
| --- | --- |
| 静脉曲张性出血 | 各种原因引起的门静脉高压引起的食管胃底静脉曲张(肝硬化、门静脉阻塞、肝静脉阻塞) |
| 非静脉曲张性出血 | 糜烂性食管炎、食管溃疡、食管肿瘤、食管贲门黏膜撕裂症、胃十二指肠消化性溃疡、胃十二指肠糜烂、胃癌、动静脉畸形/GAVE、Dieulafoy病变、胆道出血、胰腺肿瘤累及十二指肠、主动脉瘤、纵隔肿瘤、全身性疾病(血液病、应激性溃疡等)。 |

表 6-8-2　急性上消化道出血按出血部位分类

| 内容物 | 病变 |
| --- | --- |
| 上消化道疾病 | 食管疾病(食管炎、食管癌、食管溃疡等),胃十二指肠疾病(消化性溃疡、急慢性胃炎、胃癌等) |
| 门静脉高压 | 各种肝硬化失代偿期,门静脉阻塞(门静脉炎、门静脉血栓形成、门静脉受邻近肿块压迫),肝静脉阻塞 |
| 邻近器官或组织的疾病 | 胆道出血(胆管/胆囊结石、胆囊/胆管癌、肝癌/肝动脉瘤破入胆道),胰腺疾病(胰腺癌累及十二指肠,急性胰腺炎并发脓肿溃破),动脉瘤破入食管、胃或十二指肠,纵隔肿瘤或脓肿破入食管 |
| 全身性疾病 | 血液病(白血病、血小板减少性紫癜、血友病、弥散性血管内凝血及其他凝血机制障碍),尿毒症,血管性疾病(动脉粥样硬化、过敏性紫癜、遗传性出血性毛细血管扩张等),结节性多动脉炎(系统性红斑性狼疮或其他血管炎),应激性溃疡败血症。 |

## 三、影像诊断流程

急性上消化道出血通常采用急诊内镜检查,急诊内镜能诊断上消化道溃疡、消化道肿瘤性病变、静脉曲张性出血等疾病。对于邻近器官以及全身性疾病所致的消化道出血可进一步行消化道钡餐、CT、MRI、超声及相关实验室检查明确其病因(图6-8-1)。

## 四、相关疾病影像学表现

1. **胃溃疡**　消化性溃疡的影像学检查方法以胃镜及气钡双重造影为主。当疑有恶性消化性溃疡时,CT/MRI检查主要用于临床分期,很少用于直接诊断。钡餐造影的直接征象为龛影,可表现为钡斑阴影或环状阴影。龛影边缘光滑整齐,底部平整或稍不平。慢性溃疡的边缘增厚,在溃疡周围形成薄层充盈缺损,溃疡周围黏膜呈放射状纠集,可达到溃疡边缘。溃疡周围水肿可引起龛影口部较为狭窄,称为"狭颈征"。在龛影口部常见因水肿所造成的透明带,宽约0.5~1.0cm,因似项圈而称为"项圈征"。溃疡口部黏膜水肿的各种征象是良性溃疡的表现(图6-8-2)。间接征象:胃壁可出现痉挛性切迹。胃溃疡时胃液分泌增加,表现

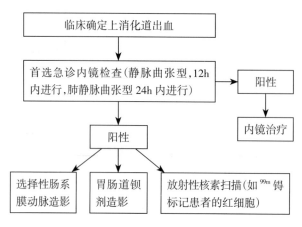

**图 6-8-1　急诊上消化道出血影像诊断流程**

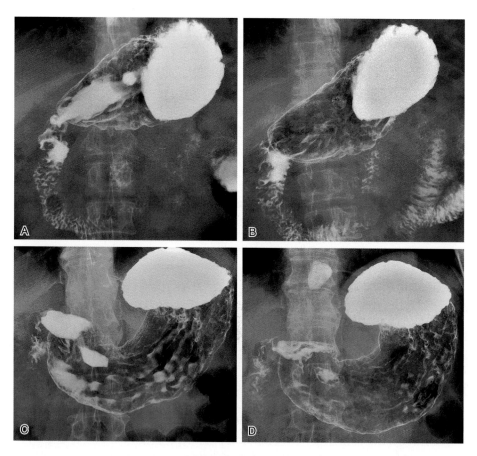

**图 6-8-2　胃溃疡**

A、B.良性溃疡。男,37 岁。腹痛。A.充盈像示胃体小弯侧见类圆形充盈缺损,边缘光滑;B.黏膜相示溃疡底部光滑,周围黏膜聚拢,并见堤样改变;C、D.恶性溃疡。男,58 岁。腹痛。C.充盈像示胃窦部小弯侧见类圆形充盈缺损,周围黏膜消失,见不规则充盈缺损;D.黏膜相示溃疡底部凹凸不平,周围黏膜中断为较多的空腹滞留液,钡剂不易附着于胃壁及溃疡,胃蠕动和胃张力可增加或减弱,排空加快或减慢。

**2. 十二指肠溃疡** 十二指肠溃疡约90%发生在十二指肠球部,主要在球部后壁,常单发。

直接征象:龛影和球部变形。龛影多为圆形或类圆形,边缘多光滑清楚,直径一般为0.4~1.2cm,周围可见水肿的透明带,少数龛影为线形。黏膜皱襞放射状向溃疡集中。溃疡瘢痕引起十二指肠球部变形。恒定的球部变形是溃疡病的诊断依据(图6-8-3)。间接征象:急性或亚急性溃疡引起球部激惹征,也可引起幽门痉挛,使胃排空时间延长,胃潴留液增多等。

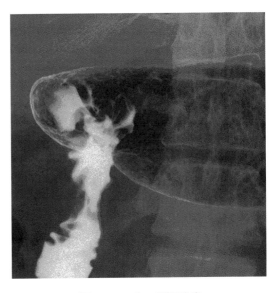

**图6-8-3 十二指肠溃疡**

女,43岁。腹痛,夜间痛,饭前痛。十二指肠球变形并见龛影,龛影边缘多光滑,周围黏膜皱襞放射状向溃疡集中

CT对溃疡一般不能显示。当因胃癌或间质瘤形成的溃疡时,可显示形成溃疡的病变,因病变不同而有不同的影像学表现。①食管癌:表现为食管壁环状或不规则增厚,可形成肿块突向腔内或腔外,管腔变小而不规则,或偏向一侧;增强扫描呈明显强化(图6-8-4);②胃癌:胃壁异常增厚,向腔内外生长的不规则肿块,增强呈均匀或不均匀强化,贲门癌可表现为夹角角度扩大或"反突",胃窦癌则表现为胃窦部黏膜不规则破坏,同时可显示肿瘤侵犯周围组织器官及转移情况(图6-8-5);③消化道间质瘤:根据与胃肠道壁的关系分为:黏膜下型、肌壁间型、浆膜下型及胃肠道外型。肿瘤大多表现为境界清楚的孤立性肿块,内可有囊变、出血、坏死、钙化,因此平扫示密度不均,增强扫描呈中至明显强化;肿块伴有溃疡时,其内侧面凹凸不平,病灶内有气体进入(图6-8-6)。

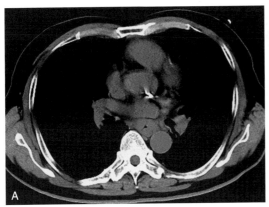
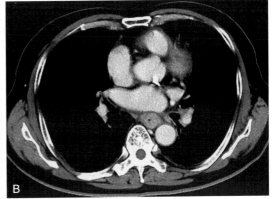

**图6-8-4 食管癌**

男,72岁。吞咽困难2个月,进行性加重。A. CT平扫示食管下段弥漫性增厚,密度均匀;B. CT增强显示增厚食管壁呈明显强化

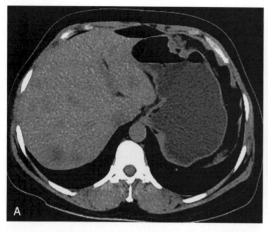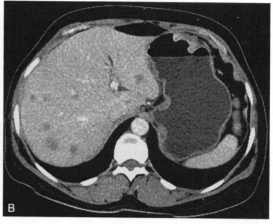

**图 6-8-5　胃癌**

男,54 岁。腹痛,进行性消瘦,黑便 1 个月。A. CT 平扫示胃体大弯侧局限性增厚,其内面凹凸不平,见溃疡形成;肝内见多发类圆形低密度灶,边界不清;B. CT 增强增厚胃壁呈明显强化,肝内转移灶呈轻度强化

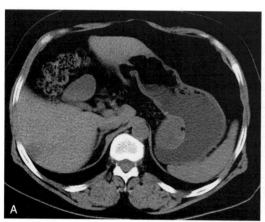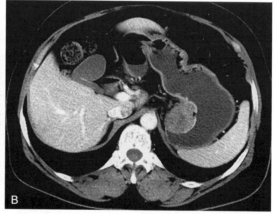

**图 6-8-6　胃间质瘤**

男,54 岁。腹部隐痛,大便潜血阳性。A. CT 平扫示胃底间类圆形腔内软组织肿块,表面光整,见局限性缺损;B. CT 增强肿块呈不均质强化,肿块表面黏膜局限性缺如

**3. 门静脉高压继发食管胃底静脉曲张**　食管胃底静脉曲张较重时,钡餐造影有典型表现;食管充盈时,曲张静脉使食管和胃底轮廓呈虫蚀状改变;黏膜相时表现为蚯蚓状或串珠状(图 6-8-7)。如有局域性的、块状或不规则形状的暗色阴影,提示为有出血。

超声造影前后,病变与周围组织有明显的区别,轻者黏膜厚度无特别变化,但中重度患者黏膜厚度增大明显。如果有静脉曲张出血,可见视野模糊,有阴影,有弯曲的条索,相对膨隆的结节,或紫蓝色的颜色改变,出现低回声。胃镜检查时识别食管胃底静脉曲张的最可靠方法和标准。可在直视下观察曲张静脉的部位、形态、大小、颜色等。表现为条索状、串珠状隆起,在食管周围簇状分布,呈蓝色(青色);如静脉曲张在胃底,形态呈团块样。伴发出血时,

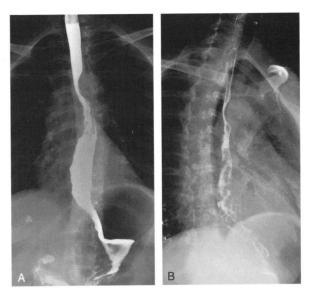

**图 6-8-7 食管胃底静脉曲张钡餐造影**

女,64 岁。乙肝 20 余年,肝硬化 10 余年。A. 充盈相,食管中
下段呈虫蚀状改变;B. 黏膜相,食管中下段黏膜呈蚯蚓状改变

可同时介入止血,诊断与治疗同时进行。CT 门静脉成像表现为胃冠状静脉、胃短静脉和胃
后静脉开放,表现为食管壁内、壁外、胃底、胃小弯侧结节状或匍匐走行的血管影。可同时伴
有附脐静脉开放,呈"海蛇头"样改变(图 6-8-8)。当伴有出血时,可见腔内出血点,表现为腔
内点状或条形造影剂影。

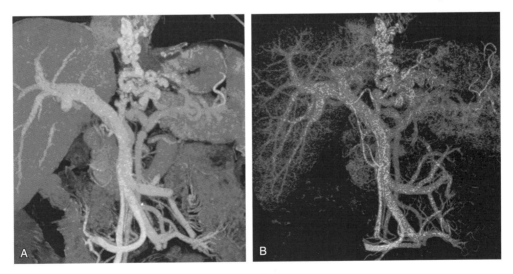

**图 6-8-8 食管胃底静脉曲张**

男,50 岁。肝硬化 10 余年。A. 门静脉 MIP 图像示门脉增粗,食管下段及胃底见大量迂曲扩张静脉;
B. 门静脉成像 VR 图更加立体直观显示上述改变

## 五、研究进展及存在问题

急性上消化道出血的原因很多,临床最主要的处理为出血量的评估及出血快慢的评估,挽救患者生命。影像学在急性上消化道出血中的价值,是诊断出血部位、评价出血速度及出血量等。24 小时内急诊内镜认为首选检查方法,其可发现出血点并进行介入治疗;目前亦有学者应用胃部超声评价出血,但其对出血部位的发现较困难;CT 血管成像亦可用于急性上消化道出血的诊断,可发现出血部位及出血量,并且可以对出血病因做出较准确的诊断。钡餐造影不能直接用于急诊诊断,可用于病情稳定后进一步查找出血原因的辅助手段。

(黄召勤　刘庆伟　陈征　王洪波　沈桂权　高波)

## 参 考 文 献

1. Adam A, Dixon AK. Grainger and Allison's Diagnostic Radiology. A Textbook of Medical Imaging. 5th ed. New York: Churchill Livingstone, 2008.

2. Gore RM, Levine MS. Textbook of Gastrointestinal Radiology. 2nd ed. New York: Saunders, 2000.

3. Alonso RC, Nacenta SB, Martinez PD, et al. Kidney in danger: CT findings of blunt and penetrating renal trauma. Radiographics, 2009, 29(7): 2033-2053.

4. Anderson SW, Varghese JC, Lucey BC, et al. Blunt splenic trauma: Delayed-phase CT for differentiation of active hemorrhage from contained vascular injury inpatients. Radiology, 2007, 243(1): 88-95.

5. Artigas JM, Mart í M, Soto JA, et al. Multidetector CT angiography for acute gastrointestinal bleeding: technique and findings. Radiographics, 2013, 33(5): 1453-1470.

6. Balthazar EJ. Acute pancreatitis: assessment of severity with clinical and CT evaluation. Radiology, 2002, 223 (3): 603-613.

7. Bessoud B, Denys A, Calmes JM, et al. Nonoperative management of traumatic splenic injuries: Is there a role for proximal splenic artery embolization? Am J Roentgenol, 2006, 186(3): 779-785.

8. Biecker E. Diagnosis and therapy of non-variceal upper gastrointestinal bleeding. World J Gastrointest Pharmacol Ther, 2015, 6(4): 172-182.

9. Bollen T, van Santvoort HC, Besselink MG, et al. Update on acute pancreatitis: ultrasound, computed tomography and magnetic resonance imaging features. Semin Ultrasound CT MRI, 2007, 28(5): 371-383.

10. Boudiaf M, Soyer P, Terem C, et al. CT evaluation of small bowel obstruction. Radiographics, 2001, 21(3): 613-624.

11. Thoeni RF, Cello JP. CT imaging of colitis. Radiology, 2006, 240(3): 623-638.

12. Casey JA, Jun T, Juan ES. Role of FAST or Abdominal Ultrasound to Limit CT Imaging in Evaluation of the Pediatric Abdominal Trauma Patient. Curr Surg Rep, 2014, 2: 56.

13. Chan DP, Abujudeh HH, Cushing GL, et al. CT cystograph with multiplanar reformation for suspected bladder rupture: experience in 234 cases. Am J Roentgenol, 2006, 187(5): 1296-1302

14. Chang JH, Lee IS, Lim YS, et al. Role of magnetic resonance cholangiopancreatography for choledocholithiasis: analysis of patients with negative MRCP. Scand J Gastroenterol, 2012, 47(2): 217-224.

15. Chen CC. The efficacy of endoscopic ultrasound for the diagnosis of common bile duct stones as compared to CT, MRCP, and ERCP. J Chin Med Assoc, 2012, 75(7): 301-302.

16. Chiorean L, Schreiber-Dietrich D, Braden B, et al. Ultrasonographic imaging of inflammatory bowel disease in

pediatric patients.World J Gastroenterol,2015,21(17):5231-5241.

17. Clancy TV,Gary Maxwell J,Covington DL,et al. A state wide analysis of level Ⅰ and Ⅱ Trauma centers for patients with major injuries.J Trauma,2001,51:346-351.

18. Costa G,Tierno SM,Tomassini F,et al. The epidemiology and clinical evaluation of abdominal trauma. An analysis of multidisciplinary trauma registry. Ann Ital Chir,2010,81:95-102.

19. Craenen EM,Hofker HS,Peters FT,et al. An upper gastrointestinal ulcer still bleeding after endoscopy:what comes next? Neth J Med,2013,71(7):355-358.

20. Dayal M,Gamanagatti S,Kumar A. Imaging in renal trauma. World J Radiol,2013,5(8):275-284.

21. Fisher M,Brasel K. Evolving management of pancreatic injury. Curr Opin Crit Care,2011,17:613-617.

22. Geffroy Y,Rodallec MH,Boulay-Coletta I,et al. Multidetector CT angiography in acute gastrointestinal bleeding: why,when,and how. Radiographics,2011,31(3):E35-46.

23. Graça BM,Freire PA,Brito JB,et al. Gastroenterologic and radiologic approach to obscure gastrointestinal bleeding:how,why,and when? Radiographics,2010,30(1):235-252.

24. Gupta A,Stuhlfaut JW,Fleming KW,et al. Blunt trauma of the pancreas and biliary tract:A multimodality imaging approach to diagnosis. Radiographics,2004,24(5):1381-1395.

25. Hoeffel C,Crama MD,Belkaccem A,et al. Multi-detector row CT:spectrum of diseases involving the ileocecal area. Radiographics,2006,26(5):1373-1390.

26. Urban BA,Fishman EK. Targeted helical CT of the acute abdomen:appendicitis,diverticulitis,and small bowel obstruction. Semin Ultrasound CT MR,2000,21(1):20-39.

27. Ying S,Henderson B,et al. The impact of abdominal computed tomography in a tertiary referral centre emergency department on the management of patients with inflammatory bowel disease. Aliment Pharmacol Ther,2013,38(5):513-521.

28. Khamaysi I,Gralnek IM. Nonvariceal Upper Gastrointestinal Bleeding:Timing of Endoscopy and Ways to Improve Endoscopic Visualization. Gastrointest Endosc Clin N Am,2015,25(3):443-448.

29. Khurana B,Ledbetter S,McTavish J,et al. Bowel obstruction revealed by multidetector CT. Am J Roentgenol, 2002,178(5):1139-1144.

30. Kim BS,Li BT,Engel A,et al. Diagnosis of gastrointestinal bleeding:A practical guide for clinicians. World J Gastrointest Pathophysiol,2014,5(4):467-478.

31. Lenhart DK,Balthazar EJ. MDCT of acute mild(nonnecrotizing)pancreatitis:abdominal complications and fate of fluid collections. AJR Am J Roentqenol. 2008,190(3):643-649.

32. Mahdi Haghighatafshar,Farshid Gheisari,Tahereh Ghaedian. Importance of Heparin Provocation and SPECT/ CT in Detecting Obscure Gastrointestinal Bleeding on 99mTc-RBC Scintigraphy:A Case Report. Medicine (Baltimore).2015,94(34):e1325.

33. Malhotra AK,Fabian TC,Katsis SB,et al. Blunt bowel and mesenteric injuries:The role of screening computed tomography. J Trauma,2000,48(6):991-998.

34. Marmery H,Shanmuganathan K. Multidetector-row computed tomography imaging of splenic trauma. Semin Ultrasound CT MR,2006,27(5):404-419.

35. Milia DJ,Brasel K. Current use of CT in the evaluation and management of injured patients. Surg Clin North Am,2011,91:233-248.

36. Morgan DE,Nallamala LK,KenneyPJ,et al. CT cystography:Radiographic and clinical predictors of bladder rupture. Am J Roentgenol,2000,174:89-95.

37. Morris MS, Chu DI. Imaging for inflammatory bowel disease. Surg Clin North Am, 2015,95(6):1143-1158.

38. Muguruma N,Kitamura S,Kimura T,et al. Endoscopic management of nonvariceal upper gastrointestinal bleeding:state of the art. Clin Endosc,2015,48(2):96-101.

39. Nichols MT, Russ PD, Chen YK. Pancreatic imaging: current and emerging technologies. Pancreas, 2006, 33 (3): 211-220.

40. Ortega SJ, Netto FS, Hamilton P, et al. CT scanning for diagnosing blunt ureteral and ureteropelvic junction injuries. BMC Urol, 2008, 8: 3.

41. Patel NS, Pola S, Muralimohan R, et al. Outcomes of computed tomography and magnetic resonance enterography in clinical practice of inflammatory bowel disease. Dig Dis Sci, 2014, 59 (4): 838-849.

42. Rana SS, Bhasin DK, Sharma V1, et al. Clinical, endoscopic and endoscopic ultrasound features of duodenal varices: A report of 10 cases. Endosc Ultrasound, 2014, 3 (1): 54-57.

43. Rickards D. Non-traumatic abdominal emergencies: imaging and intervention in acute urinary conditions. Eur Radiol, 2002, 12 (10): 2435-2442.

44. Rogler G, Vavricka SR, Biedermann L. Integrating Imaging into Clinical Practice in Inflammatory Bowel Disease. Dig Dis, 2015, 14, 33 Suppl 1: 37-43.

45. Romanini L, Passamonti M, Navarria M, et al. Quantitative analysis of contrast-enhanced ultrasonography of the bowel wall can predict disease activity in inflammatory bowel disease. Eur J Radiol, 2014, 83 (8): 1317-1323.

46. Seicean A. Endoscopic ultrasound in the diagnosis and treatment of upper digestive bleeding: a useful tool. J Gastrointestin Liver Dis. 2013, 22 (4): 465-469.

47. Silva AC, Pimenta M, Guimarães LS. Small bowel obstruction: what to look for. Radiographics, 2009, 29 (2): 423-439.

48. Sinelnikov AO, Abujudeh HH, Chan D, et al. CT manifestations of adrenal trauma: Experience with 73 cases. Emerg Radiol, 2007, 13 (6): 313-318.

49. Soto JA, Alvarez O, Múnera F, et al. Traumatic disruption of the pancreatic duct: Diagnosis with MR pancreatography. Am J Roentgenol, 2001, 176 (1): 175-178.

50. Soto JA, Anderson SW. Multidetector CT of blunt abdominal trauma. Radiology, 2012, 265 (3): 678-693.

51. Stuhlfaut JW, Soto JA, Lucey BC, et al. Blunt abdominal trauma: Performance of CT without oral contrast material. Radiology, 2004, 233 (3): 689-694.

52. Taourel P, Kessler N, Lesnik A, et al. Non-traumatic abdominal emergencies: imaging of acute intestinal obstruction. Eur Radiol, 2002, 12 (9): 2151-2160.

53. Teh SH, Sheppard BC, Mullins RJ, et al. Diagnosis and management of blunt pancreatic ductal injury in the era of high-resolution computed axialtomography. Am J Surg, 2007, 193 (5): 641-643 [discussion 643].

54. Thoeni RF. The revised Atlanta classification of acute pancreatitis: its importance for the radiologist and its effect on treatment. Radiology, 2012, 262 (3): 751-764.

55. Tinkoff G, Esposito TJ, Reed J, et al. American association for the surgery of Trauma organ injury scale: Spleen, liver, and kidney, validation based on the national trauma databank. J Am Coll Surg, 2008, 207: 646-655.

56. Tonolini M, Ravelli A, Villa C, et al. Urgent MRI with MR cholangiopancreatography (MRCP) of acute cholecystitis and related complications: diagnostic role and spectrum of imaging findings. Emerg Radiol, 2012, 19 (4): 341-348.

57. Towbin AJ, Sullivan J, Denson LA, et al. CT and MR enterography in children and adolescents with inflammatory bowel disease. Radiographics, 2013, 33 (7): 1843-1860.

58. Velmahos GC, Toutouzas K, Radin R, et al. High success with nonoperative management of blunt hepatic trauma: The liver is a sturdy organ. Arch Surg, 2003, 138 (5): 475-480 [discussion480-481].

59. Wirth GJ, Peter R, Poletti PA, et al. Advances in the management of blunt traumatic bladder rupture: Experience with 36 cases. BJU Int, 2010, 106: 1344-1349.

60. Xu L,Huang M,Xia B. Is capsule endoscopy a useful modality for the emergency triage of upper gastrointestinalhemorrhage? Endoscopy,2014,46(3):257.

61. Yoon W,Jeong YY,Kim JK,et al. CT in blunt liver trauma. Radiographics,2005,25:87-104.

62. 任小军,章士正,刘海等 . X 线、CT 和 MRI 对小肠 Crohn 病诊断价值的评价 . 中国医学计算机成像杂志,2005,11(3):184-187.

63. 中国医师协会急诊分会 . 急性上消化道出血急诊诊治流程专家共识 . 中国急救医学,2015,35(10):961-970.

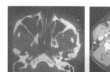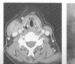

# 第七章

# 妇科和产科

## 第一节　卵巢囊性病变

### 一、概述

卵巢组织结构复杂,代谢旺盛,月经周期解剖、生理变化大,是女性最易患病和病变种类最多的器官之一,其大多数病变的诊断和处理有赖于影像学检查。卵巢病变种类繁多,60%~70% 为囊性病变,且临床表现缺乏特异性。单纯依靠妇科检查和细胞学检查,对肿瘤定位以及定性存在明显的主观性。同时影像学检查对卵巢急诊病例,如卵巢囊肿破裂、肿瘤扭转、黄体破裂等疾病的诊断可提供很多关键信息。

US 检查方便、价廉,是妇科普查的首选方法,但诊断特异性和准确性较低,定性困难时,CT、MRI 可作为补充。在多种影像检查方法中,MRI 具有多方位成像、多序列成像、软组织分辨率高及无辐射等优点,尤其在判定盆腔解剖及肿瘤界面等方面,较超声及 CT 有更多的优势,但其应用会因宫内金属节育器的影响而受限制。MRI 检查对卵巢囊性病变具有重要的诊断价值,对其检出率高达 100%。通过脂肪抑制序列可对子宫内膜异位囊肿和卵巢囊性畸胎瘤进行鉴别。

### 二、相关疾病分类

卵巢囊性病变包括卵巢瘤样病变和卵巢囊性肿瘤,前者包括功能性囊肿(滤泡囊肿、黄体囊肿)、多囊卵巢综合征、腹膜包裹性囊肿、子宫内膜异位囊肿,后者包括卵巢冠囊肿、浆液性囊腺瘤、黏液性囊腺瘤、囊腺癌、畸胎瘤等(表 7-1-1)。卵巢的囊性病变中有实质成分和间隔的,应首先考虑为肿瘤性病变。对直径超过 5cm 以上的囊性病变,即使没有实质成分和间隔,也应高度怀疑为肿瘤性病变(表 7-1-2)。影像检查的目的除了发现病变,同时也要进行定性诊断,为选择合适的治疗措施提供依据。

表 7-1-1  卵巢囊性病变按部位分类

| 部位 | 病变 |
| --- | --- |
| 单侧 | 滤泡囊肿,黄体囊肿,卵巢冠囊肿,囊性畸胎瘤,子宫内膜异位囊肿,黏液性囊腺瘤 / 癌 |
| 双侧 | 浆液性囊腺瘤 / 癌,多囊卵巢综合征,子宫内膜异位囊肿,囊性畸胎瘤 |

表 7-1-2  卵巢囊性病变按囊内容物分类

| 内容物 | 病变 |
| --- | --- |
| 水 | 滤泡囊肿,卵巢冠囊肿,囊性畸胎瘤,浆液性囊腺瘤 / 癌,多囊卵巢综合征 |
| 高铁血红蛋白 | 子宫内膜异位囊肿,黄体囊肿 |
| 脂肪 | 囊性畸胎瘤 |
| 蛋白 | 黏液性囊腺瘤 / 癌 |
| 钙化 | 囊性畸胎瘤,浆液性囊腺瘤 / 癌 |

## 三、影像诊断流程

既往主要应用超声进行卵巢检查,其软组织分辨力较低,图像质量易受肠道气体的影响,且视野较小等因素,使其诊断的准确性和敏感性受到一定程度的限制。CT 由于骨性伪影,放射性损伤及软组织分辨力低,因此对卵巢检查也受到一定的限制。MRI 软组织对比度好,多方位成像,无放射损伤,已越来越多地应用于女性生殖系统疾病的检查(图 7-1-1,表 7-1-3)。

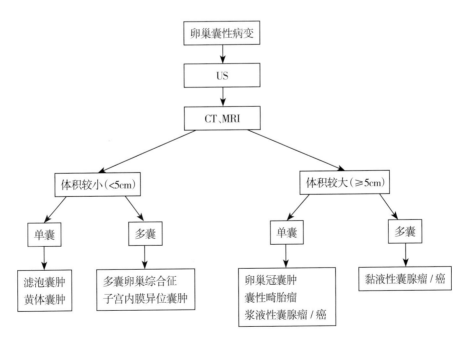

图 7-1-1  卵巢囊性病变鉴别诊断流程图

表 7-1-3　卵巢囊性病变的 MRI 表现与鉴别诊断

| 疾病类型 | 囊壁 | 分隔 | T1WI | T2WI | 强化 | 特点 |
|---|---|---|---|---|---|---|
| 滤泡囊肿 | 薄壁 | 单房 | 低信号 | 高信号 | 无 | 多小于 3cm |
| 黄体囊肿 | 薄壁 | 单房 | 低 / 高信号 | 高信号 | 无 | 可有血肿表现 |
| 多囊卵巢综合征 | 较厚 | 多囊 | 低信号 | 高信号 | 囊壁强化 | 囊间见 T2WI 低信号的纤维组织 |
| 子宫内膜异位囊肿 | 薄 / 厚壁 | 单或多房 | 高信号 | 高信号 | 囊壁 / 分隔强化 | 血肿表现"卫星囊" |
| 卵巢冠囊肿 | 薄壁 | 单房 | 低信号 | 高信号 | 无 | 可体积较大 |
| 囊性畸胎瘤 | 较厚 | 单或多房 | 低 / 高信号 | 低 / 高信号 | 囊壁强化 | 可见脂液平面 |
| 卵巢囊腺瘤 | 薄壁 | 单或多房 | 低 / 高信号 | 高信号 | 囊壁 / 分隔强化 | 壁 / 分隔较均匀 |
| 卵巢囊腺癌 | 薄 / 厚壁 | 单或多房 | 低信号 | 高信号 | 囊壁 / 分隔强化 | 可见实性部分、恶性征象 |

## 四、相关疾病影像学表现

**1. 功能性囊肿**　亦称卵巢非赘生性囊肿,是与卵巢功能密切相关的潴留性囊肿,临床上与月经周期关系密切,多在 2 个月内自行吸收,常见排卵前的滤泡囊肿和月经前的黄体囊肿。

(1) 滤泡囊肿:由卵泡排卵失败后继续生长而成,直径一般在 3cm 以下,不超过 5cm,常无症状,但囊肿破裂或扭转可引起腹痛,病理所见囊肿表面光滑,单房,囊液为水样或呈血性,壁薄,灰白色。CT 表现为类圆形单房囊性密度灶,囊液多呈水样密度,囊壁薄,边界清晰。MRI 表现为类圆形长 T1、长 T2 信号灶,内部信号均匀,囊壁薄而光滑,增强扫描囊壁轻度强化(图 7-1-2)。

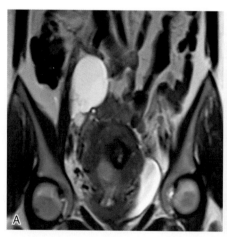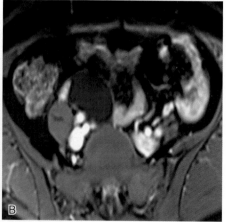

**图 7-1-2　卵巢滤泡囊肿**

A. 冠状 T2WI 显示右侧卵巢类圆形长 T2 信号灶,内部信号均匀,囊壁薄而光滑;B. MRI 增强 T1WI 囊壁轻度强化

（2）黄体囊肿：为排卵后囊性黄体持续存在或黄体血肿含血量多所致，直径2.5~6cm，大于4cm者少见，为单房薄壁，常见囊腔内出血。病理所见早期可似血肿，卵巢表面呈特征性花环状。CT表现为类圆形等低密度灶，MRI合并囊腔内出血时表现为囊液信号多样，信号欠均匀，囊壁薄而光滑，增强扫描囊壁无明显强化。

**2. 多囊卵巢综合征**　由于内分泌异常所导致的卵巢增大，纤维包膜厚，特点为重复性不排卵，临床表现不孕，月经不规则及继发性闭经。双侧卵巢可对称性明显增大，包膜增厚，含多个囊肿。部分囊肿很小，CT不易发现，MRI上内为多数圆形长T1、长T2信号的卵泡，壁较厚，其间见T2WI低信号的纤维组织。超声表现为卵巢包膜下可见大小相近的小囊呈车轮状排列，小囊总数常超过10个，直径不超过1cm，卵巢中央髓质成分多，回声较高（图7-1-3）。

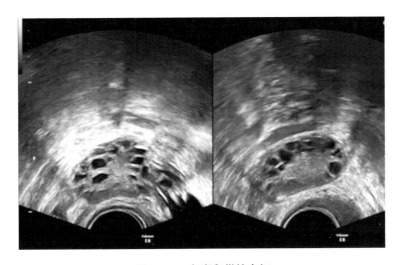

**图7-1-3　多囊卵巢综合征**
卵巢包膜下可见大小相近的小囊呈车轮状排列，小囊总数常超过10个，直径不超过1cm，卵巢中央髓质成分多，回声较高

**3. 子宫内膜异位囊肿**　由于子宫内膜植入盆腔所致，病变常发生在双侧，异位的内膜组织与正常组织一样在雌激素和孕激素的作用下发生周期性出血而形成子宫内膜异位影像学改变的病理基础。多见于育龄期妇女，可随月经呈周期性增大，临床常有进行性痛经、月经过多、经前不规则阴道出血，可伴不孕征。病变大小不一，多为类圆形，少数为不规则形，可单房或多房，囊壁厚薄不均，易破裂，反复破裂堆积，继而产生明显的纤维化。囊内积聚咖啡色黏稠液体，形似巧克力，故又称巧克力囊肿。

囊内不同囊腔密度可存在一定差异，CT值高于大多数其他囊性病变，增强扫描囊壁及分隔有强化。MRI诊断子宫内膜异位囊肿的敏感性和特异性分别达80%和98%，囊肿压力高破裂时，形成围绕在大囊周围的"卫星囊"，信号多样，新鲜出血T1WI呈高信号，T2WI呈等或低信号，陈旧性出血均为高信号（图7-1-4）。

**4. 卵巢冠囊肿**　指位于卵巢冠即卵巢系膜内的薄壁单房囊肿，大小不一，有时可以超过10cm。典型病例位于输卵管走行处，呈单房圆形或卵圆形，囊壁菲薄，囊液密度低而均匀。

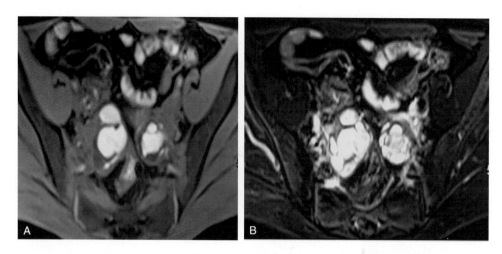

**图 7-1-4　子宫内膜异位囊肿**

A. T1WI 压脂像，B. T2WI 压脂像；陈旧性出血于 T1WI、T2WI 上均为高信号，大囊性病变周围可见卫星囊

MRI 表现为薄壁囊性肿块，边缘光滑清晰，呈长 T1、长 T2 信号，直径比单纯囊肿要大，只在病理上可以找到卵巢系膜。囊肿多与同侧卵巢分离或相邻。

**5. 囊性畸胎瘤**　又称皮样囊肿，为卵巢常见的良性肿瘤，约占所有卵巢肿瘤的 20%，肿瘤由来自三个胚层的成熟组织构成，其中以外胚层为主。绝大多数患者较年轻，20~30 岁之间，单侧为主，常无症状，有时可触及包块，发生扭转时出现疼痛。病理所见肿瘤表面光滑，包膜完整，囊壁较厚，内含皮脂样物质、脂肪、毛发，并可有浆液、牙齿或骨组织。

CT 表现为内含脂肪、软组织密度和钙化的混杂密度囊性肿块，肿块内可见脂 - 液平面，囊壁可局限性增厚，呈结节状凸向腔内（图 7-1-5）。其 MRI 表现取决于所含的成分，脂肪成

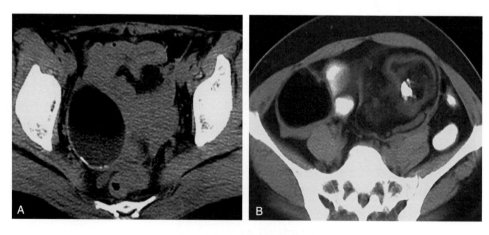

**图 7-1-5　卵巢囊性畸胎瘤**

A. 单侧畸胎瘤；B. 双侧畸胎瘤。肿块内含脂肪、软组织密度和钙化的混杂密度囊性肿块，肿块内可见脂 - 液平面，囊壁可局限性增厚，呈结节状凸向腔内

分为 T1WI 高信号、T2WI 中等信号,在脂肪抑制序列中呈低信号,是诊断囊性畸胎瘤的主要依据;还可见由毛发、脱落上皮和皮脂形成的壁结节或囊内漂浮物,信号多样,能体现出多胚层肿瘤的特点,可出现脂 - 液平面(图 7-1-6)。

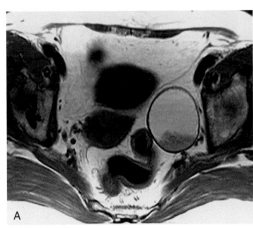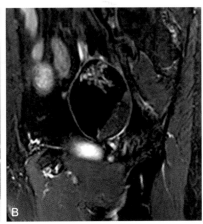

图 7-1-6　卵巢囊性畸胎瘤
A. MRI 平扫 T1WI 脂肪成分在 T1WI 为高信号;B. T2WI 压脂像呈低信号

**6. 卵巢囊腺瘤**　占原发肿瘤的 25%,双侧发生率为 15%。浆液性囊腺瘤可单房或多房,可含有钙化,恶变率较高;黏液性囊腺瘤大多为多房,体积较大。卵巢囊腺瘤易发生于中年女性,临床表现为腹盆部肿块及不同程度的压迫症状,少数可伴有月经紊乱。

CT 表现:肿块呈水样低密度,黏液性囊腺瘤密度较高。壁和分隔多较薄且均匀一致,少数囊壁较厚或见乳头状突起,增强扫描囊壁和分隔有强化。MRI 表现:肿瘤边界清晰,肿瘤内的间隔 T2WI 表现为线状低信号,瘤内液体呈长 T1、长 T2,若含有血液或蛋白信号更为复杂,有或无壁结节,呈中等信号的乳头状凸起,中度强化。

**7. 卵巢囊腺癌**　卵巢最常见的恶性肿瘤,其中浆液性囊腺癌多见;双侧发生率约为 5%,绝大多数由浆液性囊腺瘤恶变而来。肿瘤为囊实性,囊壁上有明显乳头状突起。黏液性囊腺癌中约 25% 为双侧性。临床表现为腹部迅速生长的肿块,合并有压迫症状,可有血性腹水、消瘦、贫血、乏力等表现。实验室检查 CA-125、CEA 明显升高。

CT、MRI 表现为腹盆腔较大肿块,内见多发不规则囊性部分,间隔、囊壁厚薄不均,可见明显的软组织密度成分,增强扫描囊壁、间隔和实性部分明显强化。肿瘤周围可见直接侵犯、腹膜腔种植、淋巴结转移、腹水等表现(图 7-1-7)。

## 五、研究进展及存在问题

MRI 无辐射,能更清晰地显示囊内分隔及囊壁厚度,较 CT 扫描有较大优势,多序列成像及 DWI 更利于分析肿瘤的囊性成分,有助于提高诊断的准确性。通过更好的显示肿瘤周围情况,有利于恶性肿瘤分期的评定,指导临床治疗。肿瘤囊壁的强化程度及实性部分 ADC 值的高低,对于肿瘤诊断、鉴别诊断及良恶性判定等方面的价值,仍有待于进一步探讨。

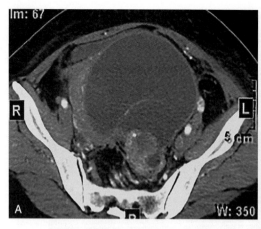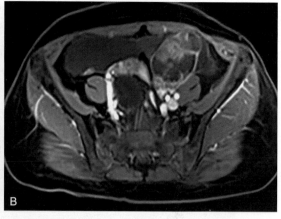

**图 7-1-7 卵巢浆液性囊腺癌**

A. CT 增强扫描示腹盆腔较大肿块,内见多发不规则囊性部分,间隔、囊壁厚薄不均,可见明显的软组织密度成分;B. MRI 增强扫描 T1WI 显示囊壁、间隔和实性部分明显强化

# 第二节　盆腔炎性病变

## 一、概述

盆腔炎性病变指女性上生殖道及其周围组织的炎症,大多发生在性活跃期、有月经的妇女,初潮前、绝经后或未婚者很少发生,若发生也往往是邻近器官炎症的扩散。既往将盆腔炎性病变分为急性和慢性两类。过去对慢性盆腔炎的描述大致相当于现在所称的急性盆腔炎后遗症。急性盆腔炎发展可引起弥漫性腹膜炎、败血症、感染性休克,严重者可危及生命。若急性盆腔炎未能得到及时正确的治疗,则可由于盆腔粘连,输卵管阻塞,导致不孕、输卵管妊娠、慢性盆腔痛,炎症反复发作等后遗症。

引起盆腔炎性病变的病原体有两个来源:①内源性病原体,来自原寄居于阴道内的菌群,包括需氧菌及厌氧菌,可以仅为需氧菌或仅为厌氧菌感染,但以需氧菌及厌氧菌混合感染多见;②外源性病原体,主要为性传播疾病的病原体,如淋病奈瑟菌、沙眼衣原体、支原体,其他有铜绿假单胞菌、结核杆菌等。

## 二、相关疾病分类

感染途径主要有以下几种:①沿生殖道黏膜上行蔓延:病原体侵入外阴、阴道后,或阴道内的菌群,沿黏膜经宫颈、子宫内膜、输卵管黏膜至卵巢及腹腔,是非妊娠期、非产褥期盆腔炎的主要感染途径。淋病奈瑟菌、衣原体及葡萄球菌等常沿此途径扩散。②经淋巴系统蔓延:病原体经外阴、宫颈及宫体创伤处的淋巴管侵入盆腔结缔组织其他部分,是产褥感染、流产后感染主要途径。③经血液循环传播,病原体先侵入人体系统,再经血液循环感染生殖器,为结核菌感染途径;④直接蔓延,腹腔其他脏器感染后,到内生殖器,如阑尾炎可引起右侧输卵管炎(表 7-2-1)。

表 7-2-1　盆腔炎性病变按感染途径分类

| 感染途径 | 病变 |
| --- | --- |
| 沿生殖道黏膜上行蔓延 | 子宫内膜炎、输卵管炎、输卵管卵巢脓肿、盆腔腹膜炎 |
| 经淋巴系统蔓延 | 盆腔腹膜炎 |
| 经血液循环传播 | 输卵管结核 |
| 直接蔓延 | 输卵管炎、输卵管结核、盆腔腹膜炎 |

盆腔炎性病变主要有子宫内膜炎、输卵管炎、输卵管结核、输卵管卵巢脓肿、盆腔腹膜炎,最常见的是输卵管炎。炎症可局限于一个部位,也可同时累及几个部位(表 7-2-2)。

表 7-2-2　盆腔炎性病变按发病部位分类

| 部位 | 病变 |
| --- | --- |
| 子宫 | 子宫内膜炎、子宫肌炎 |
| 输卵管 | 输卵管炎、输卵管结核、输卵管卵巢脓肿 |
| 卵巢 | 输卵管卵巢脓肿 |
| 盆腔 | 盆腔腹膜炎 |

## 三、影像诊断流程

超声检查方便快捷,盆腔脏器受肠道气体干扰相对较少,膀胱充盈情况下能清楚显示子宫附件结构,是盆腔炎性病变的重要检查手段。CT 有较高密度分辨率,但是对子宫及附件病变显示不及 MRI 检查,MRI 对子宫、附件及盆腔脂肪间隙显示良好,是超声、CT 检查的重要补充。子宫输卵管造影可观察造影剂弥散情况,并可显示双侧输卵管病变(图 7-2-1)。

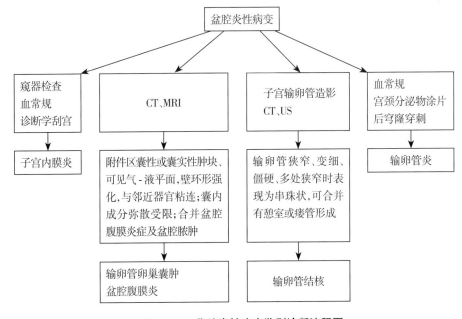

图 7-2-1　盆腔炎性病变鉴别诊断流程图

273

## 四、相关疾病影像学表现

**1. 子宫内膜炎、子宫肌炎** 超声上表现为子宫体积略增大,轮廓模糊,肌层回声减低、不均匀;子宫内膜增厚,回声减低;严重时宫腔内见无回声区,内可见点状及不规则小片状低回声,为宫腔积脓,有时可见脓液碎屑形成的液平分层征;CDFI 显示炎症区血流较丰富(图7-2-2)。CT 显示子宫体积稍大,边缘模糊,邻近脂肪间隙密度增高、模糊,宫腔扩大,见液体密度或高于水密度的脓液,有时子宫肌层内见边界模糊的低密度脓肿,增强扫描无明显强化或边缘强化。

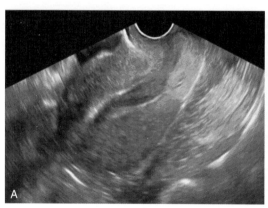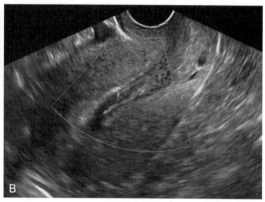

**图 7-2-2　子宫内膜炎**

女,44 岁。下腹部明显疼痛 3 天。A. 子宫大小、形态正常,子宫内膜增厚,回声减低;B. CDFI 示子宫内膜血流信号丰富

**2. 输卵管卵巢脓肿** 多由急性输卵管炎发展而来,炎症使输卵管伞端和峡部粘连,炎性分泌物无法排出,积存而形成输卵管积脓。输卵管卵巢炎分为三种类型:急性、慢性及肉芽肿型。急性炎症导致的脓肿合并产气菌感染时常见气液平面,脓肿与盆腔腹膜、子宫周围组织粘连时形成盆腔蜂窝织炎,渗出液、脓液包裹后形成盆腔脓肿。急性时有下腹痛,发热、寒战,经期延长或不规则阴道出血,白带增多;慢性期由于盆腔组织粘连主要表现为下腹部坠痛,腰骶部胀痛或扪及下腹部包块,月经或白带增多。

CT 表现为附件区囊性或囊实性肿块,内可见气液平面,囊壁厚呈环形强化,边缘毛糙,与邻近器官粘连,脂肪间隙消失(图7-2-3)。MRI 表现与其他部位脓肿相似,DWI 可见囊内成分弥散受限呈低信号;同时更易发现盆

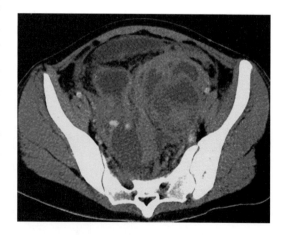

**图 7-2-3　双侧附件区脓肿**

女,20 岁。发热、腹痛 1 个月余。CT 增强扫描显示盆腔内双侧附件区多发病变,中心无强化,边缘及内部分隔明显强化

腔腹膜炎症及盆腔脓肿,冠状面显示最佳。

**3. 输卵管结核** 女性生殖器结核以输卵管结核最常见,可为双侧性,多继发于其他部位的结核。血行感染的输卵管结核外观可能无明显改变或仅峡部有结节,经腹膜直接蔓延而相互感染,在浆膜面可见粟粒结节,输卵管增粗肥大,伞端外翻如烟斗状。随病情发展可分为增生粘连型和渗出型。临床常表现为不育,月经异常,下腹疼痛,发热。常用的影像学检查方法为子宫输卵管造影、CT 扫描、超声检查。

子宫输卵管造影可显示输卵管狭窄、变细、僵硬,边缘不规则,末端阻塞呈圆钝状,近端可局限性膨大,当输卵管多处狭窄时表现为串珠状,可合并有憩室或瘘管形成。由于多数溃疡形成的小窦道,输卵管如根须状表现,为结核的重要征象。CT 表现为宫旁附件区不规则的囊性或囊实性病变,多为双侧性,边缘模糊,与子宫分界不清,与周围结构粘连后可形成包裹性积液,密度较高,增强扫描实性部分轻度强化(图 7-2-4);当合并盆腔或腹膜后淋巴结肿大干酪坏死时可明确诊断。

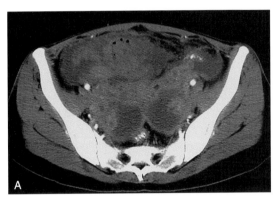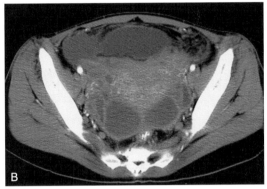

**图 7-2-4 输卵管结核**

A、B. 双侧宫旁附件区不规则的囊性或囊实性病变,边缘模糊,与子宫分界不清,与周围结构粘连后可形成包裹性积液,密度较高,增强扫描实性部分轻度强化

**4. 盆腔腹膜炎** 盆腔内器官发生严重感染时,病原体可通过血行或淋巴系统扩散以及直接蔓延等方式波及盆腔腹膜,盆腔腹膜炎多与其他的盆腔感染同时存在,尤以输卵管炎最为常见。脓肿形成时脓液积聚于腹腔的最低部位而形成子宫直肠窝脓肿,同样可形成腹膜包裹性潴留性囊肿。

CT、MRI 表现为盆腔内沿盆腔或肠管走行的形态不规则的低密度灶或长 T1、长 T2 囊性信号肿块,有时可见多个肿块聚集在一起。

## 五、研究进展及存在问题

盆腔炎性病变需结合临床表现、实验室检查及影像检查多个方面做出诊断,影像检查方法中除了 US、CT、MRI 之外,还包括子宫输卵管造影。MRI 在发现病变及判断病变范围上较其他检查更具优势,可进行多方位、多序列成像及功能成像,对病变的明确诊断及治疗后随访具有更高价值。

# 第三节  自发性流产

## 一、概述

自发性流产是指妊娠在 28 周前自行终止,胎儿体重 <1000g 者。临床上将流产发生在孕 12 周前者称为早期流产,发生在 12 周后者称为晚期流产。自然流产是妇科常见的疾病,如果处理不及时,可能遗留生殖器官炎症、损伤,或因大出血危及孕妇健康,甚至威胁生命。此外,自然流产还易与某些妇科疾病相混淆,应注意鉴别。导致自然流产的原因很多,可分为胚胎因素和母亲因素。早期流产常见的原因是胚胎染色体异常、孕妇内分泌异常、生殖器官畸形、生殖道感染、生殖道局部或全身免疫异常等。而晚期流产多由宫颈功能不全、母儿血型不合等因素引起。临床症状包括停经、阴道流血和腹痛。B 超检查可根据宫内有无妊娠囊、有无胎心反射及胎动来确定胚胎或胎儿是否存活或是否存在,也可确定不全流产及稽留流产。

## 二、相关疾病分类

按自然流产发展的不同阶段,分为以下几种临床类型:先兆流产、难免流产、不全流产和完全流产(表 7-3-1)。此外,流产有 3 种特殊情况:稽留流产(又称过期流产)、习惯性流产和感染性流产。

表 7-3-1　各型流产的诊断分类

| 类型 | 病史 | | | 妇科检查 | |
|------|------|------|------|------|------|
| | 出血量 | 下腹痛 | 组织排出 | 宫颈口 | 子宫大小 |
| 先兆流产 | 少 | 无或轻 | 无 | 闭 | 与妊娠周数相符 |
| 难免流产 | 中至多 | 加剧 | 无 | 扩张 | 相符或略小 |
| 不全流产 | 少至多 | 减轻 | 部分排出 | 扩张或有物堵塞或闭 | 小于妊娠周数 |
| 完全流产 | 少至无 | 无 | 全部排出 | 闭 | 正常或增大 |

## 三、影像诊断流程

超声可根据宫内有无妊娠囊、有无胎心反射及胎动来确定胚胎或胎儿是否存活或是否存在(图 7-3-1)。

## 四、相关疾病影像学表现

B 超检查目前应用较为广泛,对流产的鉴别诊断和确定流产类型的实际价值较大。一般妊娠 5 周后宫腔内即可见到孕囊光环,为圆形或椭圆形的无回声区,有时由于着床过程中的少量出血,孕囊周围可见环形暗区,此为早孕双环征。孕 6 周后可见胚芽声像,并出现胎心搏动;孕 8 周可见胎体活动,孕囊约占宫腔一半;孕 9 周可见胎儿轮廓;10 周孕囊几乎占

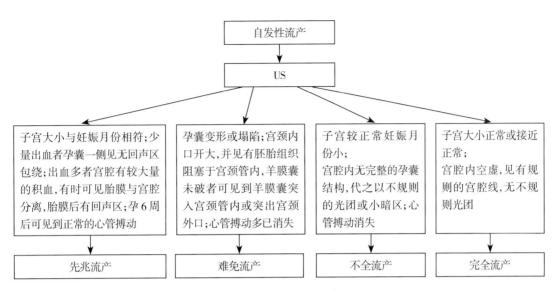

**图 7-3-1 自发性流产鉴别诊断流程图**

满整个宫腔;孕 12 周胎儿出现完整形态。不同类型的流产及其超声图像特征也有所差别,可帮助鉴别诊断。

先兆流产声像图特征:①子宫大小与妊娠月份相符;②少量出血者孕囊一侧见无回声区包绕;③出血多者宫腔有较大量的积血,有时可见胎膜与宫腔分离,胎膜后有回声区;④孕 6 周后可见到正常的胎心搏动。

难免流产声像图特征:①孕囊变形或塌陷;②宫颈内口开大,并见有胚胎组织阻塞于宫颈管内,羊膜囊未破者可见到羊膜囊突入宫颈管内或突出宫颈外口;③心血管搏动多已消失。

不全流产声像图特征:①子宫较正常妊娠月份小;②宫腔内无完整的孕囊结构,代之以不规则的光团或小暗区;③胎心搏动消失。

完全流产声像图特征:①子宫大小正常或接近正常;②宫腔内空虚,见有规则的宫腔线,无不规则光团。

## 五、研究进展及存在问题

多数自发性流产患者可根据病史和临床表现进行诊断,少数患者需要借助辅助检查方能确诊。超声是首选的辅助检查手段,可以了解妊娠囊的形态及大小、胚胎或胎儿的大小、胚胎或胎儿是否存活,并了解是否有内出血,对鉴别诊断及确定流产的类型有非常实际的价值。

# 第四节 死 胎

## 一、概述

妊娠 20 周后的胎儿在宫内死亡,称死胎。胎儿在分娩过程中死亡,称死产,亦是死胎的一种。胎儿死亡后约 80% 在 2~3 周内自然娩出。死胎在宫腔内停留过久,能引起母体凝血功能障碍。

## 二、相关疾病分类

死胎常见的原因大致分为两类,一是外界不利因素使胎儿在宫内缺氧,是造成死胎的最常见原因,二是染色体结构异常和遗传基因畸变(表 7-4-1)。胎盘及脐带因素:如前置胎盘、胎盘早剥、脐带帆状附着血管前置、急性绒毛膜羊膜炎、脐带打结、脐带扭转、脐带脱垂、脐带绕颈缠体等。胎儿因素:如胎儿严重畸形,胎儿宫内发育迟缓、胎儿宫内感染、遗传性疾病、母儿血型不合等。孕妇因素:如妊娠高血压综合征、过期妊娠、糖尿病、慢性肾炎、心血管疾病、全身和腹腔感染、各种原因引起的休克等。子宫局部因素:子宫张力过大或收缩力过强、子宫肌瘤、子宫畸形、子宫破裂等致局部缺血而影响胎盘、胎儿。

表 7-4-1  引起死胎的病因的分类

| 病因 | 内容 |
| --- | --- |
| 胎儿缺氧 | 胎盘因素:胎盘功能异常;胎盘结构异常<br>脐带因素:打结、扭转、脱垂、缠绕、单脐动脉、脐带血肿<br>母体因素:微小动脉供血不足、红细胞携氧量不足、出血性疾病、子宫局部因素等<br>胎儿因素:胎儿严重畸形、生长受限、多胎、双胎输血综合征、母儿血型不合、感染等 |
| 基因突变和染色体畸变 | 遗传性疾病、致畸药物的使用、接触毒物、放射线等 |

## 三、影像诊断流程

当胎儿死亡,孕妇可自觉胎动停止,体重下降,乳房胀感消失。根据自觉胎动停止,子宫停止增长,检查胎心听不到,子宫比妊娠周数小,可考虑为死胎。对怀疑为死胎的患者结合超声及相关实验室检查可做出正确诊断。超声是最常用、最方便、最准确的诊断死胎的方法。B 型超声发现胎心和胎动消失是诊断死胎的可靠依据。多普勒胎心仪听不到胎心也可协助确诊。妊娠晚期,孕妇 24 小时尿雌三醇含量在 3mg 以下(不久前测定在正常范围)也提示胎儿可能死亡。

## 四、相关疾病影像学表现

胎儿死亡时间较短超声可显示胎心搏动及胎动消失。CDFI 检测胎体、胎心均无血流信号,羊水、胎盘无明显变化。胎儿死亡过久可出现明显形态学异常,包括颅骨塌陷重叠、胎儿轮廓不清、皮肤水肿呈双层回声、脊柱弯曲度发生改变甚至成角、胎盘肿胀内部回声减弱、羊水无回声区内出现大量漂浮点状回声、羊水量减少。

## 五、研究进展及存在问题

引起死胎的病因有很多,结合患者病史、临床表现、超声及相关实验室检查可作出正确诊断。死胎在宫内超过 4 周可引起母体凝血功能障碍引起严重的产后出血,威胁产妇生命。因此早期、快速、准确的诊断,使死胎尽快排出母体,对改善产妇预后有重要的意义。

# 第五节　异位妊娠

## 一、概述

妊娠时,受精卵着床于子宫腔正常位置以外,称为异位妊娠。迄今,异位妊娠的发病率日益上升,成为早期妊娠孕妇死亡的重要原因。以输卵管妊娠最常见。病因常由于输卵管管腔或周围炎症,引起管腔通畅不佳,阻碍孕卵正常运行,使之在输卵管内停留、着床、发育,导致输卵管妊娠流产或破裂。在流产或破裂前往往无明显症状,也可有停经、腹痛、少量阴道出血。破裂后表现为急性剧烈腹痛,反复发作,阴道出血,以致休克。检查常有腹腔内出血体征,子宫旁有包块,超声检查可助诊。

异位妊娠的早期诊断决定了治疗方法的选择以及预后情况。因此早期诊断显得尤为重要。而对于有异位妊娠高危因素的人,比如有异位妊娠史,输卵管手术史或者盆腔炎症史,更应该重视异位妊娠的发生。在血 HCG 检测和 B 超检查的敏感性、特异性日益增高的今天,早期诊断异位妊娠不再是一个难题。而腹腔镜技术的发展和异位妊娠药物的合理应用后,异位妊娠的治疗成功率大大上升。

## 二、相关疾病分类

异位妊娠根据着床部位可以分为输卵管妊娠、卵巢妊娠、腹腔妊娠、宫颈妊娠及子宫残角妊娠等(表 7-5-1)。其中输卵管妊娠最常见,约占 95%~98% 。

表 7-5-1　根据着床部位分类

| 着床部位 | 病变 | 着床部位 | 病变 |
|---|---|---|---|
| 输卵管 | 输卵管妊娠 | 宫颈 | 宫颈妊娠 |
| 卵巢 | 卵巢妊娠 | 残角子宫 | 残角子宫妊娠 |
| 腹腔 | 腹腔妊娠 | | |

## 三、影像诊断流程

目前,在异位妊娠的诊断中,剖腹探查的比例下降,而经腹腔镜、超声结合血、尿 β-HCG 检测确诊者增多。超声和 HCG 联合的诊断方案是最佳方案。超声检查作为诊断异位妊娠的重要手段,有着无创性、可重复性等不可比拟的优越性,已经成为诊断异位妊娠的重要方法之一。

在临床上,典型的异位妊娠很容易诊断,但是对于特殊的就很难判断,如停经史不明显和声像图不典型,这时,就会容易出现漏诊。有几点鉴别诊断需注意:①宫内妊娠:早期的未破裂型的异位妊娠由于细小超声暂时未能发现宫外胚囊,而如果此时在宫内出现少量积液,可误诊为宫内妊娠(假孕囊)。鉴别点在于假孕囊一般位于宫腔正中,形态可变。而宫腔内真胚囊一般偏侧分布,周围可见环状高回声。②黄体破裂:常常会发生盆腹腔出血,如果不

279

结合临床生化检查结果分析常常会误诊为异位妊娠破裂型。鉴别点是没有闭经史,尿 β-HCG 检查为阴性。③附件肿块扭转:常常出现急腹痛,但是无闭经史,尿 β-HCG 检查为阴性。④盆腔炎性包块:常常出现下腹痛,且发热。无闭经史,尿 β-HCG 检查为阴性。所以,临床上,一定要综合各种征象及各项检查结果综合考虑。

## 四、相关疾病影像学表现

**1. 输卵管妊娠**　在超声上可表现为子宫正常大小或稍大,子宫内膜部分回声增强、增宽、增粗,宫内未见孕囊回声,部分患者可见梭形无回声,呈"假孕囊"征,位于宫腔中央,单环状。未破裂型附件区可见均匀的低回声,厚壁囊性或混合回声,边界较清晰。典型的厚壁囊性包块呈"面包圈"征,如其内见胚芽和原始胎心搏动,是诊断宫外孕可靠依据。流产破裂型肿块呈高回声或混合回声,回声分布杂乱,形态不规则,边界模糊(图7-5-1、图 7-5-2),同侧卵巢可以显示或包块内可见卵巢或卵巢显示不清。陈旧性肿块回声强弱不一,边界不清,形态不规则,无包膜,与子宫及其周围组织分界不清。彩色多普勒(CDFI)在附件区包块内及周边可检测到较丰富的滋养动脉血流信号,脉冲多普勒频谱呈单相或双相、形态增宽的高速低阻动脉血流频谱,RI<0.40。正常宫内早孕滋养动脉 RI 为 0.40~0.50,RI>0.50

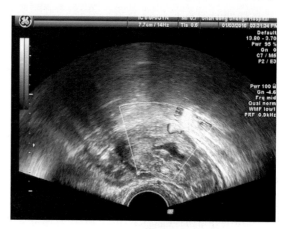

**图 7-5-1　输卵管异位妊娠**
*左侧输卵管见边界不清、回声不均的混合性包块*

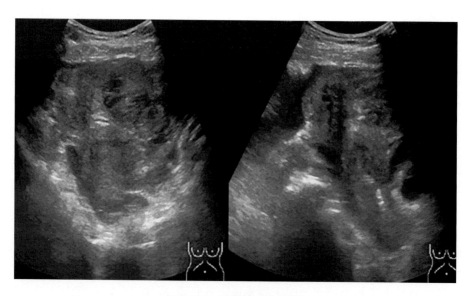

**图 7-5-2　输卵管异位妊娠**
*女,22 岁。停经 8 周,腹痛 2 天。宫体上方不均质低回声包块,边界不清,形态不规则,无包膜,与子宫分界不清,包块周围见不规则液性暗区*

时,常在早孕流产时出现;RI<0.40 时,临床表现常为输卵管妊娠破裂或将要发生破裂。部分盆腔或腹腔内有液性暗区,当腹、盆腔内有大量积液时,可见漂动的肠管回声。

**2. 卵巢妊娠**　卵巢妊娠是指受精卵在卵巢内着床和发育,可分为原发性和继发性两种,临床上较少见,其发病率占异位妊娠的 0.5%~3.0%。超声特征:附件区或边缘均可探及增大卵巢样回声,边缘清楚,其中有孕囊样回声。

**3. 腹腔妊娠**　腹腔妊娠是指位于输卵管、卵巢及阔韧带以外的腹腔内妊娠,十分罕见,其发生率约为 1/15 000 次正常妊娠,孕产妇死亡率为 5%,故早期诊断腹腔妊娠极为重要。腹腔妊娠分为原发型和继发型两种,以继发型多见。多见于输卵管妊娠流产或破裂,孕囊落入腹腔,种植于腹膜、腹腔脏器的表面或肠系膜,着床后继续发育成为腹腔妊娠。超声特征:子宫大小正常,宫腔内未见妊娠囊回声。腹腔内见胎儿的各种结构、羊水暗区及胎盘图像。胎儿结构与母体腹壁较接近,胎儿位置偏向一侧或姿势不正常,胎儿结构与膀胱之间无子宫结构(图 7-5-3)。

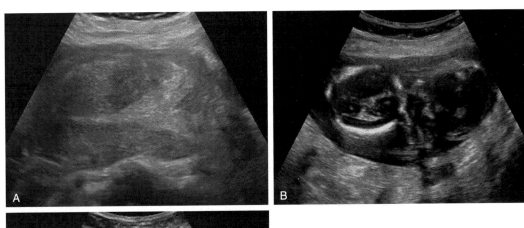

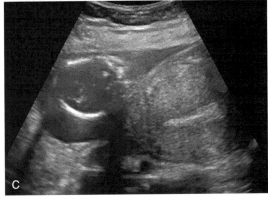

**图 7-5-3　腹腔妊娠**
女,28 岁。停经 14 周,腹痛逐渐加重。A. 宫腔内未见妊娠囊回声,于子宫峡部前壁见内膜样回声,呈楔形切入;B. 腹腔内见胎儿颅骨结构、胎儿腹腔结构显示不清、胎儿周围见羊水暗区;C. 胎儿位于子宫外侧,与母体腹壁较接近

**4. 子宫颈妊娠**　子宫颈妊娠(cervical pregnancy)是指受精卵种植在子宫颈管内,较少见,发生率约为 0.1%。子宫体积略大,宫腔内未见孕囊回声。子宫颈膨大如球,与子宫体相连呈"葫芦状",子宫颈管内可见变形的妊娠囊,子宫颈内口关闭,胎物不超过内口(图 7-5-4)。CDFI 示妊娠囊滋养层血供丰富,局部呈环状、束状或条束状的彩色血流信号,动脉频谱为低阻血流频谱。

**5. 残角子宫妊娠**　残角子宫是生殖器官发育畸形。残角子宫妊娠极其少见,占异位妊娠发病率的 1/10 万。

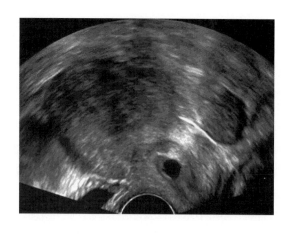

**图 7-5-4　宫颈妊娠**
女,33 岁。停经 9 周。宫颈管膨大,内见妊娠囊回声,宫腔内未见妊娠囊,宫颈内口未开

超声特点:残角子宫多数不与另一侧发育较好的子宫腔相通,未破裂型残角子宫妊娠的妊娠物外包以薄而完整的肌层,与正常子宫腔不相通,妊娠物外包以薄而完整的肌层且不与宫颈相连。

## 五、研究进展及存在问题

超声检查无创性、可重复性在妇科疾病诊断中有着不可比拟的优越性。随着超声新技术的不断问世及临床普及,其诊断的敏感性及特异性均有所提高,但是临床上仍有超声首诊误诊发生。随着临床上对异位妊娠保守治疗的比例增加,要求超声医师尽早确诊愈加迫切。因此对异位妊娠的早期确诊及与其有相似超声和临床表现的疾病的超声鉴别诊断仍是一个值得大家关注的课题。随着超声技术的发展,超声诊断异位妊娠的准确性逐步越高,并且对于特殊部位的异位妊娠如子宫肌壁内妊娠,通过阴道超声及三维超声成像可以做到很高的诊断正确性。

# 第六节　育龄期急性盆腔痛

## 一、概述

急性盆腔痛是妇科的急症之一,起病急,疼痛剧烈,常伴有恶心、呕吐、出汗及发热等症状,其病理机制较明确,要求临床医生具备广博的病理生理理论基础和丰富的临床经验,快速做出诊断及处理。

## 二、相关疾病分类

**1. 盆腔痛伴阴道出血多与病理妊娠有关**　异位妊娠(流产型或破裂型):输卵管妊娠多见,疼痛开始由覆盖于输卵管表面的脏腹膜伸展所致,受自主神经支配,表现为下腹部弥散性疼痛。以后随着血液由输卵管伞端的流出,引起壁腹膜激惹。因受体神经支配,疼痛加剧且局限化。当大量血液积聚于盆腔时,刺激壁腹膜,引起后穹窿触痛,肛门坠痛。当平卧位,血液沿结肠侧沟流至横膈下表面时可引起肩部放射痛。

流产(先兆流产或不全流产):早期流产因子宫收缩引起,主要特征是剧烈下腹痛伴阴道流血和妊娠物排出,通常有停经史和早孕诊断。当妊娠物堵塞宫颈内口时,子宫收缩加剧可加重腹痛。

**2. 盆腔痛伴发热**　一般由炎症所致。可因盆腹膜炎症,释放各种炎性介质,刺激壁腹膜,导致两侧下腹部剧烈疼痛,患者呈被动体位,反跳痛阳性,同时伴有发热和阴道分泌物增多。

**3. 盆腔痛伴腹部肿块**　卵巢肿物破裂:赘生性囊肿如卵巢冠囊肿破裂。当囊肿内张力较大,刺激囊肿壁的脏腹膜,可出现局部胀痛。张力加大破裂时,囊液外漏刺激壁腹膜引起急性盆腔痛。非赘生性囊肿:黄体破裂致腹腔内出血,刺激壁腹膜,表现为急性盆腔痛,通常出血量不多。如果黄体出血,而血液积聚于囊肿内,即使未发生破裂,同样也会引起急性盆腔痛。

卵巢肿物扭转:卵巢肿物扭转常发生于肿物蒂部,浆膜层受机械性刺激进而刺激迷走神经,导致最初疼痛弥散。伴发同侧附件扭转时,检查可发现盆腔内触痛包块。如果扭转过紧、缺血、梗死形成,则疼痛加剧且位置局限,并伴有发热。

子宫肌瘤变性:妊娠期间由于雌激素的刺激作用,子宫肌瘤可发生红色变性,表现为肌瘤迅速增长,血液供应不足,导致肌瘤发生梗死。患者可有突发下腹部疼痛,通常可扪及子宫局部触痛包块。

**4. 其他**　发育异常:处女膜闭锁、阴道横隔、斜隔、阴道闭锁、残角子宫、双子宫及双角子宫。

经间痛:由于排卵时卵巢表面出血刺激壁腹膜,表现在月经中期会出现一侧下腹部髂窝处疼痛,可持续数小时至2天。

外伤:多发生于放置宫内节育器或宫腔镜操作时,发生子宫穿孔可引起盆腔钝痛,如果确诊为子宫穿孔,应严密观察患者腹腔内出血及全身有无感染的征象。

原发性痛经:前列腺素能够影响子宫收缩,当前列腺素引起子宫过强收缩,甚至痉挛则出现疼痛。子宫的不协调收缩及张力变化可引起子宫供血不足,导致子宫缺血及神经末梢对疼痛因子的反应更敏感,也可发生疼痛。表现为经前数小时即感疼痛,经时疼痛逐步或迅速加剧。

## 三、影像诊断流程

超声是最常用、最方便的诊断盆腔痛的方法,常常可明确诊断异位妊娠,发现子宫及附件区肿瘤性病变,对超声不易检出病例可进一步行 CT、MRI 检查(图 7-6-1)。

## 四、相关疾病影像学表现

**1. 卵巢囊肿或黄体破裂**　卵巢囊肿破裂在超声上可以表现为原卵巢囊肿变形,呈皱缩状或花边状,囊壁轮廓不完整、凹陷、中断,不规则,破裂处囊内无回声与囊周无回声相通。破口小者,可保留原卵巢囊肿的特征性表现,但囊肿张力较低。破口大者,肿块边界模糊,囊腔内壁可有不规则突起,少数肿块消失。

黄体囊肿破裂超声表现分为三型:①附件区包块型:一侧附件区见混合回声包块,内可

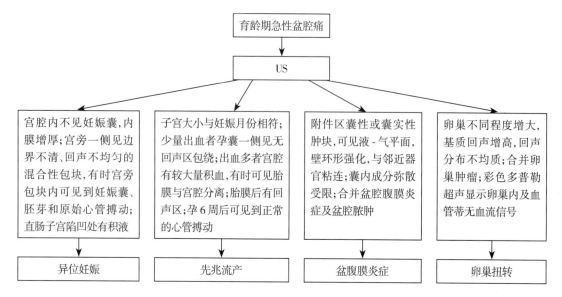

图 7-6-1　育龄期急性盆腔痛诊断流程图

见小片状的液性暗区,边界不清,形态不规则,无包膜。CDFI 其内未见明显血流信号。患侧卵巢可清晰显示或显示不清,腹盆腔内有不同程度的积液,内可见细密光点(图 7-6-2)。②卵巢囊肿型:一侧卵巢体积增大,内可见囊性包块,边界欠清,部分可见囊壁连续性中断,囊内可透声好或者见细密光点或网格样回声。CDFI 部分内可见血流信号。盆腔内有不同程度的积液,内可见细密光点(图 7-6-3)。③积液型:子宫及卵巢均未见明显异常,仅于腹盆腔内见不同程度的积液,内可见细密光点。

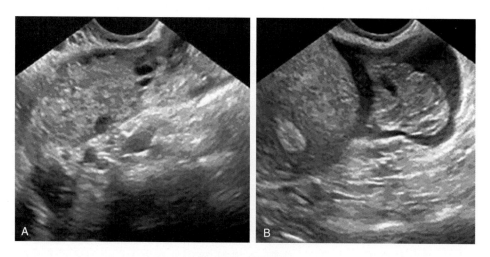

图 7-6-2　黄体破裂

女,33 岁。痛经 10 余年,突发剧烈腹痛 3 小时。A、B.左侧附件区见混合回声包块,内可见小片状的液性暗区,边界尚清,形态不规则;患侧卵巢可清晰显示;盆腔内有少量液性暗区,内可见细密光点

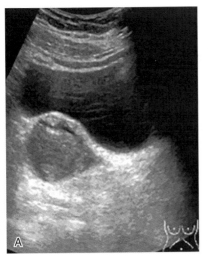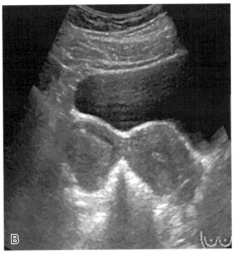

图 7-6-3　黄体破裂

女,37 岁。下腹部剧烈疼痛 2 小时。A、B.右侧卵巢体积增大,内可见囊性包块,边界
欠清,囊内透声差,内可见网格样回声

卵巢巧克力囊肿破裂的声像图特点为卵巢增大,囊壁厚,内壁毛糙,内部分布不均匀,液
性部分呈细密云雾光点回声,有的呈分隔状,肿块与子宫分界不清。

**2. 卵巢肿物扭转**　其超声表现可因扭转的时间及程度不同,有不同的表现。患侧卵巢
增大或于附件区见囊性或囊实性包块,囊壁厚、水肿,部分呈双边。囊性回声内可见细密光
点或不规则光团。囊性包块多中等大小,位置偏高,多位于腹正中线及子宫前方。扭转的蒂
部回声杂乱,呈实质性肿块回声,可呈漩涡状、靶环样、蜗牛壳样改变,边界不清,与原来囊肿
声像图表现为一囊一实双肿块图像(图 7-6-4)。囊肿根部彩色血流减少或消失,可有不同程

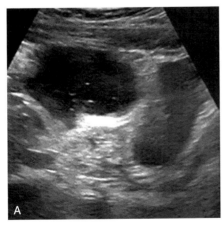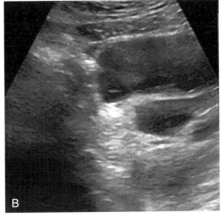

图 7-6-4　卵巢囊肿扭转

女,29 岁。下腹部剧烈疼痛伴呕吐 6 小时。A、B.子宫右方见囊实性包块,囊性部分内
稀疏光点,实性部分回声不均,边界不清,构成一囊一实双肿块图像

度的血管扩张,患侧探头触痛试验阳性,腹、盆腔内有时可见液性暗区。经阴道超声可以发现卵巢增大,其内血流完全消失或明显减少,是早期诊断卵巢囊肿蒂扭转的特异性表现,对卵巢囊肿扭转检出率明显高于经腹部超声。特别是 CDFI 对动静脉血流的显示,对判断卵巢功能是否可复有较大价值。

## 五、研究进展及存在问题

育龄期急性盆腔痛病情复杂,检查范围要广泛,诊断思路要开阔。超声作为一种先进的影像学检查在其诊断中具有重要的地位,另外,一定要询问临床病史,结合相关实验室检查,为患者赢得宝贵的诊疗时机。多数妇科疾病的病因已经明确,但迄今有些发病机制尚不清楚。部分相关病症可能是某些感觉刺激、心理因素和社会环境综合作用的结果,患者可多伴有不同程度的心理障碍,这些心理障碍与盆腔痛之间的关系尚有待进一步探讨。其他消化系统、泌尿系统、神经系统等疾病也可引起急性盆腔痛,故其诊断和治疗也应是多种影像检查方法、多学科、跨学科医生联合协作,才能取得较好的疗效。

# 第七节　妊娠期肺栓塞

## 一、概述

肺栓塞是体静脉或右心系统栓子脱落,随血液漂流,阻塞肺动脉或其分支而引起肺循环障碍的临床综合征。妊娠合并肺栓塞临床上不多见,却是孕产妇死亡的主要原因。妊娠期凝血因子水平增高,抗凝因子水平相对下降,纤溶酶活性降低,使血液系统处于高凝状态,这一生理性变化的积极意义是减少了分娩期的出血风险,但同时也增加了血栓形成的风险。妊娠期的肺栓塞主要是由盆腔及下肢静脉形成的血栓脱落后堵塞肺动脉所致。除了孕妇血液呈高凝状态这一危险因素外,妊娠期静脉血容量增加、静脉血流缓慢、妊娠子宫对盆腔静脉的压迫、孕妇活动量减少等多种因素的存在,使妊娠期肺栓塞的发病风险比同龄非孕妇女增加。该病起病急骤、病情危重、隐蔽性强,常常发生猝死。妊娠期肺栓塞的临床表现缺乏特异性,典型的肺栓塞三联症(呼吸困难、咯血和胸痛)较为少见,且呼吸短促、心动过速、下肢肿胀等很多不典型肺栓塞的症状也可在正常孕妇中发生。

## 二、相关疾病分类

肺栓塞按栓子的性质和来源分为:肺血栓栓塞、羊水栓塞、空气栓塞和心源性栓子栓塞(表 7-7-1)。

表 7-7-1　根据栓子的性质和来源分类

| 性质及来源 | 疾病 | 性质及来源 | 疾病 |
| --- | --- | --- | --- |
| 血栓 | 肺血栓栓塞 | 空气 | 空气栓塞 |
| 羊水 | 羊水栓塞 | 心源性栓子 | 心源性栓子栓塞 |

## 三、影像诊断流程

对临床可疑肺栓塞且同时有深静脉血栓症状或体征的孕妇,下肢血管彩色多普勒超声联合加压法可作为排除深静脉血栓的首选检查手段。基于其无创性、无致畸性以及高特异度的特点,大多数人将超声作为妊娠期可疑肺栓塞的初始检查项目,而不用考虑是否一定存在深静脉血栓的临床表现。如果彩色多普勒超声检查结果为阴性,或无法做出明确判断,就必须进行胸部 X 线平片检查。肺栓塞患者胸片上可表现为肺不张、肺水肿、渗出性病变等,但仍有半数明确诊断为肺栓塞的妊娠期患者胸片表现正常。胸片有异常表现者,需进一步行 CT 肺血管成像检查以明确诊断。对于临床可疑肺栓塞而胸片表现正常者,国外学者多推荐行肺通气 / 灌注扫描(ventilation-perfusion,V/Q)。如果肺灌注扫描结果正常,一般认为可排除肺栓塞,不必再行肺通气扫描检查;结果异常者,需行肺通气扫描,并结合临床症状做出判断(图 7-7-1)。

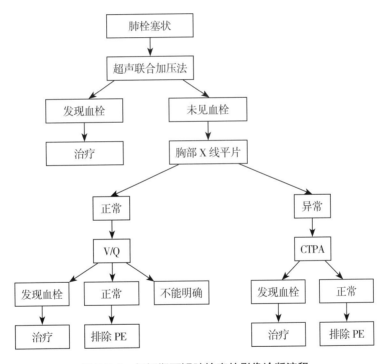

图 7-7-1　妊娠期可疑肺栓塞的影像诊断流程

## 四、相关疾病影像学诊断

肺栓塞多在发病后 12~36 小时或数天内出现 X 线胸片表现,可以表现为肺实变或肺不张、渗出性病变、区域性肺血管减少、右下肺动脉干增宽伴截断征、肺动脉段膨隆及右心室扩大征等(图 7-7-2)。最典型的征象为横膈上方外周楔形致密影(Hampton 征),但较少见。X 线诊断肺栓塞的敏感性及特异性均较低,但对评价心肺全面情况及鉴别诊断仍有重要价值。

肺通气/灌注扫描(V/Q)可作为排除和诊断肺栓塞的重要依据。肺灌注显像表现为肺叶、肺段或多发亚肺段放射性分布稀疏或缺损,而通气显像正常或接近正常是V/Q诊断肺栓塞的标准(图7-7-3)。通气和灌注均正常可排除肺栓塞。肺通气扫描正常,而灌注呈典型缺损,高度可能肺栓塞。肺部病变既无通气也无血流灌注最可能是肺实质性疾病,不能诊断肺栓塞(非梗死除外)。肺通气扫描异常灌注无缺损,为肺实质性疾病。

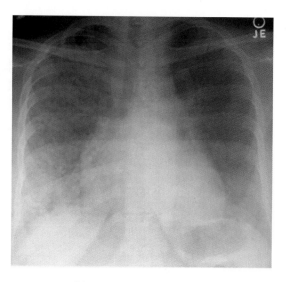

图 7-7-2　双肺渗出性病变

螺旋CT肺动脉造影可以清楚显示血栓部位、形态、与管壁关系及内腔受损的状况,还可以同时评价肺实质的病变。CT平扫可显示肺动脉大分支栓塞引起的肺缺血(Westmark 征)、血栓引起的肺动脉增粗及远端血管变细等改变。CT增强扫描动脉期可见肺动脉内的充盈缺损及血管截断(图7-7-4、图7-7-5)。CT 血管成像(CTA)表现为肺动脉分支的充盈缺损,与血管造影表现相似。栓子位于血管腔的中心,或使血管阻塞,后者称为血管切断征(vessel-cut-off sign),常引起病变血管的扩张。CTA 有助于发现位于肺脏外周部的肺栓塞病变。对于临床表现类似肺栓塞的夹层动脉瘤,CTA 可除外诊断。

肺动脉造影可显示肺栓塞的部位及范围。数字减影血管造影(DSA)能清楚显示血管异常。肺动脉内栓子表现为血管腔内的充盈缺损(图7-7-6)。栓子将肺动脉完全堵塞时可见血管截断,近端血管可增粗,远端肺动脉分支减少或出现无血管区。肺动脉小分支的多发性栓塞引起周围分支减少、变细、迂曲及截断。继发肺动脉高压时肺动脉干及大分支扩张,外周分支变细。

MRI上肺栓塞表现为血管腔内有中度至略高的信号(图7-7-7),静脉注入造影剂 Gd-DTPA后的屏气 3D 磁共振血管成像(3D-MRA)能够详细显示肺血管的解剖,至肺动脉的亚段级分支,可对肺栓塞准确定位。

下肢血管彩色多普勒超声联合加压法是探测下肢深静脉血栓应用最广泛的方法。由于血栓形成的时间不同,其声像图表现各异。急性期(1~2周)病变段管腔明显增粗,管腔内呈无回声或实性低回声,探头加压后,病变段静脉管腔管径无明显变化(图7-7-8)。病变处或其近、远侧端均不能探及血流信号,在 Valsalva 动作或挤压远侧肢体后病变段静脉管腔内无血流信号。亚急性期(2 周~3 个月):病变段静脉管腔管径恢复正常,管腔内回声由实性低回声逐渐变为实性中等回声,并可出现条索状稍高回声。探头加压后,病变段静脉管腔管径可压缩,但不能被完全压瘪。病变处管腔内可探及细线样或条索状血流束,在 Valsalva 动作或挤压远侧肢体后病变段静脉管腔内血流信号无明显变化。慢性期(3 个月以上)病变段静脉管壁部分呈弥漫性增厚,如管腔无再沟通,表现为条索状强回声。探头加压后,病变段静脉管腔管径明显压缩,甚至被完全压瘪。病变处管腔内可显示血流束,可充满管腔,在 Valsalva 动作或挤压远侧肢体后病变段静脉管腔内血流信号明显加速。管腔再沟通,血栓性静脉瓣

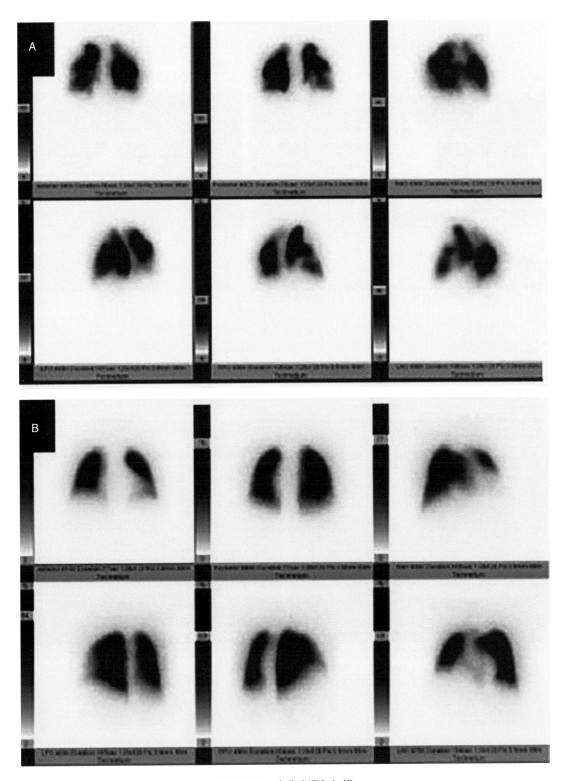

**图 7-7-3 肺灌注通气扫描**

A、B. 肺栓塞肺灌注显像表现为多个肺段放射性分布稀疏

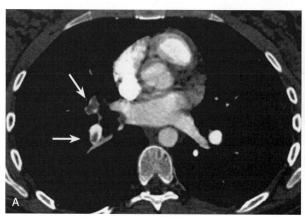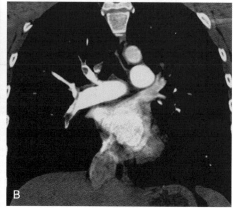

**图 7-7-4　肺动脉栓塞**

A、B. 右上肺动脉及右叶间动脉内见低密度充盈缺损

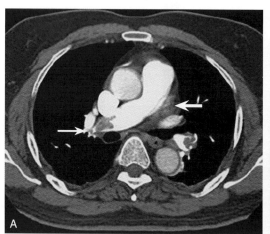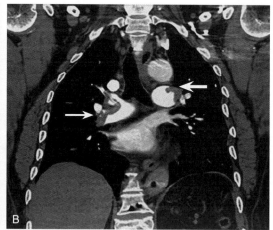

**图 7-7-5　双侧肺动脉栓塞**

A、B. 双侧肺动脉主干管壁边缘见不规则充盈缺损,管腔变窄

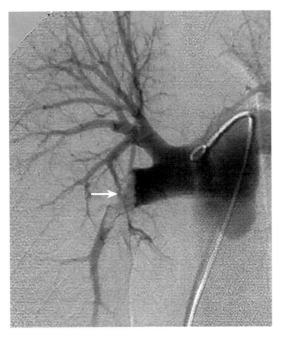

**图 7-7-6 右下肺动脉栓塞**

右下肺动脉见铸型充盈缺损影,远侧分支血管显影淡

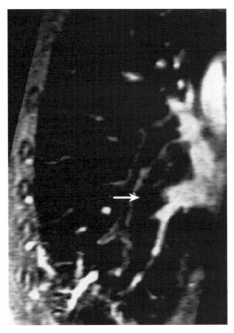

**图 7-7-7 右下肺动脉栓塞**

MRI 显示右下肺动脉管腔内信号不均匀,见斑点状稍高信号影

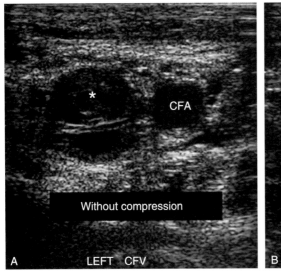

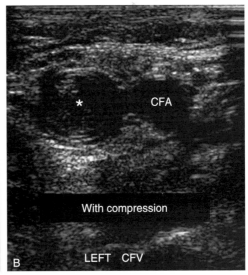

**图 7-7-8 左侧股静脉血栓**

A.超声探头加压前,显示管腔内呈低回声,病变段管腔增粗;B.探头加压后,病变段静脉管腔管径无明显变化

功能不全,表现为静脉瓣反流,在 Valsalva 动作时彩色多普勒超声表现为持续反流。

## 五、研究进展及存在问题

　　孕晚期血容量的增加及血流动力学的改变,使得孕妇发生肺栓塞的临床表现缺乏特异性,造成诊断的困难。对于怀疑肺栓塞的妊娠期患者除了结合病史、查体及危险因素评分外,还应进行一些辅助检查手段以明确或除外肺栓塞的诊断。D- 二聚体的测定可作为肺栓塞的敏感、快速、廉价的初步筛选指标。X 线胸片缺乏敏感性及特异性。V/Q 不能观察肺动脉栓塞的具体部位,无法满足手术或溶栓治疗的需要。V/Q 诊断肺栓塞的特异性不高,任何引起血流受损的因素均可造成局部血流降低。目前已有学者用单克隆抗体类或者活性肽类显像剂,能够鉴别新鲜血栓或陈旧性血栓。将会极大提高急性肺栓塞的诊断率。CTA 可用于协助寻找栓子的来源,指导治疗方案的制定,并能准确判断溶栓及手术治疗的效果,也是治疗后随访的可靠方法。MRI 检查能检测无症状的深静脉血栓及小的非闭塞性血栓。妊娠期合并肺栓塞的病死率高、病程进展快,一旦发现可疑患者,应积极找出诊断依据,早期确诊和治疗,以减少孕产妇死亡。

(花蒨蒨　陈征　沈桂权　高波)

# 参 考 文 献

1. Ackerman S, Irshad A, Lewis M, et al. Ovarian cystic lesions: a current approach to diagnosis and management. Radiol Clin North Am, 2013, 51(6): 1067-1085.

2. Albayram F, Hamper UM. Ovarian and adnexal torsion: spectrum of sonographic findings with pathologic correlation. J Ultrasound Med, 2001, 20(10): 1083-1089.

3. Anderson, Frank WJ, MPH Hogan, et al. Sudden death: ectopic pregnancy mortality. The Am College of Obstet and Gynecol, 2004, 103(6): 1218-1223.

4. Barutcu O, Erel HE, Saygili E, et al. Abdominopelvic tuberculosis simulating disseminated ovarian carcinoma with elevated CA-125 level: report of two cases. Abdom Imaging, 2002, 27(4): 465-470.

5. Bennett GL, Slywotzky CM, Giovanniello G. Gynecologic Causes of Acute Pelvic Pain: Spectrum of CT Findings. Radiographics, 2002, 22(4): 785-801.

6. Chen M, Wang WC, Zhou C, et al. Differentiation between malignant and benign ovarian tumors by magnetic resonance imaging. Chin Med Sci J, 2006, 21: 270-275.

7. Choi CH, Kim CJ, Lee YY, et al. Peritoneal tuberculosis a retrospective review of 20 cases and comparison with primary peritoneal carcinoma. Int J Gynecol Cancer, 2010, 20(5): 798-803.

8. Cutts BA, Dasgupta D, Hunt BJ. New directions in the diagnosis and treatment of pulmonary embolism in pregnancy. Am J Obstet Gynecol, 2013, 208(2): 102-108.

9. Dart RG, Burke G, Dart L. Subclassification of indeterminate pelvic ultrasonography: prospective evaluation of the risk of ectopic pregnancy. Ann Emerg Med, 2002, 39(4): 382-388.

10. Durán-Mendicuti A, Sodickson A. Imaging evaluation of the pregnant patient with suspected pulmonary embolism. Int J Obstet Anesth, 2011, 20(1): 51-59.

11. Fatima N, uz Zaman M, Sajjad Z. Pulmonary embolism in pregnancy: a diagnostic dilemma. Ann Nucl Med, 2011, 25(9): 603-608.

12. Fauconnier A, Fritel X, Chapron C. Endometriosis and pelvic pain: epidemiological evidence of the relationship

and implications. Gynecol Obstet Fertil,2009,37(1):57-69.

13. Feng WW,Cao BR,Li Q.Advances in diagnosis and treatment of ectopic pregnancy during the past ten years. J Reprod Med,2000,35(7):408-410.

14. Heilbrun ME,Olpin J,Shaaban A.Imaging of benign adnexal masses:characteristic presentations on ultrasound,computed tomography,and magnetic resonance imaging. Clin Obstet Gynecol,2009,52(1):21-39.

15. Hiller N,Sella T,Lev-Sagi A,et,al. Computed tomographic features of tuboovarian abscess. J Reprod Med,2005,50(3):203-208.

16. Huertas CP,Brown MA,Semelka RC.MR imaging evaluation of the adnexa. Magn Reson Imaging Clin N Am,2006,14(4):471-487

17. Jung SE,Lee JM,Rha SE,et al. CT and MRI imaging of ovarian tumors with emphasis on differential diagnosis. Radiographics,2002,22(6):1305-1325.

18. Kim SH,Kim WH,Park KJ,et al. CT and MR findings of Krukenberg tumors:Comparison with primary ovarian tumors.J Comput Assist Tomogr,1996,20(3):393-398.

19. Kim SH,Kim SH,Yang DM,et al. Unusual causes of tubo-ovarian abscess:CT and MR imaging findings. Radiographics,2004,24(6):1575-1589.

20. Nguyen CP,Goodman LH. Fetal risk in diagnostic radiology. Semin Ultrasound CT MR,2012,33(1):4-10.

21. Pahade JK,Litmanovich D,Pedrosa I. Quality initiatives:imaging pregnant patients with suspected pulmonary embolism:what the radiologist needs to know. Radiographics,2009,29(3):639-654.

22. Park SB,Lee JB. MRI features of ovarian cystic lesions. J Magn Reson Imaging,2014,40(3):503-515.

23. Sharma JB,Jain SK,Pushparaj M,et al. Abdomino-peritoneal tuberculosis masquerading as ovarian cancer:a retrospective study of 26 cases. Arch Gynecol Obstet,2010,282(6):643-648.

24. Varras M,Polyzos D,Perouli E,et al. Tubo-ovarian abscesses:spectrum of sonographic findings with surgical and pathological correlations. Clin Exp Obstet Gynecol,2003,30(2-3):117-121.

25. Vijayanraghavan SB. Sonographic whirpool sign in ovarian torsion. J Ultrasound Med,2004,23(12):1643-1649.

26. Wasnik AP,Menias CO,Platt JF,et al. Multimodality imaging of ovarian cystic lesions:review with an imaging based algorithmic approach. World J Radiol,2013,5(3):113-125.

27. 储彩婷,李文华,殷胜利,等 . 弥散加权成像在卵巢囊性病变的初步应用 . 中国医学计算机成像杂志,2008,14:221-225.

28. 杜铁桥,董杰,许全英,等 . 卵巢输卵管脓肿的 CT 诊断价值 . 中华放射学杂志,2006,40(3):285-287.

29. 黄炎磊 . 儿童卵巢囊性病变 . 临床小儿外科杂志,2003,12(2):445-447.

30. 蒋玲霞,戴景蕊 . 拟诊为进展期卵巢癌的结核性腹膜炎 CT 征象探讨 . 中华肿瘤杂志,2004,26(2):122-125.

31. 靳二虎,马大庆 . 卵巢囊肿与非肿瘤性囊性病变的 MRI 表现 . 国际医学放射学杂志,2011,34(1):65-69.

32. 柯红 . 异位妊娠的超声诊断分析(附 87 例报告). 实用放射学杂志,2005,21(5):477-478.

33. 乐杰 . 妇产科学 . 第 6 版 . 北京:人民卫生出版社,2004:12.

34. 李晓江,吴令英,李晓光,等 . 疑似卵巢癌的盆腔结核 20 例分析 . 中华结核和呼吸杂志,2003,26(8):462-464.

35. 强金伟,廖治河,周康荣,等 . 卵巢囊性病变的 CT 诊断 . 临床放射学杂志,2001,20(6):444-447.

36. 谢红宁 . 妇产科超声诊断学 . 北京:人民卫生出版社,2005:6.

37. 姚建华,李伟,汤光宇 . 子宫附件良性囊性病变的 MRI 诊断 . 医学影像学杂志,2011,21(1):89-92.

38. 胡蓉 . 异位妊娠的超声诊断及鉴别诊断 . 中国医学影像技术,2007,23(2):314-317.

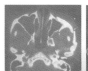
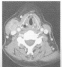

# 第八章

# 男性生殖泌尿系统

## 第一节 尿道损伤

### 一、概述

尿道损伤是泌尿系统常见损伤,约占泌尿生殖道损伤的5%。几乎全部发生于男性尿道,尤其是较固定的球部或膜部。目前,尿道损伤最常见的原因是火器伤和交通事故,约24%的患者存在尿道损伤。男性尿道由尿生殖膈分为前尿道及后尿道,前者位于会阴部,后者位于盆腔内(图8-1-1)。由于盆腔内解剖位置不同,其致伤原因及临床表现也不尽相同。

### 二、相关疾病分类

尿道损伤以闭合性损伤最常见,主要由会阴部骑跨伤和盆腔骨折所致。按尿道损伤的部位,分为前尿道损伤(球部尿道及悬垂部尿道)及后尿道损伤(前列腺部尿道及膜部尿道)两大类。会阴部骑跨伤大多损伤在球部尿道;骨盆骨折所致损伤大多发生在后尿道膜部;开放性损伤多见于利器伤,偶见于动物咬伤,常并发其他脏器损伤。根据中国泌尿外科疾病诊断治疗指南将尿道损伤分为5型(表8-1-1)。

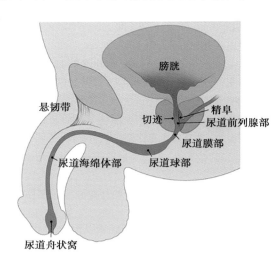

**图 8-1-1 男性尿道解剖**

*尿道全程可分为三部:前列腺部、膜部和海绵体部,临床上将前列腺部和膜部全称为后尿道,海绵体部称为前尿道*

表 8-1-1　Goldman 分类

| 分类 | 描述 |
| --- | --- |
| Ⅰ | 后尿道被拉伸但无破裂 |
| Ⅱ | 后尿道位于尿生殖膈上的部分断裂 |
| Ⅲ | 损伤同时累及尿生殖膈上下的前后尿道,两者同时出现部分或完全性的断裂 |
| Ⅳ | 膀胱损伤延伸到后尿道 |
| Ⅳa | 膀胱底部的损伤 |
| Ⅴ | 部分或完全性的前尿道损伤 |

在上述分型中,Ⅰ型通常不多见,Ⅲ型损伤是最常见的尿道损伤

### 三、影像诊断流程

尿道损伤的诊断根据外伤史、临床表现、X 线检查及其他必要的全身检查,诊断基本无太大困难,但应注意明确尿道损伤的部位及估计尿道损伤的程度和有无其他脏器合并伤。尿道损伤临床表现为尿道出血、排尿困难及尿潴留,特别是外伤后尤其骨盆骨折者应重视尿道损伤可能,早期准确定位、定性直接影响临床治疗及预后。逆行尿道造影仍是评价尿道损伤的金标准,可明确尿道损伤程度及范围。X 线片提示骨盆骨折的患者应注意有无尿道损伤可能。后尿道损伤者特别是儿童,可行排泄尿道造影,如见膀胱位置抬高或造影剂流入盆腔,均提示后尿道断裂,无需行逆行造影。近些年来,有相应研究提出 CT、MRI 在尿道损伤诊断中的作用。

### 四、相关疾病影像学表现

1. Goldman Ⅰ型　Ⅰ型通常不多见,并且通常会有膀胱颈抬高,这是由于盆腔血肿或耻骨前列腺韧带断裂导致的。尿道造影仅表现为尿道延长,并无断裂,造影剂连续且无造影剂渗出(图 8-1-2)。

2. Goldman Ⅱ型　损伤位于尿生殖膈上的后尿道,部分或完全性断裂,尿道造影可见对比剂溢出,但尿生殖膈并无损伤并保持完整,前尿道造影无异常(图 8-1-3)。

3. Goldman Ⅲ型　Ⅲ型损伤是最常见的尿道损伤,骨盆多发骨折患者尿道损伤多为Ⅲ型。Ⅲ型损伤同时累及前后尿道,部分或完全断裂,同时尿生殖膈破裂。尿道造影示前、后尿道断裂,并见造影剂溢出,而膀胱颈部保持完整,部分患者由于盆腔内积血造影可见膀胱位置抬高(图 8-1-4)。

4. Goldman Ⅳ型　通常为膀胱颈部损伤延伸至后尿道,尿道造影示膀胱颈部及后尿道

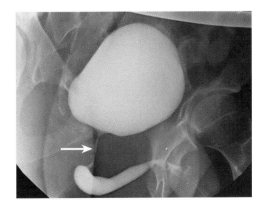

图 8-1-2　Goldman Ⅰ型

外伤后开放性骨盆骨折的患者,尿道造影显示后尿道延长但未见明显断裂,未见明显造影剂外溢

断裂,同时腹膜外可见造影剂外溢(图 8-1-5)。

5. **Goldman Ⅳa 型** 与Ⅳ型在尿道造影不易区分,Ⅳa 型为膀胱底部损伤导致的尿道周围外渗,尿道并无损伤(图 8-1-6)。

6. **Goldman Ⅴ型** Ⅴ型为单纯前尿道损伤,尿道造影表现为前尿道部分或完全性断裂,尿生殖膈下方见造影剂外溢(图 8-1-7~ 图 8-1-9)。

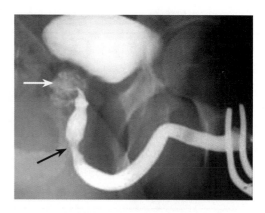

**图 8-1-3 Goldman Ⅱ型**

尿道造影示后尿道区造影剂外溢,提示后尿道损伤,尿生殖膈保持完整

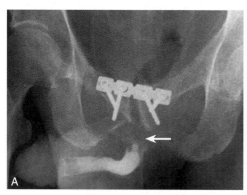

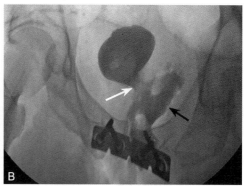

**图 8-1-4 Goldman Ⅲ型**

车祸伤患者,行骨盆骨折内固定术后,A.逆行尿道造影示后尿道损伤延伸至前尿道;B.排泄性尿道造影示腹膜外造影剂外溢,提示后尿道损伤;由于存在盆腔血肿,膀胱受压升高

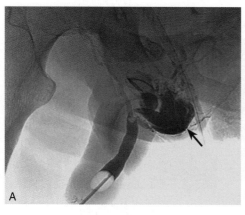

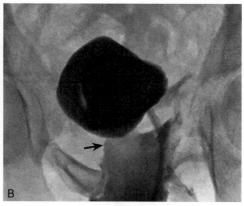

**图 8-1-5 Goldman Ⅳ型**

骨盆外伤患者。A.逆行尿道造影示后尿道完全断裂并伴有造影剂外溢;B.排泄性尿道造影示膀胱颈部损伤同时伴有造影剂外溢

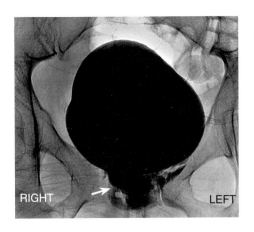

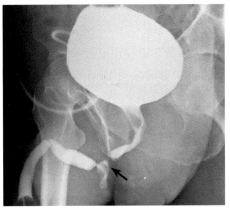

**图 8-1-6　Goldman Ⅳa 型**

车祸伤开放性骨盆骨折的患者，尿道造影示膀胱底部损伤并大量对比剂外溢

**图 8-1-7　Goldman Ⅴ型**

尿道造影示前尿道完全断裂，造影剂外溢

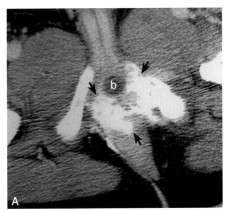

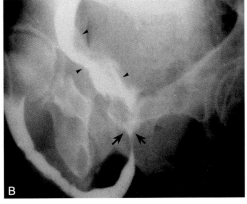

**图 8-1-8　尿道损伤**

Goldman Ⅱ型尿道损伤。A. CT 示尿生殖膈上见造影剂外溢，尿生殖膈未见明显异常，提示后尿道损伤；B. 尿道造影示后尿道断裂，造影剂外溢，尿生殖膈未见明显损伤

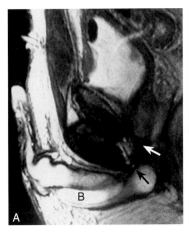

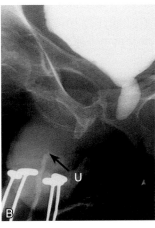

**图 8-1-9　尿道损伤**

男，38 岁。后尿道损伤。A. 矢状位 T2WI 示球部尿道明显扩张，膜部尿道断裂，损伤范围显示清楚；B. 由于远端尿道狭窄，尿道造影并没有显示扩张的球部尿道

297

## 五、研究进展及存在问题

由于大多数尿道损伤通过病史及尿道造影基本可以确诊,所以开展的相应研究比较少。近年来,国内外有研究提出 CT、MRI 在一些复杂性尿道损伤中具有一定的应用价值,有学者认为逆行尿道造影起初被广泛用于尿道损伤的诊断过程中,CT 或 MRI 通常用于疑难的病例。这些断层显像技术不仅可以证实骨折、血肿的情况,而且可以精确地评估尿道损伤的程度。MRI 已经被报道在评估尿道损伤的程度和预测并发症中有很大作用。MRI 可以提供膜部和球部尿道损伤处的解剖细节,它还可以精确地评估尿道损伤的长度和前列腺尖部移位的情况,且对预测伤后性功能受损有很大帮助,当然也可以指导治疗方案的选择。

# 第二节　睾　丸　扭　转

## 一、概述

睾丸扭转是泌尿男科常见的阴囊急症之一,多见于青年及新生儿,青年男性中每年睾丸扭转发病率约 4.5/10 000。本病是由于精索扭转导致睾丸、附睾发生急剧的血流障碍以致睾丸及附睾梗死或坏死,是小儿阴囊急症最严重的一种,病变进展较快,应尽早判断并解除扭转。睾丸扭转首诊误诊率较高,误诊、误治将会导致睾丸坏死。睾丸扭转的典型临床表现为患侧阴囊突发剧烈疼痛,但并非所有睾丸扭转患者发病初期就表现为较重的阴囊疼痛,部分患者开始仅表现为下腹部疼痛,数小时后才从初始的腹痛转移至阴囊。一般认为睾丸扭转治疗的黄金时间为 6 小时,6 小时内得不到及时治疗,将大大增加睾丸坏死率。

## 二、相关疾病分类

精索扭转可发生于三个部位:①发生于固有鞘膜之外,新生儿多见;②鞘膜内扭转,青年多见;③扭转位于睾丸与附睾之间。任何一侧睾丸均可扭曲,单侧多见,偶有双侧同时发生。根据扭转部分可分为鞘膜内型和鞘膜外型两类,其中以鞘膜内型多见,鞘膜外型多见于婴幼儿,临床较为少见。其病因主要由于睾丸系膜过长所致,鞘膜壁层在精索的止点过高使睾丸在鞘膜内处于游离状态,睾丸、附睾完全被鞘膜包绕所引起(图 8-2-1)。该病常发生于睡眠中睾丸受到挤压、体位突然改变、腹压增加或剧烈运动后,外伤也是睾丸扭转的诱因之一。该病以突发的单侧阴囊内剧烈疼痛为主要表现,可放射至腹股沟、下腹部及腰部。少数患者伴有恶心、呕吐。

## 三、影像诊断流程

睾丸扭转常见症状为突发阴囊剧痛,并向腹部及腰部放射,可伴有恶心、呕吐及发热。对于下腹痛的青少年患者,应常规检查外生殖器,一旦发现睾丸横位、触痛等异常应考虑睾丸扭转,完善彩色多普勒超声等相关检查。彩色多普勒超声是诊断睾丸扭转的首选检查,方便简单、敏感性高、无创伤。发病开始常显示为血流减少,随着病情发展显示为点状血流,最后显示为睾丸血流消失及睾丸周围液性暗区,液性暗区为少量鞘膜积液,可能为扭转的睾丸

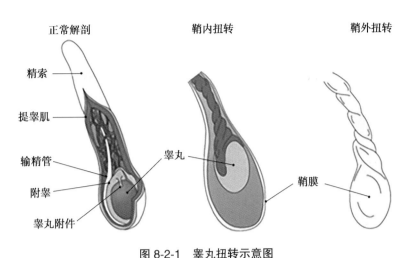

**图 8-2-1 睾丸扭转示意图**
睾丸的正常解剖、鞘内扭转和鞘外扭转的示意图

水肿后渗出液。睾丸内血流信号反映了睾丸的血供情况,血流信号消失被认为是诊断睾丸扭转的可靠指标,并以此来决定是否手术及手术方式。

超声检查在诊断急性睾丸精索扭转有明显优势。扭转早期,扭转角度 <90°,灰阶声像图不明显时,彩色多普勒超声血流信号对比不明显,但精索内血流阻力指数有增高;扭转角度在 90°~360° 时,患侧睾丸与对侧睾丸表现明显不同,早期睾丸体积增大,实质回声不均,血流阻力指数增高,晚期睾丸中心或睾丸整体血流信号消失;扭转角度超过 360° 且时间较长,则睾丸回声明显增高。文献报道当患侧睾丸内血流较对侧明显减少或消失时即可诊断,其敏感度和特异性可达 100%。$^{99m}$Tc-RBC 阴囊核素扫描是诊断睾丸扭转的金标准,机制是扭转睾丸血流障碍导致放射性不积聚的冷结节,表现为放射性分布稀疏或缺损。

## 四、相关疾病影像学表现

1. **鞘膜内型** 临床以鞘膜内型多见,且多在睡梦中发生,多因为先天性解剖异常,睾丸、附睾活动度增大是本病发生的因素。典型的解剖异常使睾丸呈"钟摆畸形"(bell-clapper deformity,BCD),即固定在鞘膜(包裹睾丸和精索的膜状组织)的结构先天缺失。左侧睾丸发生扭转概率高于右侧,可能于左侧精索较右侧长有关。从睾丸发生扭转到睾丸血供完全终止有一个过程,因此彩色多普勒超声检查睾丸血流信号必须进行双侧睾丸比较,只有患侧无血流信号,血流信号明显减低,才能作出准确诊断。

睾丸扭转患者患侧睾丸形态、内部回声及血流信号的改变与睾丸扭转程度及扭转时间相关。初期睾丸扭转时睾丸大小正常或轻度增大,实质回声均匀,大多数睾丸内可谈及少量点状血流,动脉血流频谱为低速低阻型。亚急性期睾丸静脉回流障碍、淤血肿胀,声像图表现为患侧阴囊壁由于水肿而增厚,超过 5mm,睾丸增大,回声强弱不均,常有鞘膜积液及血肿形成,睾丸内无血流信号。当病程进一步发展出现动脉供血障碍时睾丸坏死,患侧睾丸回声减低甚至为无回声,可伴有钙化点(图 8-2-2~ 图 8-2-4)。

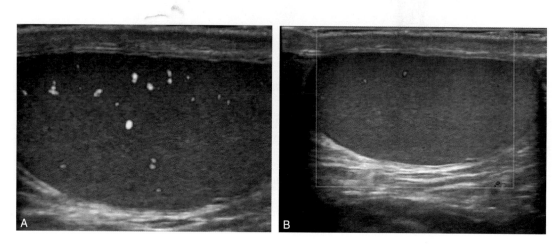

**图 8-2-2　鞘内扭转**

A、B. 睾丸扭转彩色多普勒超声图像,在扭转早期(1~3h),睾丸回声正常,随着病情进展,患侧睾丸肿大,回声正常或有所增强,超声发现患侧(A)血流信号完全显示,同时对侧(B)睾丸血流信号正常,提示睾丸完全扭转,部分不完全睾丸扭转(<360°)超声血流信号仍可见

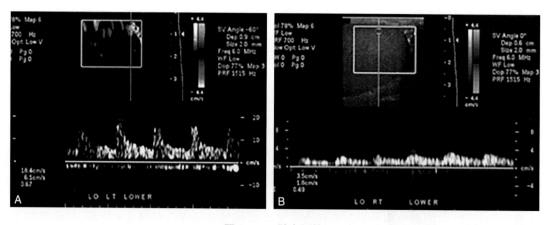

**图 8-2-3　鞘内扭转**

男,28 岁。举重运动时突感右侧睾丸疼痛,超声显示两侧睾丸回声均匀,与左侧相比,右侧睾丸血流相对下降。A. 左侧睾丸显示正常的多普勒图像频谱为正常的低阻流型;B. 右侧睾丸动脉流量相对减少

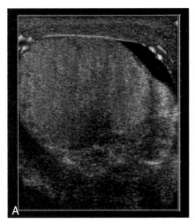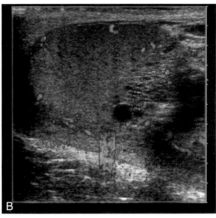

**图 8-2-4　睾丸坏死**

A. 超声示右侧睾丸肿胀,同时可见低回声区域,血流信号减低,提示睾丸扭转并伴
有睾丸坏死;B. 左侧睾丸血流信号正常

**2. 鞘膜外型**　鞘膜外型睾丸扭转又称精索扭转,少见,但常发生于围生期,主要是由于患儿附睾的后外侧与阴囊壁直接附着处薄弱、睾丸固定不良。鞘膜外型睾丸扭转是鞘膜及其内容物全部扭转,发生于新生儿,临床上主要表现为患者哭吵,患侧阴囊红肿、压痛,阴囊内肿块可比正常的睾丸大数倍,不能触及正常的睾丸,阴囊透光试验阴性。

彩色多普勒超声表现与鞘膜内型相似,虽然睾丸扭转有以上的声像图特征,但是未出现患侧睾丸彩色血流信号消失的典型特征时,睾丸实质与附睾图像仍与急性附睾炎、急性附睾睾丸炎难以鉴别(图 8-2-5、图 8-2-6)。早期诊断、及时手术是挽救睾丸的关键,基于睾丸扭转发病率较高、延误治疗可导致睾丸丢失,需提高临床医生对该病的病史特点、诊断方法、治疗手段的认识,同时应加强对公众进行睾丸扭转的科普知识教育,减少严重后果的发生。

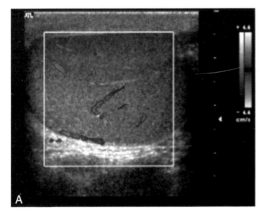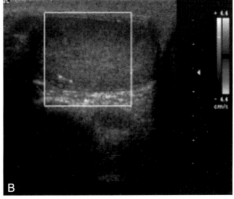

**图 8-2-5　睾丸扭转**

A. 超声检查提示左侧睾丸增大(4.9cm×3.5cm×2.6cm),回声正常,未见局限损伤,血流信号存在;
B. 右侧睾丸(3.6cm×2.2cm×2.1cm)无明显差别

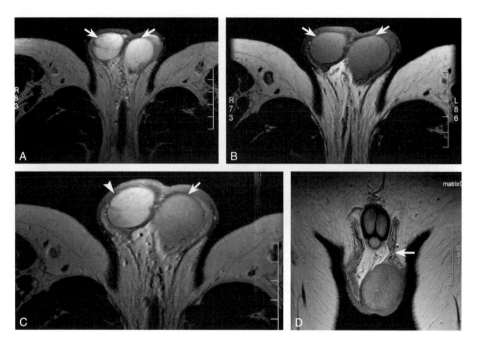

**图 8-2-6　睾丸扭转**

A. T2WI 显示双侧睾丸均为高信号;B. T1WI 显示双侧睾丸均为中等信号;C. 注入对比剂后,
T1WI 显示左侧增大睾丸强化程度明显低于右侧;D. 冠状位 T1WI 显示左侧精索扭转变细

## 五、研究进展及存在问题

由于彩色多普勒超声的出现,通过对睾丸血流信号的分析,为诊断睾丸扭转的首选检查方法,敏感度为 88.9%,特异度高达为 98.8%。国外有学者研究 CT、MRI 在诊断睾丸扭转的应用,Gulgun 等通过研究灌注 CT 在小鼠睾丸扭转模型中的应用,对比扭转及复原后睾丸的血流变化,可避免不必要的手术治疗。Gotto 等研究 MRI 对不完全睾丸扭转的应用,对于临床表现及彩色多普勒超声不能确诊的患者中,增强 MRI 对于诊断有一定帮助。

# 第三节　附　睾　炎

## 一、概述

附睾炎是泌尿外科的常见病,是阴囊内最常见的感染性疾病,可累及睾丸,影响其血运,导致睾丸生精功能障碍。附睾炎多是由于下尿路的病原菌上行感染所致,细菌多从感染的尿液、前列腺、后尿道、精囊沿输精管蔓延至附睾,血行感染少见。急性附睾炎常继发于前列腺炎。附睾炎可发生于各个年龄段,以青壮年多见,以性接触感染为主。老年人发病同时有泌尿系梗阻,包括前列腺增生,前列腺癌及尿道狭窄等,这些疾病引起含有细菌的尿液经输精管逆流而引起附睾炎,婴幼儿则多由先天性疾患所致。

## 二、相关疾病分类

附睾炎根据发病时间分为急性附睾炎和慢性附睾炎,其中以慢性附睾炎常见,多数病变常伴慢性前列腺炎。急性附睾炎可演变为慢性附睾炎。

急性附睾炎发病较急,多发生于单侧,患侧阴囊肿胀疼痛并向腹股沟及下腹部放射,站立或行走时加剧,常伴有高热,严重时阴囊水肿、发红,并可形成脓肿,能够及时明确诊断对患者的预后至关重要。一般情况下,急性症状可于一周后逐渐消退。慢性附睾炎多继发于慢性前列腺炎或损伤,多数患者无明确的急性期。患者常感患侧阴囊隐痛、胀坠感,疼痛牵扯至下腹部及同侧腹股沟,同时可合并有继发性的鞘膜积液,附睾常呈不同程度的增大及变硬。

## 三、影像诊断流程

睾丸附睾位置较浅,超声简便且可反复检查,多用于观察不同抗感染治疗阶段的病变特点、动态检测其变化,是目前临床常用的筛查方法。急性附睾炎临床表现突出仍易于误诊为睾丸扭转,因此快速、准确诊断急性附睾炎对指导临床治疗具有非常重要的意义。

George 等报道了彩色多普勒对急性附睾炎的诊断率为 96.6%,部分附睾炎其二维声像图正常而血流信息增多是唯一超声表现,其病理学基础是炎症初期由于神经和体液因素导致细动脉扩张,然后毛细血管数量增加,使局部血流加快,由于受到炎性介质的影响,血管数量增加,血管扩张,此时临床症状较明显。但对于某些难以与炎症相鉴别或超声表现不典型,诊断有困难时,可进行磁共振检查。MRI 可清晰显示病变及病变与周围组织的关系,根据多序列的成像分析病变的信号特点,定性确定某些病变如脂肪瘤和其他含脂病变、血肿、纤维性假瘤及局灶性睾丸梗死,定位确定病灶是睾丸内或睾丸外。

## 四、相关疾病影像学表现

附睾炎的诊断首先要询问详细的病史和进行仔细的体格检查,还要做尿液检查。彩色多普勒超声仍是首选检查方法。急性附睾炎和急性疑似病例患者频谱多普勒超声显示收缩期峰值流速均 >15cm/s,且血流分级以Ⅱ、Ⅲ级血流为主(图 8-3-1)。部分研究显示急性附睾炎彩色多普勒显示肿胀附睾周边或附睾内部见广泛的树状血管结构,部分附睾内血流丰富,血流阻力降低,部分病例合并睾丸炎(附睾睾丸炎),睾丸彩色血流丰富,血管内径增大,血管数量增多,可能与局部充血有关(图 8-3-2)。但必须引起注意的是,附睾内血流增加亦可继发于附件的扭转或近期精索静脉扭转复位后,并非急性附睾炎存在,此时应重视结合临床病史。

## 五、研究进展及存在问题

由临床表现、高频超声及彩色多普勒超声等诊断可以明确,但需要与睾丸扭转、睾丸结核、睾丸肿瘤、睾丸损伤及嵌顿性腹股沟斜疝等相鉴别。因其病因不同,处理也不相同,需要仔细鉴别,正确的超声诊断对指导临床的早期治疗具有重要意义。睾丸扭转与附睾炎的鉴别主要依靠临床检查,因为部分睾丸扭转在超声检查时很像附睾炎,病史和体检符合附睾炎的患者超声检查对诊断和治疗帮助不大,因而超声检查只能用于阴囊疼痛而根据病史体检和化验不能作出肯定诊断的患者。$^{99m}$ 锝的放射性核素扫描对睾丸扭转诊断有一定帮助,睾

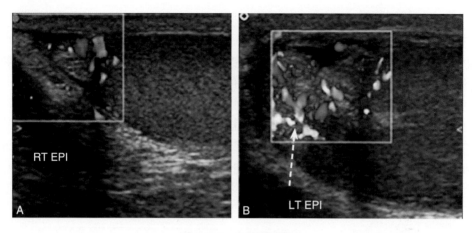

**图 8-3-1 急性附睾炎**

A. 右侧附睾大小及血流信号正常;B. 超声示左侧附睾增大,同时血流信号增大

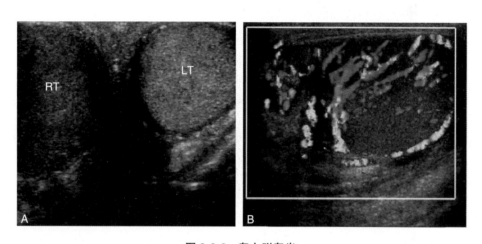

**图 8-3-2 睾丸附睾炎**

男性,45 岁。右侧阴囊肿胀并持续疼痛 3 天。A. 横断面超声示右侧睾丸增大,回声减低,右侧阴囊皮肤增厚,左侧睾丸大小正常;B. 矢状位超声示右侧附睾及睾丸血流信号增加,提示睾丸附睾炎

丸扭转急性期在快速序列血流相的典型表现为睾丸核素的分泌减少,在静态图像上显示有圆形的放射缺损区。多普勒检查与放射性核素 $^{99m}$ 锝二者结合起来对附睾炎和睾丸扭转的确诊率更高。

# 第四节 急性发作性阴囊痛

## 一、概述

阴囊急症是指在短时间内发生的阴囊内组织结构包括睾丸、附睾及精索等的急性病变,

患者有或无阴囊外伤史。急性发作性阴囊痛属于阴囊急症,为泌尿外科常见急诊,由于不同种类阴囊急症临床处理方法不一样,正确认识和及时处理急性发作性阴囊痛非常重要。彩色多普勒超声既可以清晰显示阴囊内结构,又可以提供血流灌注信息,判别阴囊急症的准确率可达 90% 以上,因此,对于急性阴囊痛的患者尽早行彩色多普勒超声检查显得尤为重要。

## 二、相关疾病分类

急性发作性阴囊痛包括急性睾丸或附睾炎、睾丸扭转、睾丸附件扭转、阴囊或睾丸挫伤、阴囊外伤性水肿及阴囊壁水肿,以睾丸扭转、急性睾丸炎或附睾炎及外伤最常见,发病早期仅靠临床表现难以做出明确诊断。急性睾丸或附睾炎是急性阴囊痛的主要原因,起病急,患侧阴囊剧痛,临床最易与睾丸扭转混淆并发生误诊(表 8-4-1)。睾丸扭转 24 小时后手术,睾丸的生存率仅有 20%,因此急性发作性阴囊痛的鉴别诊断非常重要。阴囊、睾丸外伤结合病史及声像图并不难鉴别,睾丸可位于阴囊内或体表外,闭合性损伤多见。阴囊壁水肿可单独存在,常有炎症、特发性水肿引起,声像图主要表现为阴囊壁增厚,与其他疾病引起的阴囊壁增厚不难鉴别。

表 8-4-1 急性附睾炎与睾丸扭转鉴别

| | 急性附睾炎 | 睾丸扭转 |
|---|---|---|
| 发病之前 | 性交病史<br>尿道炎<br>尿道狭窄 | 曾剧烈运动(前一日)<br>过去可能反复发作 |
| 发病时 | 逐渐红肿、疼痛 | 突然疼痛并肿胀 |
| 查体 | 阴囊红肿热痛<br>精索睾丸轴正常 | 睾丸轴呈横向,精索变紧 |
| 阴囊抬高试验 | 疼痛稍缓解 | 疼痛加剧 |
| 尿液检查 | 白细胞增加 | 正常 |
| B 超 | 睾丸、附睾肿胀<br>血流增加 | 睾丸或附睾血流减少 |
| 核素扫描 | 增加 | 减少 |

## 三、影像诊断流程

早期对阴囊急症明确诊断对于改善阴囊急症患者的预后非常重要,超声是诊断阴囊急症的首选且可靠的影像检查方法,灰阶超声可以显示睾丸附睾的形态学,彩色多普勒可以观察病变内的血流信号,测量血流动力学变化。各种阴囊急症的声像图变化较为复杂,只有熟练掌握各种声像图的演变过程才能准确诊断,而以上这几种阴囊急症部分病例灰阶上很难区别,鉴别关键在于彩色超声观察病变内的血流改变情况。但对于附睾、睾丸挫伤患者及进行治疗后疗效评估的患者,MRI 明显优于超声,MRI 能良好地显示软组织,可精确显示睾丸轻微挫伤,并根据不同时期出血在 MRI 上表现不同,精确地对急性、亚急性及陈旧性出血进行鉴别。MRI 能更好地显示白膜的连续性,可显示轻微的白膜破裂,以防漏诊。(图 8-4-1)

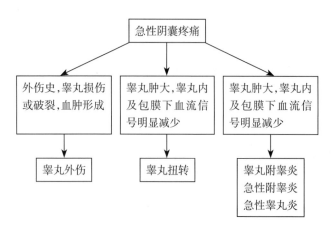

图 8-4-1　急性发作性阴囊痛诊断流程

## 四、相关疾病影像学表现

**1. 睾丸扭转**　睾丸扭转的超声表现与发病长短有关,发病时间短者睾丸大小、形态及内部回声可正常。但彩色多普勒超声显示睾丸内及包膜下血流信号明显减少,甚至无血流,随发病时间的延长,可出现睾丸肿大,白膜增厚,睾丸内部回声出现减弱、不均。睾丸坏死时,可出现多处不规则的片状低回声区域,睾丸鞘膜腔内可出现不同程度的积液(图 8-4-2)。

**2. 急性睾丸、附睾炎**　急性睾丸炎的声像图特点为睾丸可出现不同程度的肿大,形态饱满,表面整齐、光滑,内部回声可正常或减低,光点分布可均匀或不均匀,睾丸鞘膜腔内可有少量积液。急性附睾炎的声像图特点多表现为附睾尾部的肿大,形成炎性包块或附睾弥漫性肿大。急性睾丸、附睾炎的声像图主要表现为睾丸、附睾均匀性肿大,其特点常是以上二者的综合表现。彩色多普勒超声形态结构发生变化的睾丸及附睾内血管扩张、流速加快,可探及明显增多的血流信号,患侧睾丸动脉阻力指数降低或无变化(图 8-4-3、图 8-4-4)。

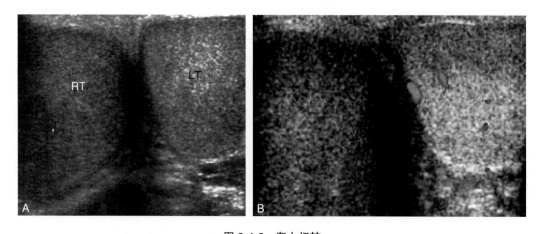

图 8-4-2　睾丸扭转

男,23 岁。突发右侧阴囊疼痛 1 小时。A.横断位超声示右侧睾丸增大,回声减低,右侧阴囊皮肤增厚;B.彩色多普勒超声示右侧睾丸未见明显血流信号,提示右侧睾丸扭转

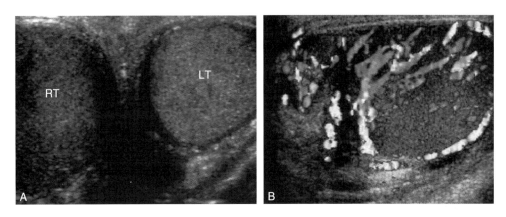

#### 图 8-4-3　附睾睾丸炎

男,45 岁。右侧阴囊肿胀并持续疼痛 3 天。A. 横断面超声示右侧睾丸增大,回声减低,右侧阴囊皮肤增厚,左侧睾丸大小正常;B. 矢状位超声示右侧附睾及睾丸血流信号增加,提示附睾睾丸炎

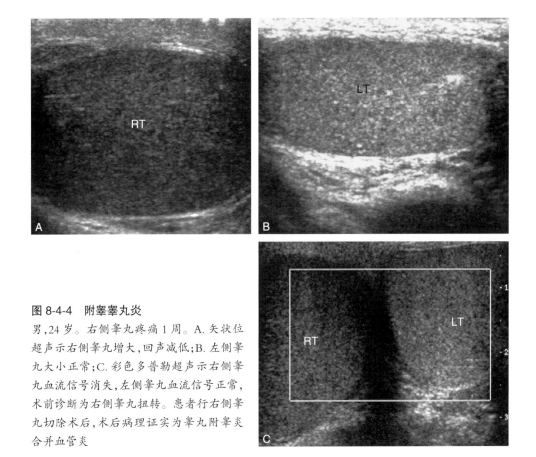

#### 图 8-4-4　附睾睾丸炎

男,24 岁。右侧睾丸疼痛 1 周。A. 矢状位超声示右侧睾丸增大,回声减低;B. 左侧睾丸大小正常;C. 彩色多普勒超声示右侧睾丸血流信号消失,左侧睾丸血流信号正常,术前诊断为右侧睾丸扭转。患者行右侧睾丸切除术后,术后病理证实为睾丸附睾炎合并血管炎

3. **睾丸外伤** 睾丸挫伤时可探及患侧睾丸肿大,包膜完整,形态无异常,内部回声不均,光点强弱不等,睾丸周围少量液性暗区,彩色多普勒超声显示睾丸内血流信号增多。睾丸血肿时患侧睾丸肿大,包膜完整,内部可见单个或多个不规则无回声区,血肿较大时,睾丸形态失常,周围可及较大液性暗区(图8-4-5)。彩色多普勒超声显示睾丸周围及内部血流信号明显增多(图8-4-6)。睾丸破裂时患侧睾丸明显肿大,内部回声杂乱,无正常实质回声。MRI上正常睾丸T1WI中等、T2WI均质高信号,白膜T1WI、T2WI均为线样低信号,厚度<1mm。睾丸挫伤出血以亚急性期及慢性早期的MRI上T1WI、T2WI高信号特征最为明显;白膜以T2WI显示最好,其连续性中断代表睾丸破裂(图8-4-7)。

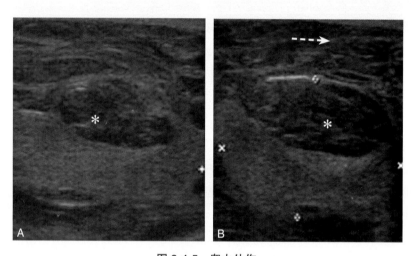

**图 8-4-5　睾丸外伤**

睾丸外伤患者。A.超声示睾丸局灶低回声区(*),提示睾丸局部撕裂;B.同时可见阴囊壁增厚水肿(箭头)

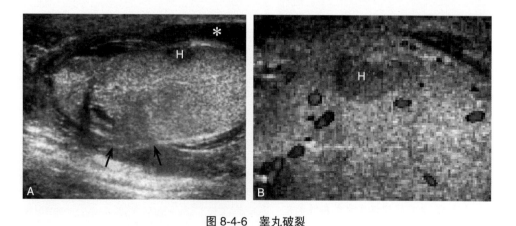

**图 8-4-6　睾丸破裂**

男,20岁。运动时右侧阴囊受伤并持续肿痛1天。A.矢状位超声示睾丸边缘局部模糊不连续,并见强回声血肿信号;B.彩色多普勒超声示睾丸内血肿未见明显血流信号

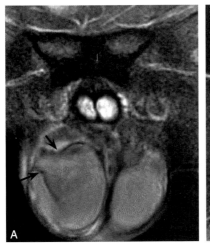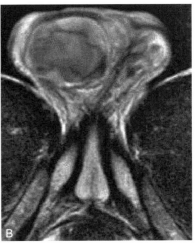

图 8-4-7 睾丸破裂

男,22 岁。踢足球比赛后右侧阴囊睾丸破裂。A. 脂肪抑制冠状磁共振造影显示白膜不连续(箭头);B. 轴位 T2WI 显示右侧睾丸轮廓不规则

## 五、研究进展及存在问题

临床上很多医师认为急性发作性阴囊痛的诊断鉴别较为困难,特别是准确诊断睾丸扭转更为困难,而彩色多普勒超声检查既可以清晰显示阴囊内结构,又可以提供血流灌注信息,诊断阴囊急症的准确率在 90% 以上。彩色多普勒超声检查敏感性高而且直观,无创伤,检查时间短,对急性阴囊疼痛的不同病因具有重要的鉴别诊断价值,是急性发作性阴囊痛的首选检查方法。

(陈云超 曾瑜 沈桂权 高波)

## 参 考 文 献

1. Ali M,Safriel Y,Sclafani SJ,et al. CT signs of urethral injury. Radiographics,2003,23:951-963.

2. Arneill M,Hennessey DB,McKay D.Colovesical fistula presenting with epididymitis. BMJ Case Reports,2013,2013:bcr2013009291.

3. Aso C,Enríquez G,Fité M,et al.Gray-Scale and Color Doppler Sonography of Scrotal Disorders in Children:An update.Radiographics,2005,25:1197-1214.

4. Bhagra A,Suravaram S,Schears RM.Testicular torsion-a common surgical emergency.International Journal of Emergency Medicine,2008,1(2):147.

5. Bhatt S,Dogra VS.Role of US in testicular and scrotal trauma.Radiographics,2008,28(6):1617-1629.

6. Cassar S,Bhatt S,Paltiel HJ,et al.Role of spectral Doppler sonography in the evaluation of partial testicular torsion. J Ultrasound Med,2008,27(11):1629-1638.

7. D'Andrea A,Coppolino F,Cesarano E,et al. US in the assessment of acute scrotum. Critical Ultrasound Journal,2013,5(Suppl 1):S8.

8. DaJusta D，Granberg CF，Villanueva C，et al.Contemporary Review of Testicular Torsion：New Concepts，Emerging Technologies and Potential Therapeutics. Journal of Pediatric Urology，2013，9（6）：10.

9. Dogra VS，Gottlieb RH，Oka M.Sonography of the scrotum.Radiology，2003，227（1）：18-36.

10. Dombrowski VI，Kogan MI，Banchik EL，et al.the Role of Magnetic Resonance Imaging in the Diagnosis of Stricture Disease of the Male Urethra.Urologiia，2015，（2）：24-30.

11. Gotto GT，Chang SD，Nigro MK.MRI in the diagnosis of incomplete testicular torsion.The British Journal of Radiology，2010，83（989）：e105-e107.

12. Günther P，Rübben I.The Acute Scrotum in Childhood and Adolescence. Deutsches Ärzteblatt International，2012，109（25）：449-458.

13. Idzenga T，Arif M，Mastrigt RV，et al.Noninvasive estimation of the pressure profile in the male urethra using ultrasound imaging.Med Phys，2015，42（4）：1745-1752.

14. Ingram MD，Watsom SG，Skippage PL，et al.Urethral injuries after pelvic trauma：evaluation with urethrography.Radiographics，2008，28（6）：1631-1643.

15. Kim B，Kawashima A，LeRoy AJ.Imaging of the male urethra.Semin Ultrasound CT MR，2007，28：258-273.

16. Kim SH，Park S，Choi SH，et al.The efficacy of magnetic resonance imaging for the diagnosis of testicular rupture：a prospective preliminary study. Journal of Trauma，2009，66（1）：239-242.

17. Maciejewski C，Rourke K. Imaging of urethral stricture disease.Translational Andrology and Urology，2015，4（1）：2-9.

18. Michaelide M，Sotiriadis C，Konstantinou D，et al.Tuberculous orchitis US and MRI findings.Correlation with histopathological findings，Hippokratia，2010，14（4）：297-299.

19. Mundy T.Pelvic fracture urethral injuries in context.BJU Int，2013，112（4）：E364-365.

20. Nikolic O，Lukac I，Doppler sonography in diagnosis of the acute scrotum.Med Pregl，2006，59（3-4）：111-117.

21. Ovali GY，Yilmaz O，Tarhan S，et al.Perfusion CT evaluation in experimentally induced testicular torsion. Canadian Urological Association Journal，2009，3（5）：383-386.

22. Patiala B.Role of Color Doppler in Scrotal Lesions.The Indian Journal of Radiology & Imaging，2009，19（3）：187-190.

23. Pavlica P，Barozzi L，Menchi I.Imaging of male urethra.Eur Radiol，2003，13（7）：1583-1596.

24. Riaz-Ul-haq M，Mahdi DEA，Elhassan EU. Neonatal Testicular Torsion，a Review Article.Iranian Journal of Pediatrics，2012，22（3）：281-289.

25. Ryu J，Kim B. MR imaging of the male and female urethra.Radiographics，2001，21（5）：1169-1185.

26. Sun Z，Xie M，Xiang F，et al.Utility of Real-Time Shear Wave Elastography in the Assessment of Testicular Torsion. PLoS ONE，2015，10（9）：e0138523.

27. Sung EK，Setty BN，Castro-Aragon i.Sonography of the pediatric scrotum：emphasis on the Ts--torsion，trauma，and tumors.AJR Am J Roentgenol，2012，198（5）：996-1003.

28. Thinyu S，Muttarak M. Role of ultrasonography in diagnosis of scrotal disorders：a review of 110 cases. Biomedical Imaging and Intervention Journal，2009，5（1）：e2.

29. Tonolini M.Urgent-setting magnetic resonance imaging allows triage of extensive penoscrotal hematoma following blunt trauma.Journal of Emergencies，Trauma，and Shock，2013，6（4）：304-306.

30. Zaid UB，Lavien G，Peterson AC.Management of the Recurrent Male Urethral Stricture.Curr Urol Rep，2016，17（4）：33.

31. 傅今成，苏汉忠，陈福全. 尿道损伤的 X 线分类及临床应用. 临床泌尿外科杂志，2000，5（15）：213.

32. 那彦群，叶章群，孙颖浩，等. 中国泌尿外科疾病诊断治疗指南. 北京：人民卫生出版社.2011.

33. 彭光明,黄新华,周文化,等.后尿道狭窄磁共振成像检查10例报告.中华泌尿外科杂志,2006,27(12): 829.

34. 张胜林,陈英银,陈声亮,等.彩色多普勒超声在青少年阴囊急症中的应用价值.海南医学,2015,15: 2253-2256.

35. 郑红雨,沈桂新,韦玲华,等.急性阴囊疼痛疾病的彩色超声多普勒表现.影像诊断与介入放射学, 2008,17(2):91-92.

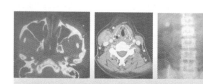

# 第九章

# 脊 柱

## 第一节　颅颈部（C$_{1\sim2}$）创伤

### 一、概述

颅颈部寰枢椎创伤是脊柱创伤中较为特殊的一种类型，多会导致寰枢椎不稳，脊髓受损，严重者危及生命。颅颈部寰枢椎在遭受强烈的外力作用下易引起寰枢椎骨折和脱位、椎间盘和韧带损伤及脊髓损伤，这种创伤若不能快速准确地诊断和及时处理，后果十分严重。寰枢椎创伤的常见原因有直接、间接暴力或重物作用于头顶部，高处坠落枕部着地，下颌及颈部受拳击或钝器伤等。少数患者无明显外伤史，偶尔为急转头或急仰头、睡姿不当等。了解寰枢椎创伤的原因有助于诊断，兼顾影像学表现及临床表现，绝大多数能够做出确切诊断。

### 二、相关疾病分类

头颈部外伤常导致寰枢椎骨折、脱位、骨折并脱位。其不仅可损伤骨质结构，亦可损伤韧带、血管及脊髓等邻近周围结构。创伤的原因不同，寰枢椎创伤的种类也不同。了解寰枢椎创伤的原因有利于寰枢椎创伤的正确诊断（表9-1-1）。骨折的类型比较复杂，有时为单椎

表 9-1-1　颅颈部（C$_{1\sim2}$）创伤按部位分类

| 部位 | 种类 |
| --- | --- |
| 寰椎 | 前弓骨折，后弓骨折，侧块骨折，Jefferson 骨折 |
| 枢椎 | 齿突骨折，椎体骨折，椎弓根骨折，Hangman 骨折 |
| 寰枕关节 | 前脱位，后脱位 |
| 寰枢关节 | 前脱位，后脱位，旋转脱位，旋转半脱位，侧方脱位 |
| 韧带 | 寰椎横韧带损伤 |

体多发骨折,有时为多椎体多发骨折,有时为骨折并发脱位,例如齿突骨折并寰枢关节脱位、寰枢椎骨折并发寰枢关节脱位。了解寰枢椎创伤的原因,兼顾临床表现及影像学表现尤其是 CT 表现,从而能够做出确切诊断。

## 三、影像诊断流程

大多数情况下,结合创伤的原因、临床表现及影像学表现,尤其是 CT 表现,可以做出正确的诊断,一般无需鉴别,主要是影像学检查方法的选择。对临床症状明显而 X 线检查阴性者进一步行 CT 检查,对临床症状明显而 X 线、CT 检查均阴性者应进一步行 MRI 检查。颈椎正侧位、过伸过屈位及张口位,可以了解寰枢椎损伤的全貌及骨性椎管的情况。多层螺旋CT 平扫 + 三维重建 + 多平面重建(MPR)能清晰、直观地显示骨折的部位、数量、类型以及骨折片之间分离情况。MRI 检查对观察椎体周围韧带、脊髓损伤情况及椎管骨挫伤较好,可行横、矢、冠状位及任意层面的断层扫描,对于椎体、椎间盘、韧带显示较好,可清晰地显示椎管矢状径和脊髓受压及损伤情况,并可观察椎管内及前后纵韧带旁有无出血情况,还可发现平片及 CT 未能发现的隐匿骨折和骨挫伤的范围。(图 9-1-1)

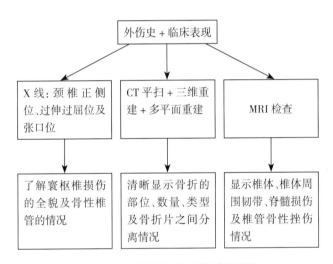

图 9-1-1　颅颈部创伤影像诊断流程

## 四、相关疾病影像学表现

1. **寰椎骨折**(fracture of atlas)　寰椎前弓骨折发生在颈部屈曲位,头部受到垂直外力打击。寰椎后弓骨折发生在颈部后伸位时,头部受到垂直外力打击。寰椎前后弓与侧块相接处骨质较薄弱,是骨折的好发部位,后弓骨折多发生于邻近两侧椎动脉沟薄弱处。临床表现主要有颈部僵硬和枕下区域疼痛,通常不引起呼吸困难和吞咽困难。

多层螺旋 CT 横轴位可清晰显示寰椎区的横断解剖,对寰椎骨折的移位情况观察清楚。根据骨折部位将寰椎骨折分为三型,Ⅰ型:寰椎后弓骨折(图 9-1-2);Ⅱ型:寰椎侧块骨折,骨折线通过寰椎关节面前后部,可累及椎动脉孔,造成椎动脉损伤及破裂出血(图 9-1-3);Ⅲ

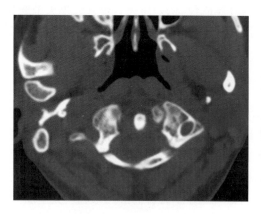

**图9-1-2　寰椎后弓骨折**
男,41岁。车祸伤2小时。颈部疼痛,CT轴位显示寰椎后弓骨质结构中断

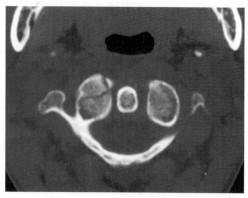

**图9-1-3　寰椎侧块骨折**
男,21岁。车祸伤半小时,颈部疼痛。CT横断位平扫骨窗显示寰椎右侧侧块骨质中断

型:寰椎前后弓双骨折,即 Jefferson 骨折(图9-1-4),寰椎前后弓四段骨折是基本特点。

2. **齿突骨折**　齿突骨折(fracture of odontoid process)是寰枢椎创伤的代表性骨折,占颈椎损伤的7%~14%。创伤的机制是剪式应力和撕裂应力的综合作用。临床表现有颈部疼痛,枕颈区活动不适,喝水及进食有梗噎感,四肢麻木及肌力减退,手指的精细动作障碍,持物不稳,下肢行走不稳,四肢感觉减退。严重者可发生呼吸骤停,导致死亡。

当齿突骨折出现移位时,单纯X线侧位片可以很容易诊断出来。如果移位不明显,在开口位的X线片上可以通过齿突和椎体

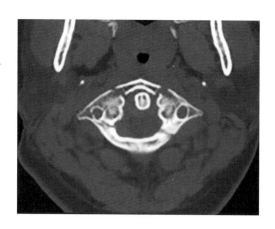

**图9-1-4　Jefferson 骨折**
女,26岁。车祸伤3小时,颈部疼痛。CT平扫骨窗显示寰椎前后弓骨质中断

基底部间的边缘不整的骨折线来进行辅助诊断。多层螺旋CT检查对诊断齿突骨折有极其重要的价值。多层螺旋CT平扫+三维重建及冠状位、矢状位重建可清晰地显示寰枢椎区的横断解剖,对齿突骨折的移位情况观察清楚。根据骨折部位将齿突骨折分为三型:Ⅰ型:尖端骨折,齿突尖端翼状韧带附着部的斜行骨折;Ⅱ型:基底骨折,系齿突与枢椎椎体连接处骨折,此型最为常见(图9-1-5);Ⅲ型:枢椎椎体部骨折(图9-1-6)。

3. **Hangman 骨折**　Hangman 骨折又称创伤性枢椎滑脱,为枢椎双侧椎弓根骨折,伴有或不伴有前滑脱。常见的原因有交通事故、高空坠落或头部撞击伤。Hangman 骨折分为四型:Ⅰ型骨折移位轻微;Ⅱ型骨折:枢椎椎体向前移位超过3mm,和 C₃ 之间有明显的成角畸形;Ⅱa 型骨折:是Ⅱ型骨折的一种变形,表现为枢椎与 C₃ 之间严重的成角畸形,但移位轻微;Ⅲ型骨折:是双侧椎弓根骨折伴有后关节面损伤,椎弓骨折的移位和成角均很严重,而且合并

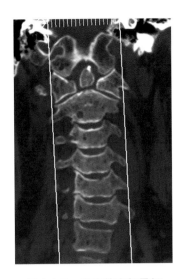

**图 9-1-5 齿突基底部骨折**

男,62岁。外伤后3小时,颈部疼痛。CT冠状位重建显示齿突基底部骨质中断

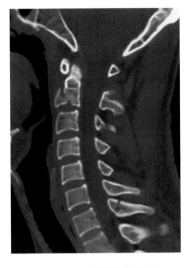

**图 9-1-6 枢椎椎体骨折**

男,27岁。外伤后2小时,颈部疼痛。CT矢状位重建显示枢椎椎体骨质中断,断端间稍移位

有单侧或双侧 $C_2/C_3$ 关节脱位。

大部分 Hangman 骨折,X 线侧位片就可以诊断,小部分 Hangman 骨折 X 线侧位片容易漏掉。多层螺旋 CT 加多平面重建(MPR)对四型 Hangman 骨折显示清楚(图 9-1-7)。

**4. 寰椎横韧带损伤** 寰椎横韧带位于枢椎齿突后侧,两侧止于寰椎侧块内侧的骨突上。寰椎前弓、侧块、横韧带和枢椎齿突一起,构成了寰齿关节。寰椎横韧带损伤(transverse ligament injury)可导致寰齿关节、寰椎和枢椎间不稳,继而发生寰椎前脱位,严重者可伤及延髓,导致患者高位四肢瘫甚至危及生命。寰椎横韧带损伤分为两种类型,每种类型再分为两种亚型:Ⅰ型指寰椎横韧

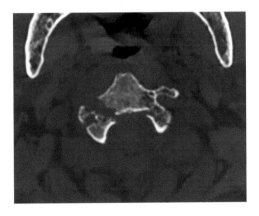

**图 9-1-7 Hangman 骨折**

男,29岁。高空坠落伤2小时。CT轴位示枢椎双侧椎弓根骨质中断

带体部断裂,其中Ⅰa型指寰椎横韧带中部断裂,Ⅰb型指寰椎横韧带接近一侧止点处断裂;Ⅱ型指寰椎横韧带止点与寰椎侧块分离,其中Ⅱa型伴随寰椎侧块粉碎性骨折,Ⅱb型指寰椎横韧带一侧骨性止点从寰椎侧块上撕脱。创伤性寰椎横韧带断裂伴有脱位者多数在事故现场死亡,神经系统症状和体征差别较大,有些表现为单一肢体的麻木或无力,也有表现为暂时性四肢瘫或迟发性神经症状等。

X 线平片不能直接观察到横韧带的损伤情况,对判断横韧带损伤价值有限。横韧带损伤导致的寰枢椎不稳在 X 线侧位平片上有寰齿前间隙(atlas-dens interval,ADI)增大等一系

列表现,当 ADI 超过 3mm 时应高度怀疑寰椎横韧带的损伤。成人 ADI 为 3~5mm 提示寰椎横韧带部分撕裂伤;ADI 大于 5mm 表明寰椎横韧带大部分已断裂,包括翼状韧带已被拉伸并有部分断裂;ADI 大于 10mm 提示所有的韧带断裂。CT 扫描可以帮助我们增加对骨性损伤判断的准确性,不过受限于其对软组织的分辨能力,目前很难应用 CT 图像直接对横韧带的结构进行重建。如果 X 线平片和 CT 扫描对横韧带的完整性有所怀疑,应通过 MRI 检查对寰椎横韧带的结构进行直接的观察。寰椎横韧带在颈椎 MRI 脂肪抑制梯度回波 T2WI 或短回复时间序列像上信号强度可明显增强。CT 和 MRI 的诊断侧重不同:CT 可提示寰枢椎骨折,但只有部分软组织损伤可被发现;MRI 可判断脊髓损伤及其周围软组织变化,只能发现部分骨折。MRI 可清楚显示寰椎横韧带,其表现为延伸在齿突后方、寰椎侧块中间的低信号影(图 9-1-8)。

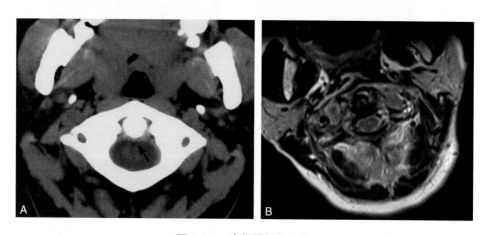

图 9-1-8　寰椎横韧带损伤

A. CT 横断位平扫显示寰椎横韧带稍增厚;B. MRI 平扫寰椎横韧带 T2WI 呈均匀低信号

**5. 寰枢关节脱位**　寰枢关节脱位(atlantoaxial dislocation)早前被简单分为半脱位和脱位两种,后来又出现旋转半脱位的名词。所谓的寰枢关节半脱位或旋转半脱位,是指发生于儿童,因口咽部炎症引起寰椎横韧带松弛,进而导致寰枢椎的旋转不稳,寰齿间隙增宽,寰枢椎侧块关节不对称,患儿出现斜颈、颈痛等表现。创伤性寰枢关节脱位根据脱位方式分为寰枢关节前脱位、后脱位和旋转脱位。寰枢关节脱位可合并寰枢椎骨折。寰枢关节前脱位多因寰椎横韧带断裂或损伤引起,主要表现为寰齿间隙增宽、椎管矢状径变窄;寰枢关节后脱位多因枢椎齿突骨折引起,寰齿间隙正常,但寰椎前弓和枢椎齿突共同向后移位,导致椎管矢径变小,压迫脊髓;寰枢关节旋转脱位则可根据脱位程度进一步细分为不同类型。临床上主要表现为不同程度的上颈部疼痛不适及功能受限。伤后出现颈部活动受限、枕颈部感觉异常、四肢瘫等。

　　X 线检查和 CT 检查对寰枢关节脱位进行间接判断。FSE PDWI 序列在寰枢关节韧带急性损伤形态学改变方面显示较好,T2WI STIR 序列在显示寰枢关节韧带急性损伤信号改变上有优势。FSE PDWI 和 T2WI STIR 序列显示有韧带形态及信号的改变,结合临床表现可以诊断寰枢关节脱位。寰枢关节前脱位在 CT 上表现为寰齿前间隙增大，MPR 显示寰椎相对于枢椎前移（图9-1-9），寰椎侧块部分下关节面位于枢椎侧块上关节面前缘前方。寰枢关节后脱位在 CT 横轴位上表现齿突位于寰椎前弓前方，伴有或不伴有齿突骨折。寰枢关节旋转脱位在自然中立位轴面 CT 表现为一侧寰齿侧间隙呈伞形改变，MPR 表现为寰枢椎双侧不对称，寰枢侧块关节面旋转错位。

寰枢关节脱位诊断主要靠影像学表现，其征象有寰齿间隙增宽，寰枢外侧关节错位，旋转功能异常及寰齿侧距不对称、齿突骨折等。目前对寰枢关节脱位的影像学诊断仍无统一标准。齿突与寰椎前弓后缘间距是比较恒定的。一般成人若超过 3mm，儿童超过 4mm 即可诊断寰椎关节前脱位。

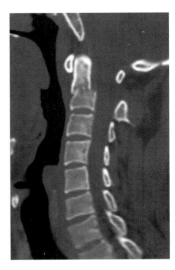

**图 9-1-9 寰枢关节脱位**
男，25 岁。车祸伤 1 小时。CT 平扫 MPR 矢状位重建显示枢椎骨质结构中断，寰椎向前移位

### 五、研究进展及存在问题

寰枢关节半脱位、旋转半脱位有待进一步研究。随着医学及相关学科的发展，相信将会对寰枢椎创伤的发生机制、诊断标准也将会更加深入。合理选择影像学检查及参考指标的正常范围，将是探索寰枢椎创伤规范化、定量化诊断的一个努力的方向。

## 第二节 $C_3$~$T_1$ 创伤

### 一、概述

颈椎损伤是一种临床较常见的创伤，超过 2/3 的颈椎骨折及 3/4 的颈椎脱位发生于下颈椎，常伴有颈髓、神经根受累，致残率较高。下颈椎损伤指 $C_3$~$C_7$ 损伤，亦包括颈胸连接（$C_7$、$T_1$）处损伤。颈椎损伤好发于青年男性，其高峰在 30 岁左右。最常见的致伤机制是道路交通伤、坠落伤及户外运动伤。其中，交通事故或户外运动致颈椎伤者大部分小于 30 岁，坠落伤致颈椎损伤多见于老年人。了解下颈椎损伤的机制有利于正确诊断。由于 $C_3$~$T_1$ 椎体结构相似，因此每个节段的损伤类型也类似，我们在这里一起进行讨论。

### 二、相关疾病分类

$C_3$~$T_1$ 创伤的分类方法很多，可以根据创伤时限、创伤发生时颈椎所处的位置和受力特点、骨折形态、解剖结构、创伤的生物力学特点进行多种分类，每种分类方法都独具意义，对具体病例而言，临床急诊医生可以结合运用多种分类方法，以准确判断创伤情况，制定针对性的治疗方案。下颈椎损伤部位和类型分类见表 9-2-1。

表 9-2-1　下颈椎（C$_3$~T$_1$）创伤按部位和类型分类

| 分类 | 种类 |
| --- | --- |
| 下颈椎骨折 | 椎体前缘骨折，椎体后缘骨折，椎体压缩性骨折，椎体爆裂性骨折，椎体 Chance 骨折，钩椎关节（钩状突）骨折 |
| 下颈椎脱位 | 前脱位，后脱位 |
| 下颈椎骨折脱位 | 下颈椎骨折并前脱位，下颈椎骨折并后脱位 |
| 下颈椎附件损伤 | 关节突骨折，关节突脱位，椎弓峡部骨折，横突骨折，棘突骨折 |

## 三、影像诊断流程

大多数情况下，结合外伤病史、临床表现及平片、多层螺旋 CT、MRI 表现可以作出正确诊断，一般无需鉴别，主要是影像学检查方法的选择。平片、螺旋 CT 还是 MRI？平片、螺旋 CT 与 MRI 在下颈椎创伤的诊断中各有优势，常规的 X 线检查能够扩大照射范围，对颈胸椎序列的整体观察要明显优于 CT 检查，有利于发现多个椎体同时骨折的现象，但是 X 线检查对于椎体的垂直向或者矢状向的骨折检查受限比较严重，难以显示脊柱后部骨折情况及椎管狭窄程度，对于平片怀疑有下颈椎创伤的患者一定要行螺旋 CT 检查。螺旋 CT 在显示骨折的部位、方向、对椎管的影响及累及的范围等方面有着明显的优势，而 MRI 能够清晰地显示椎体、脊髓和周围软组织的改变，特别对脊髓的创伤能够早期、及时作出诊断，平片、螺旋 CT 及 MRI 取长补短，有利于为临床提供及时准确的信息，使患者得到及时正确的诊治。螺旋 CT 检查常规行三维 CT 重建和多平面重建。（图 9-2-1）

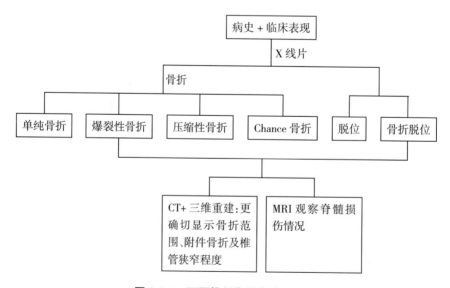

图 9-2-1　下颈椎创伤影像诊断流程

### 四、相关疾病影像学表现

**1. 椎体爆裂性骨折** 颈椎椎体爆裂性骨折（vertebra burst fractures）较少见，多属不稳定型。多由纵向垂直压缩暴力所致，好发于 $C_5$、$C_6$ 椎体，其次为 $C_4$、$C_7$ 椎体。椎体粉碎性分裂、移位，正常结构与外形消失，骨皮质低信号带凹凸不平，部分嵌入椎体松质骨内。后纵韧带多同时受损，骨折片常突至椎管而伤及脊髓或脊神经根。

爆裂性骨折 X 线平片表现为脊柱后突畸形，椎体后缘不呈连续光滑的曲线。椎体后缘连线异常是爆裂性骨折的重要指针。CT 表现为多处不规则的骨折线，椎体横径、前后径加宽，椎弓根间距增宽（图 9-2-2）。MRI 表现因水肿、渗出，骨折处 T1WI 上呈低信号，T2WI 上呈高信号。还可以通过 MRI 观察脊髓损伤情况，详见本章第五节。

**2. 椎体压缩性骨折** 椎体压缩性骨折（vertebral compression fracture）一般是脊柱前柱损伤，指前屈伤力造成椎体前半部压缩，后方的结构很少受影响，椎体通常呈楔形变，此类骨折不损伤中柱，因此多属于稳定型，是脊柱骨折中较常见的损伤类型。

椎体压缩 X 线和 CT 是最常用的检查手段，单纯稳定型颈椎压缩性骨折表现为受累椎体楔形变，椎体前缘高度变低，后缘正常，常合并椎体附件骨折。CT（图 9-2-3）对观察骨小梁骨折、骨皮质断裂有帮助。常伴相邻椎间盘损伤，表现为正常椎间隙减低。当颈椎压缩性骨折合并椎节不稳及脊髓损伤时，除了 X 线和 CT，MRI 可以提供脊髓损伤情况。

**3. 椎体 Chance 骨折** 椎体 Chance 骨折（vertebral chance fracture）多见于高速公路紧急刹车时上身突然前屈所致。近几年常遇见此型骨折，典型的 Chance 骨折包括脊椎

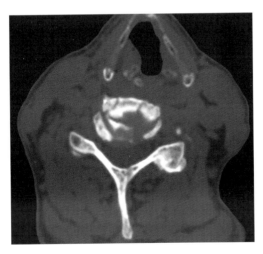

**图 9-2-2 下颈椎爆裂性骨折**
男，26 岁，车祸伤 2 小时，颈部疼痛。CT 轴位示椎体粉碎性分裂、移位

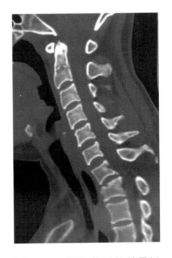

**图 9-2-3 下颈椎压缩性骨折**
男，36 岁。坠落伤 1 小时。MPR 矢状位重建示胸₁椎体前半部压缩变扁

水平劈裂,开始于棘突或椎板,延伸通过椎弓根与椎体,其恒定的特征为横行骨折,不伴脱位或半脱位。

在 X 线正位片显示横突及椎弓根呈水平撕裂骨折,伤椎与下位椎体棘突间隙的增宽,相应的椎体中部密度减低,被称为"椎体中空征"。X 线侧位片可明确受损部位及椎节分裂程度,伴有脊髓症状的应进行 CT 扫描或 MRI 检查。与 X 线相比,CT 更能清晰地显示骨折线的走行,骨折线贯穿棘突、椎弓根及椎体骨性结构(图 9-2-4)。

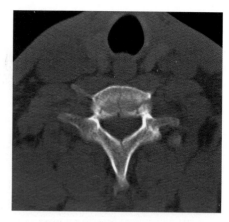

**图 9-2-4　下颈椎 Chance 骨折**
男,28 岁,车祸伤 1 小时。CT 示骨折线穿过棘突、椎弓根与椎体

**4. 下颈椎脱位**　下颈椎脱位(dislocation of infra-cervical spine)可以发生在 $C_3$ 至 $T_1$ 之间的任何节段,以 $C_4$ 以下节段最多见。多见于头颈部遭到外力重击或受力,导致颈椎发生移位。下颈椎脱位常伴有脊髓压迫,可造成截瘫、死亡等严重后果。临床表现为头颈部剧痛,活动受限,颈椎痛,神经根损伤及相应节段的神经脊髓损伤症状如四肢瘫、下肢瘫或不完全性瘫痪。

X 线显示相邻椎体位置错位超过 3.5mm,或成角超过 11° 时即须考虑有脱位可能(图 9-2-5)。怀疑椎体脱位时,需行 CT 或 MRI 以明确是否合并脊髓损伤,CT 显示在脱位椎体的单侧下关节突或椎板后方出现下位椎体的上关节突,即异常的"汉堡包征"。脊椎脱位在 MRI 矢状面 T1WI 显示得最为清楚,表现为椎体前缘、椎管前缘及后缘的平滑连线中断,椎体错位,可伴有脊髓压迫或椎间盘损伤。

**5. 下颈椎骨折脱位**　下颈椎骨折脱位(fracture-dislocation of cervical vertebra)是较常见的颈椎损伤,骨折与脱位常常同时发生,导致颈椎失稳,且常伴有脊髓损伤。好发于 $C_4$~$C_5$、$C_5$~$C_6$ 及 $C_6$~$C_7$ 三个颈椎节段,颈椎损伤的临床症状多严重,有脊髓损伤患者由于损伤平面不同症状不同,脊髓损伤程度不同所造成的瘫痪程度也不同。

一般的骨折脱位平片就可诊断,侧位片(图 9-2-6)可显示椎体骨折变形的情况,斜位可观察小关节的变化。但由于此类患者往往不能直立,斜位片多数不能显示满意,往往需行 CT 检查才能显示清楚,CT 扫描(图 9-2-7、图 9-2-8)出现脱位椎体和下位椎体前部形成重叠的"双边征"表明椎体骨折并滑脱移位。当成角严重时往往会伤及脊髓,需行 MRI 检查脊髓受损情况。

**6. 下颈椎附件损伤**　下颈椎附件损伤包括关节突骨折、关节突脱位、椎弓峡部骨折、横突骨折,棘突骨折。CT 比 X 线更清晰地显示椎弓、棘突、横突、棘突及关节突等附件处骨折线(图 9-2-9~ 图 9-2-12),MRI 上可见上述附件处信号异常,表现为长 T1、长 T2 信号改变,此外,MRI 可观察椎旁软组织及韧带损伤情况。

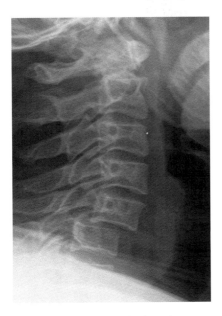

图 9-2-5　下颈椎前滑脱

男，23 岁。车祸伤 2 小时。颈椎侧位片示 $C_7$ 以上椎体向前移位，$C_6/C_7$ 椎体错位

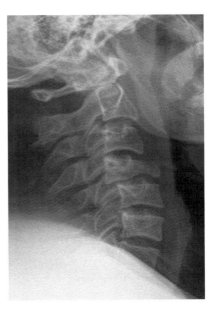

图 9-2-6　下颈椎骨折并后滑脱

男，21 岁。车祸伤半小时。颈椎侧位片示 $C_5$ 椎体变扁，$C_6$ 以上椎体向后移位

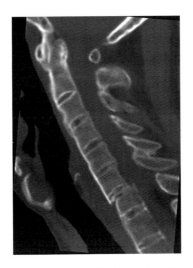

图 9-2-7　下颈椎骨折并前滑脱

男，30 岁。车祸伤 40 分钟。矢状位 MPR 示 $C_7$ 椎体骨质中断，其以上椎体前移

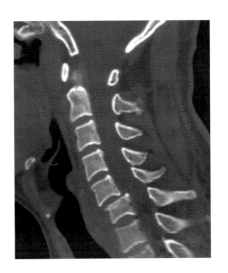

图 9-2-8　下颈椎骨折并前滑脱

男，37 岁。车祸伤 2 小时。矢状位 MPR 示 $C_6$ 椎体变扁、骨质致密，其以上椎体前移

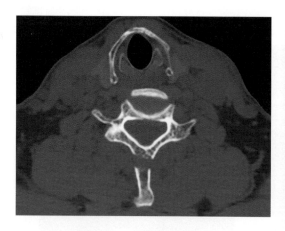

图 9-2-9　下颈椎棘突骨折

男,19 岁。车祸伤半小时。轴位 CT 示棘突骨质结构中断

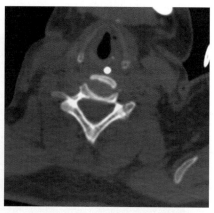

图 9-2-10　下颈椎横突骨折

女,23 岁。车祸伤 1 小时。CT 示左侧横突骨质结构中断,段端间骨痂生长

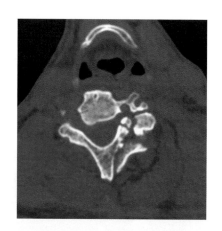

图 9-2-11　下颈椎椎弓峡部骨折

男,29 岁。车祸伤半小时。CT 示椎弓峡部骨质中断,段端间移位

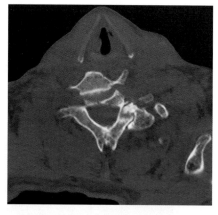

图 9-2-12　下颈椎关节突骨折

男,29 岁。车祸伤半小时。CT 示左侧关节突关节瓦解,骨质中断

## 五、研究进展及存在问题

目前 ABCD 分类系统并不能得到所有临床医生的接受和有效采纳。理想的下颈椎创伤分类系统必须满足以下条件:①全面反映患者受伤时状态;②有效结合影像学表现和临床表现;③能客观、系统地指导临床诊疗;④能较好地判断预后;⑤简单易记、临床应用方便。很多学者对下颈椎创伤的分类做了大量研究,如 ABCD 分类系统,虽然这种分类方法综合考虑了下颈椎椎体骨折的形态、韧带损伤、椎管狭窄、下颈椎不稳程度及神经功能,但是没有对损伤程度进行量化,更没有提出损伤程度量化的标准,是否具有全面性及较高的可信度和可重复性,是否可以根据分类结果指导临床工作,是否值得在临床推广和应用,这些都需要多

中心、大样本、更长期的临床试验以验证该分类系统对临床治疗的指导意义和预测预后的能力。所以关于下颈椎创伤的分类方法有待更多的学者进一步研究探讨。

# 第三节　胸腰椎创伤

## 一、概述

由于社会生产、生活方式的日益多样化,各种原因导致的脊柱创伤也越来越多,如车祸复合伤、高处坠落伤等都是脊柱创伤的常见原因。脊柱骨折占全身骨折的5%~6%,而胸腰椎骨折又是脊柱骨折中最常见的类型。胸腰椎骨折可合并脊髓创伤、椎间盘损伤及韧带损伤。由于胸腰椎椎体结构相似,因此每个节段的损伤类型也类似,我们在这里一起进行讨论。

## 二、相关疾病分类

目前,有关胸腰椎创伤的分类方法很多,尚无公认、统一的分类方法,关于胸腰椎创伤的分类研究一直在争论中发展。在国内应用较多的两种分型是 AO 分型与 Denis 分型。Denis 将胸腰椎创伤分为四型:A 型为压缩型骨折;B 型为爆裂型骨折;C 型为安全带型骨折;D 型为骨折脱位(表 9-3-1)。Denis 首次提出三柱理论,前柱包括前纵韧带和前 2/3 的椎体及其邻近的椎间盘,中柱包括后 1/3 椎体及其邻近的椎间盘和后纵韧带,后柱包括后纵韧带后纵韧带后的所有结构(含骨性结构及后韧带复合体),并认为中柱为脊柱最为稳定的结构。胸腰椎骨折分为:单纯椎体压缩骨折、胸腰椎爆裂性骨折、胸腰椎骨折脱位、椎弓峡部及椎弓根骨折、胸腰椎附件骨折。

表 9-3-1　Denis 分型

| 种类 | 亚型 | | | | |
|---|---|---|---|---|---|
| 压缩性骨折 | A 型:上下终板骨折 | B 型:上终板骨折 | C 型:下终板骨折 | D 型:前侧骨皮质挤压,上下终板完整 | |
| 爆裂性骨折 | A 型:上下终板骨折 | B 型:上终板骨折 | C 型:下终板骨折 | D 型:爆裂 - 旋转型骨折 | E 型:侧方爆裂性骨折 |
| 安全带骨折 | A 型:骨折通过一节椎体 | B 型:骨折通过一节椎间盘和韧带 | C 型:骨折波及两个节段,中柱骨质损伤 | D 型:骨折波及两个节段,中柱椎间盘和韧带损伤 | |
| 骨折脱位 | A 型:屈曲 - 旋转型,外力通过椎体或椎间盘,三柱均破坏 | B 型:剪切力骨折(后前、前后) | C 型:屈曲 - 分离型 | | |

### 三、影像诊断流程

大多数情况下,结合外伤病史、临床表现及平片、CT、MRI 表现可以做出正确的诊断,一般无需鉴别,主要是如何选择不同的影像学检查方法,平片还是 CT？ X 线检查和 CT 检查都具有特征性的应用价值和一定的限度,常规的 X 线检查能够扩大照射范围,对脊柱序列的整体观察要明显优于 CT 检查,有利于发现多个椎体同时骨折的现象,但是 X 线检查对于椎体的垂直向或者矢状向的骨折检查受限比较严重,难以显示脊柱后部骨折情况及椎管狭窄程度。而 CT 扫描可清楚显示脊柱三柱解剖结构和骨折部位骨折线走向,尤其对 X 线平片难以发现的脊柱后柱结构的骨折,碎骨片的显示和移位情况、椎体附件骨折和椎管狭窄程度等。可正确判断脊柱骨折的稳定性情况,脊髓是否受压受损。但 CT 对椎体水平向骨折线仍可漏诊。三维重建和多平面重建可以从多个方向观察,更有利于病变的定位、定量及定性。对于平片检查怀疑有胸腰椎创伤的患者均应接受进一步 CT 检查。MRI 对软组织有很高的分辨率,可以清晰显示软组织的层次,脂肪组织、肌肉组织、韧带肌腱、骨骼及血管在 MRI 不同的序列中显示不同的信号,另一个重大的优势在于对脊髓创伤、椎间盘损伤的显示。熟悉这些影像学检查方法的优缺点有利于临床急诊医生合理地选择影像学检查方法。

### 四、相关疾病影像学表现

**1. 单纯椎体压缩性骨折**　胸腰椎压缩性骨折多为创伤所致,老年骨质疏松骨折多为压缩性骨折,两者需要进行鉴别。胸腰椎压缩性骨折多发于下胸段和上腰段,大部分为稳定骨折,少有脊髓损伤致瘫痪者。根据病史,一般诊断并不难。

X 线平片表现为椎体前缘上部终板塌陷,皮片断裂,椎体后柱正常,椎体呈楔形(图 9-3-1);但楔形变不一定就说明是骨折或新鲜骨折,脊椎发育畸形也可以呈楔形变。CT 表现较 X 线平片更清晰(图 9-3-2)。创伤性椎体压缩性骨折时,压缩椎体上下相邻或远隔的椎体内经常会出现范围不同的异常长 T1 长 T2 信号影,边界模糊,在压脂像上呈高信号。对恶性肿瘤引起的病理骨折,MRI 诊断价值较高。

**2. 胸腰椎爆裂性骨折**　"爆裂性骨折"一词由 Holdsworth 在 1963 年首先提出,用于形容纵向压力导致的椎体粉碎性骨折。胸腰椎爆裂性骨折分为五型,A 型:椎体上下终板骨折,常见于下腰椎,椎体后缘突入椎管;B 型:椎体上终板骨折,下终板完整,此型最常见,CT 显示上终板爆裂,下终板矢状面裂开;C 型:椎体上终板完整,下半部分呈楔形变,此型最少见;D 型:爆裂 - 旋转型骨折,椎体发生旋转、脱位,此型易误诊;E 型:侧方爆裂性骨折,X 线平片显示骨折椎体侧方压缩楔形变,当后柱受累时可有单侧小关节脱位,CT 显示单侧小关节缺如,此型常伴有神经损伤。

平片表现为椎体前后部均有不同程度变扁,椎弓根间距增宽。X 线平片能发现大多数胸腰椎爆裂性骨折,但易漏诊,对怀疑或 X 线已诊断的胸腰椎骨折应常规做 CT 检查。CT 表现为椎体前中柱受累,可压迫脊髓,椎体后上部分碎裂和后侧骨片突入椎管,矢状面重建可准确地显示椎管狭窄的程度(图 9-3-3)。MRI 能清晰地显示韧带、椎间盘和脊髓变化。

**3. 胸腰椎骨折脱位**　胸腰椎骨折脱位损伤同时累及三柱,属于不稳定骨折。由于 $T_{10} \sim L_1$ 段是脊柱固定的胸段及活动的腰段间,应力大,成为脊柱骨折脱位的好发部位,尤以 $T_{12}$、$L_1$ 为著。椎管的连续性因脱位而遭破坏,常造成脊髓或马尾神经损伤。

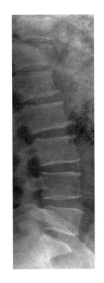

**图 9-3-1 胸椎体压缩性骨折**
男,63 岁。高处坠落伤 4 小时。X 线平片示胸$_{12}$椎体前缘上部终板塌陷,椎体呈楔形改变

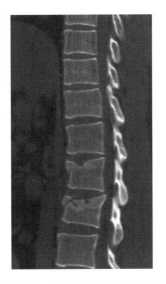

**图 9-3-2 胸椎体多发压缩性骨折**
男,26 岁。高处坠落伤 2 小时。CT 矢状位重建示两个椎体上部骨质结构中断,并见骨片影

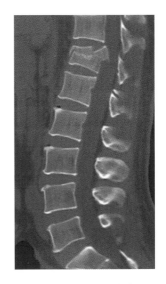

**图 9-3-3 胸椎体爆裂性骨折**
男,39 岁。车祸伤 1 小时。CT 示胸$_{12}$椎体前中柱骨质结构中断,骨片向椎管内移位

　　X 线片上主要显示椎体脱位,关节突交锁,可见骨折线(图 9-3-4)。CT 表现为前中后三柱受累,多椎体骨折,椎管变形狭窄,在一个扫描层面中显示双椎体征或双环征(图 9-3-5)。当合并脊髓或马尾神经损伤时,需行 MRI 检查。

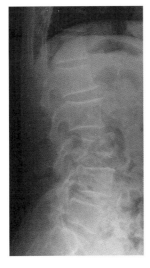

**图 9-3-4 腰椎体骨折并滑脱**
女,41 岁。车祸伤 1 小时。L$_4$椎体向前移位,关节突交锁

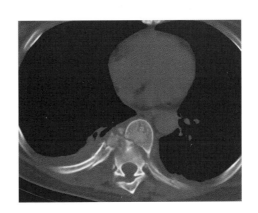

**图 9-3-5 胸椎体骨折并滑脱**
男,21 岁。车祸伤半小时。CT 横断位示上下椎体移位明显,呈双椎体征

**4. 椎弓峡部及椎弓根骨折** 椎弓峡部和椎弓根是椎体与附件之间力的桥梁,当力量较大时就容易引起椎弓根的变形和椎弓根内压力的改变,进而引起骨髓水肿和微骨折。创伤性压缩骨折椎弓根内经常出现大范围水肿信号,边界模糊,而骨质疏松性椎体压缩骨折椎弓根内经常无异常信号或小范围的异常信号(图9-3-6)。

**5. 胸腰椎附件骨折** 胸腰椎附件骨折包括椎弓根骨折、关节突骨折、横突骨折、椎板骨折、棘突骨折,大多合并椎体骨折。横突骨折,骨折线多位于横突中段或基底部,骨折线与横突垂直,骨折端多向外下方移位。棘突骨折多位于棘突根部或中部,骨折线与棘突方向垂直,也可将棘突水平分裂

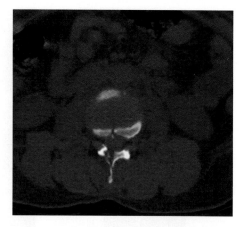

图9-3-6　腰椎椎弓骨折

男,28 岁。车祸伤 1 小时。CT 横断位示椎弓骨质结构中断

上为上下两半,当骨折端向尾骨移位时可显示双棘突像,但不在同一水平位置,有别于先天性分叉状棘突。关节突骨折可为单侧或双侧,X线平片可显示骨折线,可显示关节突及椎间孔变形,骨折的上或下节椎体可向前轻度脱位(图9-3-7、图9-3-8)。

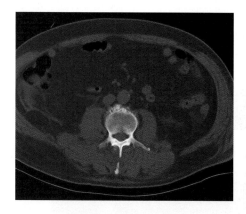

图9-3-7　腰椎棘突骨折

男,49 岁。车祸伤 2 小时。CT 示腰椎棘突骨质结构中断移位

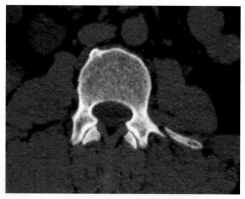

图9-3-8　腰椎横突骨折

男,42 岁。车祸伤 1 小时。CT 示左侧横突骨质结构中断

**6. 安全带骨折** 当身体上部急剧前移、屈曲时,常致此损伤。多见于高速公路紧急刹车时上身突然前屈所致,高处坠落伤的患者中亦发现有此骨折征象。

X线平片上,骨折线是从后到前由棘突开始,经椎板、椎弓根达椎体,后部张开。或仅有棘上、棘间韧带与黄韧带断裂,关节突分离,椎间盘后部破裂。部分骨折与韧带断裂同时存在(图9-3-9)。CT扫描可显示突入椎管的椎间盘及骨片,当以韧带断裂为主要表现时,CT可显示小关节的分离和细微骨折。

7. **嵌插骨折**　嵌插骨折是骨折的一种特殊类型,其特点是骨折的断端之间的相互插入,看不见骨折线,仅仅表现为局部骨纹理结构紊乱,密度增高,骨皮质断裂。由于断端嵌入,所以不仅不见骨折线,反而可见横行不规则致密带(图9-3-10)。骨小梁嵌插在X线平片上呈条带状高密度影。在MRI上呈长T1短T2信号,嵌插程度不同,信号强度也不同。

8. **多节段胸腰椎骨折**　2个或2个以上脊柱椎体节段发生骨折,多节段骨折可以是相邻或者非相邻椎体骨折。后者又称为跳跃式胸腰椎骨折。多节段胸腰椎骨折常常由高能量损伤所致,如高处坠落伤、车祸伤等,具有致伤机制复杂损伤较严重且容易漏诊误诊的特点。

CT三维重建技术可以较准确地判断骨折类型、神经损伤情况,减少漏诊的发生率(图9-3-11)。MRI表现为骨折线形状、信号多种多样,以长T1、长T2信号多见,矢状位、冠状位能清楚直观地显示椎骨骨折脱位以及椎骨骨折与脊髓损伤的关系。

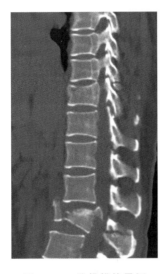

**图9-3-9　胸椎椎体骨折**
男,21岁。车祸伤1小时。CT矢状位重建示多胸椎骨质结构中断累及附件

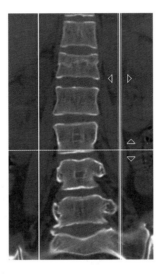

**图9-3-10　腰椎体嵌插骨折**
男,37岁。高处坠落伤2小时。冠状位重建示L₁椎体变扁,骨皮质断裂,见横行不规则致密带

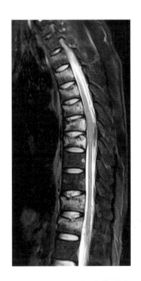

**图9-3-11　多发胸椎骨折**
男,28岁。高处坠落伤6小时。MRI矢状位示多节段胸腰椎体变扁,呈楔形改变,T2压脂像信号增高

## 五、研究进展及存在问题

很多学者对胸腰椎创伤的分类做了大量研究,如TLICS分类,虽然这些分类方法综合考虑了脊柱椎体骨折的形态、韧带损伤及神经功能,甚至同时对损伤程度进行了量化,具有全面性及较高的可信度和可重复性,并可根据分类结果指导临床工作,是值得在临床推广和应用的分类方法。然而,这种分类仍需要进一步完善和观察,但是对其损伤程度量化的标准是否能够真正反映脊柱的稳定程度,这需要多中心、大样本、更长期的临床试验以验证该分类评分系统对临床治疗的指导意义和预测预后的能力。目前临床上应用较为广泛的还是

Denis 和 AO 分类,但是其有效性及可靠性较低,对临床的指导作用有限。胸腰椎骨折分类系统的发展历经 80 余年,大多数分类源于单独个人或某一独立小机构的观点,并不能得到所有临床医生的接受和有效采纳。所以关于胸腰椎骨折的分类方法有待更多的学者进一步研究探讨。

## 第四节　椎间盘损伤

### 一、概述

脊柱创伤是骨科领域常见的疾患,椎间盘损伤在临床上并不少见。但是椎间盘损伤在临床上往往被忽略,尤其是不伴有脊柱骨折或脱位。由于椎间盘组织的生物修复和再生能力很低,损伤后难以愈合,影响椎体的整体稳定性。因此,椎间盘作为脊柱重要的内源性稳定因素不能被忽视,有着特殊的临床意义。椎间盘损伤一般伴有脊柱骨折或脱位,部分伴有脊髓创伤。目前对于椎间盘损伤情况的分型还没有达到一个明确的标准。椎间盘损伤一般有神经损害的临床表现。伴有脊柱骨折或脱位的椎间盘损伤,兼顾影像学表现及临床表现,绝大多数能够做出确切诊断。不伴有脊柱骨折或脱位的椎间盘损伤,绝大多数漏诊,因此,对不伴有脊柱骨折或脱位的外伤患者,但有神经损害的临床表现,行 MRI 检查除外椎间盘损伤。

### 二、相关疾病分类

目前,国际上没有关于椎间盘损伤的专门分型。有学者将椎间盘的损伤分为无椎间盘损伤、椎间盘原位损伤和椎间盘移位损伤。也有学者将椎间盘的损伤分为四级(表 9-4-1)。椎间盘损伤一般伴有神经损伤的临床表现,尤其是伴有脊柱骨折或脱位的椎间盘损伤或脊髓创伤的患者,兼顾影像学表现尤其是 MRI 表现,一般能够做出确切诊断。

表 9-4-1　椎间盘损伤按级别分类

| 级别 | 损伤 |
| --- | --- |
| 0 级 | 椎间盘无损伤 |
| 1 级 | 椎间盘水肿 |
| 2 级 | 椎间盘出血 |
| 3 级 | 椎间盘移位损伤 |

### 三、影像诊断流程

大多数情况下,伴有脊柱骨折或脱位的椎间盘损伤患者,结合脊柱损伤的部位、临床表现、影像学检查尤其是 MRI 表现可以做出正确的诊断,一般无需鉴别,但是对于不伴有脊柱骨折或脱位的椎间盘损伤患者,即便有神经损害的临床表现,椎间盘的损伤也往往被忽视。椎间盘损伤的诊断主要依靠 MRI 检查。CT 检查对椎间盘损伤的诊断价值不大,特别是那些年龄小、伤前颈椎退变轻者,此时 CT 上软组织密度差小,对破裂的纤维环和后纵韧带以及脱出的髓核容易漏诊。因此,我们建议在伤后有神经损伤表现,而平片又无任何脊柱异常者,应尽早行 MRI 检查。(图 9-4-1)

### 四、相关疾病影像学表现

**1. 椎间盘原位损伤**　椎间盘原位损伤可以分为无骨折脱位型、单纯骨折型(图 9-4-2)、单纯脱位型和骨折脱位型。临床表现主要为脊柱外伤引起神经损伤的表现。

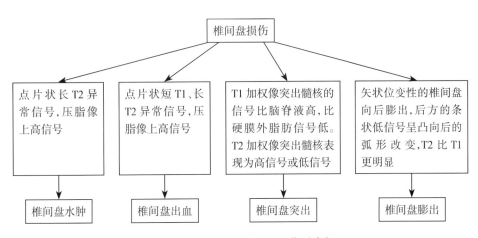

图 9-4-1　椎间盘损伤 MRI 鉴别诊断

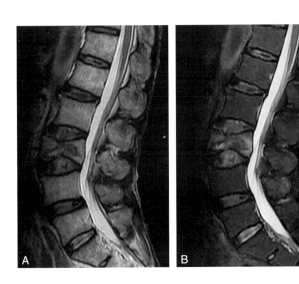

图 9-4-2　腰椎间盘损伤
男,41 岁。车祸伤 2 天。
A、B. L$_3$/L$_4$ 椎间盘 T2WI、
T2 压脂像呈不均匀高信号

椎间盘原位损伤在 MRI 上主要表现为椎间盘形态和椎间盘信号的改变。椎间盘高度的丢失是胸腰椎骨折后凸畸形进展的主要原因。椎间盘信号主要表现椎间盘水肿、椎间盘出血。椎间盘水肿 MRI 上主要表现为点片状长 T2 异常信号,T2WI 脂肪抑制像上表现为高信号。椎间盘出血 MRI 上主要表现为点片状短 T1 长 T2 异常信号,T2WI 脂肪抑制像上表现为高信号。

**2. 椎间盘移位损伤**　椎间盘移位损伤分为单纯脱位型和骨折脱位型。临床表现为椎间盘的纤维环、后纵韧带破裂,髓核脱出压迫神经根或脊髓,出现不同程度的神经功能丧失。

椎间盘移位损伤在 MRI 上可以表现为椎间盘突出、椎间盘膨出、椎间盘脱出(图 9-4-3)、椎间盘碎裂(图 9-4-4)等,可合并椎间盘水肿、椎间盘出血。椎间盘突出 MRI 表现为 T1WI 突出髓核的信号比脑脊液高,比硬膜外脂肪信号低,T2WI 突出髓核表现为高信号或低信号。椎间盘膨出 MRI 表现为矢状位变性的椎间盘向后膨出,后方的条状低信号呈凸向后的弧形改变,T2WI 比 T1WI 显示更明显。

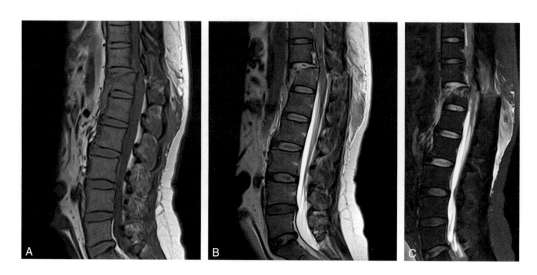

**图 9-4-3　腰椎间盘脱出**

男,28 岁。车祸伤 5 小时。A. T1WI、B. T2WI、C. T2WI 压脂像示 $T_{11}/T_{12}$ 椎体脱位,椎间盘影向后移位,脊髓受压、信号异常

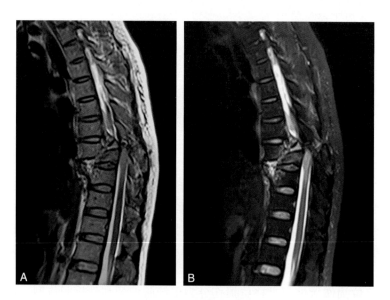

**图 9-4-4　胸椎间盘碎裂**

男,23 岁。车祸伤 6 小时。A. T2WI、B. T2WI 压脂像显示椎间盘信号中断、碎裂,脊髓信号中断

### 五、研究进展及存在问题

截至目前,关于椎间盘损伤的研究很少。还没有统一的关于椎间盘损伤的专门分类方法。椎间盘组织的生物修复和再生能力很低,损伤后难以愈合,影响椎体的整体稳定性。因此,椎间盘作为脊柱重要的内源性稳定因素不能被忽视,有着特殊的临床意义,可以判断创伤后脊髓创伤的程度和脊柱不稳定的程度,有利于指导临床工作。椎间盘损伤一般伴有脊柱骨折或脱位,部分伴有脊髓创伤。因此,椎间盘损伤应该越来越受到医生的重视。不少学者注意到,椎间盘损伤与胸腰椎骨折后椎间隙高度的丢失、后凸畸形和慢性脊柱不稳存在一定的关系,但胸腰椎骨折伴发的椎间盘损伤在临床上并未受到充分的重视。出现这种情况的原因主要是对椎间盘损伤的发生率及发生机制尚无统一的认识,需要进一步的大量研究。

# 第五节　脊　髓　创　伤

### 一、概述

随着交通事故的增多、外伤数量的增加,脊髓创伤发生率呈现逐年增高的趋势。脊髓创伤是因为脊柱脊髓受到机械外力作用,包括直接或间接外力作用造成脊髓结构与功能的损害,脊柱创伤造成了稳定性的破坏,而脊柱不稳定是造成脊髓创伤,特别是继发性创伤的主要原因。脊髓创伤主要发生于青壮年,和平时期最为常见的原因是车祸、高处坠落、暴力以及体育运动等,绝大多数为闭合性损伤。战时脊髓创伤多为枪炮弹片伤、爆炸性损伤及刀刺伤等,常为开放性损伤。脊髓创伤多伴发于脊柱外伤与骨折,在脊柱骨折脱位中伴发脊髓创伤的约占 20%,脊柱最易受损伤的部位依次是下颈椎($C_5$~$C_7$)、中胸段($T_4$~$T_7$)和胸腰段($T_{10}$~$L_2$)。脊髓创伤是脊柱骨折的严重并发症,由于椎体的移位或碎骨片突出于椎管内,导致脊髓或马尾神经产生不同程度的损伤。

脊髓创伤的临床表现由多方面因素决定,如脊髓创伤层面,脊髓是否受压、截断,脊髓内水肿、出血以及脊髓的碎裂等。颈髓创伤表现为四肢瘫,胸腰段脊髓创伤造成不同程度的截瘫。了解脊髓创伤的原因有助于诊断,兼顾影像学表现及临床表现,绝大多数能够做出确切诊断。

### 二、相关疾病分类

脊髓创伤可分为脊髓震荡、脊髓挫伤和脊髓受压。脊髓震荡为一过性的神经传导功能中断,无实质性脊髓病理变化。脊髓挫伤为脊髓实质性损伤,可表现为脊髓的水肿、出血、广泛的脊髓破裂出血甚至最重的脊髓断裂。脊髓受压是由于脊柱骨折或椎体错位或椎间盘突出导致椎管狭窄而对脊髓产生压迫。

脊髓创伤分为原发性脊髓创伤与继发性脊髓创伤。脊髓创伤按创伤的解剖部位分为颈髓创伤、胸髓创伤、腰髓创伤、圆锥创伤及马尾神经创伤,不同解剖部位的脊髓创伤具有特征性临床表现,兼顾影像学表现尤其是 MRI 表现,从而能够做出确切诊断。

## 三、影像诊断流程

大多数情况下,结合脊髓创伤的原因和部位、临床表现、影像学检查尤其是 MRI 表现可以做出正确的诊断,一般无需鉴别,主要是影像学检查方法的选择。随着 MRI 成像技术及计算机技术的更新和发展,MRI 在脊髓创伤诊断中的作用日益明显,尤其是弥散加权成像(DWI)、弥散张量成像(DTI)和磁敏感加权成像(SWI)。对于临床上怀疑脊髓创伤的患者,首先行常规 MRI 检查,包括 T1WI、T2WI、T2WI 脂肪抑制序列。对于常规 MRI 检查结果阴性,而神经损伤症状明显的患者,行 DWI、DTI、SWI 单个检查或联合检查。熟悉不同种类的功能磁共振成像的临床用途,有利于临床急诊医生合理选择影像学检查方法。(图 9-5-1)

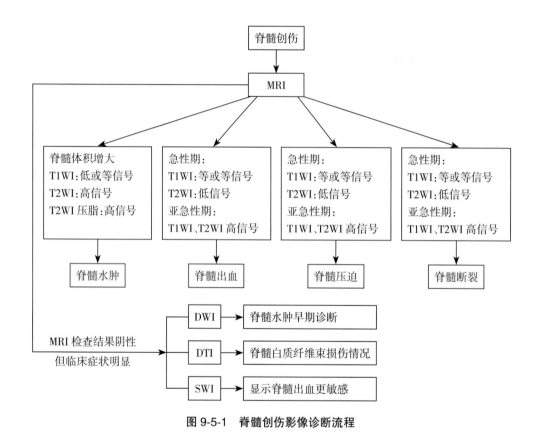

**图 9-5-1 脊髓创伤影像诊断流程**

## 四、相关疾病影像学表现

1. **脊髓水肿** 脊髓挫伤为脊髓实质性损伤,可表现为脊髓的水肿、点片状出血、广泛的脊髓破裂出血甚至最重的脊髓断裂。脊髓挫伤包括脊髓水肿(spinal cord edema)和脊髓出血。脊髓创伤的临床表现由多方面因素决定,如脊髓创伤层面,脊髓是否受压、截断,脊髓内水肿、出血以及脊髓的碎裂等。颈髓创伤表现为四肢瘫,胸腰段脊髓创伤造成不同程度的截瘫。

脊髓水肿常规 MRI 上主要表现为创伤部位脊髓体积增大,异常信号常位于中央管周围,T1WI 表现为稍低信号或等信号,T2WI 上表现为均匀高信号,T2WI 压脂像上表现为高信号

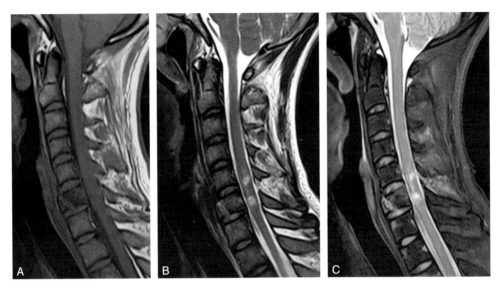

**图 9-5-2 脊髓水肿**

男,38 岁,车祸伤。A. T1WI 像颈髓内可见斑片状等信号,边界不清;B. T2WI 像颈髓内可见斑片状高信号,边界欠清;C. T2 压脂像颈髓内可见斑片状高信号,边界欠清

(图 9-5-2);水肿在 2~3 天达到最大程度,创伤后 7~20 天可吸收。DWI 在脊髓水肿早期诊断更有优势,表现为高信号。DTI 对于早期发现常规 MRI 表现为正常的脊髓创伤有较高的敏感性,能够大大提高脊髓创伤的检出率,脊髓水肿区的 FA 值稍低于正常脊髓。

**2. 脊髓出血** 脊髓出血(hematomyelia)系指脊髓组织实质内出血导致的病变。本病比较少见,发病原因有外伤性或自发性两种,以外伤所致者多见。脊髓出血多发生在胸段,颈段脊髓出血常伴有发热或呼吸困难。

脊髓出血常规 MRI 表现与出血时间有关。急性期出血以脱氧血红蛋白为主,T1WI 上呈等信号或高信号,T2 加权像上为低信号;亚急性期出血内游离稀释高铁血红蛋白,T1WI、T2WI 上均呈高信号。DWI 对脊髓出血更敏感,表现为高信号。脊髓出血区的 FA 值低于正常脊髓,并且 DTI 能较直观地显示脊髓白质纤维束损伤情况。SWI 对出血灶的大小、数目及部位显示更佳,表现为低信号,显示的病变范围比常规 MRI 更准确,边界更加清晰。

**3. 脊髓受压** 脊髓受压(compressive myelopathy)原因很多,如碎骨片移位、椎体错位及外伤性椎间盘突出等,可导致椎管狭窄,脊髓受压。严重的爆裂型和骨折脱位型骨折可使脊髓显著扭曲变形。脊髓压迫表现为脊髓、硬膜囊受压变形,脊髓内可出现水肿、坏死等病理改变。

脊髓压迫在 MRI 上矢状位、冠状位和轴位均能显示,能清晰地显示脊髓受压部位及范围、病变大小、形状及与椎管内结构关系,必要时可增强扫描推测病变性质。T1WI 呈低信号,T2WI 呈高信号,若压迫时间过久,最终造成脊髓水肿。DWI 还可以判断脊髓压迫的程度,脊髓受到外界急性压迫时,ADC 值降低,DWI 在检测脊髓功能方面具有更高的灵敏性(图 9-5-3)。

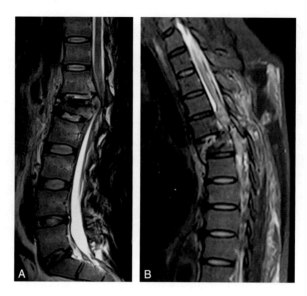

**图 9-5-3　脊髓受压**

A、B 均为车祸伤患者。A. T2 压脂像 L₁ 椎体变扁凸向椎
管，脊髓受压；B. T2 显示脊髓部分信号中断

**4. 脊髓断裂**　脊髓断裂（spinal cord transection）为脊髓与硬膜囊不连续或中断，是一种不可逆损伤。MRI 表现为脊髓连续性中断且信号异常，T1WI 呈中等信号或低信号，T2WI 呈高信号，不均匀，断端髓内常伴有出血和水肿信号改变。脊髓断裂往往合并前后纵韧带、黄韧带及脊柱后方复合韧带断裂，MRI 可对其作出准确判断（图 9-5-4）。

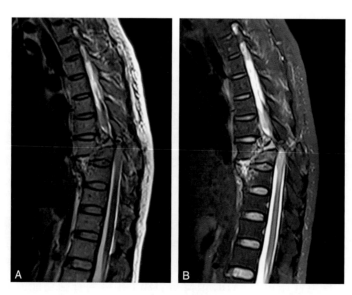

**图 9-5-4　脊髓断裂**

男，23 岁，车祸伤 1 天。A、B. T2WI 像、T2 压脂像示脊髓信号中断

## 五、研究进展及存在问题

近年来有很多学者研究了 DWI、DTI、SWI 及 Gd-DTPA 在脊髓创伤中的应用,尤其是 DTI 在颈髓创伤中的应用,发现创伤颈髓的 FA 值低于正常脊髓,对于 ADC 值的变化,各学者存在不同的观点,有待学者进一步研究。由于脊髓的特殊解剖结构,很少有学者研究 DWI、DTI、SWI 在胸髓创伤中的应用价值。目前多种功能磁共振成像新技术虽然较以往有了很大提高,但仍有很大空间可以改进,有待学者进一步研究,以制定更好的扫描序列以及确定更加明确的诊断标准。

# 第六节 骨 髓 炎

## 一、概述

骨髓炎是指累及骨髓、骨和骨膜的化脓性炎症,可发生于任何年龄,以 2~10 岁最为常见。多侵犯长骨,发病率依次为胫骨、股骨、肱骨、桡骨。大多数病例具有典型的临床及影像学表现,但骨髓炎发病和发展受到多种因素影响,近年来随着抗生素的广泛应用和细菌毒力的改变,导致其临床表现和影像学改变不典型,诊断与鉴别诊断难度增加,常易被误诊。

## 二、相关疾病分类

骨髓炎根据病因可分为血源播散性骨髓炎和外源性骨髓炎,根据病程可分为急性、亚急性和慢性骨髓炎,其中以急性血源性骨髓炎最为常见。亚急性骨髓炎又可分为局限性骨脓肿、硬化性骨髓炎、浆细胞性骨髓炎、骨干型亚急性骨髓炎、干髓端并骨髓型亚急性骨髓炎、骨髓型亚急性骨髓炎以及不规则亚急性骨髓炎七种。

## 三、影像诊断流程

临床上及时准确地诊断骨髓炎十分重要。脊柱感染最初症状、体征及影像学检查有助于初步诊断。X 线检查空间分辨率高、价格低且应用简便,是诊断骨髓炎的主要方法之一。但最早在发病后 2 周左右才出现异常,因而早期 X 线检查意义不大,难以在病变早期作出正确诊断。CT 检查具有较高的密度分辨率,在很大程度上弥补了 X 线检查的不足,可较早地显示骨质破坏,明确死骨、窦道、异物、髓腔和软组织内微量气体,更准确地反映骨和软组织病变的范围。MRI 具有良好的软组织对比度,无电离辐射,在确定骨髓炎和软组织感染的范围方面,明显优于 X 线和 CT。易于区分髓腔内的炎性浸润与正常黄骨髓,因此可确定骨质破坏前的早期感染。

诊断为骨髓炎需排除以下病变:尤因肉瘤、硬化型骨肉瘤、骨样骨瘤、畸形性骨炎等。急性化脓性骨髓炎发病急,症状重,高热及全身中毒症状,表现为干髓端不规则破坏和死骨,尤因肉瘤表现为骨干髓腔内浸润性骨破坏和软组织肿块,无死骨,对放射治疗敏感。慢性骨髓炎主要表现为死骨及广泛骨质增生硬化,硬化型骨肉瘤主要表现为肿瘤骨及软组织肿块。骨样骨瘤瘤巢多较小,中央可有点状致密影,病灶通常位于骨皮质,周围硬化和骨皮质增厚广泛明显,可以鉴别。畸形性骨炎系全身性骨疾患,中老年人多见,病变范围广,骨皮质增厚且分层,骨小梁粗疏,血中碱性磷酸酶升高,可资鉴别。

## 四、相关疾病影像学表现

### 1. 骨髓炎的 X 线表现

(1) 软组织肿胀:骨髓炎软组织肿胀早于骨质的改变,仔细观察软组织改变对急性化脓性骨髓炎的早期诊断有很大帮助。X 线表现为皮下脂肪影内有条纹状或网格状阴影,偶尔可见边缘较清楚的炎性肿块影,为炎性渗出、炎性细胞浸润,骨组织充血、水肿、血管及淋巴管扩张而产生。

(2) 干骺端骨质稀疏:干骺端骨质稀疏是骨髓炎的早期征象,为血液循环增加引起的局部骨质轻度脱钙(图 9-6-1)。

(3) 骨膜反应:骨膜反应约在发病后 2 周可见,骨髓炎引起的骨膜反应形态有三种。分层状骨膜反应表现为环绕骨干的葱皮样密度增高影,每层之间皆有线状透光影。单层平行状骨膜反应呈线样密度增高影,平行排列于骨干,且于骨皮质间有细线样透光影相隔。花边样骨膜反应表现为边缘参差不齐,呈花边状(图 9-6-2)。

(4) 骨质破坏:骨质破坏是骨髓炎急性期的主要 X 线征象,约在发病后半月出现,表现为虫蚀样、蜂窝状、大片状不规则的骨质缺损区,边缘模糊,界限不清,骨皮质中断,可发生病理性骨折。慢性期骨质破坏常呈圆形、卵圆形、不规则形,边缘较清,周围伴骨质硬化。骨质破坏是由于炎性细胞包围骨小梁并使其溶解变细或消失(图 9-6-3)。

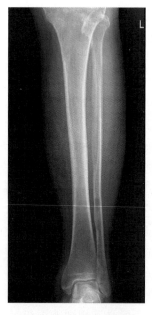

**图 9-6-1　腓骨骨髓炎**

X 线片显示左侧腓骨下段骨质密度不均匀,髓腔内见不规则骨质缺损区,边缘不清

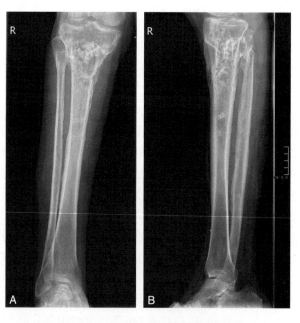

**图 9-6-2　胫腓骨慢性化脓性骨髓炎**

正侧位 X 线片显示胫腓骨上段骨质变形,胫腓骨中上段骨皮质不光整,局部不均匀增厚,髓腔密度增高

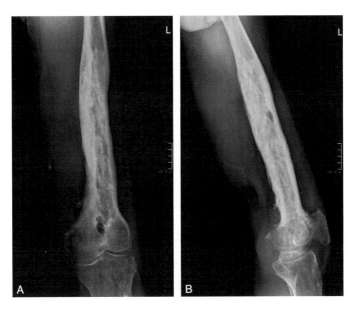

**图 9-6-3 股骨慢性化脓性骨髓炎**

X 线显示左侧股骨中下段变形,髓腔及骨皮质密度增高,局部见骨质破坏

(5) 死骨:死骨在 X 线上密度较高,周围有透亮环围绕,可能是由于死骨被周围多血的肉芽组织包绕而相对致密。死骨形态可为长条形死骨、小点状和不规则形,在慢性骨髓炎中常见。当死骨与附近活骨无肉芽组织分界形成,且密度无明显区别时,则难以确定其范围。

**2. 骨髓炎的 CT 表现**

(1) 骨质破坏:CT 可较早地发现骨质破坏,最早出现于长骨干骺端松质骨,表现为局限性骨纹理缺失,边界不规则,有时可见高密度残留骨小梁。骨皮质的破坏表现为皮质中断缺失,常与松质骨内的破坏灶相邻。

(2) 骨质硬化:表现为普遍性骨密度增高,骨皮质增厚,骨小梁间隙变窄甚或消失。小的死骨和囊腔 X 线上可为明显的骨硬化所掩盖,CT 则容易发现。

(3) 死骨:表现为骨内的高密度骨块,周围有低密度脓液或肉芽组织包绕。对死骨的发现优于其他影像学检查方法,尤其是体积较小的死骨(图 9-6-4)。

(4) 软组织:典型者表现为病灶中心低密度的脓腔,周围为环状高密度脓肿壁,由炎性肉芽组织和纤维组织构成,增强扫描脓肿壁呈环形强化。CT 还可以清楚地显示病变骨周围软组织肿胀。表现为皮下脂肪密度增高,肌间隔脂肪间隙模糊或消失。皮下脂肪内可见细网状的软组织密度影,皮肤可因水肿而增厚(图 9-6-5)。

**3. 骨髓炎的 MRI 表现**

(1) 骨质破坏与骨质硬化:骨质破坏在 T1WI 上表现为低或中等信号,骨硬化表现为髓腔内高信号,无信号的骨皮质影增厚和不规整。

(2) 骨脓肿:骨脓肿为相对静止的局限性感染性病灶。早期病变区内充满脓液,之后脓液为肉芽组织所代替。骨内脓肿 T1WI 表现为低到中等信号,T2WI 表现为明显高信号。T1WI、T2WI 上均可见厚的低信号边缘。有时脓肿内还可见死骨。

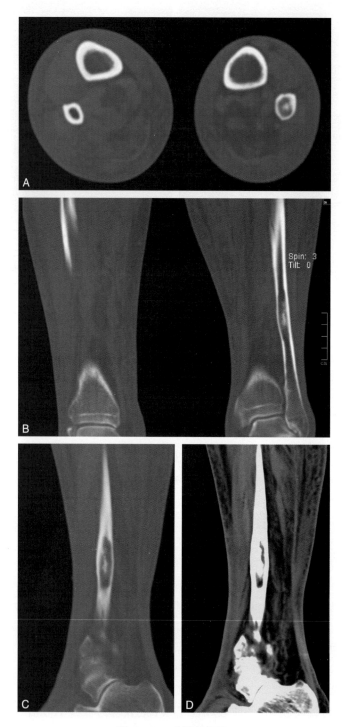

图 9-6-4　腓骨骨髓炎

A~D. CT 轴位及 MPR 重建显示左侧腓骨下段骨质破坏，死骨形成

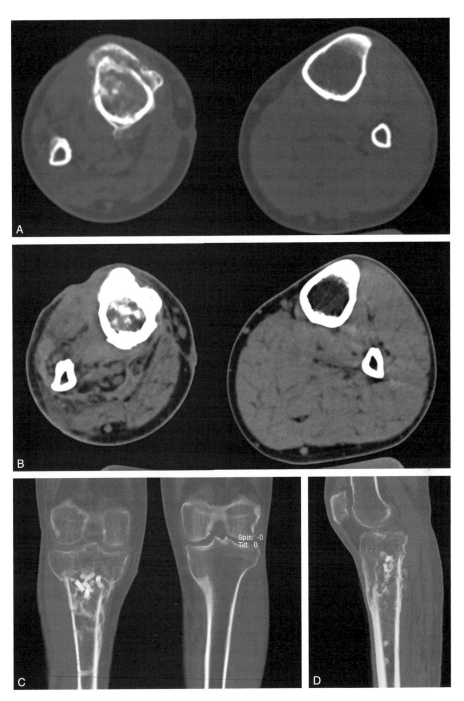

**图 9-6-5　胫骨慢性化脓性骨髓炎**

CT 轴位及 MPR 重建显示右侧胫骨上段变形,皮质增厚、不光整,髓腔密度增高

（3）死骨：死骨是坏死骨组织形成的孤立性骨片，通常为皮质骨，周围可包绕渗出液、脓液或纤维肉芽组织，多见于慢性骨髓炎，是骨髓炎的可靠征象之一。MRI 上信号强度与母骨信号相似，坏死皮质骨为低信号，坏死松质骨信号略高，多难以确定。

（4）骨膜反应：表现为与皮质平行的细线样低信号，外缘多有高信号线伴行。

（5）软组织脓肿：骨膜下脓肿可穿过骨膜进入软组织内形成软组织脓肿。MRI 上表现为局限性边界清楚的液体聚集区，T1WI 上略低或高于肌肉信号，T2WI 和压脂序列上表现为水样高信号，邻近筋膜受压推移或局限性破坏（图 9-6-6、图 9-6-7）。增强扫描表现为中心低信号，周围伴环形强化脓肿壁。

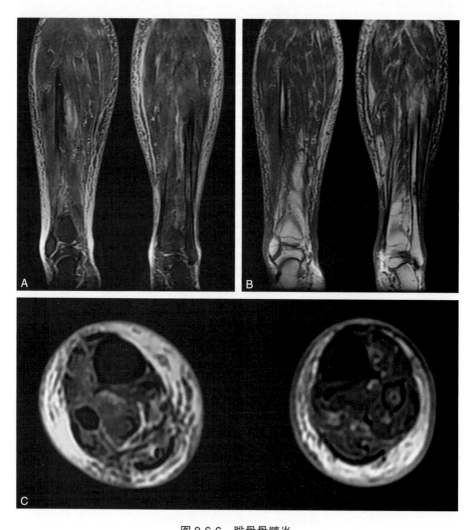

**图 9-6-6 腓骨骨髓炎**

A~D. MRI 平扫显示左侧腓骨下段见不规则长 T1、长 T2 信号影，周围软组织信号异常

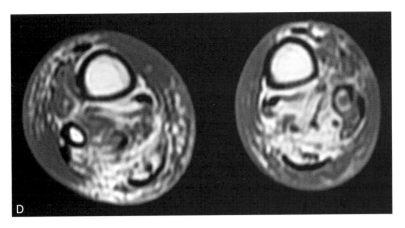

图 9-6-6（续）

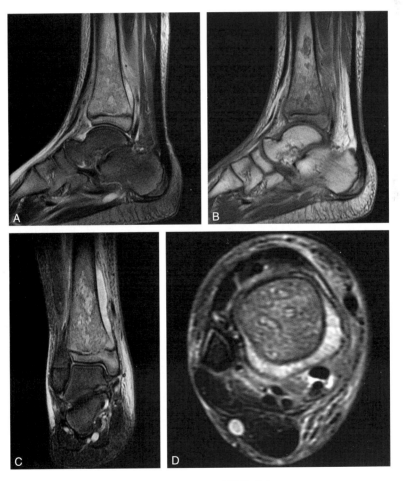

**图 9-6-7 胫骨化脓性骨髓炎**

A~D. MRI 平扫显示右侧胫骨下段见斑片状长 T1、长 T2 信号影,周围软组织信号异常

（6）髓腔内脂肪转换：表现为 T1WI 上松质骨髓腔内信号增高，为骨髓炎愈合的表现之一。

## 五、研究进展及存在问题

目前在骨髓炎诊断方面，影像诊断发挥了重要作用。但是对骨髓炎清创后植骨的时机以及缺损修复后功能恢复方面，影像学还需要进一步深入研究。

# 第七节　椎间盘炎

## 一、概述

椎间盘炎是发生于椎间盘、软骨终板和邻近椎体的炎症性病变。椎间盘炎临床上比较少见，然而随着脊柱外科的发展，诊疗技术的提高，椎间盘炎呈现增多的趋势。目前对椎间盘炎的病因及治疗缺乏系统的认识。临床上经常误诊或漏诊，给患者经济和精神上造成严重负担。若能结合临床及相关影像学检查，及时作出正确的诊断和治疗，本病一般预后良好。

## 二、相关疾病分类

多数学者认为椎间盘炎是由于细菌感染引起，通过血培养或标本培养可发现致病菌，椎间盘炎最早被认为是化脓性感染。近年来研究发现，部分椎间盘炎手术时并没有感染，标本培养无病原菌生长，所以越来越多的学者开始研究椎间盘炎的其他病因。目前椎间盘炎的病因仍未明确，主要分为三种学说：细菌感染性椎间盘炎、自身免疫性椎间盘炎、无菌性椎间盘炎。椎间盘具有自身抗原的基础，髓核自胚胎发育成熟后血管退化无血液供应，被纤维环包裹与血液循环隔绝，椎间盘组织胶原、糖蛋白和软骨终板基质是潜在的自身抗原，可激发自身免疫应答。手术会加重椎间盘的缺血，残余髓核碎片积聚在椎间隙内也会引发无菌性炎症。

## 三、影像诊断流程

原发性椎间盘炎发病率低，国内外报道较少，临床表现不具特异性，起病急、症状重，早期诊断困难，临床上容易误诊和漏诊。继发性椎间盘炎绝大多数是继发于脊柱的医源性感染，为术后并发症，诊断相对较容易。当临床怀疑椎间盘炎时，一般首选 MRI 检查。原发性椎间盘炎 X 线常表现正常；核素扫描较敏感但缺乏特异性；CT 对于软组织病变的显示不理想。诊断为椎间盘炎首先需排除脊柱化脓性骨髓炎、脊柱边缘型结核、脊椎退行性骨关节病等。脊柱化脓性骨髓炎主要累及椎体，很少或不累及椎间盘。结核造成的椎体骨质破坏明显，而椎间盘炎不造成椎体的楔形变；结核椎旁脓肿范围较大，而本病常较小。退行性骨关节病没有急性腰痛和发热史，MRI 椎间盘为长 T1、短 T2 低信号影，一般没有终板下的长 T1、长 T2 信号。

## 四、相关疾病影像学表现

**1. X 线检查** X 线检查早期无异常影像表现,2~4 周后出现椎间隙变窄,随后可出现终板脱钙和(或)不规则破坏,相邻椎体边缘不规则硬化,破坏的形式有磨角状、波浪状、虫蚀状和溶骨状,有时椎体破坏灶被增生硬化骨掩盖而不清楚。随访可见椎间隙进一步变窄,骨质增生、硬化明显,骨赘、骨桥形成,脊柱后突、侧弯畸形等改变。继发于椎间盘术后者,多导致椎体骨质缺损,易引起溶骨性破坏,椎体破坏、硬化更显著而广泛。

**2. CT检查** CT 对于软组织病变显示不理想,但其软组织窗有助于早期发现椎间脓肿。椎间盘炎 CT 有三个特殊征象:椎体前软组织肿胀和椎体前脂肪减少,椎体或终板侵蚀和椎旁脓肿。平均 7 天左右 CT 可出现椎体软骨板破坏缺损,椎体后缘有空洞形成以及椎体内有气体残留。椎间隙可见椎间盘密度明显减低,如掏空状,有时椎间隙 CT 值下降是唯一的早期表现,多见椎体前侧缘宽约 3mm 的弧形软组织影,与腰大肌间有脂肪间隙存在,但也偶有表现为腰大肌巨大脓肿,此时与结核鉴别较困难。

**3. 核素扫描** 核素扫描较敏感,常可早期发现,表现为病变椎间盘和相邻的两个椎体核素高吸收区,但缺乏特异性。锝 99 的敏感性可达 89%~98%,特异性达 91%~100%,镓 67 同时应用时还可提高其特异性。

**4. MRI 检查** MRI 软组织分辨率高,不仅能全面显示椎间盘炎的病理特征,还能观察到诸结构形态、信号改变及硬膜外脓肿及蛛网膜炎等严重的神经系统并发症。MRI 对显示椎间盘炎较平片、核素扫描和 CT 均敏感,并有特异性,为椎间盘炎诊断的金标准之一。早期,椎间隙还没有变窄之前,椎间盘出现水肿后即显示长 T1、长 T2 信号,增强后可见明显强化;早期就可显示骨性终板下病变,表现为长 T1、长 T2 信号。而此时平片和 CT 可表现正常。MRI 可行矢状面与冠状面成像,能更清晰地显示椎间盘炎导致的软组织肉芽肿或脓肿,以及脊髓受压情况。随着椎间盘炎的病情发展 MRI 表现典型:T1WI 呈低信号,T2WI 呈高信号,椎间隙变窄,椎体缘骨质破坏,突出椎管的软组织信号可导致椎管明显狭窄;椎旁脓肿表现为围绕椎体呈环状软组织肿块影,椎前韧带被翘起。在病变早期 X、CT 检查均未能确诊,MRI 检查可早期显示,因而 MRI 可被认为是早期诊断椎间盘炎的最佳方法(图 9-7-1~ 图 9-7-3)。

## 五、研究进展及存在问题

椎间盘炎发生机制、诊断标准、治疗方案尚未达成共识,有待于进一步研究。椎间盘炎的传统观点认为感染具有自限性,经过严格腰部制动,大剂量抗生素治疗可使疼痛缓解并逐渐治愈。早期合理选择影像学检查可以及时诊断、及时治疗,提高愈合率。随着医学及相关学科的发展,相信将会对椎间盘炎的研究更加深入。

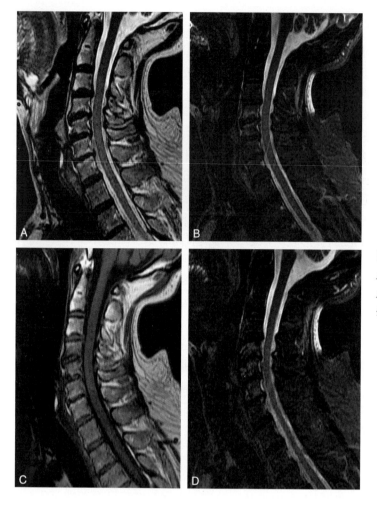

**图 9-7-1  颈椎间盘炎**
A. T2WI;B、D. T2压脂像;C. T1WI。
A~D. 显示 $C_{4/5}$~$C_{6/7}$ 椎间盘骨性
终板下长 T1、长 T2 信号

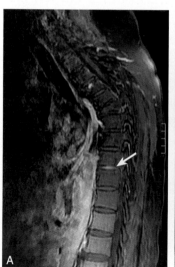
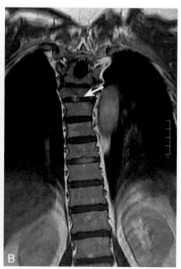

**图 9-7-2  胸椎间盘炎**
T1 增强矢状位(A)及冠状位(B)
显示椎间盘炎,增强扫描椎间盘明
显强化(箭头)

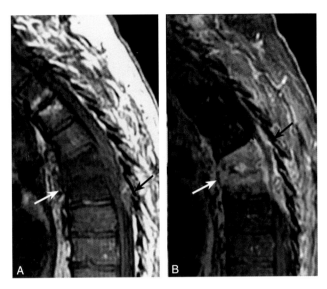

图 9-7-3　胸椎间盘炎

A. MRI 平扫 T1WI 显示椎间盘压缩变扁;B. 增强 T1WI 显示
椎间盘明显强化,相邻椎体见斑片状强化

# 第八节　脊髓硬膜外脓肿

## 一、概述

脊髓硬膜外脓肿(SEA)是一种临床罕见性疾病,位于椎管内硬脊膜外间隙的化脓性炎症,属于神经科少见的严重急症之一。最早于 1761 年由 Morgagni 提出,并于 1820 年由 Bergamasch 进行明确定义。随着人口老龄化、脊椎内固定以及血管通路应用的增加以及静注毒品事件的增多,SEA 发病率升高。过去认为,SEA 需要通过紧急神经手术干预以避免神经系统永久性损伤,紧急手术干预伴系统性抗生素治疗,被列为 SEA 治疗的金标准,尤其适用于神经系统功能恶化、脊柱不稳以及使用抗生素后仍出现持续性感染的患者。MRI 对 SEA 患者得以在瘫痪、大小便功能丧失等症状出现前被确诊,最近的研究证明单独的非手术治疗也可以取得成功。

## 二、相关疾病分类

SEA 的病原菌主要为金黄色葡萄球菌。而金黄色葡萄球菌对甲氧西林敏感性的报道显示,甲氧西林敏感的金黄色葡萄球菌(MSSA)更常见。近期报道中,脓肿最常见的部位为腰椎、胸椎及颈椎;而以往报道中胸椎最常见,其次为腰椎、颈椎,但均以胸椎与腰椎最常见。近期也有报道显示发生于腰骶段的百分比显著升高而发生于胸腰段的百分比显著下降。大多数脓肿位于胸椎到骶棘处,即大多 SEA 发生于胸椎、腰椎交界处而非胸椎、颈椎交界处。

### 三、影像诊断流程

SEA 诊断除了依据其临床表现、查体之外,还可在相应部位行硬脊膜外穿刺抽吸分泌物或冲洗后抽吸分泌物作涂片检查,见有脓细胞即可明确诊断。但患者进行腰椎穿刺检查会有将感染带进蛛网膜下腔的危险,故不应随意进行此项检查。因此影像检查成为其主要的检查方式,包括 X 线平片、放射性核素扫描、脊髓碘油造影、CT 检查、CT 椎管造影及 MRI 检查,其中 MRI 是诊断硬脊膜外脓肿最为可靠和准确的方法,尤其在急性早期,能在患者出现严重的临床症状之前对其进行诊断,早期进行干预治疗,改善预后。

### 四、相关疾病影像学表现

少部分患者在 X 线平片上显示椎体及其附件异常变化,其中大多数见于慢性硬脊膜外脓肿,极少数见于急性硬脊膜外脓肿患者。这是因为椎体及其附件感染导致骨质破坏、增生而椎体塌陷和椎旁感染。放射性核素扫描阳性检出率极高。增强 CT 检查阳性率可达100%,CT 椎管造影检出率也极高,但要明确显示病灶范围仍有困难。

MRI 检查是诊断硬脊膜外脓肿最为可靠和准确的方法,它可显示椎体骨髓炎(T1 低信号、T2 高信号)、椎间隙和软组织感染(T2 信号增高)和脊髓受压移位以及脓肿(T1 为低或等信号)的范围。所有硬膜外脓肿都有梭形长或稍短 T1、长 T2 信号影,于 T2WI 上脓肿与硬膜囊之间能见低信号线条影,其上、下硬膜外腔增宽,相邻硬膜囊和脊髓向对侧弧形移位、受压。成熟期脓肿于 T1WI 上中心有更低信号区,增强扫描时呈环形强化、中心无强化(图9-8-1、图 9-8-2),其中心低信号区显示得更清楚。非成熟期脓肿整体均匀强化,中心没有低信号区。寒性脓肿可见相邻椎体和(或)其附件信号呈长 T1、长 T2,椎前及椎旁也有寒性脓

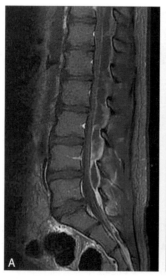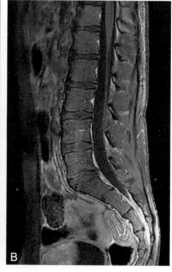

**图 9-8-1　腰椎硬膜外脓肿**

A. 矢状位 T1 增强示椎管后方广泛脓肿;B. 术后 T1 增强提示脓肿消除

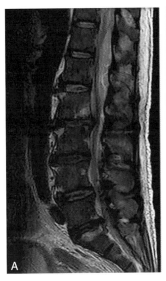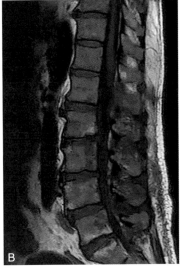

**图 9-8-2　胸腰椎硬膜外脓肿**

A. 矢状位 T2 增强图示术前 $T_{12}$~$L_2$ 后方广泛脓肿；B. 术后腰脓肿消除

肿,成熟期寒性脓肿常伴椎间盘受侵,受累椎间盘在 T1WI 上呈低信号,T2WI 上呈不均匀的混杂高信号,个别为短 T2 信号,增强扫描呈现不均匀性强化。

### 五、研究进展及存在问题

MRI 平扫、增强并结合前后影像的对比,能反映硬膜外脓肿的平扫和强化特征,对病灶性质的判断极有帮助,是目前硬膜外脓肿的最佳检查手段。MRI 在 T2WI 上病灶与硬膜间的低信号线虽然有一定的特征性,但不是每例病例都会出现,因此我们既要重视此征象的重要作用,又不要过度依赖该征象,还应该结合实验室以及其他检查结果。CT 造影和 MRI 增强能很好地显示病变的范围及邻近组织的受侵程度,邻近骨质的情况。但是对于感染的类型并不能给出准确的判断,因此需要结合生化检查等资料综合分析,做到早期诊断,为临床尽早采取有效的治疗提供依据。

# 第九节　椎间盘突出

## 一、概述

椎间盘突出在临床上很常见,是患者由于外伤,长期劳累、劳损、用力不协调、姿势不当等原因致椎间盘组织病变、损伤、纤维环破裂、髓核组织被挤,向后从破裂的纤维环处突入椎管内。按解剖部位分为颈椎间盘突出、胸椎间盘突出、腰椎间盘突出,在这一节我们只讨论最常见的颈椎间盘突出和腰椎间盘突出。

椎间盘突出分为突出、膨出、脱出及游离四型。椎间盘突出一般有脊髓受压或(和)神经根受压的临床表现,不同解剖部位的椎间盘突出,临床表现不同。颈椎间盘突出临床表现常为慢性脊髓或神经根损坏及受压。颈髓受压而出现肢体不同程度的感觉、运动障碍,反射亢进,病理征阳性,大小便失禁等异常。颈神经根受压表现为不同程度的双肩、前臂及上肢的痛觉减退,肌力下降和腱反射减弱或消失。腰椎间盘突出临床表现常为腰腿疼痛、麻木、发凉、酸胀不适、抽筋、腰部侧弯、腿部肌肉萎缩、力量减弱,甚至失去劳动能力。熟悉椎间盘突出的临床表现,兼顾影像学表现,绝大多数能够做出确切诊断。

## 二、相关疾病分类

椎间盘突出按解剖部位和类型分类(表 9-9-1)。椎间盘突出一般有脊髓受压或(和)神经根受压的临床表现,不同解剖部位的椎间盘突出,其临床表现也不尽相同。

表 9-9-1 椎间盘突出按解剖部位和类型分类

| 解剖部位 | 类型 |
| --- | --- |
| 颈椎间盘突出 | 突出、膨出、脱出、游离 |
| 胸椎间盘突出 | 突出、膨出、脱出、游离 |
| 腰椎间盘突出 | 突出、膨出、脱出、游离 |

迄今为止,椎间盘突出所有的分型不是偏重于影像表现或者手术所见,就是侧重于临床症状和体征,而临床症状、体征的严重程度不但与椎间盘突出的大小有关,还与突出部位、椎管本身的大小及神经机械压迫的反应性等均有关。近年来,由于临床和基础研究的不断深入,也出现了一些令人困惑的现象,如经 CT 或 MRI 证实,某些腰椎间盘突出症患者神经根受压并不严重,而腰腿痛却表现得十分剧烈。另一些患者神经根受压严重,而腰腿痛相对较轻。因此,依据症状、体征或者影像学表现进行分型并不能准确反映其严重程度。所以有人将患者的症状、体征和影像学表现相结合进行综合分型,从而能更准确、全面地反映疾病的严重程度。作者认为,分型应具有科学性、实用性的特点,同时将椎间盘突出的发展演变进行了量化、标准化分析,既便于医生进行操作,同时也能使患者明白自己疾病的严重程度,从而使医患合作更加紧密,治疗得以顺利进行。

## 三、影像诊断流程

大多数情况下,椎间盘突出患者,结合临床表现、影像学检查尤其是 CT、MRI 表现可以做出正确的诊断,一般无需鉴别。影像学检查对椎间盘突出的诊断具有准确率高、经济、安全、无创伤性、无合并症以及无后遗症等优点,特别是 CT、MRI 可以客观地看到椎间盘突出的位置、大小以及与硬膜囊、神经根的关系,MRI 可以多方位成像,除了能直接观察变性信号强度外,还能直接观察椎间盘突出的部位、方向、大小、形状及髓核脱出与节段之间的关系,可显示硬膜水肿、增厚及周围粘连情况,可以为临床治疗方案的选择提供可靠的、有价值的依据。

## 四、相关疾病影像学表现

1. **椎间盘突出** 椎间盘突出指纤维环破裂,但后纵韧带完整,髓核经纤维环裂隙向椎管内突出,影像学表现为椎间盘局限性向椎管内突出,临床上可无症状,部分患者出现典型神经根性症状、体征。颈椎间盘突出以 $C_5/C_6$ 椎间盘突出最多见(图 9-9-1、图 9-9-2),腰椎间盘突出以 $L_4/L_5$、$L_5/S_1$ 椎间盘突出最多见(图 9-9-3、图 9-9-4)。

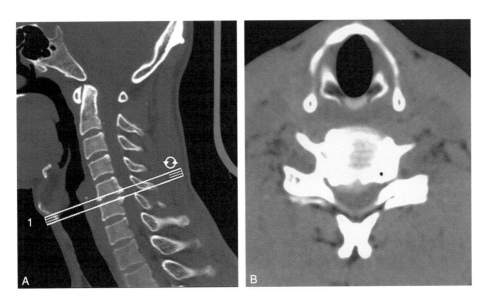

**图 9-9-1　颈椎间盘突出**

A、B. CT 轴位显示 $C_5/C_6$ 椎间盘向后方椎管内凸出,硬膜囊受压

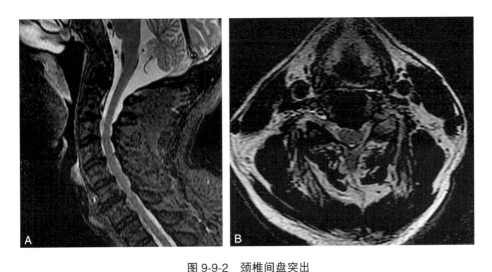

**图 9-9-2　颈椎间盘突出**

A. 矢状位 T2 压脂像示 $C_{4/5}$、$C_{5/6}$、$C_{6/7}$ 椎间盘向后方椎管内凸出;B. 轴位 T2WI 示椎间盘影向后凸出

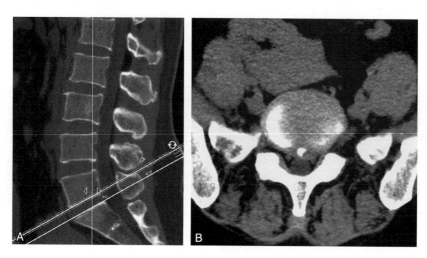

**图 9-9-3　腰椎间盘突出**

A、B. 腰$_5$/骶$_1$椎间盘层面 CT 轴位扫描显示椎间盘向后凸出,硬膜囊受压

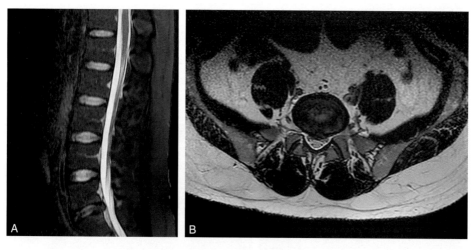

**图 9-9-4　腰椎间盘突出**

A、B. L$_5$/S$_1$椎间盘向椎管内凸出,椎管内脂肪间隙及硬膜囊受压

2. **椎间盘膨出**　椎间盘膨出指髓核内压增高,纤维环内层破裂,中层及外层纤维环膨隆,未破裂,膨出为生理退变,纤维环松弛但完整,髓核皱缩,表现为纤维环均匀超出椎体终板边缘(图 9-9-5)。一般无临床症状,有时可因椎间隙狭窄、椎节不稳、关节突继发性改变,出现反复腰痛,很少出现根性症状。椎间盘膨出好发于腰椎,颈椎少见。

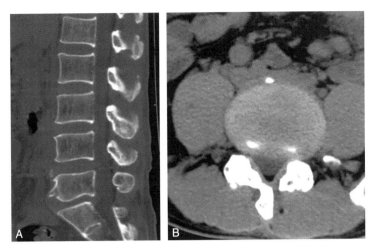

**图 9-9-5　腰椎间盘膨出**

A、B. $L_{4/5}$ 椎间盘向周围均匀性膨出,相应水平硬膜囊受压

3. **椎间盘脱出**　椎间盘脱出指椎间盘纤维环全层破裂,髓核从破裂口脱出,顶起后纵韧带,形成结节性突起(图 9-9-6、图 9-9-7)。外伤性椎间盘脱出见本章第四节。

4. **椎间盘游离**　椎间盘游离指大块髓核或软骨终板脱出,穿破后纵韧带,常向椎间隙平面以下游离,甚至完全离开纤维环裂口(图 9-9-8)。

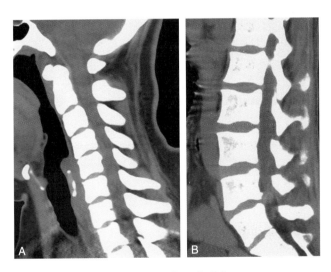

**图 9-9-6　颈椎间盘脱出**

A、B. $C_{4/5}$ 及 $L_5/S_1$ 椎间隙稍变窄,椎间盘影向椎管内呈结节状凸起

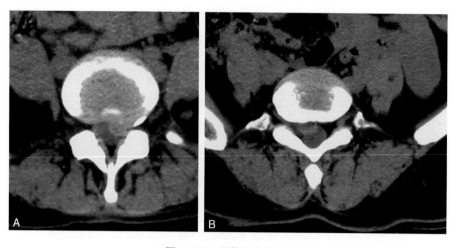

**图 9-9-7　腰椎间盘脱出**
A、B. $L_{4/5}$（A）、$L_5/S_1$（B）椎间盘影向后方椎管内呈结节状凸起

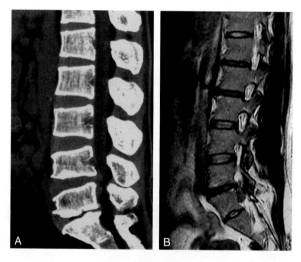

**图 9-9-8　腰椎间盘髓核游离**
A. CT 矢状位重建显示 $L_{4/5}$ 椎间盘影向椎管后缘上下椎体后缘游离；B. 矢状位 T2WI 显示 $L_5/S_1$ 椎间盘向椎体下缘游离

## 五、研究进展及存在问题

　　总之,腰椎间盘突出症作为一种临床常见病、多发病,随着现代影像技术的发展,结合患者病史、症状和体征,诊断并不困难,主要是如何利用最小的医疗资源,使患者承受最小的经济负担,最大限度地解决临床问题,满足患者的期望。再者,微创技术等现代医疗手段的发展给诊疗提供了更高的要求,促使我们必须用准确的分型和精确的定位作出定性定量化的诊断,这是医务工作者今后工作和研究的方向。

## 第十节　急性颈部疼痛

### 一、概述

颈部疼痛是一组常见的临床症状,是多种疾病的共同临床表现,其产生的机制多样,需结合病史、临床表现、影像学检查资料等综合诊断。依患者对局部疼痛的描述,可分为酸痛、胀痛、麻痛、刺痛、刀割痛、绞痛、灼痛、牵扯痛等。一般而言,酸痛、胀痛、麻痛见于软组织的慢性劳损和陈旧性损伤,亦见于某些风湿或类风湿性病变;刺痛、刀割痛较多见于关节囊、韧带、滑膜等急性损伤;灼痛、牵扯痛,较多见于神经根刺激等。熟悉疼痛的性质有助于病变诊断,兼顾病史及临床表现可帮助缩小鉴别诊断范围,多数能够作出确切诊断。

### 二、相关疾病分类

**1. 脊柱骨关节及其周围软组织疾患**

(1) 软组织劳损,大都由于疲劳所致。稍作休息或对抗性反方向肌肉活动可迅速恢复,使症状消失。

(2) 颈肌筋膜炎,确切病因不明。

(3) 棘间韧带及项韧带损伤,多发生在暴力性过度颈椎屈曲或"挥鞭"损伤。项上韧带、项韧带及棘间韧带发生部分或完全断裂,甚至合并骨关节骨折脱位。

(4) 落枕,多在清晨起床后出现。

(5) 颈椎痛,椎间盘退行性变引起的颈椎局部不适、活动受限及头、颈、肩部的反应性疼痛。

**2. 脊髓或脊神经疾患**　脊髓或脊神经疾患所致颈部疼痛可由髓外肿瘤、髓内肿瘤、硬膜外转移瘤、硬膜外脊索瘤、骨软骨瘤、脊柱肥大性骨关节炎、急性化脓性脊髓炎、急性蛛网膜下腔出血、脊柱结核、化脓性脊柱炎等所致。

**3. 内脏疾患可引起的颈部疼痛**,如心肌梗死等。

**4. 精神因素引起的颈部疼痛**,多见于神经衰弱或癔症时。

### 三、影像诊断流程

在急性颈部疼痛的初步诊断中,应仔细询问发病过程及是否存在诱因。对于有外伤史的患者,应首先行 X 线或 CT 检查明确骨质情况,对于显示附件骨折及一些微小骨折的敏感性,CT 要高于 X 线平片,在条件允许的情况下,可进一步行 MR 检查,观察脊髓及软组织情况。对于无明显外伤史出现的急性颈部疼痛,应仔细询问患者的既往史,是否存在颈椎病、感染类疾病等,对于高度怀疑脊髓或软组织病变,应首选 MRI 检查,在病变位置、数目、范围及性质的判定方面均具有较大价值。此外,应该注意,一些心肌梗死患者往往以颈部疼痛为首发症状就诊,当颈部影像学检查未见阳性发现时,应考虑到心肌梗死的可能性。

### 四、相关疾病影像学表现

**1. 颈椎损伤** 颈椎损伤是一种严重损伤，大多数患者伴有颈部疼痛症状，合并脊髓损伤、四肢瘫者约占半数，病死率约15%。目前颈椎损伤的临床分型主要包括以下几种：

（1）屈曲型损伤：较为常见，多为低头工作时，高速坠落的重物打击于头部，或患者高位跌落时头部着地造成。影像学表现主要有寰枢椎骨折脱位，寰椎、枢椎骨折脱位，单纯椎体压缩骨折（图9-10-1），颈椎骨折脱位（伴关节交锁或无交锁、颈椎半脱位或暂时性脱位）。

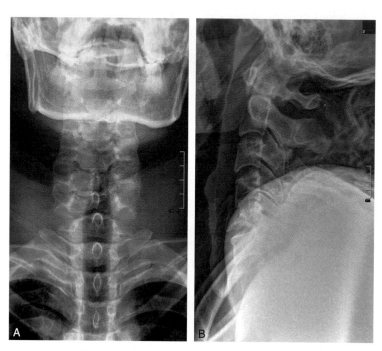

**图 9-10-1　颈椎椎体骨折**

A、B. 颈椎 X 线平片正侧位显示 C<sub>6</sub> 椎体变扁，呈前低后高楔形改变

（2）伸展型损伤：比较少见，常见于颈椎有骨性关节炎，关节较僵的老年人，摔倒时面部着地或撞到前面物体上所致。年轻人，跳水时颈部处于过伸位撞于池底，可造成颈椎后脱位、颈椎过度伸展型损伤。

（3）挥鞭损伤（whiplash injury）：由于后方或侧方撞击所致的颈部加速减速机制所造成的骨或软组织损伤，常常为高速行驶的汽车突然减速或撞车，或突然高速开动时乘客头颈后没有支撑，头部因惯性作用将继续向前屈摆动后，又弹回原位或再继续向后，遂使颈部产生过屈过伸往返动作，形成伸-屈联合损伤-"挥鞭"损伤。X线平片检查时常无明显异常发现，部分病例在侧位片上可见椎前软组织阴影增宽；CT检查可显示椎管退变，如椎管狭窄及椎间盘突出，不能显示其他软组织及脊髓的改变；MRI可显示脊髓内信号改变和椎间盘突出退变情况，有利于对患者预后做出判断。

（4）纵向挤压损伤：常见有寰椎裂开骨折及颈椎爆裂性骨折。X线检查对此类损伤的诊断与分型很有帮助,如侧位片上显示椎体前方楔状压缩骨折,则为屈曲暴力引起;椎体前上缘有骨折,亦为屈曲型损伤;如有椎体前下缘骨折,多为伸展型损伤。关节突有交锁者,亦为屈曲型损伤。一侧关节突骨折小片成嵌插骨折或一侧椎体高度减少,则为侧屈暴力损伤,可致神经系统非对称性损伤,不易恢复,是不能用颅骨牵引治疗的骨折,只用颈托即可。

总体来说,对于颈椎损伤,X 线平片可较清楚地观察骨折、脱位情况,但不能显示损伤脊髓内部及周围软组织情况。CT 显示椎体及附件骨折的敏感性高于 X 线平片及 MRI,但对于硬膜外血肿、脊髓挫伤和横断等软组织改变不敏感。MRI 矢状位可清楚地显示椎体序列、脱位、椎体骨折碎片与脊髓关系及脊髓内部情况,是唯一能直接评价脊髓损伤范围及程度的影像学检查方式。(图 9-10-2、图 9-10-3)

**2. 颈部软组织损伤**　颈部软组织损伤是指颈椎周围包括肌肉、筋膜、韧带及关节囊等组织由于头颈部因加速或减速性损伤、体育运动伤或生活伤等所致。这些损伤是由于头颈部运动范围和载荷超过正常解剖生理限度外力作用,以及轻度外力所造成。通常,颈部软组织损伤有各种诊断名称,如颈部扭伤、颈部牵拉伤、挥鞭伤、加减速伤、过伸性伤等,但通称颈部软组织损伤。

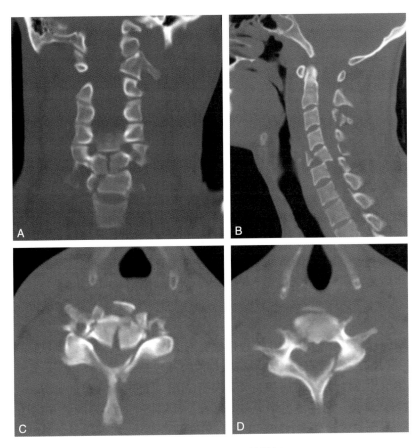

**图 9-10-2　椎体及附件骨折**

A~D. 颈椎 CT 显示 $C_5$、$C_6$ 椎体骨质结构中断,$C_3$ 棘突骨折,$C_5$ 椎弓、双侧横突骨折,$C_6$ 椎弓骨折

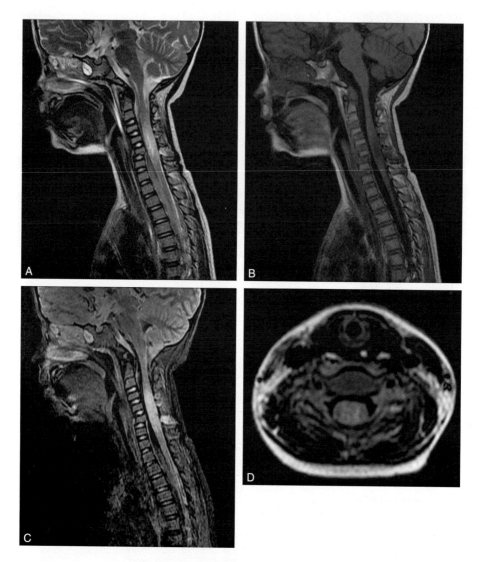

图 9-10-3  椎体滑脱并脊髓损伤

A. 矢状位 T2WI;B. 矢状位 T1WI;C. T2 矢状位压脂像;D. 轴位 T2WI。A~D. 颈椎 MRI 平扫示 C₅ 椎体变扁、后移,C₃₋₆ 水平脊髓膨大,见斑片状长 T1、长 T2 信号影

颈部软组织损伤,早期 CT、MRI 检查作用有限。螺旋 CT 对急性颈部软组织损伤有重要作用,尤其轻微骨折往往被发现。如果症状持续时间较长,颈部活动受限,复查颈椎伸屈侧位片和特殊体位片,常能发现椎体和关节突损伤,MRI 可以发现椎间盘损伤。

3. **急性淋巴结炎**  急性淋巴结炎多数继发于其他化脓性感染病源,由于化脓菌侵犯淋巴结所引起的局部淋巴结肿大,疼痛和压痛,初期尚可推动,到后期多个淋巴结粘连成硬块而不易推动,使表面皮肤红肿,压痛明显,严重时常有畏寒、发热、头痛等全身症状。影像学检查常可发现肿大淋巴结,结合实验室检查白细胞计数高于正常,中性多核细胞比例增加,有核左移现象,往往不难诊断(图 9-10-4)。

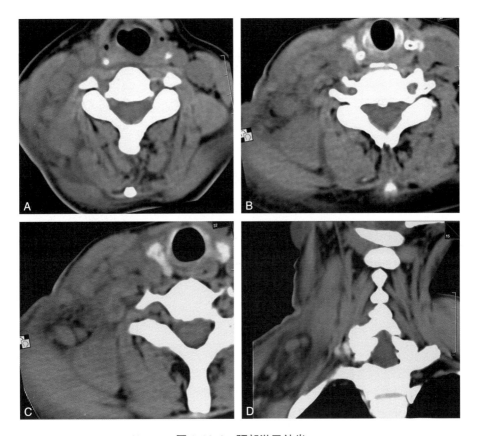

**图 9-10-4 颈部淋巴结炎**

A~D. 颈部 CT 平扫显示右侧颈鞘区见多发增大淋巴结影,颈鞘区脂肪间隙模糊

**4. 颈肩部肌纤维织炎** 颈肩部肌纤维织炎也称为肌筋膜综合征,主要病变在肌腱、韧带、脂肪组织内的纤维组织与肌肉、筋膜的无菌性炎症。这种疾病可致颈前部疼痛感,通常放射至一侧或两侧肩部,疼痛间断发作并且是可变的,通常随天气变化而改变。其他症状非特异如受累肌肉的点状触痛。X 线检查一般无阳性体征,偶可见项韧带钙化或肩背肌筋膜增厚,颈椎生理弧度轻度变直等。

**5. 颈椎肿瘤** 转移性瘤可引起颈部持续性疼痛,活动后疼痛加重,休息不能使之缓解。原发性肿瘤顺着神经根而引起轻到重度的疼痛。其他表现根据损伤不同而变化,包括感觉异常、手臂及腿部无力,可以进展为萎缩及麻痹、大小便失禁。X 线检查对此类疾病诊断有一定价值,可发现较明显的骨质破坏,但阳性率较低。CT 使脊柱肿瘤的诊断率有了明显提高,它弥补了普通 X 线片的不足,能清晰显示 X 线片不能显示的或显示不清楚的微小骨破坏病灶,对椎弓根、关节突、横突、棘突、椎板等附件病灶的显示更显优势,避免结构间重叠,更能清晰显示肿瘤侵犯 椎管内外组织的情况。核素骨显像在脊柱肿瘤的早期诊断中有重要价值。应用 TC-MDP 为骨显像剂,对于脊柱肿瘤的阳性检出率高,方法简单,尤其在脊柱转移癌的早期诊断中有重要价值。核素骨显像虽然灵敏度高,但特异性差,骨组织的其他病损,如炎症、骨折以及代谢性病变都可引起核素异常浓聚(图 9-10-5)。

　　MRI 是检查脊柱肿瘤非常敏感的手段,它可以在核素骨显像发现异常之时或之前就会

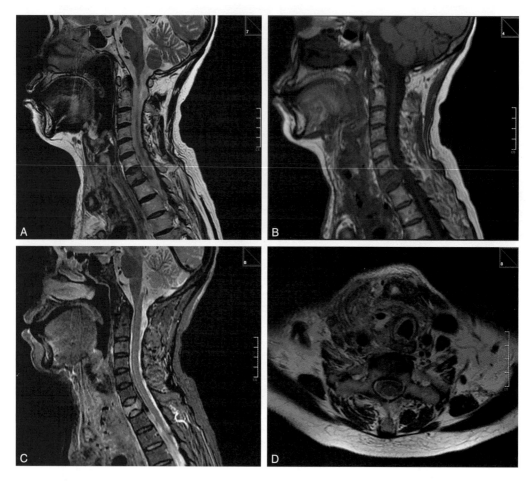

**图 9-10-5　颈椎转移瘤**

A. 矢状位 T2WI;B. 矢状位 T1WI;C. 矢状位 T2 压脂;D. 轴位 T2WI。A~D. 颈椎 MRI 平扫显示甲状腺癌并 C7 椎体转移,C7 椎体病理性压缩性骨折

发现病灶。可以在多方向成像显示肿瘤对脊柱的破坏,无骨伪影的干扰,特别是显示肿瘤侵犯椎管及周围软组织的情况及其与周围的关系有独到之处,尤其是采用抑脂技术及 Gd-DTPA 静脉增强扫描,能更好地显示肿瘤。但是依然有特异性差,对各种脊柱肿瘤的定性诊断缺少典型的特征,尤其是合并病理骨折,出血坏死时将更难以做出定性诊断,有待进一步探讨。

**6. 颈椎间盘突出**　颈椎间盘突出症指颈部椎间盘因急性或反复轻微损伤使其纤维环破损、髓核膨出压迫颈神经和脊髓而引起一系列症状者。这种疾病典型表现是颈部疼痛程度不一,活动受限,活动后疼痛加重,且特定的皮肤区域出现牵涉痛、感觉异常以及其他的感觉障碍,手臂无力。

常规 X 线检查可发现颈椎生理前凸减小或消失,受累椎间隙变窄,可有退行性改变。在年轻病例或急性外伤性突出者,其椎间隙可无异常发现,但在颈椎动力性侧位片上可见受累节段不稳,并出现较为明显的梯形变(假性半脱位)。CT 检查可较清楚地显示椎间盘突出的部位、大小、形态,不少学者主张采用脊髓造影 +CT 检查(CTM)诊断颈椎间盘突出症,认为CTM 对诊断侧方型颈椎间盘突出的价值明显大于 MRI 检查。MRI 检查对颈椎间盘突出症的诊断具有重要价值。在 MRI 片上可直接观察到椎间盘向后突入椎管内,椎间盘突出成分与残余髓核的信号强度基本一致。在中央型颈椎间盘突出者,可见突出椎间盘明显压迫颈髓,使之局部变扁或出现凹陷,受压部位的颈髓信号异常。在侧方型颈椎间盘突出者,可见突出的椎间盘使颈髓侧方受压变形,信号强度改变,神经根部消失或向后移位。(图 9-10-6)

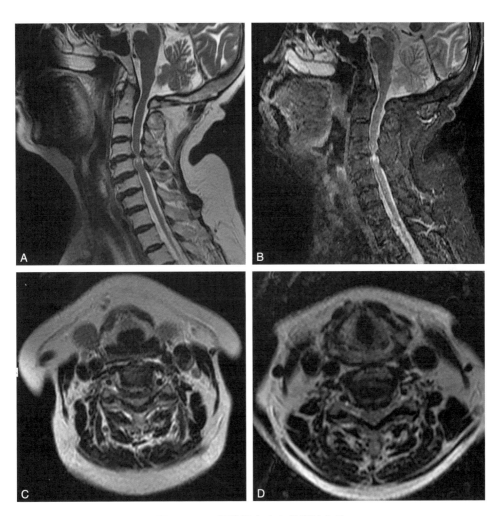

**图 9-10-6 颈椎间盘突出并脊髓变性**

A. 矢状位 T2WI;B. 矢状位 T2 压脂像;C、D. 轴位 T2WI。A~D. 颈椎 MRI 平扫显示 $C_{4/5}$ 椎间盘突出,相应椎管狭窄,脊髓受压,脊髓内见点片状长 T1、长 T2 信号影

### 五、研究进展及存在问题

急性颈部疼痛的原因很多,可以出现在不同的疾病中,有些机制还有待进一步研究,面对此类疾病需要影像医师综合全面考虑。相信随着医学及相关学科的发展,将会对急性颈部疼痛的发生机制进行更加深入的了解。作为影像科医师,我们应该制定更加规范和深入的诊断标准。通过临床适应证来选择合理、合适的影像学检查方法,结合临床实际,为患者提供准确高效的诊断。

## 第十一节　急性腰背部疼痛

### 一、概述

急性腰背部疼痛是脊柱疾患最常见而且极其复杂的综合征,是多种疾病的共同表现,其产生的病因及机制较为复杂,有时可伴有多种因素同时存在,从而使得病情复杂、难以诊断。急性腰背部疼痛因其复杂多变的临床表现而成为诊治的难点。该类疾患不仅存在于体力劳动者中,也广泛地存在于脑力劳动者中,具有治疗困难、治疗周期长以及容易复发等特点,已成为现代社会难以医治的痼疾,严重地影响着人们的生活质量。了解急性腰背部疼痛的原因有助于临床诊断,通过影像学的特征性表现并结合临床,可以帮助临床医师准确诊断。

### 二、相关疾病分类

广义上腰背部范围可包括胸腰部及骶部等。背部最主要的结构是脊柱,它是由多块脊椎骨所构成的含有若干关节的柱状结构,在它的内部走行着脊髓,周围包绕着韧带、肌肉、肌腱和筋膜。背部的结构非常精密、巧妙、复杂,也正是因为这一原因,背部也更容易受到损伤。脊柱由 7 块颈椎、12 块胸椎、5 块腰椎、5 块骶椎及 4 块尾椎构成,从侧面看,脊柱呈一个舒缓的大 S 形,有 4 个生理弯曲。其中无论我们站着还是坐着,腰椎都一直承受着很大的重力,同时,生活中我们又经常要进行转身、弯腰、伸腰等动作,加重了腰部负担,因此,腰部很容易发生损伤,产生疼痛。急性腰背部疼痛病因多种多样,其中有先天发育异常、退行性病变、肿瘤、免疫学因素以及内脏疾病牵涉等,有时多种病因同时存在。根据患者的典型临床表现及影像学表现尤其是 CT 和 MRI 表现,可以帮助做出较为准确的诊断。

### 三、影像诊断流程

大多数情况下,结合创伤的原因、临床表现及影像学表现,尤其是 CT 和 MRI 表现,可以做出正确的诊断,一般无需鉴别,主要是影像学检查方法的选择。对临床症状明显而 X 线检查阴性者应进一步进行 CT 检查。对临床症状明显而 X 线、CT 检查均阴性者应进一步进行 MRI 检查。腰骶椎正侧位、腰骶椎过伸过屈位可以了解背部脊柱组成骨的全貌及骨性椎管的情况。多层螺旋 CT 平扫 + 三维重建 + 多平面重建(MPR)能清晰、直观地显示腰骶椎骨质密度、椎间盘密度及位置、椎管结构、椎旁结构等。MRI 检查则在 CT 检查基础上更进一步,除了观察到 CT 上腰背部的骨性构成及椎旁结构之外,对于显示脊柱组成韧带以及椎体周围韧带、脊髓损伤情况及椎管骨挫伤较好。并且 MRI 扫描之后,可根据临床诊断需要进行横、矢、冠状位及任意层面扫描,能够获得较为全面的影像信息,可清晰显示椎管矢状径和脊髓的信号,获得 CT 之外更多的信息诸如软组织有无水肿、挫伤及出血,韧带走行区是否有信号改变,骨髓信号是否正常等。通过 X 线、CT、MRI 等影像学方法,结合患者临床资料,做出较为准确的诊断。

## 四、相关疾病影像学表现

**1. 椎间盘源性腰背痛**　椎间盘源性腰背痛是指由于一个或多个椎间盘内部结构和代谢功能出现异常,如退变、终板损伤或释放出某些因子,刺激椎间盘内疼痛感受器所引起的腰痛。腰椎间盘源性疼痛常因椎间盘突出后释放大量化学介质,继发无菌性神经根炎而引起单纯机械压迫亦可导致疼痛。但神经根性疼痛与局部的炎症关系比机械压迫更密切。椎间盘退变易导致椎间盘膨出或突出,刺激神经根和硬膜囊而引起腰痛。

MRI 是显示椎间盘改变的首选影像学检查方法。椎间盘变性表现为椎间隙变窄,T2WI、T1WI 上均呈低信号或无信号。椎间盘膨出显示为纤维环低信号影向周围均匀膨隆,硬膜囊前缘和两侧椎间孔脂肪呈光滑、对称弧形压迹,高信号的髓核仍位于纤维环之内。椎体边缘骨质增生、骨赘表现为椎体边缘部骨质肥大或呈三角形、喙样外突,边缘皮质一般呈长 T1、短 T2 信号。椎间关节退变表现为关节间隙变窄,关节面不光整,关节面边缘部骨质增生、肥大或骨赘形成,关节面下囊变表现为囊状长 T1、长 T2 信号,关节间隙内积液呈长 T1、长 T2 信号、积气呈无信号区。椎间盘突出在 MRI 上的直接征象包括髓核突出、髓核游离以及 Schmorl 结节,相邻骨质结构及骨髓改变;间接征象包括硬膜囊、脊髓或神经根受压,表现为局限性弧形受压,与突出的髓核相对应,局部硬膜外脂肪变窄或消失。受压节段脊髓内等或长 T1、长 T2 异常信号,为脊髓内水肿或缺血改变。硬膜外静脉丛受压、迂曲,表现为突出层面椎间盘后缘与硬膜囊之间出现短条或弧状高信号。本病主要依靠 MRI 和 CT,可以较好地显示椎间盘、椎体、硬膜囊、脊髓和神经根改变(图 9-11-1、图 9-11-2)。

**2. 外伤及劳损性腰背部疼痛**

(1) 急性腰扭伤:是指腰骶、骶髂及腰椎两侧的肌肉、筋膜、韧带、小关节及滑膜等结构的急性损伤,引起腰部疼痛及活动功能障碍的一种病症。

(2) 腰肌劳损:又称"功能性腰痛"或"腰背肌筋膜炎",是指腰部肌肉、筋膜与韧带组织慢性损伤,是临床常见病。

(3) 腰棘间韧带损伤:当腰部突然弯曲过度受力或扭转时可造成腰棘间韧带的急性损伤,而腰部过量的屈伸扭转动作可造成棘间韧带的慢性积累劳损。

(4) 第三腰椎横突综合征:是常见腰腿痛疾病,临床表现为第 3 腰椎部位单侧或双侧疼痛不适,时轻时重,劳累后加剧,发作时腰肌紧张,可触及条索状物,甚者伴下肢牵涉痛,常可放射至臀部、股部和大腿外侧,致使弯腰行走活动受限。

(5) 骨折:有明显的外伤史(图 9-11-3～图 9-11-5)。

**3. 风湿免疫性疾病**　强直性脊柱炎(AS)是一种主要侵犯骶髂关节、脊柱骨突、脊柱旁软组织及外周关节为特征的慢性疾病。临床上表现为脊柱和外周关节炎,可伴有不同程度的眼、肺、肾等多个系统的损害。发病年龄通常在 13～30 岁,30 岁以后及 8 岁以前发病者较少。目前现代医学对本病的具体病因尚不明确,认为遗传因素和环境因素在发病过程中发挥作用。

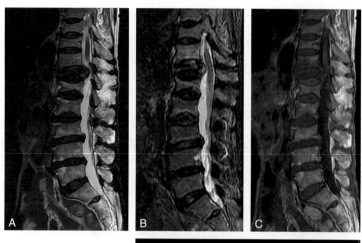

图 9-11-1　腰椎间盘突出并椎管狭窄

A、B. 矢状位 T2压脂像；C. 矢状位 T1WI；D. 轴位 T2WI。A~D. 腰椎 MRI 平扫示 $T_{12}/L_1$ 椎间盘向后方椎管内凸出，椎管狭窄，脊髓受压

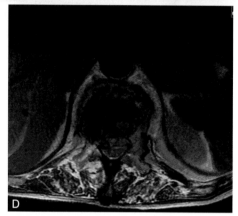

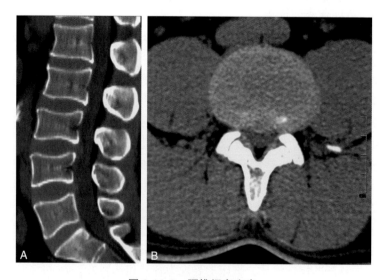

图 9-11-2　腰椎间盘突出

A、B. CT 矢状位重建及轴位显示 $L_{3/4}$ 椎间盘向后方椎管内凸出，硬膜囊受压

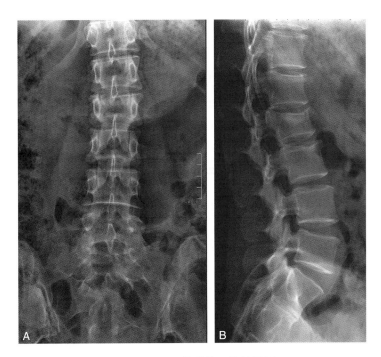

**图 9-11-3　腰椎椎体压缩性骨折**

A、B.腰椎 X 线平片正侧位显示 $L_2$ 椎体上缘骨质结构中断并凹陷,$L_2$ 椎体呈楔形改变

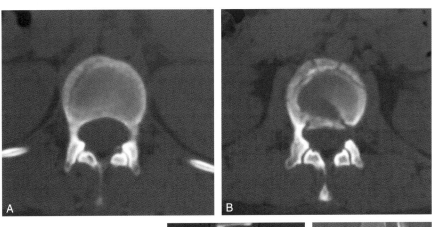

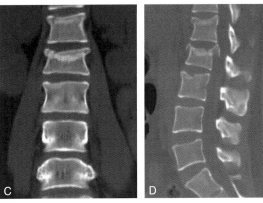

**图 9-11-4　腰椎椎体骨折**

A. CT 轴位显示 $L_1$ 椎体骨质结构中断;B. CT 轴位显示 $L_2$ 椎体骨质中断;CT 冠状位(C)及矢状位重建(D)显示相应椎体变扁,$L_2$ 水平骨片向后凸出

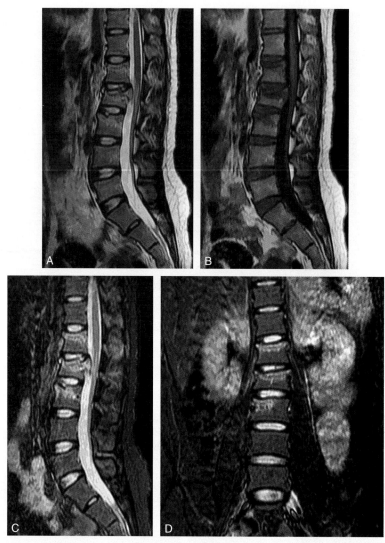

**图 9-11-5　腰椎骨折**

A. 矢状位 T2WI 显示 L$_1$~L$_3$ 椎体上缘骨质塌陷,椎体信号增高;B. T1WI 椎体呈低信号;T2 压脂矢状位(C)及冠状位(D)椎体骨髓水肿呈明显高信号

　　平片显示骨质破坏在骶髂关节常见,且以髂侧为主,开始关节面模糊,随后侵蚀破坏呈鼠咬状,边缘增生硬化,关节间隙假增宽,随后骨性强直(图 9-11-6);CT 可早期发现关节面侵蚀灶(图 9-11-7);MRI 早期常显示相邻骨质水肿,平扫加增强可准确诊断出炎症,是最敏感的影像学方法(图 9-11-8)。

　　**4. 先天性畸形**　先天性因素包括:脊椎隐裂、移行腰骶、腰椎滑脱、脊柱侧弯、先天性腰椎管狭窄症、脊椎骨峡部不连接、先天性半椎体畸形、先天性椎体联合等。由脊柱结构的先天性异常引起的,大多数发生在腰椎和骶椎。这些异常对腰骶部的骨性结构造成了薄弱缺陷,削弱了脊柱的稳定性,使得脊柱的生物构造发生改变,破坏了其生物力学的稳定。使腰背肌的运动不平衡、不协调,因而可能使脊柱及其附近的结构较容易受到损伤、挤压和牵扯,

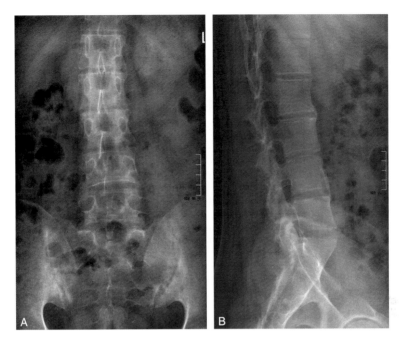

**图 9-11-6　强直性脊柱炎**

A、B. 腰椎前缘见条状钙化影,椎小关节模糊边缘,腰椎椎间隙变窄,腰椎反曲

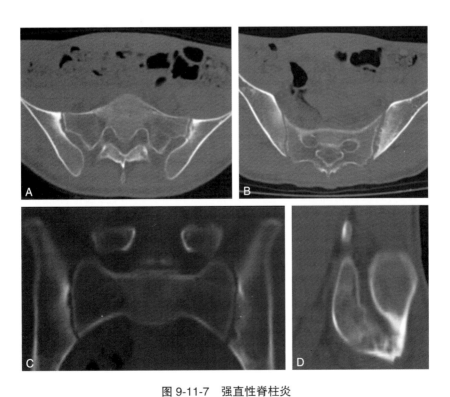

**图 9-11-7　强直性脊柱炎**

A~D. 双侧骶髂关节间隙模糊,髂骨关节面下骨质密度增高,双侧骶髂关节面凹凸不平,呈锯齿状改变,病变以髂骨侧为主

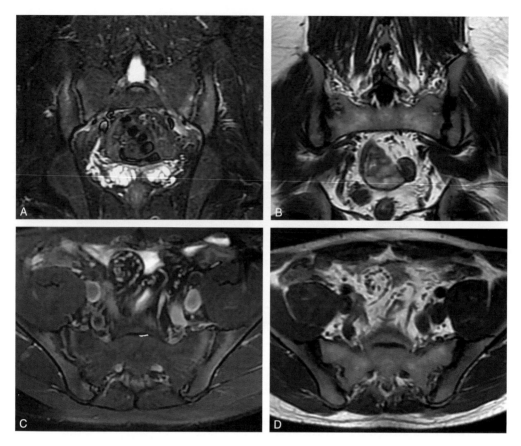

**图 9-11-8　强直性脊柱炎**

A. 冠状位 PDWI；B. 冠状位 T1WI；C. 轴位 PDWI；D. 轴位 T1WI。A~D. MRI 平扫显示双侧骶髂
关节面下骨质信号异常，T1WI 呈条状低信号，PDWI 呈高信号，关节面呈锯齿状改变

尤其是肌肉和韧带。由于受力不平衡导致各种急慢性腰腿痛。

椎体融合在 X 线平片上显示两个或两个以上的椎体之间融合。可完全融合或部分融合，前者椎间盘消失，后者残留部分椎间盘痕迹，或只残留骨性终板，可仅椎体或椎体与附件同时受累（图 9-11-9）。脊椎裂常见为隐性脊柱裂，即两侧椎弓未愈合但无脊膜、脊髓膨出。显性脊柱裂则并有脊膜或脊髓膨出（图 9-11-10）。

椎弓峡部不连及脊椎滑脱在 X 线平片上表现为椎弓峡部裂隙、密度增高、结构紊乱等改变。侧位片上椎弓峡部缺损位于椎弓的上下关节突之间，为自后上斜向前下方的裂隙样骨质缺损，边缘可有硬化，有时因滑脱而使裂隙两边的骨质有分离和错位（图 9-11-11）。CT 利用 MPR 重建可更清晰地显示峡部不连情况，CT 对肿瘤内钙化和骨化影的显示高于平片，对发生于脊椎和其他解剖较复杂部位的肿瘤，CT 显示较好。MRI 矢状面可观察脊椎的移位。此外，椎体骨髓因受压力改变发生变化，开始为长 T1、长 T2 信号，然后脂肪化而成高信号，最后为骨质硬化的低信号。肿瘤内的非钙化、骨化部分在 T1WI 上为低到中等信号，在 T2WI 上呈高信号。病灶周围的骨髓和软组织内可出现反应性充血水肿。

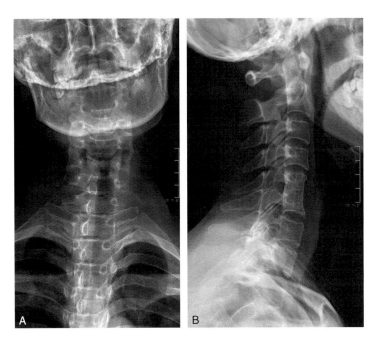

**图 9-11-9　椎体融合**

A、B. X 线平片显示 $C_{5/6}$ 椎体融合,其间见骨小梁通过椎间隙

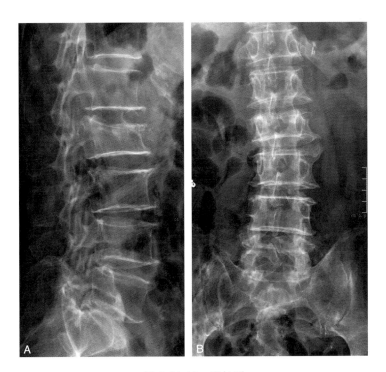

**图 9-11-10　脊柱裂**

A、B. X 线平片显示 $L_5$ 双侧椎弓骨质不连续,见裂隙状低密度影,边缘清晰

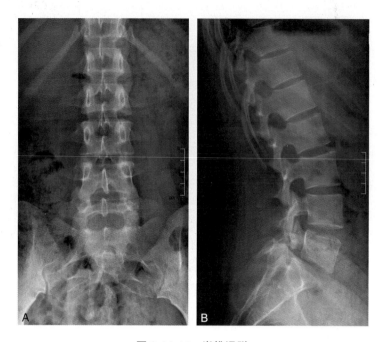

**图 9-11-11　脊椎滑脱**

A、B. X 线平片显示 $L_5$ 椎体向前移位,双侧椎弓峡部骨质结构中断,$L_5$/$S_1$ 椎间孔变窄

**5. 感染性腰痛**　椎体及椎间关节的病理变化,如化脓和结核性脊柱炎可侵犯椎体、椎间隙、椎旁组织、硬膜外间隙、脊膜或脊髓。X 线可显示椎体相对缘骨质破坏、硬化及椎间隙变窄(图 9-11-12);CT 可表现有软组织肿胀,皮下脂肪层模糊及网状影,软组织内圆形或类圆形、分叶状肿块,中央坏死、液化区呈水样密度,可见气体或气液平面;增强扫描坏死灶周围可出现环状强化,代表肉芽组织形成的脓肿壁(图 9-11-13)。MRI 可清楚显示脓肿轮廓及边缘,脓肿一般呈圆形或类圆形,可有分叶;中央液化、坏死区多呈长 T1、长 T2 信号,可见气泡或气 - 液平面(图 9-11-14)。

**6. 脊柱肿瘤**　脊柱肿瘤分为原发性和转移性两大类。脊柱原发性肿瘤是指从脊柱本身生长出来的肿瘤,脊柱的转移性肿瘤是指身体其他部位的恶性肿瘤经血液循环转移而来的肿瘤。肿瘤不断生长常常早期出现脊髓及神经根损害的并发症,包括肿瘤对脊柱强度的破坏而出现的病理性骨折,以及肿瘤本身对脊髓及神经根的压迫,使患者局部剧烈疼痛甚至肢体瘫痪,严重影响患者的生存质量。

骨母细胞瘤在 X 线平片上约三分之一病例发生于脊椎,且多见于附件,表现为类圆形膨胀性骨质破坏,边界清楚,可有少量骨膜新生骨。多发性骨髓瘤的平片和 CT 表现复杂,主要表现为广泛性骨质疏松、多发性骨质破坏、骨质硬化、软组织肿块、病理性骨折以及 X 线表现正常(图 9-11-15)。MRI 对检出病变、确定范围非常敏感,骨质破坏在 T1WI 呈低信号;病变多发、散在或点状浸润时,在骨髓脂肪高信号衬托下,T1WI 上呈特征性"椒盐状"改变(图 9-11-16)。转移性骨肿瘤的 X 线表现可分为溶骨型、成骨型和混合型,以溶骨型常见。CT 显

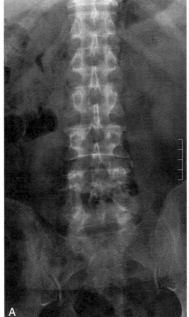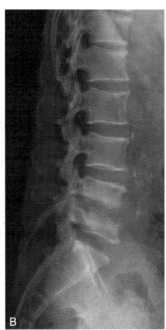

**图 9-11-12　腰椎结核**

A、B. X 线平片显示 $L_{4/5}$ 椎体相对缘骨质破坏,椎体变扁,椎间隙变窄

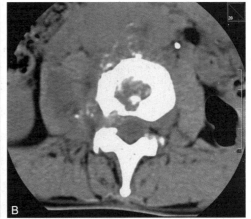

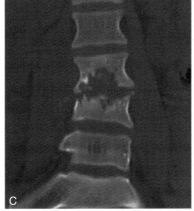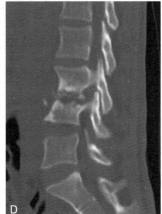

**图 9-11-13　腰椎结核**

A~D. $L_{3/4}$ 椎体骨质破坏,椎间隙变窄,椎旁软组织肿胀,软组织内见斑点状钙化

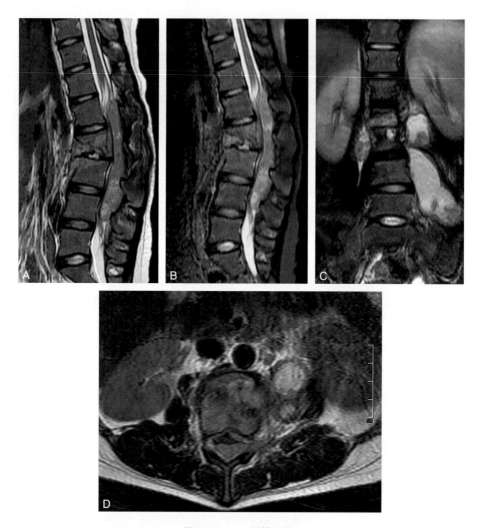

**图 9-11-14　腰椎结核**

A. 矢状位 T2WI；B. 矢状位 T2 压脂像；C. 冠状位 T2 压脂像；D. 轴位 T2WI。A~D. $L_3$、$L_4$ 椎体及 $L_{3/4}$ 椎间盘破坏，$L_3$ 椎体变扁，呈楔形改变，压脂像椎间盘及椎体呈高信号，双侧腰大肌组织肿胀，见梭形长 T1、长 T2 信号影

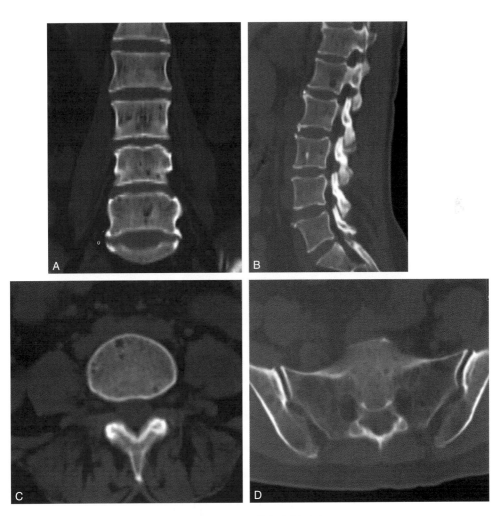

**图 9-11-15　腰椎多发骨髓瘤**

A~D. 腰椎 MRI 平扫显示多椎体及双侧髂骨见多发斑点状骨质破坏,边缘不清

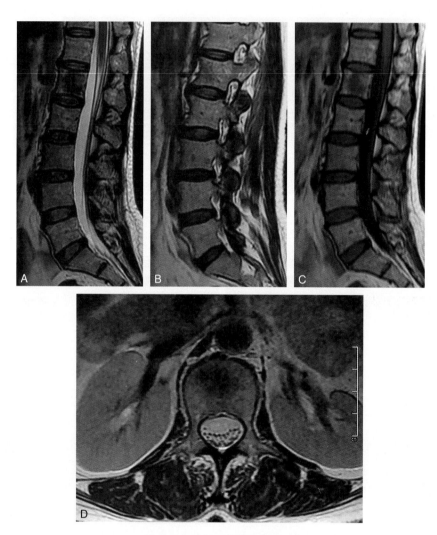

**图 9-11-16　腰椎多发骨髓瘤**

A、B. 矢状位 T2WI；C. 矢状位 T1WI；D. 轴位 T2WI。A~D. MRI 平扫显示腰椎多椎体信号不均匀，椎体内见散在斑点状低信号影

示骨转移较 X 线平片敏感,还能清楚显示局部软组织肿块的范围、大小以及与邻近脏器的关系。MRI 对显示骨髓组织中的肿瘤组织及其周围水肿非常敏感,因此能检出 X 线平片、CT甚至核素骨显像不易发现的转移灶。大多数转移瘤呈 T1WI 低信号,在 T2WI 呈不同程度的高信号。

**7. 代谢性疾病** 临床上以老年性骨质疏松症所致腰背痛多见。按照 WHO 定义,骨质疏松症是一种以骨量低下,骨微结构破坏,导致骨脆性增加和骨折危险度升高的全身代谢障碍的疾病。虽然大多数患者并不直接引起死亡,但对其健康、生活质量、社会负担带来的影响非常重大。骨质疏松症已经成为一个世界范围内主要的、越来越严重的公共健康问题。腰背痛是骨质疏松症最典型的临床症状之一。

骨质疏松症在 X 线及 CT 上表现为骨质密度减低,骨小梁变细、数量减少、间隙增宽,骨皮质变薄和出现分层现象。严重时椎体内结构消失,椎体变扁,其上下缘凹陷,椎间隙增宽,可出现楔形改变。

**8. 脏器源性腰痛** 脏器源性腰痛可能起源于肾脏或盆腔内脏器(如泌尿系感染、肾病、妇科炎症、盆腔肿瘤等),也可来自后腹或网膜囊后的病变(如肿瘤、炎症等),胃、十二指肠溃疡有时也出现腰部的放射痛。

相关影像学征象可在不同系统中具有特殊的表现。如占位性病变产生的占位效应,泌尿系结石观察到的不均匀异常密度以及网膜囊炎症时的不均匀高密度等。以 CT 及 MRI 应用价值最大。

**9. 心理或精神性腰痛** 如癔症和抑郁症。这种患者的特点是:主诉与客观检查包括特殊检查明显不符,并伴有一定的精神症状,如精神紧张、情绪低落、精神崩溃等,但作出癔症性和抑郁症腰痛的诊断必须审慎。

## 五、研究进展及存在问题

急性腰背部疼痛病因复杂,诊断困难,需要临床医师以及影像医师综合全面考虑,相关问题有待进一步研究。随着医学及相关学科的发展,相信将会对急性腰背部疼痛的发生机制进行更加深入的了解,制定更加规范和深入的诊断标准。通过临床适应证来选择合理、合适的影像学检查方法,制定规范的参考指标,结合临床实际,为患者提供准确高效的诊断是探索急性腰背部损伤诊疗规范化的努力方向。

(聂泰明 李泉 姜兴岳 曾瑜 高波)

# 参考文献

1. Aarabi B, Mirvis S, Shanmuganathan K, et al.Comparative effectiveness of surgical versus nonoperative management of unilateral, nondisplaced, subaxial cervical spine facet fractures without evidence of spinal cord injury.J Neurosurg Spine, 2014, 20:270-277.

2. Aarabi B, Walters BC, Dhall SS, et al.Subaxial Cervical Spine Injury Classification Systems.Neurosurgery, 2013, 72:170-186.

3. Abeloos L, Olivier DE, Walsdorff M, et al.Posterior osteosynthesis of the atlas for nonconsolidatel Jefferson

fractures:a new surgical technique.Spine,2011,36(20):1360-1363.

4. Aebi M.Classfication of thoracolumbar fractures and dislocations.Eur Spine J,2010,19(1):S2-S7.

5. Arvin B,Fournier-Gosselin MP,Fehlings MG.Os odontoideum:etiology and surgical management. Neurosurgery,2010,66(3):22-31.

6. Aydin R,Aydin G. An unusual cause of dysphagia:a cervical epidural abscess. Spine J,2015,11.pii:S1529-9430(15)01793-3.

7. Babar S,Saifuddin A. MRI of the post-discectomy lumbar spme. Clin Radiol,2002,57(11):969-81.

8. Bernstein MP,Mirvis SE,Shanmuganathan K,et al. Chance-Typefracturesofthethoracolumbarspine: imaginganalysis in 53 patients.AJR Am Jroentgenol,2006,187(4):859.

9. Bilgen M,Abbe R,Narayana PA,Dynamic Contrast-Enhanced MRI of Experimental Spinal Cord Injury:In Vivo Serial Studies.Magnet Reson Med,2011,45(4):614-622.

10. Bozzo A,Marcoux J,Radhakrishna M,et al.The role of magnetic resonance imaging in the management of acute spinal cord injury.J Neurotrauma,2011,28(8):1401-1411.

11. Carragee EJ,Alamin TF,Carragee JM. Low-pressure positive Discography in subjects asymptomatic of significant low back pain illness. Spine,2006,31(5):505-9.

12. Chang Y,Jung TD,Yoo DS,et al.Diffusion tensor Imaging and Fiber Tractography of Patients with Cervical spinal cord injury.J Neurotrauma,2010,27(11):2033-2040.

13. Cheran S,Shanmuganathan K,Zhuo J,et al.Correlation of MR diffusion tensor imaging parameters with ASIA motor scores in hemorrhagic and nonhemorrhagic acute spinal cord injury.J Neurotrauma,2011,28:1881-1892.

14. Chew FS,Kline MJ. Diagnostic yield of CT-guided percutaneous aspiration procedures in suspected spontaneous infectious diskitis. Radiology,2001,218(1):211-214

15. Choi BS,Lee S. Idiopathic Spontaneous Intramedullary Hemorrhage:A Report of a Rare Case of Repeated Intramedullary Hemorrhage with Unknown Etiology.Korean J Spine,2015,12(4):279-282.

16. Cross T,Kaim AH,RegazzoniP,et al. Current concepts in posttraumatic osteomyelitis:a diagnostic challenge with new imaging options. Trauma,2002,52:1210-1219.

17. Debernardi A,Aliberti G,Talamonti G,et al.The craniovertebral junction area and the role of the ligaments and membranes.Neurosurgery,2011,68(2):291-301.

18. Dvorak MF,Fisher CG,Fehlings MG,et al.The surgical approach to subaxial cervical spine injuries:an evidence-based algorithm based on the SLIC classification system.Spine,2007,32(23):2620-2629.

19. Ellingson BM,Ulmer JL,Kurpad SN,et al.Diffusion tensor MR imaging in chronic spinal cord injury.AJNR Am J Neuroradiol,2008,29:1976-1982.

20. Epstein NE. Timing and prognosis of surgery for spinal epidural abscess:A review. Surg Neurol Int,2015,10, 6(Suppl 19):S475-86.

21. Epstein NE. What are we waiting for? An argument for early surgery for spinal epidural abscesses. Surg Neurol Int,2015,10(Suppl 19):S504-507.

22. Fayad LM,Carrino JA,Fishman EK. Musculoskeletal infection:role of CT in the emergency department. Radiographics,2007,27(6):1723-1736.

23. Felasi MA,Venail F,Lonjon N.Spontaneous pneumarthrosis of the atlantoaxial joint.Journal of neurosurgery Spine,2012,16(1):27-30.

24. Furderer S,Wenda K,Thiem N,Hachenberger R,et al.Traumatic intervertebral disc lesion:magnetic resonance imaging as a criterion for or against intervertebral fusion.Eur Spine J,2001,10:154-163.

25. Gasbarrini AL,Bertoldi E,Mazzetti M,et al. Clinical features,diagnostic and therapeutic approaches to haematogenous vertebral osteomyeliti. Eur Rev Med Pharmacol Sci,2005,9(1):53-66.

26. Gebauer M,Goetzen N,Barvencik F,et al.Biomechanical analysis of atlas fractures:a study on 40 human atlas specimens.Spine,2008,33(7):766-770.

27. Ghanem N,Uhl M,Muller C,et al.MRI and discography in traumatic intervertebral disc lesions.Eur Radiol,2006,16:2533-2541.

28. Ghobrial GM,Jallo J.Thoracolumbar spine trauma:review of the evidence.J Neurosurg Sci,2013,57(2):115-122.

29. Goldberg W,Mueller C,Panacek E,et al.Distribution and patterns of blunt traumatic cervical spine injury.Ann Emerg Med,2001,38(1):17-21.

30. Grobmyer SR,Reith JD,Shahlaee A,et al. Malignant peripheral nerve sheath tumor:Molecular pathogenesis and current management considerations. Journal of Surgical Oncology,2008,97(4):340-9.

31. Guo X,Ni B,Wang MF,et al.Bilateral atlas laminar hook combined with transarticular screw fixation for an unstable bursting atlantal fracture.Arch Orthop Trauma Surg,2009,129(9):1203-1209.

32. Haschtmann D,Stoyanov JV,Gedet P,et al.Vertebral endplate trauma induces disc cell apoptosis and promotes organ degeneration in vitro.Eur Spine J,2008,17(2):289-299.

33. Hassell DS,Bancroft LW,Kransdorf MJ,et al. Imaging appearance of diffuse neurofibroma. AJR Am J Roentgenol,2008,190(3):582-588.

34. Helgeson MD,Gendelberg D,Sidhu GS,et al.Management of cervical spine trauma:can a prognostic classification of injury determine clinical outcomes? Orthop Clin North Am,2012,43:89-96.

35. Horger M,Eschmann SM,Pfannenberg C,et al. The value of SPET/CT in chronic osteomyelitis. Eur J Nucl Med Mol Imaging,2003,30(12):1665-1673.

36. Hou Z,Zhang Q,Zhang Y,et al.A occult and regular combination injury:the posterior malleolar fracture associated with spiral tibial shaft fracture.J Trauma,2009,66:1385-1390.

37. Ishii K,Matsumoto M,Momoshima S,et al.Remodeling of C2 facet deformity prevents recurrent subluxation in patients with chronic atlantoaxial rotatory fixation:a novel strategy for treatment of chronic atlantoaxial rotatory fixation.spine.2011,36(4):E256-E262.

38. Ivancic PC.Atlas injury mechanisms during head-first impact.Spine,2012,37(12):1022-1029.

39. Jirjis MB,Kurpad SN,Schmit BD.Ex vivo diffusion tensor imaging of spinal cord injury in rats of varying degrees of severity.J Neurotrauma,2013,30(18):1577-1586.

40. Joaquim AF,Daubs MD,Lawrence BD,et al.Retrospective evaluation of the validity of the Thoracolumbar Injury Classification System in 458 consecutively treated patients.Spine J,2013,13(12):1760-1765.

41. Joaquim AF,Fernandes YB,Cavalcante RC,et al.Evaluation of the thoracolumbar injury classification system in thoracic and lumbar. Spine(Phila Pa 1976),2011,36(1):33-36.

42. Joaquim AF,Ghizoni E,Tedeschi H,et al.Clinical results of patients with thoracolumbar spine trauma treated according to the Thoracolumbar Injury Classification and Severity Score.J Neurosury Spine,2014,20(5):562-567.

43. Joaquim AF,Lawrence B,Daubs M,et al.Evaluation of the subaxial injury classification system.J Craniovertebr Junction Spine,2011,2:67-72.

44. Joaquim AF,Patel AA.Relationships between the Arbeitsgemeinschaftfur osteosynthesefragen Spine System and the Thoracolumbar Injury Classification System:an analysis of the literature.J Spinal Cord Med,2013,36(6):586-590.

45. Kaiser DR,Ciarpaglini R,Maestretti G,et al.An uncommon C1 fracture with longitudinal split of the transverse ligament.Eur Spine,2012,21(4):471-474.

46. Kakarla U,Steve WC,Theodore N,et al.Atlas fracture.Neurosurgery,2010,66(3):60-67.

47. Kamble RB,venkataramana NK,Naik AL,et al.Diffusion tensor imaging in spinal cord injury.India J Radiol Imaging,2011,21(3):221-224.

48. Kepler CK, Vaccaro AK, Koerner JD, et al.Reliability analysis of the AOSpine thoracolumbar spine injury classification system by a worldwide group of naïve spinal surgeons.Eur Spine J,2015,doi:10.1007/s00586-015-3765-9.

49. Kim JH, Song SK, Darlene A.Comprehensive locomotor outcomes correlate to hyperacute diffusion tensor measures after spinal cord injury in the adult.Exp Neurol,2011,235(1):188-196.

50. Kim SY, Shin MJ, Chang JH, et al.Correlation of diffusion tensor imaging and phase-contrast MR with clinical parameters of cervical spinal cord injuries.Spinal Cord,2015,53(8):608-614.

51. Kim TW, Oh CH, Shim YS, et al. Psychopathological influence of lumbar disc herniation in male adolescent. Yonsei Med J,2013,54(4):813-818.

52. Kirshblum SC, Biering-Sorensen F, Betz R.International Standards for Neurological Classification of Spinal Cord Injury:cases with Classification challenges.J Spinal cord Med,2014,37(2):120-127.

53. Kirshblum SC, Waring W, Biering-Sorensen F, et al.Reference for the 2011 revision of the international Standards for Neurological Classification of Spinal Cord Injury.J Spinal cord Med,2011,34(6):547-554.

54. Koller H, Resch H, Tauber M, et al.A biomechanical rationale for C1-ring osteosynthesis as treatment for displaced Jefferson burst fractures with incompetency of the transverse atlantal ligament.Eur Spine,2010,19(8):1288-1298.

55. Korecki CL, Costi JJ, Latridis JC.Needle puncture injury affects intervertebral disc mechanics and biology in an organ culture model.Spine,2008,33(3):235-241.

56. Koskinen E, Brander A, Hakulinen U, et al.Assessing the state of chronic spinal cord injury using diffusion tensor imaging.J Neurotrauma,2013,30(18):1587-1595.

57. Kreiner DS, Hwang SW, Easa JE, et al. An evidence-based clinical guideline for the diagnosis and treatment of lumbar disc herniation with radiculopathy. Spine J,2014,14(1):180-191.

58. Kwon BK, Vaccaro AR, Grauer JN, et al.Subaxial cervical spine trauma.J Am Acad Orthop Surg,2006,14(2):78-89.

59. Lakadamyali H, Tarhan NC, Ergun T, et al. STIR sequence for depiction of degenerative changes in posterior stabilizing elements in patients with lower back pain. AJR Am J Roentgenol,2008,191(4):973-979.

60. Le HV, Wadhwa R, Mummaneni P, Theodore P. Anterior Transsternal Approach for Treatment of Upper Thoracic Vertebral Osteomyelitis:Case Report and Review of the Literature. Cureus,2015,7(9):e324.

61. Ledermann HP, Schweitzer ME, Morrison WB, et al. MR imaging findings in spinal infections:rules or myths? Radiology,2003,228(2):506-514.

62. Lee WJ, Yoon SH, Kim YJ, et al.Interobserver and intraobserver reliability of Sub-Axial Injury Classification and severity Scale between radiologist,resident and spine surgeon.J Korean Neurosurg Soc,2012,52:200-203.

63. Leferink VJ, Zimmerman KW, Veldhuis EF, et al.Thoracolumbar spinal fractures with transpedicular fixation combined with transpedicular cancellous bone graft and posterior fusion in 183 patients.Eur Spine J,2001,10(6):517-523.

64. Lei-Sheng Jiang, Lei Shen, Wei Wang, et al.Posterior Atlantoaxial Dislocation without fracture and neurologic deficit:a case report and the review of literature.Eur Spine J,2010,19(2):S118-S123.

65. Lenarz CJ, Place HM, Lenke LG, et al.Comparative reliability of 3 thoracolumbar fracture classification systems.J Spinal Disord Tech,2009,22(6):422-427.

66. Lewkonia P, Paolucci EO, Thomas K. Reliability of the thoracolumbar injury classification and severity score and comparison with the denis classification for injury to the thoracic and lumbar spine.Spine(Phila Pa 1976),2012,37(26):2161-2167.

67. Liang LG, Jin AM, Tu B. Comparative analysis of the different treatments of postoperative discitis:report of 53 cases. Orthop J Chin(Chinese),2004,12(5):335-337.

68. Mnckeberg JE, Tome CV, Matias A, et al.CT scan study of atlantosxial rotatory mobility in asymptomatic adult subjects: a basis for better understanding C1-2 rotatory fixation and subluxation.Spine, 2009, 34(12): 1292-1295.

69. Ma DY, Liang YB, Wang DM, et al. Trend of the incidence of lumbar disc herniation: decreasing with aging in the elderly. Clin Interv Aging, 2013, 8: 1047-1050.

70. Malcius D, Jonkus M, Kuprionis G, et al.The accuracy of different imaging techniques in diagnosis of acute hematogenous osteomyelitis. Medicina(Kaunas), 2009, 45(8): 624-631.

71. Marietta Vazquez. Osteomyelitis in children. Current Opinion in Pediarics. 2002, 14: 112-115.

72. Mulcahey MJ, Samdani A, Gaughan J, et al.Diffusion tensor imaging in pediatric spinal cord injury: preliminary examination of reliability and clinical correlation.Spine, 2012, 37(13): 797-803.

73. Nair G, Carew JD, Usher S, et al.Diffusion tensor imaging reveals regional differences in the cervical spinal cord in amyotrophic lateral sclerosis.Neurolmage, 2010, 53: 576-583.

74. Ngwenya LB, Prevedello LM, Youssef PP. Concomitant epidural and subdural spinal abscess: a case report. Spine J, 2015, 10. pii: S1529-9430(15)01767-2.

75. Niinimaki J, Ruohonen J.Quantitative magnetic resonance imaging of experimentally injured porcine intervertebral disc.Acta Radiol, 2007, 48(6): 643-649.

76. Osmotherly PC, Farrell SF, Digby SD.The influence of age, sex, and posture on the measurement of atlantodental interval in a normal population.Journal of Manipulative and Physiological Therapeutics, 2013, 36(4): 22.

77. Pang D, Li V.Atlantoaxial rotatory fixation part 1 Biomechanics of normal rotation at the atlantoaxial joint in children.Neurosurgery, 2004, 55(3): 614-625.

78. Patel AA, Dailey A, Brodke DS, et al.Subaxial cervical spine trauma classification: the Subaxial Injury Classification system and case examples.Neurosurg Focus, 2008, 25(5): E8.

79. Patel AA, Dailey A, Brodke DS, et al.Thoracolumbar spine trauma classification: the Thoracolumbar Injury Classification and Severity Score system and case examples.J Neurosury Spine, 2009, 10(3): 201-206.

80. Patel AA, Hurlbert RJ, Bono CM, et al.Classification and surgical decision making in acute subaxial cervical spine trauma.Spine(Phila Pa1976), 2010, 35(21): S228-234.

81. Pineda C, Espinosa R, Pena A. Radiographic imaging in osteomyelitis: the role of plain radiography, computed tomography, ultrasonography, magnetic resonance imaging and scintigraphy. Semin Plast Surg, 2009, 23(2): 80-89.

82. Pineda C, Vargas A, Rodriguez AV. Imaging of osteomyelitis: current concepts. Infect Dis Clin North Am, 2006, 20(4): 789-825.

83. Radcliff KE, Sonagli MA, Rodrigues LM, et al.Does C1 fracture displacement correlate with transverse ligament integrity.Orthopaedic Surgery, 2013, 5(2): 94-99.

84. Rajasekaran S, Kanna RM, Shetty AP, et al.Efficacy of diffusion tensor anisotrophy indices and tractography in assessing the extent of severity of spinal cord injury: An in vitro analytical study in calf spinal cords.Spine, 2012, 12(12): 1147-1153.

85. Rao JS, Zhao C, Yang ZY, et al.Diffusion tensor tractography of residual fibers in traumatic spinal cord injury: A pilot study.J Neuroradiology, 2013, 40(3): 181-186.

86. Reinhold M, Audige L, Schnake KJ, et al.AO spine injury classification system: a revision proposal for the thoracic and lumbar spine.Eur Spine J, 2013, 22(10): 2184-2201.

87. Risbud MV, Shapiro IM. Role of cytokines in intervertebral disc degeneration: pain and disc-content. Nat Rev Rheumatol, 2014, 10(1): 44-56.

88. Sander AL, Laurer H, Lehnert T, et al.A Clinically Useful Classification of Traumatic Intervertebral Disk

Lesions.Am J Roentqenol,2013,200(3):618-623.

89. Sasaka KK,Decker GT,Khoury GY,et al.Axial loading with hypernexion injury to the atlas resulting in crushed lateral masses.Emerg Radiol,2006,12(6):274-277.

90. Schuld C,Wiese J,Franz S,et al.EMSCI Study Group.Effect of formal training in scaling,scoring and Classification of the international Standards for Neurological Classification of Spinal Cord Injury.Spinal Cord, 2013,51(4):282-288.

91. Sethi MK,Schoenfeld AJ,Bono CM,et al.The evolution of thoracolumbar injury classification systems.Spine J, 2009,9(9):780-788.

92. Shanmuganathan K,GullapalliRP,Zhuo J,et al.Diffusion tensor MR imaging in cervical spinal trauma.AJNR Am J Neuroradiol,2008,29(4):655-699.

93. Shousha M,ABCD classification system:a novel classification for subaxial cervical spine injuries.Spine(Phila Pa),2014,39(9):707-714.

94. Steele J,Bruce-Low S,Smith D. A review of the clinical value of isolated lumbar extension resistance training for chronic low back pain. PM R,2015,7(2):169-187.

95. Stone AT,Bransford RJ,Lee MJ,et al.Reliability of classification systems for subaxial cervical injuries.Evid Based Spine Care J,2011,1:19-26.

96. Syre P,Petrov D,Malhotra N.Management of upper cervical spine injury:A review.Neurosurg Sci,2013,57(3): 219-240.

97. Szypryt EP,Hardy JG,Hinton CE,et al. A comparison between magnetic resonance imaging and scintigraphic bone imaging in the diagnosis of discspace infection in an animal model. Spine,1998,13(9):1042-1048.

98. Takamatsu R,akahashi H,Yokoyama Y,et al.A Case of Delayed Myelopathy Caused by Atlantoaxial Subluxation without Fracture.Case Reports in Orthopedics,2013,421087.

99. Tali ET. Spinal infections. Eur J Radiol,2004,50(2):120-133.

100. Tschoeke SK,Hellmuth M,Hostmann A,et al.Apoptosis of human intervertebral discs after trauma compares to degenerated discs involving both receptor mediated and mitochondrial dependent pathways.J Orthop Res, 2008,26(7):999-1006.

101. Tsou PM,Daffner SD,Holly LT,et al.A comprehensive subaxial cervical spine injury severity assessment model using numeric scores and its predictive value for surgical intervention.Neurotrauma,2012,29(3):469-478.

102. Vaccaro AR,Hulbert RJ,Patel AA,et al.The subaxial cervical spine injury Classification system:a novel approach to recognize the importance of morphology,neurology,and integrity of the discoligamentous complex. Spine,2007,32:2365-2374.

103. Vaccaro AR,Lehman RA,Hurlbert PA,et al.A new classification of thoracolumbar injuries:the importance of injury morphology,the integrity of the posterior ligamentous complex,and neurologic status.Spine(Phila Pa 1976),2005,30(20):2325-2333.

104. Vaccaro AR,Oner C,Kepler CK,et al.AO Spine thoracolumbar spine injury classification system:fracture description,neurological status,and key modifiers.Spine,2013,38(23):2028-2037.

105. Van Goethem JW,Parizel PM,van den Hauwe L,et al. The value of postoperative MRI in the diagnosis of postoperative spondylodicitis. Neuroradiology,2000,42(8):580-585.

106. Van Middendorp JJ,Audige L,Bartels RH,et al.The Subaxial Cervical Spine Injury Classification System:an external agreement validation study.Spine,2013,13:1055-1063.

107. Van Middendorp JJ,Audige L,Hanson B,et al.What should an ideal spinal injury classification system consist of?A methodological review and conceptual proposal for future classifications.Eur Spine J,2010,19:1238-1249.

108. Volkov A, Rhoiney DL, Claybrooks R. Tophaceous Gout of the Lumbar Spine: Case Report and Review of the Literature. Turk Neurosurg, 2015, 25(6): 954-958.

109. von Gumppenberg S, Allgayer B, Vieweg J, Claudi B. Validity of nuclear magnetic resonance tomography in evaluation of the traumatized intervertebral disk [ in German ]. Langenbecks Arch Chir, 1991, 376: 346-350.

110. Wang JL, Panjabi MM, Kato Y, et al. Radiography Cannot Examing Disc Injuries Secondary to Burst Fracture. Spine, 2002, 27(3): 235-240.

111. Wang M, Dai Y, Han Y, et al. Susceptibility weighted imaging in detecting hemorrhage in acute cervical spinal cord injury. Magn Reson Imaging, 2011, 29(3): 365-373.

112. Wardak E, Gill S, Wardak M, et al. Role of MRI in detecting early physeal changes due to acute osteoarticular infection around the knee joint: a pilot study. Int Orthop, 2009, 33(6): 1707-1711.

113. Whang PG, Patel AA, Vaccaro AR. The development and evaluation of the subaxial injury classification scoring system for cervical spine trauma. Clin Orthop Relat Res, 2011, 469: 723-731.

114. Wippold-FJ 2nd, Lubner M, Perrin RJ, et al. Neuropathology for the neuroradiologist: Antoni A and Antoni B tissue patterns. AJNR Am J Neuroradiol, 2007, 28(9): 1633-1638.

115. Xue X, Song J, Liang Q, et al. Bacterial Infection in Deep Paraspinal Muscles in a Parturient Following Epidural Analgesia: A Case Report and Literature Review: A CARE-Compliant Article. Medicine (Baltimore), 2015, 94(50): e2149.

116. Yang DL, Zhou WQ, Li J, et al. Comparative study on function and surface electromyography in patients of lumbar disc herniation treated with acupuncture and moxibustion. Zhongguo Zhen Jiu, 2014, 34(4): 341-346.

117. Yin B, Tang Y, Ye J, et al. Sensitivity and specificity of in vivo diffusion-weighted MRI in acute spinal cord injury. J Clin Neurosci, 2010, 17(9): 1173-1179.

118. Zehnder SW, Lenarz CJ, Place HM. Teachability and reliability of a new classification system for lower cervical spinal injuries. Spine, 2009, 34(19): 2039-2043.

119. Zhang D, Li XH, Zhai X, et al. Feasibility of 3.0 T diffusion-weighted unclear magnetic resonance imaging in the evaluation of functional recovery of rats with complete spinal cord injury. Neural Reqen Res, 2015, 10(3): 412-418.

120. Zhong WM. MRI manifestations and diagnostic value of chronic osteomyelitis. Chinese CT and MRI, 2013, 1: 105-107.

121. 白荣杰, 程晓光, 顾翔, 等. 不典型骨髓炎的 X 线、CT 和 MR 影像比较分析. 中国临床医学影像杂志, 2008, 19(7): 488-492.

122. 陈喜兰, 江桂华, 田军章, 等. 急性化脓性骨髓炎的 MRI 表现. 中华放射学杂志, 2001, 35(7): 533-535.

123. 何灿熙. 关于颈枢椎齿突偏移是否为脱位的再认识. 中华放射学杂志, 2006, 40(8): 882-883.

124. 吉金钟. 术后椎间盘炎的 MRI 诊断(附 15 例报告). 临床放射学杂志, 2002, 21(5): 369-372.

125. 姜春雷, 舒强, 刘吉华. 长骨骨髓炎与骨肉瘤的影像学鉴别诊断. 青岛大学医学院学报, 2011, 47(2): 137-140.

126. 李康, 吕富荣, 马千红, 等. MRI 对急性脊髓损伤的评价. 中华创伤杂志, 2009, 25(6): 530-532.

127. 李忠喜, 徐凯, 冯守信, 等. 硬膜外脓肿的 MRI 分析. 中国医学影像技术. 2003, 19(1): 18-19.

128. 刘成, 寿康全, 付纳新, 等. 破裂型椎间盘突出动物模型中自身免疫反应的实验研究. 中国脊柱脊髓杂志, 2013, 23(1): 61-65.

129. 刘吉华, 张赟, 徐文坚, 等. 骨髓炎与恶性骨肿瘤软组织改变的影像比较. 中华放射学杂志, 2007, 41(4): 382-387.

130. 明江华, 陈喜兰, 张弩, 等. MRI 对儿童急性化脓性骨髓炎的早期诊断和治疗的指导价值. 实用放射学杂志, 2004, 20(6): 525-527.

131. 彭宝淦, 孙金烈, 王晓宁, 等. 腰椎间盘造影一致性疼痛反应和纤维环破裂程度的相关性研究. 中国矫形外科杂志,2005,13(3):190-192.

132. 史丽静,田建明,王培军,等.多层螺旋 CT 不同重建方法在骨关节创伤中的应用价值比较.临床放射学杂志,2003,22(9):772-775.

133. 宋海涛,贾连顺,袁文,等.胸腰椎爆裂性骨折的影像学诊断与分类.中国矫形外科杂志,2000,7(10):965-967.

134. 苏佳佳,吴光耀,刘玉林,等.基于 3.0T 磁共振扩散张量成像对急性颈髓外伤的评估.临床放射学杂志,2014,33(1):19-23.

135. 王建,周跃,李长青,等.压力控制下椎间盘造影在诊断椎间盘源性疼痛中的应用.中国脊柱脊髓杂志,2009,19(6):408-411.

136. 王伟,梁文,慕革非,等.磁共振 T1ρ 和 T2Mapping 技术定量检测腰椎间盘退变的初步研究.实用医学杂志,2013,29(16):2692-2694.

137. 王子轩,胡有谷,陈祥民,等.腰椎间盘后缘高信号区在诊断椎间盘源性腰痛中的意义.中华医学杂志,2008,88(35):48-50.

138. 夏成德,颜小琼,许灼新,等.寰枢椎损伤的 CT 诊断(附 50 例分析).中华放射学杂志,1999,33(10):702-704.

139. 张娅,陈建宇,蒋新华,等.MRI 表观弥散系数与腰椎间盘退变分级的相关性.中国医学影像技术.2011,27(6):1264-1267.

140. 赵凤东,黄悦,范顺武,等.腰椎终板、椎间盘退变及椎间盘造影疼痛激发试验的相关性研究.中华骨科杂志,2006,26(1):533-535.

141. 赵建,郭智萍,王林峰,等.腰痛患者腰椎 3.0T MR 弥散加权成像腰椎间盘表观弥散系数与椎间盘退变分级的相关性.中国脊柱脊髓杂志,2013,23(12):1074-1078

142. 朱记超,王银国,黄佩云,等.MRI 表观弥散系数值在鉴别急慢性腰椎间盘损伤的应用研究.医学影像学杂志,2013,23(11):1771-1774.

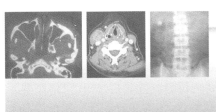

# 第十章

# 四　肢

四肢损伤在临床中较为普遍,以往主要选择 X 线诊断作为主要检查方法,对于简单的四肢骨折患者,X 线足以做出明确诊断。但对于严重的四肢骨折,X 线对骨片的位置关系可能无法评估。针对这种情况,CT 检查不仅可以通过断层扫描消除 X 线结构重叠的问题,还可以减少患者的搬动,通过后处理能有效直观地呈现病变空间立体结构,尤其是对骨折碎片的显示效果良好。对于隐匿性骨折,MRI 有明显优势,尤其是脂肪抑制的相关序列能清楚显示,表现为较高信号的骨髓水肿、充血,并可清楚显示损伤范围。四肢关节的肌腱、韧带及膝关节半月板损伤都有赖于 MRI 检查。随着 MRI 技术的进展,在各种急性骨关节炎的诊断及形态学评估中作用日渐突出,通过 MRI 三维重建对关节软骨定量形态学成像评估已有报道,比如快速梯度回波序列、稳态自由进动序列、波动平衡序列、多回波数据联合成像序列等,这些序列提高了对关节软骨定量形态学评估的精确性。这些新技术在四肢损伤中的临床应用还待进一步验证。

## 第一节　膝关节损伤

### 一、概述

膝关节属于全身负重关节,是人体最大的关节,膝关节外伤常见。大部分膝关节急性外伤见于青春期和成年人。常见外伤是车祸和运动损伤。膝关节半月板和韧带损伤是最常见的外伤类型,尤其是中青年人常见。膝关节骨折比脱位常见。

### 二、相关疾病分类

膝关节损伤主要包括组成膝关节诸骨的骨折、髌骨脱位、半月板损伤、韧带肌腱损伤。这些损伤常常伴随发生,例如膝关节损伤三联症:内侧副韧带(胫侧副韧带)完全断裂的同时合并内侧半月板和前交叉韧带的损伤,多见于竞技运动,由强大的旋转暴力所致。

### 三、影像诊断流程

　　合理的影像检查手段是确定损伤部位、判断损伤范围及程度、制定治疗方案、评估治疗效果的必要方法。常规 X 线检查是急性创伤的首选方法,具有操作简单、图像直观及价格低廉等优势。CT 是 X 线检查的重要补充,可更好地显示复杂及隐匿性骨折,MRI 可清晰显示骨髓、软骨、肌肉、肌腱损伤。膝关节损伤影像检查各有其特点,不能相互取代。影像医师需要灵活应用,以为临床治疗及预后提供全面、可靠、精确的影像学资料(图 10-1-1)。

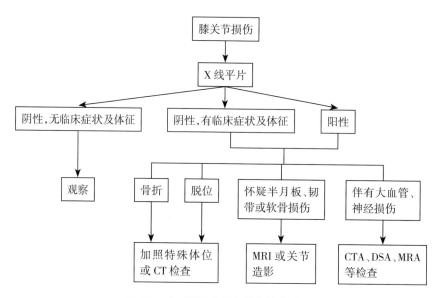

图 10-1-1　膝关节损伤影像诊断流程

### 四、相关疾病影像学表现

　　**1. 胫骨平台骨折**　胫骨平台骨折又被称为胫骨近端关节内骨折、胫骨近端骨折、胫骨近端关节面骨折,可由交通事故、严重撞击伤所致。运动伤、坠落伤及其他轻度暴力伤也可造成此类骨折。由于胫骨平台内外侧分别有内、外侧副韧带,平台中央有胫骨粗隆,其上有交叉韧带附着,当胫骨平台骨折时,常发生韧带及半月板的损伤。胫骨平台是膝关节的重要负荷结构,一旦发生骨折,使内、外平台受力不均,将产生骨关节炎改变。

　　胫骨平台骨折,尤其是没有压缩时,在膝关节普通 X 线片上可能不明显,有时需要斜位投照。CT 评价胫骨平台骨折得到广泛认可,CT 可清楚显示平台压缩、缺损和分裂的骨折碎片,与传统 X 线相比,CT 可更准确地评价压缩和胫骨平台边缘前后面的分裂骨折碎片以及粉碎性骨折程度。多平面重建和三维重建尤其重要。MRI 多平面成像有利于三维重建检查,而且 MRI 可以评价合并的韧带及半月板损伤,这是其他检查不能取代的。

　　胫骨平台骨折分类:按 Hohl 和 Moore 分类,胫骨平台骨折分类包括:1 型,轻微移位;2 型,局部压缩;3 型,劈裂压缩;4 型,全髁型;5 型,双髁型。这种分类方法具有较好的中间等级,反映了伴随骨折的韧带和软组织损伤的程度,有利于评价预后。

Schatzker 胫骨平台骨折分类：Ⅰ型：单纯劈裂骨折，典型的楔形非粉碎性骨折块向外下劈裂移位，此型骨折常见于无骨质疏松的年轻患者。Ⅱ型：劈裂合并压缩骨折，侧方楔形骨块劈裂分离，并有关节面向下压缩陷入干骺端。此型骨折最常见于老年患者。Ⅲ型：单纯中央压缩骨折，关节面被压缩陷入平台，外侧皮质完整，易发生于骨质疏松者。Ⅳ型：内髁骨折，此型骨折可以是单纯的楔形劈裂或是粉碎和压缩骨折，常累及胫骨嵴。Ⅴ型：双髁骨折，两侧胫骨平台劈裂，鉴别特征是干骺端和骨干仍保持连续性。Ⅵ型：伴有干骺端与骨干分离的平台骨折，除单髁或双髁及关节面骨折外，还存在胫骨近端横行或斜行骨折（图 10-1-2）。

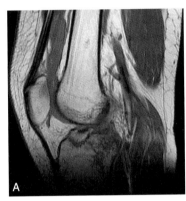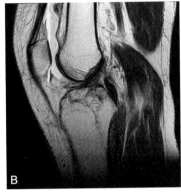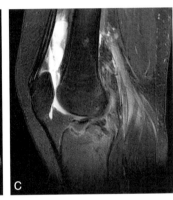

**图 10-1-2　胫骨平台骨折**

男，43 岁。膝关节车祸外伤半小时入院。A. MRI 平扫 T1WI；B. MRI 平扫 T2WI；C. MRI 平扫 T2WI 压脂像；A~C. MRI 平扫示胫骨平台多发骨折线，并见游离骨碎片，同时存在胫骨近端斜行骨折

**2. 股骨远端骨折**　股骨远端骨折是指股骨下端 9cm 内的骨折，包括髁上骨折和髁间骨折。发生率占所有股骨骨折的 4%。由于骨折部位骨结构的特点，骨折多为粉碎性和不稳定骨折。骨折接近膝关节，波及关节面，易影响膝关节活动，难以牢固固定，是最难治的骨折之一。股骨髁周围有关节囊、韧带、肌肉及肌腱附着，骨折块受这些组织的牵拉不易复位，复位后难维持，股骨远端后方有动脉及坐骨神经，严重骨折时，可造成其损伤。

X 线片一般能观察骨折范围及移位情况，必要时拍斜位 X 线片，来明确髌股关节构形和胫股关节面关系。应重视合并损伤，当髁部骨折合并股骨和胫骨近端骨折，称为"浮膝"损伤，可有膝关节韧带撕裂，引起不稳定，需进行股骨全长及膝关节 X 线片检查。警惕血管损伤，可行多普勒超声检查或紧急动脉造影。如果腿部有组织紧张，则应该监测筋膜室压力，排除骨筋膜室综合征。

股骨远端骨折按 AO 分类系统分为：A 型关节外骨折；B 型单髁骨折；C 型双髁骨折。Muller 依据骨折部位及程度将股骨远端分为三类：A 型骨折：仅累及远端股骨干伴有不同程度粉碎性骨折（图 10-1-3）；B 型骨折：为髁部骨折，B1 型：外髁矢状劈裂骨折，B2 型：内髁矢状劈裂骨折，B3 型：冠状面骨折；C 型骨折：为髁间 T 形及 Y 形骨折，C1 型：为非粉碎性骨折，C2 型：股骨干粉碎性骨折合并两个主要的关节骨块，C3 型：关节内粉碎性骨折。

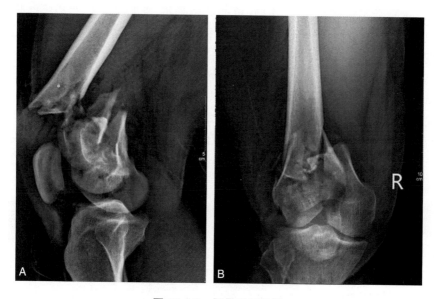

**图 10-1-3 股骨近端骨折**

男,31 岁。高空跌伤 1.5 小时,查体:右腿畸形伴活动性出血。A、B. X 线正侧位显示右侧股骨远端开放性粉碎性骨折,伴右髌骨骨折

**3. 髌骨骨折** 髌骨骨折为直接暴力和间接暴力所致。直接暴力多因外力直接打击在髌骨上,如撞伤、踢伤等,骨折多为粉碎性,髌前腱膜及髌两侧腱膜和关节囊多保持完好,亦可为横断型骨折。间接暴力多由于股四头肌猛力收缩,所形成的牵拉性损伤,如突然滑倒时,膝关节半屈曲位,股四头肌骤然收缩,牵髌骨向上,髌韧带固定髌骨下部,而造成髌骨骨折。间接暴力为横行骨折,移位大,髌前筋膜及两侧扩张部撕裂严重。大部分骨折是由直接加间接暴力引起(图 10-1-4)。临床上怀疑有髌骨骨折而 X 线片阴性者还应考虑有股四头肌骨附着部或髌韧带的髌骨附着部损伤的可能,这两类损伤可以不带有骨折片,但局部应有显著的压痛及伸膝困难。

在鉴别诊断中应注意除外二分髌骨,二分髌骨多位于髌骨外上极,位于外缘及下缘者少见,副髌骨与主髌骨之间的间隙较整齐。临床上局部无压痛,如有髌骨的应力骨折则与副髌骨或其损伤较难区别。

**4. 髌骨脱位** 髌骨为人体最大的籽骨,呈三角形,底边在上,尖端在下,前面为股四头肌包绕,下缘通过髌韧带止于胫骨结节。具有保护膝关节、增强股四头肌肌力的作用。后方通过软骨构成髌股关节。外伤所致脱位多是直接暴力损伤,常向上脱位、向外脱位(图 10-1-5)。习惯性脱位,多是先天性异常或外伤性脱位处理不当造成。脱位后,髌股关节内侧的稳定结构,包括髌股关节内侧支持带、股内侧肌、内侧髌股韧带均被撕裂。在自行复位过程中,髌骨内侧面与股骨髁外侧面撞击,会引起软骨损伤或切线骨折。

常规的膝关节正侧位片十分必要,屈膝 30° 侧位片,可观察是否有高位髌骨存在。拍摄屈膝 30° 或 45° 髌骨轴位片(Merchant 位)或 CT 片,可以发现髌骨外侧半脱位。最理想的检查方法是磁共振,可以清晰地显示髌股关节半脱位、膝关节积液,同时还能判断有无伴随的股骨髁软骨损伤或其他关节内结构损伤。

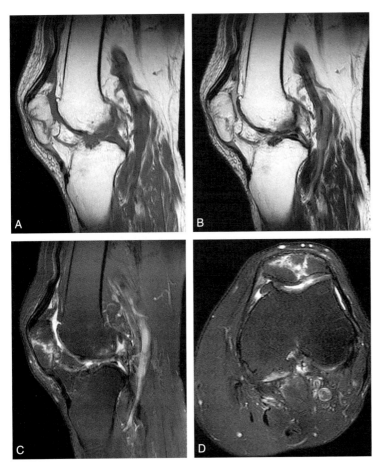

**图 10-1-4　髌骨骨折**
男,45 岁。车祸外伤 1 小时入院。A. MRI 平扫矢状位 T1WI;B. MRI 平扫矢状位 T2WI;C. 矢状位 T2WI 压脂像,D. 横断位 T2WI 压脂像。A~D. MRI 平扫显示左髌骨内见不规则线状、斑片状长 T1 信号,压脂像呈高信号,髌韧带见线状高信号,左膝关节腔见长 T2 液性信号

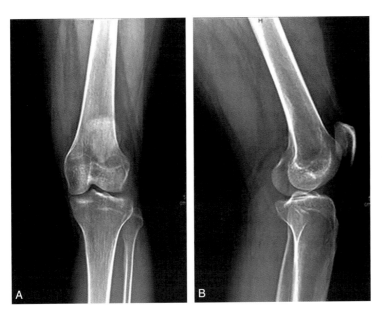

**图 10-1-5　髌骨脱位**
女,53 岁。A、B. 左膝关节 X 线正侧位平片显示髌骨位置偏高、上移

**5. 半月板损伤** 半月板为半月形的纤维软骨盘,切面呈三角形,上凹下平。表面覆以薄层纤维软骨,内部为混有大量弹性纤维的致密胶原纤维。内侧半月板呈"C"形,其内缘中部与内侧副韧带紧密相连。外侧半月板呈"O"形,其外缘与外侧副韧带不相连,其活动度较内侧半月板大。膝关节伸直时,半月板向前移动,屈曲时向后。在膝关节旋转内外翻时,它又和股骨髁一起活动,使半月板在股骨髁与胫骨平台间摩擦。在膝关节伸屈过程中如果同时又有膝的扭转内外翻动作,则半月板本身就出现不一致的活动,容易造成损伤。小腿固定,股骨内外旋或内外翻,再突然伸直或下蹲的动作,在体育训练中非常多见,此时,半月板处于不协调的运动之中,容易造成撕裂,这是半月板最常见的损伤机制。如篮球运动中,运动员争球、切入投篮时跳起或落地往往同时伴有身体旋转。内侧半月板撕裂是常见的物理和运动损伤,撕裂类型多种多样,最常见类型是垂直撕裂、单纯垂直撕裂和桶柄状撕裂,水平撕裂常见于老年人。外侧半月板撕裂少见,这是因为外侧半月板周边部与滑膜附着松弛,与腓外侧副韧带没有附着,所以活动度大。外侧半月板撕裂常存在半月板发育异常,如盘状半月板。半月板撕裂分类:①水平撕裂:比较少见,高信号的方向与胫骨平台平行,内缘达半月板的游离缘;②垂直撕裂:其高信号的方向与胫骨平台垂直;③斜行撕裂:最常见类型,高信号的方向与胫骨平台成一定的角度;④纵行撕裂:高信号的方向与半月板的长轴方向平行;⑤放射状撕裂:高信号的方向与半月板的长轴方向垂直,好发于外侧半月板的内 1/3 部。

X 线片上看不到半月板,关节造影可以显示这些结构,但不清晰,MRI 已经成为半月板损伤的标准检查。MRI 诊断半月板撕裂的灵敏度和特异度在 90%~95%,压脂像半月板撕裂显示更明显。正常半月板 MRI 表现为均匀低信号,半月板撕裂 T2WI 可以看到半月板内高信号(图 10-1-6)。诊断半月板撕裂,以矢状面为主,但需结合冠状面及横断面。斜形撕裂是最常见的类型,但半月板体部的斜行撕裂在冠状面显示较矢状面为好。水平撕裂较少见,有时伴有半月板囊肿。

**6. 韧带肌腱损伤** 膝关节周围韧带包括前交叉韧带(ACL)、后交叉韧带(PCL)、内侧副韧带(MCL)、外侧副韧带(LCL)、囊韧带、板股韧带、髌骨支持带、横韧带等,最易损伤的是前交叉韧带和内侧副韧带。剧烈外翻和半外旋可导致 ACL 和 MCL 同时损伤,外侧半月板和胫股骨受挤压可导致骨挫伤和半月板撕裂。内翻、内旋和胫骨后移的作用可导致 PCL、LCL、囊韧带撕裂,并可伴内侧半月板撕裂和胫、股骨挫伤。

(1) 内侧副韧带撕裂:内侧副韧带多是在膝关节屈曲状态下,外展力的作用下出现损伤。损伤通常位于股骨髁的附着处,其次位于中段,发生在胫骨附着处则很少见,可伴囊韧带、内侧半月板和 ACL 联合撕裂。部分撕裂表现为韧带表面模糊不清,局部增厚,韧带周围水肿,出血在 T2WI 和 STIR 序列像上呈高信号。完全撕裂表现为断裂处显著的软组织水肿和游离缘退缩呈"绶带样"表现(图 10-1-7)。损伤急性期常见邻近股骨髁和胫骨内侧缘的骨髓水肿。纯粹的外翻损伤可致膝外侧部分骨挫伤。

(2) 外侧副韧带撕裂:外侧副韧带部分撕裂表现为韧带内和周围软组织裂隙样水肿,大部分完全断裂累及联合肌腱,并可引起腓骨头小的撕脱,韧带的退缩可产生"绶带样"变形。

(3) 前交叉韧带撕裂:前交叉韧带为膝关节内部最重要的稳定结构,防止胫骨的过度前移,为膝关节最易损伤的韧带。最常见为胫骨固定时股骨外旋和外翻所致。大多数撕裂位

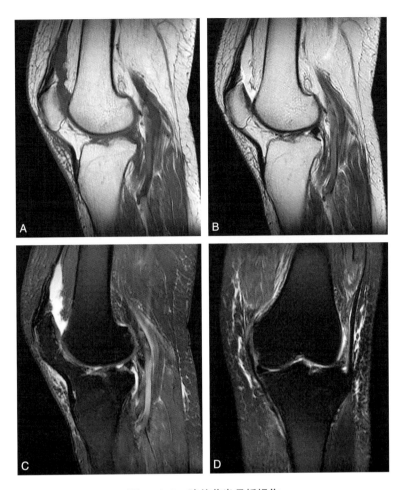

**图 10-1-6 膝关节半月板损伤**

A. MRI 平扫矢状位 T1WI;B. MRI 平扫矢状位 T2WI;C. 矢状位 T2WI 压脂像;D. 冠状位 T2WI 压脂像。
MRI 平扫显示右膝关节外侧半月板前后角内见条状稍长 T2 信号影,压脂像呈高信号

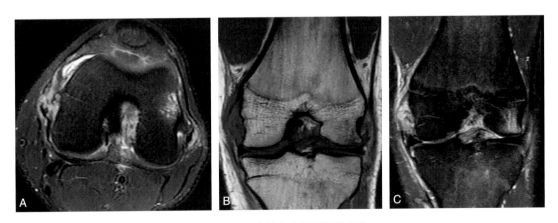

**图 10-1-7 膝关节内侧副韧带损伤**

男,19 岁。运动后膝关节疼痛。A. 膝关节 MRI 横断位脂肪抑制 T2WI;B. 膝关节 MRI 冠状位 T1WI;
C. 膝关节 MRI 冠状位脂肪抑制 T2WI。A~C. 显示内侧副韧带完全断裂,周围软组织及韧带水肿

于韧带内部,小于 20% 位于韧带的骨附着缘。韧带断裂时,相对于胫骨后外侧的股骨外侧凹的嵌入可引起膝外侧部分典型的骨挫伤。部分撕裂:局部信号增高、边缘毛糙、松弛、扭曲(图 10-1-8);完全撕裂:连续性中断,断端毛糙呈拖把状;急性撕裂:伴有关节腔积液和髌下脂肪垫水肿。

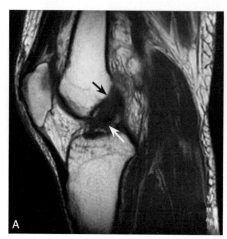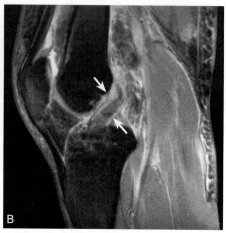

**图 10-1-8 膝关节前交叉韧带损伤**

A、B. 膝关节 MRI 矢状位 T1WI、T2WI 显示前交叉韧带增粗,呈不均匀长 T1、长 T2 异常信号

(4) 后交叉韧带撕裂:后交叉韧带撕裂不常见,约占所有膝关节韧带损伤 5%~20%。撕裂常位于韧带中间,易伴发多韧带损伤继发膝关节不稳。多是膝关节固定暴力使胫骨后移所致。主要表现为韧带连续性部分或完全中断。部分撕裂表现为局部信号增高、韧带边缘毛糙、松弛。完全撕裂表现为韧带连续性中断,断端毛糙呈拖把状,可伴随半月板的变性或撕裂、股骨髁和胫骨平台的骨挫伤或骨折。

(5) 股四头肌肌腱和髌韧带撕裂:股四头肌肌腱断裂常见于老年人,有时见于运动员。膝关节侧位显示股四头肌肌腱模糊,因出血和水肿导致前后距离增宽。部分撕裂为肌腱任意层的中断,常累及股直肌部分。全层撕裂表现为肌腱的完全断裂和局部水肿、出血引起的肿块,在 T2WI 和压脂序列上表现为高信号,完全撕裂时可见因为肌肉收缩引起的肌腱末端退缩,髌骨的位置可下移。髌韧带撕裂则相反(见图 10-1-4)。髌腱完全断裂常伴髌骨下极骨髓水肿和髌前囊积液,部分断裂相对不常见。

## 五、研究进展及存在问题

膝关节损伤在临床中较常见,以往首选 X 线平片检查了解有无骨折及移位情况。CT 检查可以解决结构重叠的问题,后处理技术可以立体显示骨折的位置,有利于显示骨碎片,为临床治疗提供参考依据。MRI 显示隐匿性骨折具有明显优势,尤其是脂肪抑制序列,表现为高信号的骨髓水肿、充血,并可显示损伤范围。MRI 同时还可显示肌腱、韧带的损伤,膝关节半月板损伤都有赖于 MRI 检查。

## 第二节 胫腓骨骨折

### 一、概述

胫腓骨骨折是四肢最常见的骨折之一,约占 10%~15%。直接暴力如压砸、冲撞、打击等,骨折线为横行或粉碎性。间接暴力多见于高处跌下,跑跳的扭伤或滑倒所致的骨折,骨折线常为斜形或螺旋形。儿童有时可出现胫腓骨"青枝骨折"。长跑运动员可出现胫腓骨"疲劳骨折"。胫骨前内侧位于皮下,易发生开放性骨折。胫骨上 1/3 骨折容易损伤血管,腓骨上端骨折易伤及腓总神经。

### 二、相关疾病分类

胫腓骨骨折可以是胫骨或腓骨的骨折,也可以同时累及胫骨和腓骨,而且胫腓骨同时受累的情况并不少见,多发生于骨干。

### 三、影像诊断流程

常规 X 线平片大多数情况能明确诊断胫腓骨骨折,正侧位片可明确段端间位置及骨折片位置情况,CT 检查可更直观地呈现复杂骨折骨片位置,CT 及 MRI 检查有助于发现隐匿性及疲劳性骨折。DSA、CTA 有助于发现骨折合并的动静脉损伤(图 10-2-1)。

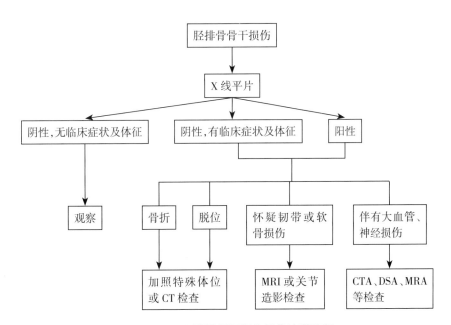

图 10-2-1 胫腓骨骨干损伤影像诊断流程

## 四、相关疾病影像学表现

胫腓骨骨折一般诊断不难,常可在疼痛、肿胀的局部扪出移位的骨断端。重要的是要及时发现骨折合并的胫前后动静脉和腓总神经的损伤。检查时应将足背动脉的搏动、足部感觉、踝关节及踇趾能否背屈活动作为常规记录。对局部损伤比较严重的挤压伤、开放性骨折以及曾有较长时间扎止血带及包扎过紧的伤员,特别要注意观察伤肢有无进行性的肿胀,尤以肌肉丰富处,如已发生皮肤紧张、发亮、发凉、起水疱、肌肉发硬、足背动脉扪不出、肢体颜色发绀或苍白等,即是筋膜间隙综合征的表现,应及时紧急处理。X线检查可确定骨折的类型和移位情况(图 10-2-2),在摄片的同时应注意膝、踝关节有否有骨折,不要遗漏。

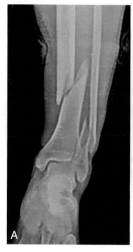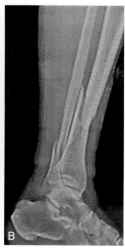

**图 10-2-2　胫腓骨骨干骨折**

男,51 岁。车祸外伤半小时入院。A、B. 胫腓骨 X 线正侧位平片显示胫骨、腓骨骨质不连续,断端移位

## 五、研究进展及存在问题

胫腓骨骨折在临床中较常见,首选 X 线平片检查。对于严重四肢骨折的创伤患者,X 线检查中会有些骨折位置模糊不清,针对这种情况,CT 检查不仅可以通过断层扫描消除 X 线结构重叠的问题,还可以减少对患者的搬动,通过后处理能有效直观地呈现病变空间立体结构,尤其是对骨折碎片的显示效果良好。MRI 可以显示隐匿性骨折、骨挫伤,能清楚地显示损伤范围。

# 第三节　踝关节损伤

## 一、概述

踝关节突然受到剧烈扭转或巨大暴力,使骨骼、关节周围的韧带、肌肉等出现损伤。踝关节损伤最容易发生于剧烈体育运动中,如篮球、羽毛球、足球、登山等,另外,穿高跟鞋的女士也易出现踝关节损伤。

## 二、相关疾病分类

踝关节损伤包括踝关节骨折和周围软组织损伤。踝关节骨折包括组成诸骨的骨折,常合并软组织的损伤。

### 三、影像诊断流程

踝的骨折基本都可在 X 线片上诊断,CT 有助于描述骨折线的延伸及外形,评估韧带损伤,MRI 具有明显优势(图 10-3-1)。

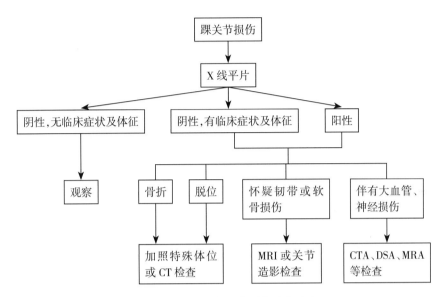

图 10-3-1 踝关节损伤影像诊断流程

### 四、相关疾病影像学表现

**1. 踝关节骨折** 踝关节骨折多由间接暴力引起。对踝部骨折的分类各家意见不一,原先骨折分类比较简单,如按骨折的形态可分为稳定骨折与不稳定骨折两类;或按骨折波及的部位范围分为:①单踝骨折:骨折累及内踝或外踝(图 10-3-2);②双踝骨折:骨折累及双踝;③三踝骨折:骨折累及双踝以及远端胫骨后唇或结节即第三踝;④复杂骨折:远端胫骨及腓骨粉碎性骨折。

根据骨折发生原因,分为以下三类:①内翻骨折:Ⅰ度:外踝骨折或外侧韧带损伤,Ⅱ度:在Ⅰ度基础上加内踝骨折,内侧半脱位(双踝),Ⅲ度:在Ⅱ度基础上再加上后踝也骨折(三踝);②外翻骨折:Ⅰ度:内踝骨折或内侧韧带损伤,Ⅱ度:在Ⅰ度基础上加外踝骨折,或下胫腓韧带断裂,下胫腓分离或腓骨下端骨折,内侧半脱位(双踝),Ⅲ度:在Ⅱ度基础上再加上后踝也骨折(三踝);③外旋骨折:Ⅰ度:外踝斜形或螺旋形骨折,Ⅱ度:在Ⅰ度基础上加内踝撕脱骨折(双踝)(图 10-3-3),Ⅲ度:在Ⅱ度基础上再加上后踝骨折(三踝);④垂直压缩型骨折:足跟着地,足背屈致胫骨前缘骨折,距骨前脱位,或胫骨及两踝粉碎性骨折。

**2. 踝关节和足软组织损伤** 施加到踝的暴力很少是纯粹的内翻暴力或外翻暴力,经常是多种力的集合,因而容易造成韧带和肌腱的创伤。MRI 对评估韧带肌腱损伤非常有效。韧带的急性撕裂表现为完整性的中断并环绕出血和水肿。慢性或愈合中的韧带撕裂表现为韧带的普遍增厚。

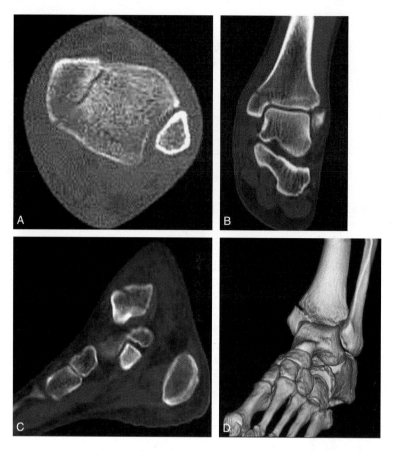

图 10-3-2　内踝骨折

A~D. CT 平扫及重建显示左侧内踝基底部见不规则线状透亮影,踝关节周围软组织肿胀

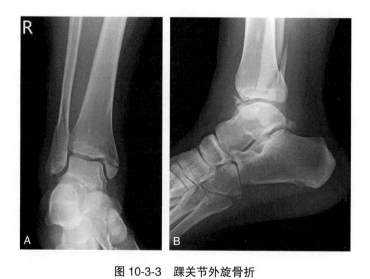

图 10-3-3　踝关节外旋骨折

A、B. 右侧踝关节 X 线正侧位显示右侧踝关节外踝斜行骨折(骨折线为前下至后上),内踝撕脱骨折

（1）外侧副韧带撕裂：外侧副韧带包括距腓前韧带、跟腓韧带、距腓后韧带。内翻应力传递到外踝结构，可引起外侧副韧带的一系列损伤，从损伤到完全断裂。X线检查没发现骨折时，可以通过踝的内翻应力位诊断韧带复合体断裂。MRI能够清晰评估副韧带损伤，如果看不到韧带的一部分或多个组成部分，则可诊断韧带撕裂。跟腓韧带的撕裂冠状位显示最好，而距腓前后韧带的撕裂在轴位显示最好。

（2）内侧副韧带撕裂：内侧副韧带撕裂与胫腓韧带的撕裂及距骨的外侧半脱位相关。关节造影显示造影剂漏入内踝。

（3）远端胫腓前韧带撕裂：多与其他韧带损伤并发，也可单独发生，关节造影可见造影剂漏入胫腓联合间隙内。

（4）肌腱断裂：多数肌腱断裂可由病史及体检诊断。例如，跟腱断裂表现为跟腱附着处的严重压痛，伴跖屈受限，跟腱从跟骨附着处撕脱（图10-3-4）。

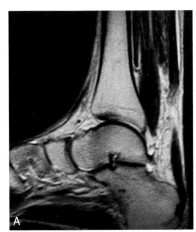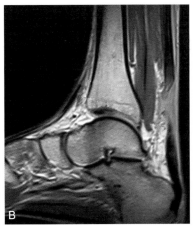

**图 10-3-4 跟腱断裂**

女，54岁。踝关节外伤。A、B.踝关节MRI矢状位T2WI、T1WI显示跟腱信号中断

## 五、研究进展及存在问题

踝关节损伤临床上较常见，首选X线平片检查，对于简单明确的骨折患者，X线足以做出明确诊断。CT检查解决X线结构重叠的问题、减少对患者的搬动，能有效直观地呈现病变空间立体结构，尤其是对骨折碎片的显示效果良好。MRI可以显示隐匿性骨折、骨挫伤，能清楚显示损伤范围，并且能清晰地确认肌腱及韧带损伤情况。

# 第四节 足 损 伤

## 一、概述

足骨由跗骨、跖骨和趾骨组成。普通拍片，一般拍足部的正斜位片，斜位片一般拍外翻斜位。显示足舟骨时可以拍内翻斜位,显示跟骨要拍跟骨轴位。在重叠骨块观察不清时,用CT扫描重建观察。MRI观察韧带具有明显优势。

## 二、相关疾病分类

足损伤包括跗骨、跖骨和趾骨的骨折以及肌腱韧带损伤。跟骨是最常见的跗骨骨折,距骨次之,其余跗骨的骨折常与其他骨折并存。

## 三、影像学诊断流程

普通 X 线片仍是足损伤的首选检查方法,CT 及 MRI 为 X 线检查的补充检查方法(图 10-4-1)。

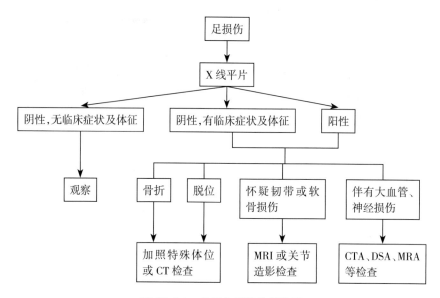

图 10-4-1  足损伤影像诊断流程

## 四、相关疾病影像学表现

### 1. 骨折及脱位

(1) 跟骨骨折:最常见的跗骨骨折,占跗骨骨折的 60%,占全身骨折的 2%,约 75% 为关节内骨折,20%~45% 伴有跟骰关节损伤。跟骨骨折关键是确定骨折线是否累及距下关节面及关节面压缩程度。因此 CT 检查是必需的,CT 检查包含横轴位、冠状位、矢状位及图像后处理。Rowe 跟骨骨折分类:Ⅰ 型:跟骨结节、载距突或前突骨折;Ⅱ 型:鸟喙状骨折与跟腱附着处骨折;Ⅲ 型:斜行骨折,不延入距下关节;Ⅳ 型:累及距下关节的骨折;Ⅴ 型:中央压缩性骨折与各种程度的粉碎性骨折(图 10-4-2)。

(2) 距骨骨折及脱位:距骨骨折是仅次于跟骨骨折的跗骨骨折,距骨骨折常于车祸伤时刹车板对足的冲击伤、高处坠落伤等直接暴力所致,可合并踝关节的其他骨折。骨折可累及距骨头、颈、体及后突。距骨颈骨折,骨折线多在颈与体交界处,距骨体向后内方脱位。距骨

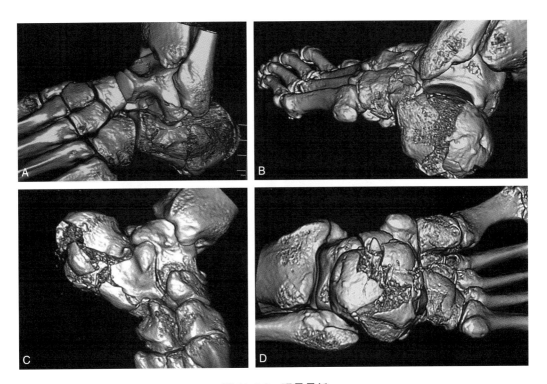

**图 10-4-2　跟骨骨折**

男,60岁。高处坠落,足跟部肿痛、畸形、活动受限半小时入院。A~D.足部CT平扫及VR显示跟骨粉碎性骨折

体前部骨折,距骨体后部向后内方脱位,距骨体后部骨折,距骨体后部压缩,关节面下陷呈阶梯样。距骨后突骨折,多为小块骨折,骨折片轻度向后上移位,应与距骨后三角骨鉴别。距骨脱位比距骨骨折多见,分距下关节脱位、胫距关节脱位及距骨全脱位(图10-4-3)。

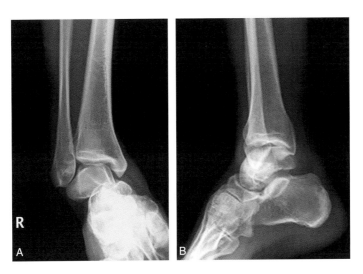

**图 10-4-3　距骨脱位**

A. X线正位;B. X线侧位。A、B.踝关节X线平片显示距骨脱位

（3）足舟骨骨折：足舟骨骨折少见，通常与其他骨的骨折并存。

（4）跖骨骨折和跖跗关节脱位：跖骨骨折较常见，多为直接暴力所致，可发生于颈部、干及基底部（图 10-4-4），骨折线呈横行或斜形、粉碎性。第 5 跖骨骨折多为基底部骨折。跖跗关节脱位较多见，为直接暴力或严重扭伤所致，表现为第 1、2 跖骨分离，第 2~5 跖骨向外脱位等。

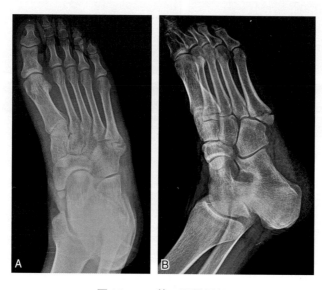

**图 10-4-4　第 5 跖骨骨折**

A．X 线正位；B．X 线斜位。A、B．足 X 线平片显示第 5 跖骨基底部骨折，可见不规则形骨折线

（5）趾骨骨折和跖趾关节脱位：趾骨骨折较常见，骨折线多样，可为多发骨折。脱位多见于踇趾。

**2. 肌腱韧带损伤**　MRI 检查可确定韧带损伤，表现为肌腱完全断裂和局部水肿、出血，在 T2WI 和压脂序列上表现为高信号。

## 五、研究进展及存在问题

足损伤临床上较常见，首选 X 线平片检查了解有无骨折。X 线平片对于简单骨折足以做出明确诊断。CT 检查解决 X 线结构重叠的问题，能有效直观地呈现病变空间立体结构，了解骨折线与关节面的关系以及骨质压缩的情况。MRI 可以显示隐匿性骨折、骨挫伤，并且能清晰地确认肌腱及韧带损伤情况。

# 第五节　肩关节损伤

## 一、概述

肩关节创伤比较常见，但是创伤的好发部位随年龄不同。儿童、青少年时期锁骨骨折为常见类型，青壮年常见的是肩关节脱位及肩锁关节分离。肱骨近端骨折以老年人多见。这些创伤多数可以根据病史及临床检查来诊断,X 线主要是确定创伤的类型及范围。

## 二、相关疾病分类

肩关节损伤主要包括组成肩关节诸骨的骨折、肩关节脱位、肩关节撞击综合征,肩锁关节脱位,肩袖撕裂。

## 三、影像诊断流程

X 线及 CT 可明确诊断肩关节骨折、关节脱位,同时可显示肩峰和冈上肌出口的形态,判断有无骨性畸形、关节炎等。肩袖软组织及关节盂软骨损伤主要依赖 MR 检查(图 10-5-1)。

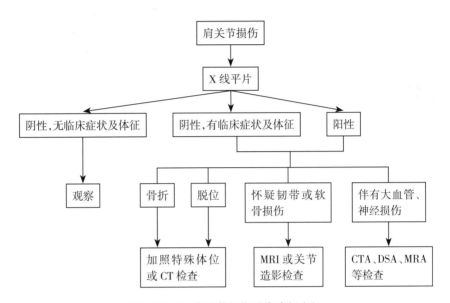

图 10-5-1 肩关节损伤影像诊断流程

## 四、相关疾病影像学表现

### 1. 肩关节骨折

(1) 肱骨近侧骨折:肱骨头、肱骨颈与近端肱骨干骨折通常是由于直接作用于肱骨的冲击或跌倒时上肢伸出所致。肱骨近端骨折前后位投照足以显示,但可能也需要穿胸侧位或穿肩胛骨位投照。Neer 把肱骨近端分为四个部分:肱骨头、大结节、小结节和肱骨干。采用超过 1cm 或成角大于 45°的标准,诊断几部分骨折。当两节段间仅有小的移位或没有移位为单部分骨折;两部分骨折时,只有一个节段移位;三部分骨折时,两个节段移位,一个结节与肱骨保持连续性;四部分骨折时,三个节段有移位。但要注意移位可能是一个持续的过程,临床上需要定期的复查。

单部分骨折:累及任一或所有肱骨近侧的解剖节段,没有或仅有小于 1cm 的移位,没有或仅有轻度(小于 45°)成角,80%的肱骨近端骨折属于单部分骨折,骨折块有较好的软组织的包裹,可以允许早期的锻炼。此类型肱骨头缺血坏死的发生率非常少见。有学者认为缺血坏死就是由于结节间沟处的骨折造成了旋肱前动脉分支的损伤。两部分骨折是指相对于其他保持无移位的三个节段,只有一个节段有移位,骨折可以累及解剖颈、外科颈、大结节或小结节。肱骨解剖颈伴关节端移位时,可合并肩袖撕裂。肱骨外科颈骨折并伴有骨干移位或成角,可见三种类型骨折:嵌入型(图 10-5-2)、非嵌入型、粉碎型。这些骨折可合并前脱位或后脱位。前脱位时,骨折累及大结节,后脱位则小结节受累。三部分骨折可累及大结节或小结节,并可合并前脱位或后脱位。三部分的骨折在肱骨近端骨折中占 10%,老年人、骨质疏松患者的发病率较高。四部分骨折老年人和骨质疏松患者的发病率相当高。在 Neer 的四部分骨折分型中,分为外展嵌插型、真正的四部分骨折和四部分骨折脱位。四部分骨折常伴有肱骨头供血的损害,并发肱骨头坏死。

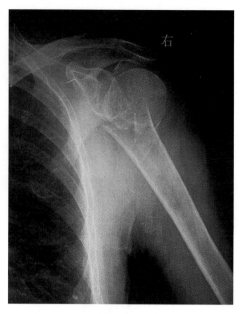

**图 10-5-2　肱骨近端骨折**

女,84 岁。跌倒后右肩肿痛,活动不利 1 小时。右肩 X 线正位显示右肱骨近端骨折,肱骨头与肱骨颈部分离,断段部分嵌入肱骨头内

　　(2) 肩胛骨骨折:肩胛骨骨折发生率较低,占全身骨折 0.4%~1%,常见于交通事故或从高处跌落。按解剖部位分型:肩胛盂骨折、肩胛颈骨折、肩胛体骨折、肩胛冈骨折、肩胛骨突起(如肩峰、喙突)骨折等。Ada JR 和 Miller ME 将肩胛骨骨折分成四型:Ⅰ A- 肩峰骨折,Ⅰ B- 肩峰基底、肩胛冈骨折,Ⅰ C- 喙突骨折;Ⅱ A- 肩峰基底外侧的肩胛颈骨折,Ⅱ B- 肩胛颈骨折,骨折线通过肩峰基底内侧或肩胛冈;Ⅲ- 关节盂骨折;Ⅳ- 肩胛体骨折。

　　肩胛骨正位、切线位、腋位以及 CT 检查可清楚显示肩胛骨骨折(图 10-5-3)。腋位以及 CT 检查可清楚判断肩胛盂骨折。头侧倾斜位及 Stryker 切迹位的 X 线片可清晰显示喙突骨折。

　　(3) 锁骨骨折:锁骨呈"S"形,内侧 2/3 前凸,呈圆柱和棱柱状,外侧 1/3 后凸,为扁平状。锁骨骨折好发于中 1/3 或中外 1/3 处,该处是棱柱向扁平的转化区,骨骼较细。锁骨内侧段有胸锁乳突肌、胸大肌附着,外侧段有三角肌、斜方肌附着,骨折后,由于肌肉收缩可使断端移位。锁骨后下方有锁骨下动、静脉和臂丛神经通过,严重的锁骨骨折可并发血管、神经损伤。由跌倒时肩部或手掌着地,外力向锁骨传导所致。骨折线多为横形或短斜形。内侧段向后、上方移位,外侧段向前、下方移位。

　　肩关节前后方投照可满足任一类型锁骨骨折诊断需要,如果诊断不明确,或常规 X 线不能很好显示骨折,CT 扫描及三维后处理更为清晰。

　　**2. 肩关节脱位**　根据脱位后肱骨头与关节盂相对的位置,可分为前脱位和后脱位两种。前脱位中又分为喙突下、锁骨下、盂下脱位(图 10-5-4)三种。临床上还有一种少见的脱位形式,肱骨头脱出后被交锁于盂窝下,此时上臂上举,不能放下而成为垂直脱位,称之为肩关节垂直脱位。

　　在 X 线检查普遍应用的今天,通过摄 X 线片即可了解肱骨头移位的方向与位置,确定脱位的类型,并可了解是否并发骨折(图 10-5-4)。

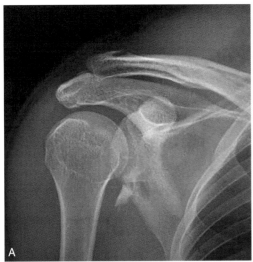

**图 10-5-3　肩胛骨骨折**

男,32 岁。车祸外伤 1 小时入院。A.肩关节 X 线正位;B、C.肩关节 CT 平扫后 VR。A~C.显示肩胛骨骨折并移位,可见肩胛骨内横行骨折线,锁骨骨折无明显移位

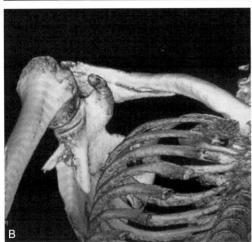

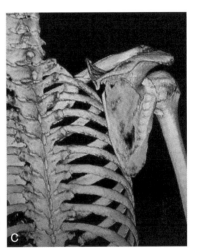

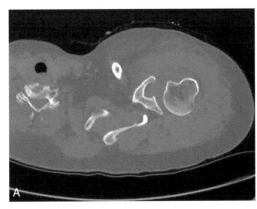

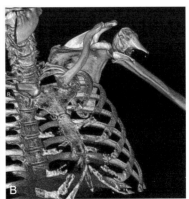

**图 10-5-4　肱骨近端骨折伴肩关节脱位**

女,44 岁。外伤后左肩关节肿痛伴活动不利 1.5 小时。A、B.肩关节 CT 平扫及 VR 显示左侧肱骨颈断裂,远段向内上错位,断端见小碎骨片,关节间隙增宽,关节周围软组织肿胀

**3. 肩关节撞击综合征**　肩关节撞击综合征,最常见的是由位于肩峰、喙肩韧带和肱骨头间的软组织与肩峰、喙肩韧带碰击,造成这些软组织发生无菌性炎症并引起疼痛,有时甚至发生嵌顿。构成本综合征的疾病包括肩峰下滑囊炎,冈上肌腱炎,冈上肌钙化性肌腱炎,肱二头肌长头腱鞘炎,肩袖退变撕裂等多种病理变化。

由于肩部解剖结构复杂,诊断肩关节撞击综合征时,应采用不同投照方法以能较彻底观察肩峰区域病变,常规前后位 X 线应包括正位,上臂内、外旋位,以观察肩峰、肱骨头、肩胛盂及肩锁关节,从而诊断肩峰下钙盐沉积、盂肱关节炎或不稳、肩锁关节炎、肩峰发育异常以及各部位有否骨赘形成或钙化增生,冈上肌出口位,则有利于对肩峰骨骺未闭、肩峰 - 肱骨头测量以及其他肩峰发育异常的观察。关节造影对于早期撞击综合征的诊断帮助不大。MRI 因具有较高分辨率以及能对二头肌长头肌腱和周边组织诊断的优点,成为可对该病早期正确诊断的成像技术,特别是可正确显示黏液囊增厚与积液,肩袖及其肌腱水肿和炎性反应(图 10-5-5)。

**4. 肩袖撕裂**　肩袖是关节囊外的一个肌肉韧带结构,包括四块肌肉:肩胛下肌、冈上

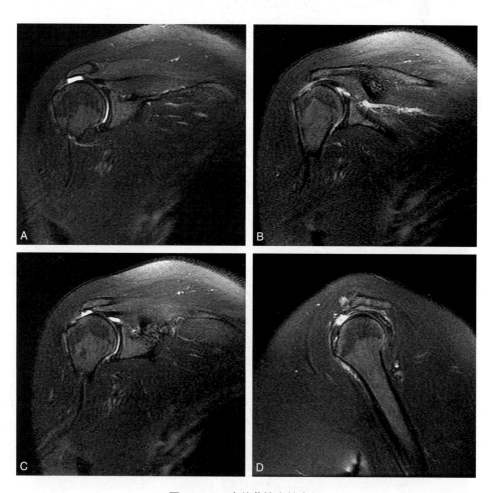

**图 10-5-5　肩关节撞击综合征**

A~C. 肩关节 MRI 冠状位脂肪抑制 T2WI;D. 肩关节 MRI 矢状位脂肪抑制 T2WI。右侧肩峰与肱骨头间距约 4mm,右冈上肌肌腱不连续,冈下肌、肩胛下肌肌腱连续,内见斑片稍长T2信号影,右肩关节见少量积液

肌、冈下肌、小圆肌。肩袖的韧带部分汇聚和融合形成覆盖肱骨头的包鞘,附着插入到肱骨的解剖颈与大小结节。撕裂常发生在冈上肌部分,距肩袖与肱骨大结节附着部1cm处。肩袖撕裂常继发于盂肱骨关节脱位或上肢突然外展以抵抗阻力时。

X线平片检查对本病的诊断无特异性。在1.5m距离水平投照时肩峰与肱骨头顶部间距应不小于12mm,如小于10mm,一般提示存在大型肩袖撕裂。在三角肌牵引下可促使肱骨头上移。X线平片显示出肩峰下间隙狭窄。盂肱关节腔造影对肩袖完全断裂是一种十分可靠的诊断方法,但对肩袖的部分性断裂则不能作出正确诊断。单独使用CT检查对肩袖病变的诊断意义不大。CT检查与关节造影合并使用对发现肩胛下肌及冈下肌的破裂以及发现并存的病理变化有一定意义。在肩袖广泛性撕裂伴有盂肱关节不稳定时,CT检查有助于发现肩盂与肱骨头解剖关系的异常及不稳定表现。MRI对肩袖损伤的诊断是一种重要的方法,能依据受损肌腱在水肿、充血、断裂以及钙盐沉积等方面的不同信号显示肌腱组织的病理变化(图10-5-6)。其优点为非侵入性检查方法,具有可重复性,而且对软组织损伤反应灵

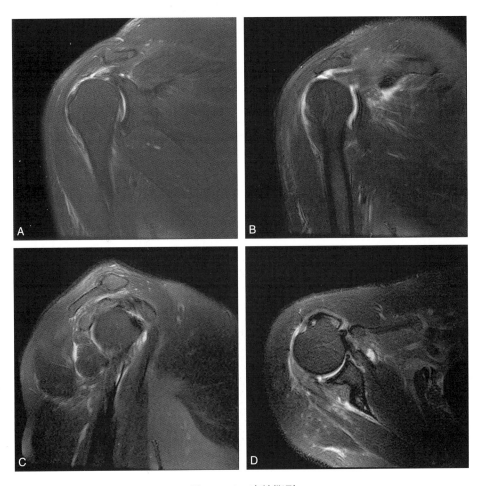

**图 10-5-6 肩袖撕裂**

A、B. 肩关节 MRI 冠状位脂肪抑制 T2WI;C. 肩关节 MRI 矢状位脂肪抑制 T2WI;D. 肩关节 MRI 横断位脂肪抑制 T2WI。A~D. 显示右侧冈上肌、冈下肌及肩胛下肌肌腱不连续,信号增高,右侧肩关节间隙略宽,内见少量水样信号影,周围软组织水肿

敏,有很高的敏感性(达95%以上)。但是高的敏感性导致较高的假阳性率。

**5. 肩锁关节脱位** 肩锁关节脱位十分常见,多见于年轻人的运动损伤。脱位机制有直接暴力与间接暴力两种,以直接暴力多见。肩峰上受到打击使肩峰与肩胛骨下沉结果使肩锁关节的韧带结构破裂,如果暴力过大将会使附着于锁骨上的斜方肌和三角肌止点处肌纤维破裂并延及肩锁关节韧带与半月软骨,过大暴力会使喙锁韧带亦断裂。另有一种间接暴力,于倾跌时肩部与肘部均处于过度屈曲位置,此时肱骨头顶住肩胛盂与肩峰,向后方传导的暴力可以使肩锁韧带和喙锁韧带破裂。

X线检查可以显示肩锁关节的半脱位或真性脱位(图10-5-7),必须与对侧的肩锁关节相比较,必要时可在应力下摄片,患者手握5~10磅(2.27~4.54kg)重物下摄片,此时锁骨外侧端移位情况更为清楚。

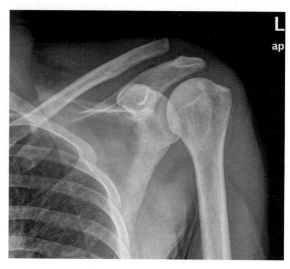

图10-5-7 肩锁关节脱位

男,46岁。车祸外伤半小时入院,左肩关节活动不利。肩关节X线正位显示左侧肩锁关节增宽

## 五、研究进展及存在问题

肩关节损伤在临床中较常见,以往主要选择X线诊断作为主要检查方法,对于简单明确的骨折患者,X线足以做出明确诊断。CT检查可以通过断层扫描消除X线结构重叠的问题,对于累及多个部位的骨折显示清楚,并能清晰地显示肩关节脱位情况。MRI检出对于隐匿性骨折、骨挫伤的检出具有明显优势,尤其是脂肪抑制的相关序列,表现为较高信号的骨髓水肿、充血,肩袖损伤的诊断有赖于MRI检查,能清楚地显示损伤范围。

# 第六节 肘关节损伤

## 一、概述

肘外伤各年龄组均可见,但尤其多见于儿童,虽然病史和临床检查常可提供正确的诊断线索,但是影像学检查是确定骨折及脱位类型、骨折线走行、骨折片位置以及软组织损伤的不可缺少的手段。

## 二、相关疾病分类

肘关节损伤主要包括组成肘关节诸骨的骨折、肘关节脱位及韧带损伤。

### 三、影像诊断流程

肘关节损伤在临床中较常见,X 线诊断是首选检查方法,了解骨片空间关系可借助 CT 平扫及重建检查。有神经及血管损害体征患者需行 MR 及 CTA 进一步检查明确诊断(图 10-6-1)。

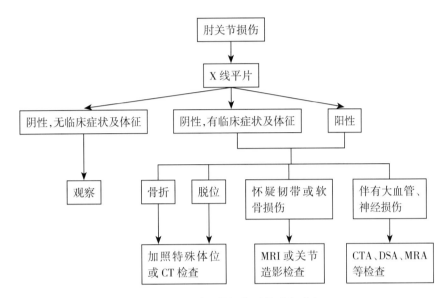

图 10-6-1　肘关节损伤影像诊断流程

### 四、相关疾病影像学表现

#### 1. 肘关节骨折

(1) 远侧肱骨骨折:远侧肱骨骨折可分为髁上骨折(图 10-6-2)、经髁骨折与髁内骨折,以及内上髁骨折、外上髁骨折、肱骨小头骨折与滑车骨折。成人骨折前后位及侧位易于诊断。粉碎性骨折如需确定碎骨片的位置,常进行 CT 检查。儿童骨折因二次骨化中心的存在及变异会给诊断带来一些问题,在 3~10 岁儿童,髁上骨折为肘关节骨折最常见的类型。当诊断和评价有困难时,加摄对侧正常肘关节 X 线片可提供诊断帮助。

(2) 尺骨鹰嘴骨折:包括间接外力牵拉损伤和直接暴力损伤两种因素,直接外力多为摔倒时肘后部直接着地所致,多形成粉碎性骨折,而且常常合并桡骨头骨折或肘关节脱位。间接暴力常为肘关节突然屈曲,肱三头肌强烈收缩而发生尺骨鹰嘴的撕脱性骨折,近端向上移位。尺骨鹰嘴骨折属于关节内骨折,常伴有肘关节明显肿胀、疼痛,肘关节屈伸功能丧失。由于尺骨鹰嘴部位较浅,在触诊时多可发现局部血肿、压痛、骨摩擦音、异常活动或骨折间隙等。X 线检查对确定骨折平面、骨折块数和关节破损程度十分必要。按 X 线表现,可分为无移位骨折和有移位骨折(图 10-6-3)两类。

(3) 桡骨头骨折:是常见的肘部损伤,其中粉碎性骨折约占桡骨头骨折的 11.8%,而粉碎性骨折中约有 36.8%~75% 的患者伴发肘部其他合并伤。桡骨头骨折多见于少年儿童,青壮年亦可发生。儿童可发生骨骺分离。桡骨头骨折包括桡骨头部、颈部骨折和桡骨头骨骺分

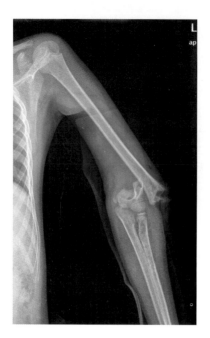

**图 10-6-2　肱骨远端骨折**

男,11 岁。摔伤半小时入院。肘关节 X 线正位显示左肱骨下端骨质不连续,断端错位,近侧断端突出于软组织外;左肘部软组织肿胀,软组织内可见散在积气影

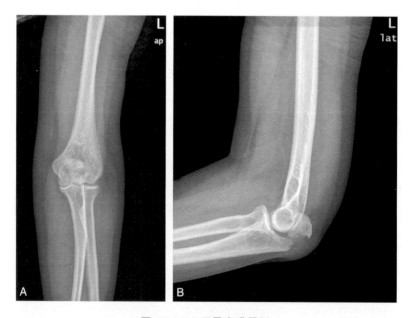

**图 10-6-3　尺骨鹰嘴骨折**

女,47 岁。摔倒 2 小时入院。A、B.肘关节 X 线正侧位显示左尺骨鹰嘴骨质不连续,断端分离移位,正位片关节间隙正常,无脱位,软组织肿胀

离,亦称桡骨小头骨折。临床分为青枝骨折、裂纹骨折、劈裂骨折、粉碎性骨折、嵌插骨折、嵌插骨折合并移位,桡骨头骨折的分型对治疗有很大的指导意义。Hotchkiss 基于桡骨头骨折的处理方法将桡骨头骨折分为 3 型:Ⅰ型:桡骨头或颈骨折,无或微小移位(前臂旋转功能仅因急性期的疼痛和肿胀而受限、移位 <2mm 或者单一的边缘骨折);Ⅱ型:桡骨头或颈骨折,移位 >2mm(机械性因素引起的运动受限及不协调、骨折经切开内固定可修复、骨折累及桡骨头关节边缘大于一处)(图 10-6-4);Ⅲ型:桡骨头和桡骨颈严重的粉碎性骨折(骨折不可修复、为恢复运动需行桡骨头切除)。常规 X 线检查既可以明确诊断,也可鉴别诊断。CT 检查可以明确骨折线的延伸范围与移位的程度。MRI 在证实常规 X 线影像检查显示不清的骨折及周围软组织损伤有帮助。

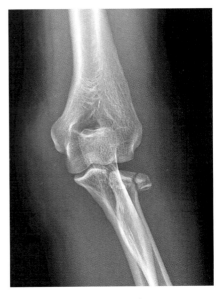

图 10-6-4 桡骨小头骨折

肘关节 X 线正位片显示左桡骨头骨质不连续,累及关节面

2. **肘关节脱位** 肘关节脱位是临床最常见的脱位,发生率约占全身四大关节脱位总数的一半。多发生于青壮年男性,老年人、儿童少见。按脱位的方向,一般可分为前脱位、后脱位和侧方脱位三种。临床以后脱位最为多见,前脱位较少见,侧方脱位很少单独发生,一般合并在前、后脱位之中。X 线检查可明确诊断,可了解脱位的类型、移位的方向和程度及有无合并骨折(图 10-6-5)。

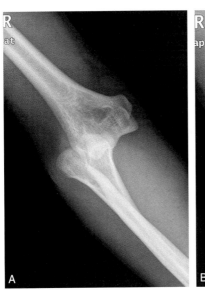
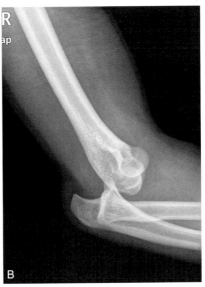

图 10-6-5 肘关节脱位

A、B. 肘关节 X 线正侧位片显示右肘关节不对位,尺桡骨近端向后移位,周围软组织肿胀

**3. 韧带撕裂** 肘关节损伤可引起肱二头肌肌腱断裂、肱三头肌肌腱断裂、尺侧副韧带复合体撕裂,显示这些韧带损伤最有效的方法是 MRI,部分撕裂表现为信号强度和肌腱体积的局部或弥漫性改变,完全撕裂表现为肌腱内结构的断裂、回缩。

## 五、研究进展及存在问题

X 线及 CT 检查可明确诊断肘关节简单明确的骨折及骨片空间关系。对于隐匿性骨折,关节囊内积液可推移肘关节外脂肪向外移位,推移程度与关节积液量相关,X 线曲肘侧位片可发现"八"字样改变,此征象常提示肘关节有损伤。另外,MR 能清楚显示肘关节骨髓水肿、充血、损伤范围及肌腱、韧带的损伤情况,MR 检出肘关节损伤的敏感序列为 STIR 或 PDWI、T1WI。尽管不同的影像检查方法都有一定优势,但也有其局限性,影像科医生应该熟悉掌握各种影像检查的优缺点,以便灵活应用。

# 第七节　腕关节和手腕损伤

## 一、概述

腕关节和手腕损伤是急诊中常见的损伤类型,病史和体格检查通常能提供很多关节损伤的信息,但影像学检查在确定病变的位置和范围上必不可少,在某些类型的骨折中,只有充分的影像学检查才能得到正确的诊断。

## 二、相关疾病分类

腕关节和手腕损伤包括桡骨远端、腕骨、掌骨和指骨的骨质及肌腱韧带的损伤。常见的桡骨远端骨折包括 Colles 骨折和 Smith 骨折两种类型,二者的不同是由于受伤时手腕的体位不同所致。

## 三、影像诊断流程

X 线正侧位片一般能明确诊断尺桡骨骨折及移位情况,斜位片及相关角度测量可明确腕骨骨折情况。骨挫伤及细微骨折主要依靠 CT 及 MRI 检查(图 10-7-1)。

## 四、相关疾病影像学表现

### 1. 桡骨远端骨折

(1) Colles 骨折:最常见的桡骨远端骨折,通常是由于跌倒手掌着地,远端背桡侧移位造成,最常见于 50 岁以上老年人,骨折线多在关节外,通常发生在距离桡骨远端关节面约 2~3cm 处,多数病例远端碎骨片是背侧移位并且背侧成角,经常伴有尺骨茎突骨折(图 10-7-2)。后前位及侧位投照通常足够显示此型骨折,CT 可以对骨折碎骨片移位的确切位置提供更多信息。

(2) Smith 骨折:通常是由于跌倒时手背部着地或在掌背屈时作用于手背侧的直接打击所致,表现为桡骨远端骨折与远端碎骨片的掌侧移位和成角(图 10-7-3)。

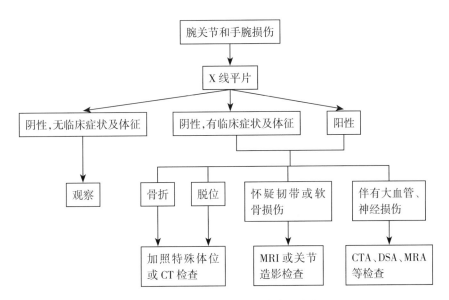

**图 10-7-1　肘关节损伤影像诊断流程**

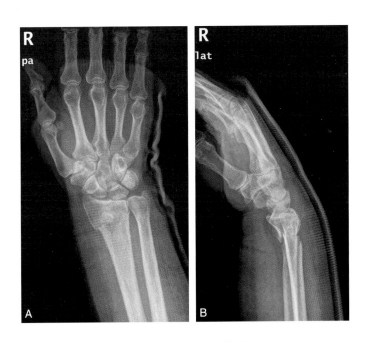

**图 10-7-2　Colles 骨折**

男,91 岁。外伤后 1 小时入院。A、B. 右侧腕关节 X 线正侧位显示右尺桡骨远端骨折,桡骨断端背侧移位,软组织肿胀

## 2. 腕骨骨折

（1）手舟骨骨折：各腕骨均可发生骨折,但最常见的是手舟骨的骨折。依部位可分为：粗隆、远端、腰部、近端骨折。手舟骨骨折经常会伴有骨不愈合及坏死。一旦怀疑手舟骨骨折,应该常规拍摄标准背侧位、尺偏背侧位、斜位和侧位。不能确诊时,CT 是首选检查技术。

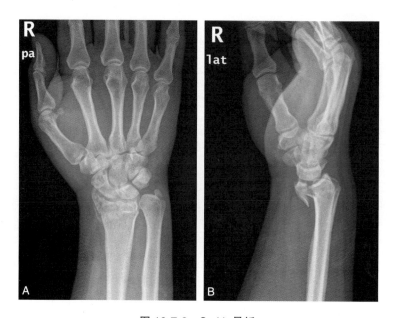

图 10-7-3　Smith 骨折

男,53 岁。摔倒后半小时入院。A、B. 右侧腕关节 X 线正侧位片显示右

尺桡骨远端骨折,桡骨断端掌侧移位,软组织肿胀

（2）三角骨骨折:侧位和旋前斜位显示较好,在这些位置上由于骨骼重叠会造成骨折线显示不清,CT 是最佳选择。

（3）腕骨脱位:腕关节最常见脱位是手舟骨、月骨脱位(图 10-7-4)、月骨周围脱位、腕骨间脱位和月骨脱位。

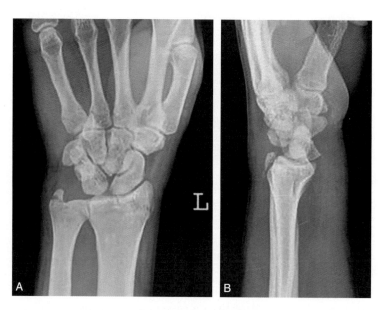

图 10-7-4　月骨脱位

A、B. 左侧腕关节 X 线正侧位片显示月骨脱出于掌侧

## 五、研究进展及存在问题

手指骨、掌骨头及骨干的骨折 X 线常能作出诊断,掌骨基底部与腕骨间形成关节,由于结构重叠而显示不清;腕骨结构小,排列精密,X 线平片上骨折线常显示不清晰。因此对于怀疑掌骨基底部及腕骨骨折的患者,应进行 CT 检查了解骨折及脱位情况。MRI 可以清晰地显示肌腱、韧带的损伤及损伤范围。

# 第八节 化脓性骨关节炎

## 一、概述

化脓性细菌侵入骨质或关节,引起炎性反应,即为化脓性骨关节炎。化脓性骨髓炎、化脓性骨关节炎是急诊病例的一部分。致病菌大多数是金黄色葡萄球菌,其次是溶血性链球菌,其他如大肠杆菌、肺炎球菌等也可引起。细菌侵入途径大多为血源性,但也可从外界直接侵入。

## 二、相关疾病分类

化脓性骨关节炎包括化脓性骨髓炎和化脓性关节炎,伴有软组织肿胀。

## 三、影像诊断流程

CT 和 X 线片可发现化脓性骨关节炎的一些征象,但早期发现病变 MRI 检查具有显著优势,MRI 对关节积液、关节周围软组织病变显示优于 CT 及 X 线(图 10-8-1)。

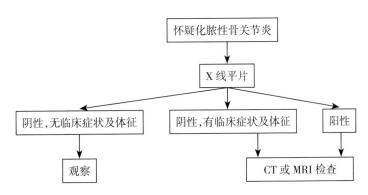

图 10-8-1 化脓性骨关节炎影像诊断流程

## 四、相关疾病影像学表现

1. **化脓性骨髓炎** 2 周内仅有软组织改变即肌间隙模糊或消失;皮下组织与肌间的分界模糊;皮下脂肪层出现致密的条纹影。两周后干骺端虫蚀样骨质破坏,可扩展至骨干,也可有死骨,骨膜增生,软组织肿胀。CT检查能更加明确显示死骨及其周围软组织改变,MRI能早期发现病变及定性(图10-8-2)。

**2. 化脓性关节炎** 化脓性关节炎指发生在关节内的化脓性感染,儿童膝、髋关节好发。金黄色葡萄球菌感染占85%左右,其次为白色葡萄球菌、淋病双球菌、肺炎球菌和肠道杆菌。典型的全身及局部症状与体征,诊断不难。影像学早期可见到关节周围软组织肿胀,骨质改变为骨质疏松、关节间隙狭窄、软骨下骨质破坏(毛糙及虫蚀样改变)(图10-8-3)。后期关节间隙进一步狭窄甚至消失,形成纤维性或骨性强直。

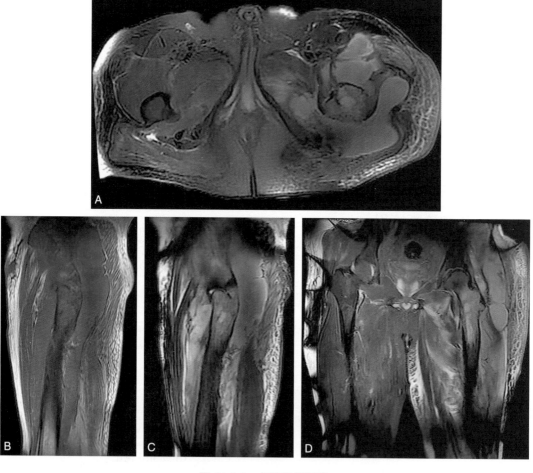

**图10-8-2 化脓性骨髓炎**

A. 髋关节MRI横断位脂肪抑制T2WI;B、C. 髋关节MRI矢状位T1WI、脂肪抑制T2WI;D. 髋关节MRI冠状位脂肪抑制T2WI。A~D. 显示左侧股骨上段骨髓腔内见不规则片状稍长、长T1,稍长、长T2异常信号,压脂像高信号,局部骨皮质变薄、不连续,股骨大转子水平为著,周围软组织内见多发囊状长T1、长T2信号。左侧大腿肌间隙及皮下脂肪层内见多发斑片状压脂像高信号,边界不清

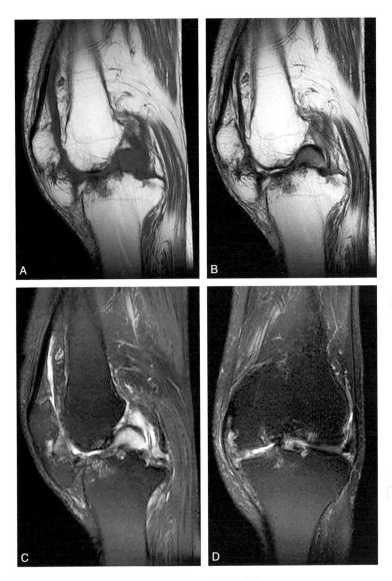

**图 10-8-3　化脓性关节炎**

A~C.膝关节 MRI 矢状位 T1WI、T2WI、脂肪抑制 T2WI;D.膝关节 MRI
冠状位脂肪抑制 T2WI。A~D. 显示左膝关节间隙变窄,股骨远端、胫骨
平台内侧软骨变薄,软骨下骨质内见稍长 T1 信号区,压脂像呈稍高信号。
左膝关节滑膜增厚,内侧明显,关节腔内可见水样信号。左膝关节周围软
组织肿胀,其内示斑片状长 T1、长 T2 信号影,压脂像呈高信号

## 五、研究进展及存在问题

X 线及 CT 诊断骨的化脓性感染不如 MRI 敏感,MRI 可早期发现病变并作出定性诊断,
并可清晰显示病变累及范围。随着 MRI 技术的进展,在各种急性骨关节炎的诊断及形态学
评估中作用日渐突出,通过 MRI 三维重建对关节软骨定量形态学成像评估已有报道,比如

快速梯度回波序列、稳态自由进动序列、波动平衡序列、多回波数据联合成像序列等,这些序列提高了对关节软骨定量形态学评估的精确性。这些新技术在四肢损伤中的临床应用还待进一步验证。

(曹伯峰　张刚　周霞　沈桂权　高波)

## 参 考 文 献

1. Abdelgawad AA, Kadous A, Kanlic E. Posterolateral approach for treatment of posterior malleolus fracture of the ankle. J Foot Ankle Surg, 2011, 50 (5): 607-611.

2. Ahn SJ, Jeong YM, Lee BG, et al. Using three-dimensional isotropic SPACE MRI to detect posterolateral corner injury of the knee. Acta Radiologica, 2016, 6 (2): 1005-1012.

3. Belangero PS, Leal MF, Cohen C, et al. Expression analysis of genes involved in collagen cross-linking and its regulation in traumatic anterior shoulder instability. Journal of Orthopaedic Research Official Publication of the Orthopaedic Research Society, 2015, 34 (3): 510-517.

4. Chang N J, Chang J T, Hsu C C, et al. Heterotopic Vascularized Joint Transfer in Mutilating Hand Injuries. Annals of Plastic Surgery, 2016, 76 Suppl 1.

5. Corella F, Ocampos M, Cerro M D, et al. Volar Central Portal in Wrist Arthroscopy. Journal of Wrist Surgery, 2016, 5 (1): 080-090.

6. Dubin JC, Comeau D, McClelland RI, et al. Lateral and syndesmotic ankle sprain injuries: a narrative literature review. J Chirepr Med, 2011, 10 (3): 204-219.

7. Economopoulos KJ, Brockmeicr SF. Rotator CUff tears in overhead athletes. Clin Sports Med, 2012, 3l (4): 675-692.

8. Fayad LM, Carrino JA, Fishman EK. Musculoskeletal infection: role of CT in the emergency department, Radiographics, 2007, 27 (6): 1723-1736.

9. Fayad LM, Johnson P, Fishman EK. Multidetector CT of musculoskeletal disease in the pediatric patient: principles, techniques, and clinical applications, Radiographics, 2005, 25 (3): 603-618.

10. Funakoshi T, Furushima K, Momma D, et al. Alteration of Stress Distribution Patterns in Symptomatic Valgus Instability of the Elbow in Baseball Players: A Computed Tomography Osteoabsorptiometry Study. American Journal of Sports Medicine, 2016, 4 (9): 222.

11. Graham P. Anterior Process Fracture of the Calcaneus. Orthopaedic Nursing, 2016, 35 (1): 45-47.

12. Haatveit H M, Nyman I B, Markussen T, et al. The non-structural protein $\mu$ NS of piscine orthoreovirus (PRV) forms viral factory-like structures. Veterinary Research, 2016, 47 (1): 315-320.

13. Huemer G M, Schoeller T, Dunst K M, et al. A model to simulate the dynamics of carbohydrate remobilization during rice grain filling. Ecological Modelling, 2016, 320 (8): 366-371.

14. Hunt KJ. Syndesmosis injuries. Curt Rev Musculoskelet Med, 2013, 6: 304-312.

15. Lepojärvi S, Pakayinen H, Savola O, et al. Posterior translation of the fibula may indicate malreduction: CT study of normal variation in uninjured ankles. J Orthop Trauma, 2014, 28 (4): 205-209.

16. Lögters T, Windolf J. Focus on wrist injuries. European Journal of Trauma & Emergency Surgery Official Publication of the European Trauma Society, 2016, 42 (1): 1.

17. Marmor M, Hansen E, Han HK, et al. Limitations of standard fluoroscopy in detecting rotational malreduction of the syndesmosis in an ankle fracture model. Foot Ankle Int, 2011, 32 (6): 616-622.

18. Miller AN, Barei DP, laquinto JM, et al. 1atrogenie syndesmosis malreduction via clamp and screw placement.

J Orthop Trauma,2013(2),27：100-106.

19. Needleman RL. Accurate reduction of an ankle syndesmosis with the "glide path"technique. Foot Ankle Int, 2013,34(8):1308-1311.

20. Okamoto Y,Maehara K,Kanahori T,et al. Incidence of elbow injuries in adolescent baseball players:screening by a low field magnetic resonance imaging system specialized for small joints. Japanese Journal of Radiology, 2016,10(1):1-7.

21. Sagi HC,Shah AR,SandeB RW. The functional consequence of syndesmotic joint malreduction at a minimum 2-year follow-up. J Orthop Trauma,2012,26(7):439-443.

22. Sehaeffeler C,Mueller D,Kirchhoff C,et al. Tears at the rotator cuff footprint:prevalence and imaging characteristics in 305 MR arthrograms of the shoulder. Eur Radiol,2011,21(7):1477-1484.

23. Song DJ,Lanzi JT,Groth AT,et al. The effect of syndesmosis screw removal on the reduction of the distal tibiofibular joint:a prospective radiographic study. Foot Ankle Int,2014,35(6):543-548.

24. Summers HD,Sinclair MK,Stover MD. A reliable method for intra. operative evaluation of syndesmotic reduction. J Orthop Trauma,2013,27(4):196-200.

25. Yaeger S K,Bhende M S. Pediatric Hand Injuries. Clinical Pediatric Emergency Medicine,2016.

26. Yamakado K. Histopathology of residual tendon in high-grade articular-sided partial-thickness rotator cuff tears(PASTA lesions). Arthroseopy,2012,2(4)8：474-480.

27. ZHANG Jun,YANG Huai-he,XU Ya-ping,et al. Early repair of Fanelli type Ⅲ posterolateral corner injury of knee joint:a clinical analysis of 15 cases. Journal of Traumatic Surgery,2016,18(3):135-137.

28. Zhang W,Lin F,Chen E,et al. Operative Versus Non-operative Treatment of Displaced Intra-articular Calcaneal Fractures:A Meta-analysis of Randomized Controlled Trials. Journal of Orthopaedic Trauma,2015, 30(3):e75.

29. 周乐夫,周洁,詹勇,等. 磁共振在肩关节撞击综合征诊断中的应用价值. 罕少疾病杂志,2012,19(2): 20-22.

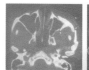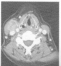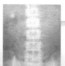

# 第十一章

# 骨盆及髋关节

骨盆及髋关节骨折多为强大外力所致。运动时突然用力过猛,骨盆肌肉突然猛烈收缩,也可造成肌肉起点处的骨盆撕脱性骨折。但低能量损伤所致的骨折大多不会破坏骨盆环的稳定,治疗上相对较容易。中高能量引起的骨盆骨折,在造成骨盆环不稳定的同时常合并广泛的软组织损伤、盆腔内脏器损伤等。骨盆骨主要由血运丰富的骨松质构成,骨折后极易渗血,复杂的骨盆创伤病死率较高。临床上防止发生危及生命的出血和及时治疗合并伤是降低病死率的关键。不同的影像检查方法有各自的优势和限度,了解各种影像检查的应用范围和诊断价值,有利于快捷、有效地诊断骨盆、髋关节骨折及合并伤。

## 第一节 骨盆损伤

### 一、概述

骨盆是由骶骨、髂骨、耻骨和坐骨等形状不规则的扁骨围成的环状骨性结构。在生物力学上,骨盆环作为一个完整的力学器官均匀地把上身重量传导到双下肢,并且在维系骨盆稳定性方面具有重要作用。骨盆环骨折即骨折线贯穿骨盆环状结构,使骨盆环中断,多见于机动车事故或高空坠落。由于其伤情重、并发症与后遗症多,因此备受临床关注。评价骨盆外伤主要的影像学检查方法是X线和CT,其他辅助检查技术对伴随的周围软组织及盆腔内脏器官的评价也很重要。

### 二、相关疾病分类

众多骨盆骨折分类系统的提出,既可以发现骨盆外伤的特殊表现,以助于影像检查和诊断,也有助于骨科处理和预后,骨盆的完整依赖于韧带的支持,其稳定性影响着骶髂关节,因此可根据骨盆环的稳定性将骨盆骨折分为稳定骨折及不稳定骨折,二者的处理及预后完全不同。

另外,还有其他一些分类系统用于放射诊断和骨科处理。1950年Pennal创造性地将骨盆环损伤分为前后压缩(anterior posterior compression,APC)、外侧压缩(lateral compression, LC)和垂直剪力(vertical shear,VS)损伤。该分型第一次将损伤力及方向作为分型的依据,为以后的分型和治疗奠定了良好的基础。①前后压缩型:该作用力为前后或后前方向,引起耻骨支垂直方向骨折和耻骨联合及骶髂关节分离,通常是骨盆对称性"脱位";②侧方压缩型:该侧方作用力常导致耻骨支水平或冠状方向骨折、骶骨压缩骨折、髂骨翼骨折和髋关节中心脱位;而根据压缩力偏重于前方还是后方,也可引起半侧或两侧骨盆移位或旋转,导致不同程度骨盆不稳定;③垂直剪力型:由下往上的破坏力传至单侧或双侧中线旁的骨盆,常由高空坠落引起,导致耻骨支、骶骨和髂骨翼垂直方向骨折,由于严重的韧带撕裂,该型作用力的外伤会引起严重的骨盆不稳定。

1988年,Tile在Pennal分型的基础上增加了骨盆环稳定性概念,将骨盆环损伤分为A、B、C 3型(表11-1-1)。Tile分型的特点是所有骨盆环损伤都包括在里面,对确认骨盆环损伤的严重性、是否合并其他内脏伤、预测病死率及选择正确治疗方式都具有重要意义。

表 11-1-1　骨盆环 Tile 分型

| 类型 | 伤情 | 类型 | 伤情 |
|---|---|---|---|
| A | 稳定性骨折 | C | 旋转及垂直均不稳定 |
| A1 | 不涉及骨盆环的骨折 | C1 | 单侧 |
| A2 | 稳定,骨盆环轻微移位 | C2 | 双侧 |
| B | 旋转不稳但垂直稳定的骨折 | C3 | 涉及髋臼骨折 |
| B1 | 翻书样骨折(前后压缩) | | |
| B2 | 同侧侧方压缩 | | |
| B3 | 对侧侧方压缩 | | |

另一种值得注意的分型是Young等的分型,他们进一步对Pennal分型进行亚类分型,并增加了骨盆环混合伤概念,从而大大丰富了Pennal分型的内容(表11-1-2)。

表 11-1-2　骨盆环 Young 分型

| 类型 | 伤情 |
|---|---|
| APC | 垂直耻骨支骨折或耻骨联合分离 |
| APC Ⅰ型 | 耻骨联合分离<2.5cm,前后骶髂韧带松弛但仍完整 |
| APC Ⅱ型 | 耻骨联合分离>2.5cm,骶髂前韧带断裂但后韧带完整 |
| APC Ⅲ型 | 骶髂关节前后损伤,骶髂韧带完全损伤 |
| LC | 水平耻骨支骨折或耻骨联合分离 |
| LC Ⅰ型 | 骶骨压缩骨折 |
| LC Ⅱ型 | 新月形骨折(骶髂关节骨折脱位) |
| LC Ⅲ型 | 对侧翻书样损伤 |
| VS | 耻骨支垂直骨折或耻骨联合向后或垂直性移位所致的半骨盆不稳定 |
| 混合伤 | 前或后和垂直或横形伤结合其他损伤类型的损伤 |

## 三、影像诊断流程

当需要紧急手术而又没有 CT 检查时,通过前后位 X 线投照可以充分评价骨盆外伤,同时也可以看出作用于骨盆的外力类型与可能伴随发生的韧带和盆腔脏器的损伤的关系。譬如,在垂直剪力型外伤中,会损伤同侧的骶髂前和后韧带、骶棘 - 骶结节韧带和前联合韧带,并且常常伴有坐骨神经和盆腔血管的损伤导致大出血;侧方压缩性外伤会损伤骶髂后韧带和(或)骶结节 - 骶髂韧带复合体,和(或)伴有泌尿道损伤在前后压缩型外伤中,会损伤骶髂前韧带、骶结节 - 骶髂韧带复合体和联合韧带,同时也可能会损伤尿道、膀胱及盆腔血管。(图 11-1-1)

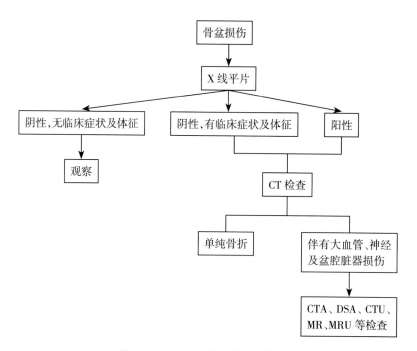

**图 11-1-1　骨盆损伤影像诊断流程**

## 四、相关疾病影像学表现

1. **撕脱骨折**　撕脱骨折为稳定型骨折,常见于运动员,因肌肉强力收缩所致,累及部位主要有髂前上棘(缝匠肌和阔筋膜张肌相关)、髂前下棘(股直肌)、坐骨结节(腘绳肌腱)、髂嵴(腹肌)、耻骨体和耻骨下支(内收肌和股薄肌相关)。骨盆前后位像可以清楚地显示大部分撕脱骨折。

2. **Malgaigne 骨折**　Malgaigne 骨折为不稳定骨折,累及半侧骨盆,通常包括单侧上下耻骨支骨折及同侧骶髂关节分离,该型骨折可合并耻骨联合分离、半侧骨盆向头侧或后方移位,临床表现为下肢短缩。单侧耻骨支骨折伴随横穿髂骨或骶骨翼的骨折是此类型骨折的变异型。在后前位骨盆像可以清楚地显示(图 11-1-2)。

3. **Duverney 骨折**　Duverney 骨折是稳定骨折,主要是髂骨翼的骨折,没有骨盆环的损伤。

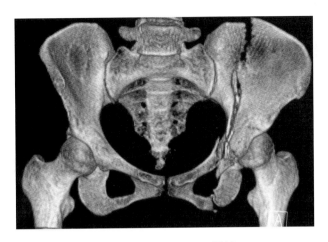

**图 11-1-2 Malgaigne 骨折**

男,51 岁。车祸半小时入院。CT 平扫 VR 显示左侧髂骨翼、
坐骨体、耻骨上下支骨质不连续,段端分离,并见细小骨片

4. **鞍型骨折**　鞍型骨折为不稳定骨折,是指双侧闭孔环的粉碎性骨折,这种骨折患者病例容易合并膀胱及尿道损伤。

5. **其他骨盆骨折**　骶骨水平或垂直骨折,可单独发生,更多见与其他骨盆损伤譬如骨盆脱位等合并发生。桶柄状骨折(两侧双垂直骨折),表现为一侧坐耻骨上下支骨折和对侧骶髂关节骨折和分离。

6. **骨盆脱位**　单侧或双侧骶髂关节分离合并耻骨联合分离(图 11-1-3)。

## 五、研究进展及存在问题

骨盆损伤种类较多,很多病种有不同分型,术前准备常需要了解骨折线行径、移位情况,

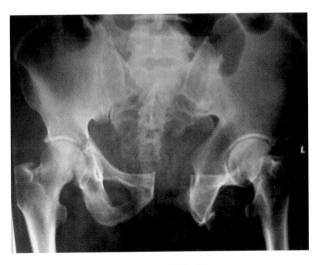

**图 11-1-3 骨盆脱位**

男,40 岁。骨盆 X 线正位可见左侧骶髂关节分离,耻骨联合分离

各骨折块间解剖关系,各种影像学检查对治疗策略及手术方式具有重要价值。目前,对于骨折仍首选 X 线,但是常规 X 线漏诊率较高,不能准确判断碎骨片及其毗邻关系。但随着 CT 技术的不断发展,尤其是 VCT 的重建及应用,可以显示更直观、更高质量的三维立体图像,精确发现病变部位及损伤程度。另外,由于 VCT 不同的阈值选择对图像的效果会有很大影响,即阈值过高会造成假象,阈值过低则不能分辨周围轮廓,而且三维重建费用较高,患者受照射剂量增加,故仍要有选择性地使用。

# 第二节  髋关节损伤

## 一、概述

髋关节是身体最大的关节,髋关节非常稳固,需要非常大的外力才能使它脱臼,所以运动时髋关节的损伤非常少见,髋关节的损伤常发生在车祸等意外事件中,多因暴力压迫和扭转所致。

## 二、相关疾病分类

髋关节损伤包括骨折、脱位及周围结构的损伤。髋关节的骨折主要指髋臼骨折,其具体分型见相关疾病影像学表现。髋关节脱位主要分为髋关节后脱位、髋关节前脱位、髋关节中心性脱位。髋关节周围结构的损伤最常见于髋臼盂唇损伤。

## 三、影像诊断流程

髋关节由髋臼、股骨头及股骨近端组成,髋臼的解剖结构复杂,髋关节外伤最常见的是股骨颈骨折,其次是髋臼、转子骨折和髋关节脱位,复合骨折少见。拍摄患髋正侧位 X 线片一般能确诊股骨颈、粗隆间骨折及髋关节脱位,因此普通 X 线仍是髋关节外伤的首选检查方法。X 线检查对髋臼骨折容易漏诊,CT 三维重建可更直观地显示骨折,因此 CT 检查是髋关节创伤的重要补充手段。MRI 能发现骨质水肿及软骨病变,对骨骺骨折,股骨头、股骨颈等隐匿性骨折的诊断有很大帮助。髋关节外伤伴有血管、神经、软组织损伤时需进行 CTA、MRI 及 DSA 等检查(图 11-2-1)。

## 四、相关疾病影像学表现

1. **髋臼骨折**  髋臼骨折是临床较严重的损伤,多数是因为股骨头脱位撞击髋臼边缘或髋臼顶所致,也可以是骨盆骨折累及髋臼。临床上有外伤史,髋部肿胀疼痛,活动受限,合并有股骨头脱位常有明显畸形。髋臼由两个骨柱组成,前柱由髂嵴、髂棘、髋臼前半和耻骨组成,后柱由坐骨、坐骨棘、髋臼后半和形成坐骨切迹的密质骨组成。由于结构重叠,髋臼骨折在普通 X 线投照时可能难以评价,应该熟悉髋臼及其周围结构的六条标志线以帮助认识骨盆和髋臼异常表现,髋臼骨折时,在正位像上这些放射性标志线通常会变形,从而可以推断。

但是要精确和完整地评价髋臼骨折,需要投照骨盆正位、髂骨斜位与闭孔斜位,髂骨斜位能够清楚显示后柱、髋臼后唇及髋臼前缘;闭孔斜位显示前柱、闭孔和髋臼后唇。有时需

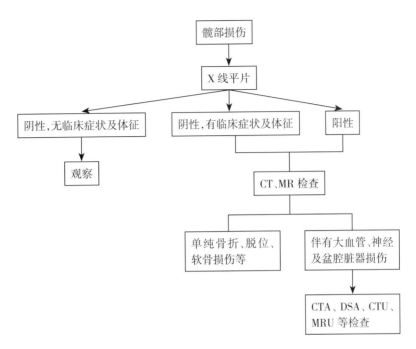

```
                    ┌──────────┐
                    │ 髋部损伤 │
                    └────┬─────┘
                         │
                    ┌────┴─────┐
                    │ X 线平片 │
                    └────┬─────┘
        ┌────────────────┼────────────────┐
        ▼                ▼                 ▼
┌────────────────┐ ┌────────────────┐ ┌──────┐
│阴性,无临床症状 │ │阴性,有临床症状 │ │ 阳性 │
│及体征          │ │及体征          │ └──┬───┘
└───────┬────────┘ └──────┬─────────┘    │
        ▼                 └──────┬────────┘
    ┌──────┐                ┌────┴─────┐
    │ 观察 │                │CT、MR 检查│
    └──────┘                └────┬─────┘
                        ┌────────┴────────┐
                        ▼                 ▼
                ┌──────────────┐ ┌────────────────┐
                │单纯骨折、脱位、│ │伴有大血管、神经 │
                │软骨损伤等    │ │及盆腔脏器损伤   │
                └──────────────┘ └───────┬────────┘
                                         ▼
                                ┌────────────────┐
                                │CTA、DSA、CTU、  │
                                │MRU 等检查      │
                                └────────────────┘
```

**图 11-2-1 髋关节损伤影像诊断流程**

要加做 CT 检查。CT 检查可以发现移位骨折片的确切位置,并能评价周围结构的损伤(图 11-2-2)。

髋臼骨折分类(Judet-Letournel 分类法):①简单骨折:后壁骨折(posterior wall,PW)(图 11-2-3)、后柱骨折(posterior column,PC)、前壁骨折(anterior wall,AW)、前柱骨折(anterior column,AC)、横行骨折(transverse)。②复合骨折:T 形骨折(T-shaped)、前方伴后方半横行骨折(anterior column and posterior hemitransverse,AC-PHT)、双柱骨折(both-column,BC)(图 11-2-4)、后

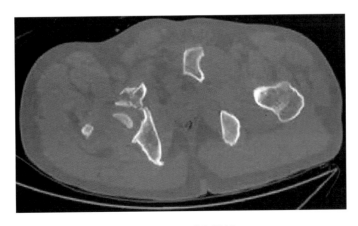

**图 11-2-2 髋臼骨折**

*男,45 岁。CT 横断位骨窗显示右侧髋臼骨质不连续,右侧股骨头骨质不连续,股骨头向下移位*

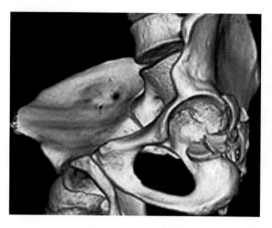

**图 11-2-3　髋臼后壁骨折**

男,44 岁。CT 三维重建去除股骨头后可见髋臼后壁骨折,并见骨碎片

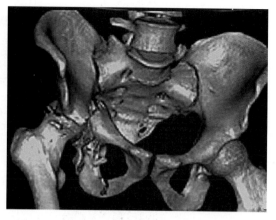

**图 11-2-4　髋臼双柱骨折**

女,39 岁。CT 三维重建显示髋臼前柱(髂棘、髋臼前半和耻骨)及后柱(坐骨、髂坐线)骨折,右股骨头移位

柱伴后壁骨折(posterior column and wall,PC-PW)、横行伴后壁骨折(transverse posterior wall,T-PW)。

**2. 髋关节脱位**　髋关节是典型的球窝关节,髋臼周围富有关节盂缘软骨,以加深关节窝,可以容纳股骨头的 2/3,髋关节囊坚固,但后下方薄弱,关节囊内及其周围有韧带加强,关节外还有肌肉群包围,因此髋关节一般不易发生脱位,只有在强大的暴力作用下才有可能脱位,髋关节脱位常并发其他重要损伤。髋关节脱位多见于活动力强的青壮年男性,多因严重轴向作用力引起,如车祸、塌方事故等,受伤后患髋肿胀疼痛,功能障碍,不能站立行走。摄片检查即可明确诊断,了解脱位类型、程度及有无合并骨折。

髋关节脱位分类:①髋关节后脱位:后脱位常见,有明显髋屈曲内收位受伤史,伤后患髋呈屈曲、内收、内旋畸形,患肢短缩,膝关节轻度屈曲,伤侧股骨大粗隆上移突出,臀部膨隆。后脱位股骨头位于髋臼外上方,常并发骨折,尤其是髋臼后缘骨折(图 11-2-5)。②髋关节前脱位。前脱位有明显髋关节外展位受伤史,伤后患肢外展、外旋并轻度屈曲畸形;患肢较健侧增长;在患侧腹股沟处可触及脱出的股骨头。股骨头移位到闭孔、耻骨或坐骨区域,前脱位很少并发骨折。③髋关节中心性脱位。中心性脱位有明显粗隆受冲击的受伤史。伤后患肢短缩,股骨大粗隆内移;中心性脱位常伴有髋臼骨折,股骨头突入骨盆内。若髋臼骨折形成血肿,患侧下腹部有压痛。股骨头脱位常伴发关节周围骨、软骨、肌肉及韧带损伤,在检查髋关节脱位伴发骨折时,CT 是发现骨折的最佳检查方法。在评价骨松质、软骨、肌肉、韧带和关节内液体时,MRI 有明显优势,MRI 还可发现骨挫伤以及一些不常见的迹象,髋关节脱位后遗症包括髋臼唇撕裂、软骨损伤等。

**3. 髋臼盂唇损伤**　髋臼唇是髋关节内的环形纤维软骨结构,直接附着于髋臼的骨性边缘,在髋臼切迹处与横韧带融合。为髋关节腔内的重要组成结构之一,加深髋臼窝和密封髋关节,有助于髋关节稳定性的维持,能够分担髋关节压力、缓解冲击力等作用。髋臼骨折、髋关节脱位甚至一些轻微的髋关节外伤都可合并髋臼唇损伤。临床表现主要为髋部、腹股沟区疼痛,髋关节活动受限、弹响等、一过性交锁。疼痛的发生与运动、扭伤和滑倒有关。髋臼

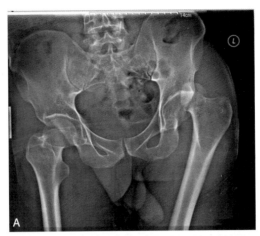

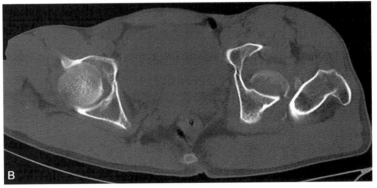

**图 11-2-5 髋关节后脱位**

男,40 岁。车祸外伤后左髋部疼痛并活动受限 1.5 小时。A. 髋关节 X 线示左侧股骨头向后上移位;B. 髋关节 CT 片示左侧股骨头向后移位,左侧股骨头骨折,并见碎骨片

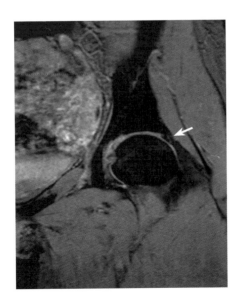

**图 11-2-6 髋臼盂唇损伤**

女性,24 岁。T2WI 压脂序列冠状位左侧髋臼唇内线性高信号(箭头),达到关节面,为髋臼盂唇撕裂 ⅡA 期

盂唇撕裂的治疗主要是关节镜切除或修复。

X线平片及CT检查无法显示髋臼盂唇,髋臼盂唇最有效的检查方法是MRI检查。髋臼唇形态失常或可见弥漫线样高信号,即可诊断为髋臼盂唇撕裂。根据MRI上髋臼盂唇形态、唇内信号、撕裂和分离、有无唇旁凹陷,Gzerny将髋臼盂唇撕裂分为:ⅠA期:于髋臼盂唇内可见高信号,未达关节面;ⅠB期:髋臼唇增厚;ⅡA期:髋臼盂唇内高信号累及关节面(图11-2-6);ⅡB期:髋臼唇增厚;ⅢA期:髋臼盂唇与髋臼缘分离,髋臼盂唇仍保持三角形;ⅢB期:髋臼盂唇与髋臼缘分离,髋臼盂唇增厚,信号异常。

## 五、研究进展及存在问题

近年来,随着计算机辅助骨科手术的发展,使得众多复杂手术不再单纯依赖手术者及经验,而更多地取决于手术规范,不同影像检查手段具有一定的优势及局限性。对于髋臼这种复杂部位的手术,解剖结构的复杂性对医生的空间想象力、手术经验提出了挑战。

普通X线投照难以准确评价髋臼骨折,但髋臼骨折时会引起标志线变形,从而可以推断,加以不同投照体位可显示髋臼结构。虽然X线可诊断并显示髋臼骨折,但因其平面图形不能给人直观、立体的感觉。而CT检查可以显示骨折片的确切位置及周围关系,手术医生可利用CT容积数据并应用3D打印技术制作出仿真髋臼模型,在模型上确定相关参数,从而制定个性化的手术方案,极大地提高了手术效率及安全性。

# 第三节 股骨近端骨折

## 一、概述

股骨的特点是负重,两端为大关节,附着肌肉力量强大。特别是粗隆下部位,高应力集中,容易发生粉碎性骨折。股骨近端的血供特点决定了股骨颈骨折后容易并发骨坏死,股骨头的大部分血供来自旋股动脉,旋股动脉环绕股骨颈基底,发出分支从囊下沿股骨颈到达股骨头,仅有很小一部分股骨头血供来自股骨头韧带动脉。囊内骨折容易损伤血管、中断血供,导致股骨头缺血坏死,而股骨转子区域位于囊外,所以粗隆间骨折不会引起股骨头缺血坏死。

股骨近端骨折多为间接暴力所致(老年人多见),且常伴有其他并存病及骨质疏松等情况,儿童、青年多由于强大的直接或间接暴力所致,研究表明,由于人口老龄化等原因,每年继发于骨质疏松的股骨近端骨折有逐年上升的趋势。

## 二、相关疾病分类

股骨近端骨折根据解剖部位分为囊内骨折和囊外骨折:囊内骨折累及股骨颈和股骨头,包括股骨头、囊下股骨颈或股骨颈基底骨折;囊外骨折累及股骨转子,包括转子间骨折和转子下骨折。

## 三、影像诊断流程

髋关节正侧位片通常可明确诊断股骨近端骨折,髋关节蛙形位可用于观察两侧股骨颈的骨质及脱位情况,对股骨近端隐匿性骨折可行 CT、MRI 补充检查明确诊断。CT 检查可提供骨折类型、相关径线、骨密度测量等信息,MRI 还可发现软骨、韧带及神经损伤情况,CTA 及 DSA 可发现骨折部位周围血管损伤。(图 11-3-1)

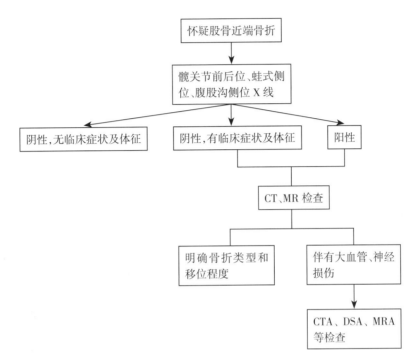

图 11-3-1　股骨近端骨折影像诊断流程

## 四、相关疾病影像学表现

**1. 股骨头骨折**　单纯股骨头骨折比较少见,常为髋关节损伤的一部分,常合并髋关节的脱位甚至髋臼的骨折。股骨头骨折常用的 Pipkin 分类(合并后脱位):Ⅰ型:髋关节后脱位伴股骨头中央凹尾端的骨折;Ⅱ型:髋关节后脱位伴股骨头中央凹头端的骨折;Ⅲ型:上述Ⅰ型或Ⅱ型后脱位同时伴股骨颈骨折;Ⅳ型:上述Ⅰ、Ⅱ或Ⅲ型后脱位同时伴髋臼骨折(图 11-3-2)。

**2. 股骨颈骨折**　股骨头下至股骨颈基底部之间的骨折,好发于老年人,尤以老年女性较多(骨质疏松)。Pauwels 根据复位后正位像骨折线与水平面的成角程度对股骨颈骨折进行分类:内收型:Pauwels 角大于 50°;外展型:Pauwels 角小于 30°。Pauwels 角:远端骨折线与髂峰连线夹角角度越大,剪式应力越大,骨折越不稳定。Garden 系统根据股骨颈内侧压力骨小梁的移位位置进行分型:Ⅰ型:股骨头下不完全骨折,也称之为压缩骨折或外展骨折、股骨干外旋、股骨头外翻,股骨头和股骨颈的内侧骨小梁成角大于 180°,该型是稳定性骨折,预后好。Ⅱ型:股骨头下无移位的完全骨折,该型骨折股骨干和股骨头对位正常,股骨头没有移位,但有内翻畸形,所以内侧骨小梁与骨盆骨小梁不齐,股骨头内侧骨小梁与股骨颈骨小梁大约成角 160°,该型也是稳定性骨折,预后好。Ⅲ型:股骨头下完全骨折伴部分移位,该型骨折股骨干外旋,股骨头内旋外展内翻畸形。股骨头内侧骨小梁与骨盆骨小梁不齐。该型

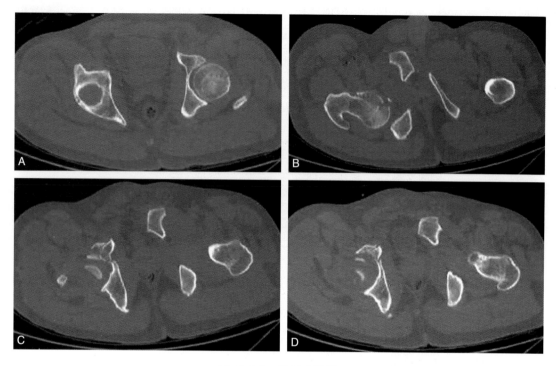

**图 11-3-2　股骨头骨折**

男,50 岁。A~D. CT 平扫骨窗示右侧股骨头骨质不连续,股骨头向下移位;右侧髋臼骨质不连续,为右侧股骨头骨折并右髋关节脱位、右髋臼骨折

骨折是不稳定骨折,正确复位后可转为稳定性骨折,没有Ⅰ型、Ⅱ型预后好。Ⅳ型:股骨头下完全骨折,完全移位。该型骨折股骨干外旋上移,移位到股骨头前方,股骨头与股骨干完全分离,但仍在髋臼内。内侧骨小梁与骨盆骨小梁相对应。该型不稳定,预后差。

**3. 转子间骨折**　转子间骨折多见于老年人,很少出现骨折不愈合或股骨头缺血性坏死,术后唯一严重并发症是感染。转子间骨折 Kyle 分型:Ⅰ型:转子间没有移位的稳定骨折;Ⅱ型:转子间有移位的稳定骨折,伴小转子小块骨折,近骨折段内翻畸形;Ⅲ型:大转子有移位不稳定骨折,伴后内侧粉碎性骨折和大转子骨折,近骨折段内翻畸形;Ⅳ型:转子间及后内侧皮质粉碎性骨折伴转子下骨折,不稳定的粉碎性骨折(图 11-3-3)。

**4. 转子下骨折**　发生于小转子至股骨干峡部之间的骨折,约占所有髋部骨折的 10%~30%。转子下骨折 Fielding 分型:Ⅰ型:骨折位于小转子水平,此型最常

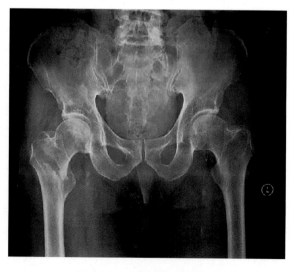

**图 11-3-3　股骨转子间骨折**

男,64 岁。X 线平片示右侧股骨转子间骨折

见(图 11-3-4);Ⅱ型:骨折位于小转子下 2.5~5cm 范围内;Ⅲ型:骨折位于小转子下 5~7.5cm 水平,此型最少见。转子下骨折的 Russell-Taylor 分型(依据小转子的连续性、骨折线向后方在大转子上的延伸是否累及梨状窝):Ⅰ型:骨折未延伸至梨状窝,ⅠA 型:骨折碎块及骨折线起自小转子下方到股骨峡部,ⅠB 型:骨折碎块和骨折线累及小转子、到股骨峡部;Ⅱ型:骨折线向近端延伸至大转子和梨状窝,ⅡA 型:小转子无明显的碎块或骨折,ⅡB 型:股骨内侧皮质有明显的碎块,小转子失去连续性。

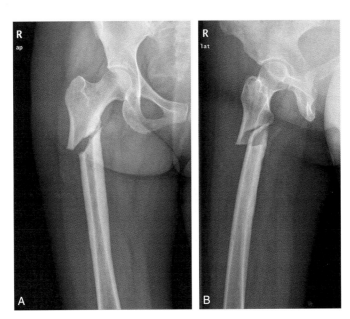

**图 11-3-4　股骨转子下骨折**

女,47 岁。A、B. 右侧股骨 X 线正侧位片示右股骨上段骨质不连,断端不规整,对位对线差,远端向内侧近端移位

### 五、研究进展及存在问题

股骨近端骨折其治疗方法有两种,一种是保守治疗,另一种是内固定治疗。保守治疗持续牵引易出现畸形愈合及关节僵硬,尽管各种内固定不断创新,术式不断完善,但是老年股骨近端骨折内固定术失败率仍较高。保守治疗及内固定治疗失败的与股骨近端生物力学相关,影像学引入生物力学测量对指导治疗方式具有重要价值,特别是容积 CT 扫描及重建技术,可进行相关骨折类型分析、相关径线测量、骨密度测量等,MRI 还可发现软骨、韧带损伤情况。

## 第四节　髋部疼痛

### 一、概述

因髋部疼痛而就诊于急诊的情况并不少见,这些髋部疼痛患者多是长期疼痛患者近期加重。引起髋部疼痛原因很多,在我国,这些患者中最常见的病因为髋关节外伤、股骨头缺血坏死、髋关节发育不良、髋关节炎性疾病、强直性脊柱炎等。但是其中有部分患者的髋关节疼痛症状隐匿,病程缓慢,髋关节畸形不重,因而难于明确诊断为某种疾病。

## 二、相关疾病分类

髋部疼痛病因较多,很多病因有不同分型,在诊断过程中要结合临床及各种影像学检查做出分析判断。引起髋部疼痛的原因分类主要有以下几种:①髋关节外伤:包括各种类型的骨折及周围组织的损伤;②关节炎:特别是骨关节炎,其他包括强直性脊柱炎等;③肌腱炎和黏液囊炎:主要为过度使用或参加剧烈运动引起;④退行性改变:主要包括老年人骨质疏松、股骨头缺损坏死等。

## 三、影像诊断流程

引起髋关节疼痛的病因很多,临床医生根据相关症状、体征怀疑髋关节病变时需要借助影像学检查明显病变性质。普通 X 线及 CT 检查可通过观察髋关节骨质密度、髋臼形态、关节间隙、髋关节相关径线有无异常推测病因。MRI 检查对髋关节骨质、软骨、韧带、肌肉信号改变敏感,MRI 对髋臼唇病变、骨质小囊变、侵蚀性改变及滑膜病变等早期活动性病变有较高的诊断价值。为显示细微结构如盂唇等病变可行单侧髋关节扫描以获得较小的视野(FOV),从而提高空间分辨率。(图 11-4-1)

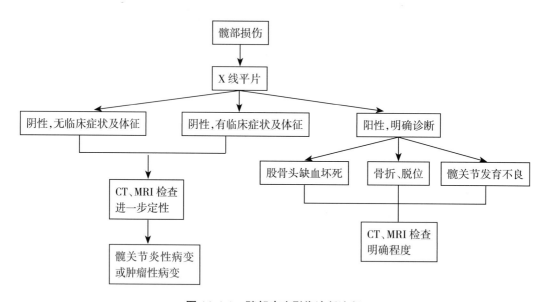

**图 11-4-1 髋部疼痛影像诊断流程**

## 四、相关疾病影像学表现

1. **股骨头缺血坏死** 全称股骨头无菌性缺血坏死,是由于多种原因导致的股骨头局部血运不良,使部分或全部股骨头出现缺血性坏死的病理现象。Ficat 分期:Ficat 等(1980)根据 X 线表现和骨的功能性检查(包括测量股骨转子间髓内压、髓内静脉造影和髓芯活检),提出了完善的四期分期体系,1985年该体系又进行了改良。0期:患者无症状,X线片正常;Ⅰ期:X线片表现正常,或有轻度弥漫性骨质疏松,患者有疼痛和髋关节活动受限症状,骨的功能性检查可能检测出阳性结果;Ⅱ期:X线片示广泛的骨质疏松,有骨硬化或囊性变,股骨头的轮廓正常,髓芯活检有组织病理学的改变,临床症状明显;Ⅲ期:X线片示股骨头内硬化、囊变,股骨头塌陷,有新月征,关节间隙正常,临床症状明显加重;Ⅳ期:骨关节炎期,X线片示股骨头塌陷,关节间隙变窄,临床症状疼痛明显,髋关节各向活动明显受限。

X线表现:①早期:股骨头弥漫性骨质稀疏,小梁模糊,局限性骨密度增高、硬化,在骨密度增高区的边缘有斑片状密度减低区。股骨头关节面皮质下出现星月形透亮区。病变常见于股骨头外上部负重区,病变范围多小于股骨头关节面1/2。②中期:髋关节间隙不狭窄,股骨头轻度变形,出现轻度台阶征,股骨头尚未明显塌陷、碎裂;股骨头密度不均匀,出现囊样或扇形骨质破坏区,周围可有高密度新骨增生;病变常位于股骨头上部,累及范围多小于股骨头关节面2/3。③晚期:股骨头明显变形、压缩、塌陷、骨密度不均匀。病灶可累及整个股骨头,最终出现股骨头分节、碎裂。并导致髋关节间隙狭窄和退行性骨关节炎(图11-4-2)。

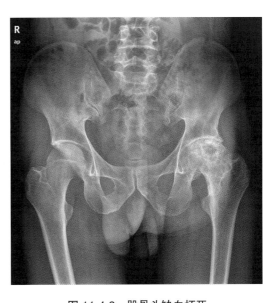

**图11-4-2　股骨头缺血坏死**

男,70岁。左侧髋关节疼痛数年。X线片示左侧股骨头变扁,关节面欠规整,骨边似不连续,其内密度不均,伴不规则斑点状钙化,关节间隙轻度狭窄

CT表现:Ⅰ期:股骨头形态光整、无变形。股骨头内放射状排列的骨小梁毛糙、增粗、变形。从股骨头中央到表面有点状致密硬化影。有时软骨下可见部分孤立的小囊样改变区。Ⅱ期:放射状排列的骨小梁变形较前明显增粗。孤立的小囊样病灶融合成为大的囊样病灶,多见于股骨头前上部软骨下负重区。股骨头骨皮质厚薄不均匀,或有中断现象。Ⅲ期:股骨头内骨小梁变形或消失,内见大小不等的囊样骨破坏区,周围有骨硬化环,部分区域增生、硬化。股骨头软骨下皮质骨折,继而股骨头变形、塌陷。股骨颈边缘可见骨增生、硬化,髋关节间隙无狭窄。Ⅳ期:股骨头增大变形、碎裂。股骨头内骨质密度不均匀,累及整个股骨头,可见股骨头骨折。关节间隙狭窄。髋臼关节面受累,广泛增生、硬化、囊变,髋臼增宽变形。盂唇骨化,出现退行性骨关节炎。

MRI表现:0期:患者无自觉症状,X线、CT、核素扫描及MRI等检查均为阴性。但骨缺血坏死改变已存在,已有髓腔压力增高,骨髓活检可证实骨缺血坏死存在。此期被称为股骨头缺血坏死临床前期,也称安静髋。Ⅰ期:髋关节间隙正常,股骨头光整、不变形。典型的MRI表现为股骨头前上部负重区在T1WI上显示线样低信号区,T2WI上显示为局限性信号升高或“双线征”。在MRI上出现“双线征”,这是股骨头缺血坏死的特异性MRI表现之一(图11-4-3)。Ⅱ期:髋关节间隙正常,股骨头光整、不变形。在T1WI上,股骨头前上部负重区,有硬化缘围绕较低、不均匀信号的新月形坏死区。在T2WI上,病灶为星月形高信号区。在X

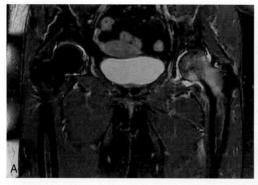
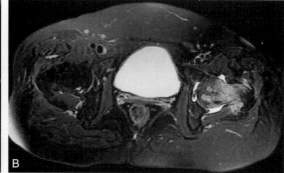
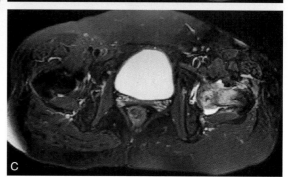

**图 11-4-3　股骨头缺血坏死**

女,73 岁。A. 股骨头 MRI 冠状位 T2WI 压脂像;B、C. 股骨头 MRI 横断面 T2WI 压脂像,左侧股骨头、股骨上段髓腔内见地图样不均质信号减低区,压脂像上呈不均质较高信号,双侧髋臼形态信号均基本正常,左侧髋关节腔内见少量积液

线平片上,股骨头负重区内可见高密度的硬化区,内可伴有小囊样改变。Ⅲ期:髋关节间隙正常,无狭窄。股骨头表面毛糙、开始变形。软骨下皮质出现骨折,进一步发展出现轻微塌陷、阶梯状改变。新月体形成:新月体代表无法修复的坏死骨发生应力性骨折,在 T1WI 上为带状低信号区,T2W 上由于细胞内液渗出或关节液充填骨折线而呈高信号,股骨头表面软骨的完整性受到一定影响。Ⅳ期:关节软骨彻底破坏,髋关节间隙狭窄,合并关节退行性改变。髋臼面软骨下骨质可出现囊性变,髋臼缘骨质增生。股骨头因骨坏死、囊变、骨折而显著塌陷、变形,受累范围可局限于股骨头上部或累及整个股骨头。股骨头出现分节碎裂、骨折移位。

**2. 化脓性髋关节炎**　化脓性髋关节炎是一种急性发作的严重关节感染。一般多发在婴幼儿和少年儿童。近年来,成人及老人的化脓性关节炎正逐渐增多。

X 线表现:①早期(发病 2~4 天):X 线片示髋关节周围软组织肿胀,出现闭孔外肌征和闭孔内肌征阳性,软组织密度增加,关节间隙增宽,小儿骨骺核外移;②中期(5~10 天):关节软骨破坏,关节间隙变窄,继而关节面骨质糜烂破坏,两者均以关节负重区软骨破坏严重处最明显,严重时,干骺端骨质化脓坏死,可发生病理脱位;③晚期:关节面以外的骨边缘性侵蚀和破坏是化脓病变从关节囊韧带附着处侵入骨内的征象,此时病变进展迅速,很快出现骨质破坏,死骨块游离,关节塌陷,关节软骨广泛破坏,关节间隙变窄或消失,头颈吸收,关节骨性融合。CT 能较好地显示髋关节周围软组织肿胀,增强扫描显示髋关节囊及髋关节周围滑液囊肿胀及环形强化。清晰地显示小的髋臼及股骨头骨质破坏、坏死及增生。MRI 显示化脓性髋关节早期滑膜炎、关节囊肿胀、积液,滑膜增厚呈 T1WI 中等信号,T2WI 上为稍高信号,增强后明显环状强化,关节囊肿胀及积液为长 T1、长 T2 信号(图 11-4-4)。关节软骨变薄、

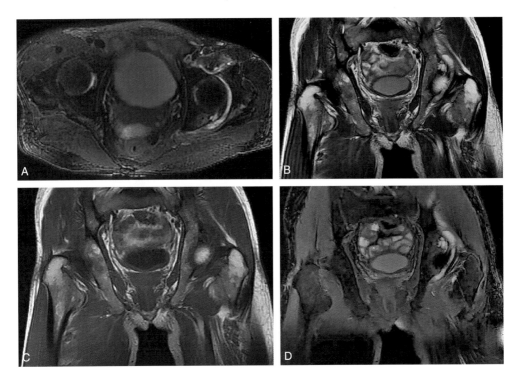

**图 11-4-4　化脓性髋关节炎**

女,65 岁。A. 髋关节 MRI 横断位为 T2WI 压脂像;B. 髋关节 MRI 冠状位 T2WI;C. 髋关节 MRI
冠状位 T1WI;D. 髋关节 MRI 冠状位 T2WI 压脂像。A~D. 双侧股骨头大小形态正常,左侧髋臼
上缘见条片状 T1WI 信号减低区,压脂像上呈高信号,髋关节周围软组织肿胀,周围可见条片状长
T2 信号,左侧髋关节腔内见少量水样信号

中断、缺损、消失,骨性关节面的侵蚀破坏,表现为骨性关节面为 T1WI 上低信号、T2WI 上高
信号病变所代替,关节面下骨髓亦可为长 T1、长 T2 病变所取代,关节间隙狭窄,骨质破坏由
肉芽组织及血管翳代替,呈长 T1、长 T2 信号影,骨质增生和骨膜增生表现为 T1WI、T2WI 低
信号。

**3. 股骨髋臼撞击综合征**　股骨髋臼撞击综合征(femoroacetabular impingement syndrome,
FAI)被认为是以髋关节解剖结构异常而引发股骨近端和髋臼间发生撞击,导致髋关节盂唇
和关节软骨的退行性变化,引起髋关节慢性疼痛,髋关节活动范围特别是屈曲和内旋受限,
最终发展为髋关节骨性关节炎。股骨髋臼撞击综合征好发于爱好运动的青壮年,临床表现
为腹股沟处疼痛或臀部深处痛,在髋关节屈曲内旋时更加明显,髋关节屈曲内收内旋受限,
可以发生关节闪痛、关节交锁、关节弹响。

Siebenrock 等将能够引起 FAI 的髋关节畸形分为三种类型:①凸轮样撞击征:常见于经
常运动的男性,常由股骨头的非球形部分或者宽展突出畸形的股骨颈在屈曲或内旋时挤压、
碰撞并剪切髋臼软骨及髋臼唇,剪切力造成髋臼唇从表面向内部损伤及从髋臼上撕裂,髋臼
软骨的损害通常发生在髋臼的前上部。此类型患者由于股骨颈的偏心距变小,即股骨头颈
凹陷减少,而呈现"枪柄样畸形",过小的股骨颈偏心距造成髋关节屈伸活动中股骨颈与髋
臼边缘之间的撞击。X 线片上除股骨头的"枪柄样"畸形外,还表现为股骨头颈之间的骨性

隆起,尤其在髋关节侧位片最为明显。②钳样撞击征:常见于喜好活动的中年女性,髋臼对股骨头的过度覆盖造成髋臼缘对股骨颈的撞击,患者的髋臼较深,髋臼对股骨头呈过度覆盖状,当髋关节屈伸过程中髋臼前外缘撞击股骨颈而引发髋关节的疼痛和退变。这类患者的X线片表现为CE角偏大,髋臼呈内陷状(coxa profunda)或髋臼出现后倾,表现为髋臼前后缘的"交叉征"或"8"字征由于髋臼的撞击,股骨头颈交界处还能出现骨性凹陷或囊性改变。③混合型:大部分的FAI病例为混合型。X线平片是首选检查方法,能显示股骨近端、髋臼盂缘的骨性解剖异常,主要表现为股骨头颈联合处前上缘骨性突起、非圆形的股骨头、髋关节过深、髋臼前突、髋臼唇骨化、髋臼后倾等,此外,还有偏心距缩短、髋内外翻及细微的髋关节发育不良等。

CT较X线平片能更直观地显示股骨近端、髋臼盂缘的骨性解剖异常,能显示细微的骨性改变。MRI可直接显示髋臼唇和关节软骨损伤,MRI髋关节造影能够准确显示FAI伴随的髋臼盂唇撕裂。

## 五、研究进展及存在问题

引起髋关节疼痛疾病发现上MRI检查表现出了明显的优势,不仅可直接观察病变及周围组织的形态、信号改变,且有较高的敏感度及准确度。MRI不同序列、不同方位的应用都对病变诊断帮助很大,最近研究表明弥散加权成像对活体一些炎性病变的诊断可深入到微观水平,动态增强扫描等可对各种炎性病变进行量化分析。但是受到MRI检查技术的限制,仍存在诸多不足。

(曹伯峰　张刚　申旭东　刘奉立　沈桂权　高波)

# 参 考 文 献

1. Bagaria V, Deshpande S, Rasalkar DD, et al. Use of rapid prototyping and three-dimensional reconstruction modeling in the management of complex fractures. Eur J Radiol, 2011, 80(3):814-820.

2. Behrendt D, Mütze M, Steinke H, et al. Evaluation of 2D and 3D navigation for iliosacral screw fixation. Int J Comput Assist Radiol Surg, 2012, 7(2):249-255.

3. Bozeman MC, Cannon RM, Trombold JM, et al. Use of computed tomography findings and contrast extravasation in predicting the need for embolization with pelvic fractures. Am Surg, 2012, 78(8):825-830.

4. Brie J, Chartier T, Chaput C, et al. A new custom made bioceramic implant for the repair of large and complex craniofacial bone defects. J Craniomaxillofac Surg, 2013, 41(5):403-407.

5. Briffa N, Pearce R, Hill AM, et al. Outcomes of acetabular fracture fixation with ten years follow-up. J Bone Joint Surg Br, 2011, 93(2):229-236.

6. Cullinane DC, Schiller HJ, Zielinski MD, et al. Eastern Association for the Surgery of Trauma practice management guidelines forhemorrhage in pelvic fracture-update and systematic review. J Trauma, 2011, 71(6):1850-1868.

7. Goodman LR. The Beatles, the Nobel Prize, and CT scanning of the chest. Radiol Clin North Am, 2010, 48(1):1-7.

8. Gras F, Marintschev I, Klos K, et al. Screw placement for acetabular fractures:which navigation modality (2-dimensional vs. 3-dimensional) should be used? An experimental study. J Orthop Trauma, 2012, 26(8):

466-473.

9. Grossterlinden L, Nuechtern J, Begemann PG, et al. Computer-assisted surgery and intraoperative three-dimensional imaging for screw placement in different pelvic regions. J Trauma, 2011, 71 (4):926-932.

10. hulmau JE, O'Toole RV, Castillo RC, et al. Pelvic ring fractures are an independent risk factor for death after blunt trauma. J Trauma, 2010, 68 (4):930-934.

11. Kim JW, Oh CW, Oh J K, et al. Percutaneous iliosacral screwing in pelvic ring injury using three-dimensional fluoroscopy. J Orthop Sci, 2013, 18 (1):87-92.

12. Kraus MD, Krischak G, Keppler P, et al. Can computerassisted surgery reduce the effective dose for spinal fusion and sacroiliac screw insertion? Clin Orthop Relat Res, 2010, 468 (9):2419-2429.

13. Levine JP, Patel A, Saadeh PB, et al. Computer-aided design manufacturing in craniomaxillofacial surgery: the new state of the art. J Craniofac Surg, 2012, 23 (1):288-293.

14. Luo Y, Ferdous Z, Leslie WD. A preliminary dual-energy X-ray absorptiometry-based finite element model for assessing osteoporotic hip fracture risk. Proc Inst Mech Engh, 2011, 225 (12):1188-1195.

15. Magarelli N, Milano G, Baudi P, et al. Comparison between 2D and 3D computed tomography evaluation of glenoid bone defect in unilateral anterior gleno-humeral instability. Radiol Med, 2012, 117 (1):102-111.

16. Meuffels DE, Potters JW, Koning AH, et al. Visualization of postoperative anterior cruciate ligament reconstruction bone tunnels: reliability of standard radiographs, CT scans, and 3D virtual reality images. Acta Orthop, 2011, 82 (6):699-703.

17. Myga-Porosilo J, Skrzelewski S, Sraga W, et al. CT Imaging of facial trauma. The role of different types of reconstruction. Part II-soft tissues. Pol J Radiol, 2011, 76 (1):52-58.

18. Nelson JD, Mclff TE, Moodie PG, et al Biomehchanical stability of intramedullay technique for fixation of joint depressed calcaneus fracture. Foot Anke Int, 2010, 31 (3):229-235.

19. Oberst M, Hauschild O, Konstantinidis L, et al. Effects of three-dimensional navigation on intraoperative management and early postoperative outcome after open reduction and internal fixation of displaced acetabular fractures. J Trauma Acute Care Surg, 2012, 73 (4):950-956.

20. Papakostidis C, Kanakaris N, Dimitriou R, et al. The role of arterim embolization in controlling pelvic fracture haemorrhage: a systematic review of the literature. Eur J Redid, 2012, 81 (5):897-904.

21. Pua U, Teo LT. Prospective diagnosis of corona mortis hemorrhage in pelvic trauma. J Vase Interv Radiol, 2012, 23 (4):571-573.

22. Romano L, Pinto A, Niola R, et al. Bleeding due to pelvic fractures in female patients: pictorial review of multidetector computedtomography imaging. Curr Probl Diagn Radiol, 2012, 41 (3):83-92.

23. Shah M. Auricular prosthesis fabrication using computer-aided design and rapid prototyping technologies. J Prosthet Orthot Int, 2013, 10 (8):1-3.

24. Smith-Bindman R, Lipson J, Marcus R, et al. Radiation dose associated with common computed tomography examinations and the associated lifetime attributable risk of cancer. Arch Interm Med, 2009, 169 (22):2078-2086.

25. Solar P, Gahleitner A, Bednar A, et al. Detection of the mandibular canal via shaded surface display and multiplanar reconstruction of CT data. J Oral Rehabil, 2001, 28 (3):243-256.

26. Starker M, Bischof F, Lindenfeld T. Total hip arthroplasty with shortening subtrochanteric osteotomy and custom-made prosthesis in Crowe type IV developmental dysplasia. Z Orthop Unfall, 2011, 149 (5):518-525.

27. Whitmarsh T, Fritscher KD, Humbert L, et al. A statistical model of shape and bone mineral density distribution of the proximal femur for fracture risk assessment. Med Image Comput Comput Assist Interv, 2011, 14 (2):393-400.

28. Wojcik K, Nowak R, Polak D. The value of computed tomography with 3D reconstruction for the diagnosis of

pelvic and spine fractures following a sports injury--a case report. Ortop Traumatol Rehabil,2010,12(5):459-466.

29. Yunus M. Helical CT scan with 2D and 3D reconstructions and virtual endoscopy versus conventional endoscopy in the assessment of airway disease in neonates,infants and children. J Pak Med Assoc,2012,62(11):1154-1160.

30. Zhang LC,Sha Y,Wang ZM,et al. 3D image of the middle ear ossicles:three protocols of post-processing based on multislice computed tomography. Eur Arch Otorhinolaryngol,2011,268(5):677-683.

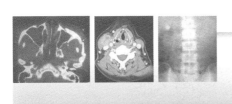

# 第十二章

# 儿　科

医学影像诊断是临床诊断重要组成部分,诊断的正确与否直接关系到临床治疗和患者的安危,特别是儿童急症,更具有起病急、病情发展快、变化大的特点。抢救及时,处理得当,可把垂危患儿从死亡边缘挽救过来,反之错失抢救时机,会造成难以挽回的后果。因此,影像学医师不但需要熟悉、掌握各种急症在不同成像技术和检查方法中的异常表现及诊断要点,而且还要充分了解不同成像技术和检查方法的各自优势、限度,明确它们的应用范围和诊断能力及其价值,使其取长补短,相互补充,以便在面临某一急症快捷、有效、正确地选用一种或综合应用几种成像技术和检查方法,使儿童急症在最快、最短的时间内获得最准确的影像学诊断,以利于临床及时制定合理有效的治疗方案。

## 第一节　气管、支气管异物

### 一、概述

气管、支气管异物即气道异物(airway foreign bodies),是小儿常见急症,本病多见于学龄前儿童,75% 发生于 2 岁以下的儿童,处理不及时可导致窒息死亡。主要病因是小儿喉的保护功能不健全,当小儿哭、笑、深吸气时即可将口内食物和异物吸入气管、支气管内。异物按是否透 X 线分为:不透 X 线的异物和透 X 线的异物。后者异物常见的为瓜子、花生米及豆类食物,学龄儿童还有笔帽、钥匙等。根据异物与停留的支气管关系分为以下四型:①双向通气;②呼气性活瓣阻塞;③吸气性活瓣阻塞;④完全梗阻。以上这四种分型可以相互转换。

### 二、相关疾病分类

小儿呼吸系统有许多急症都可出现阻塞性肺气肿样改变,其影像学特征主要为:肺叶透光度增强、膈影下降、纵隔向健侧移位、阻塞性肺炎或肺不张等征象。熟悉这些阻塞性肺气肿的征象,了解其病因及其发病机制,有助于我们进一步提高鉴别诊断能力,再根据其临床和影像学特征,从而能够作出确切诊断(表 12-1-1)。

表 12-1-1　儿童肺气肿类病变病因分类

| 病因 | 病变 |
| --- | --- |
| 吸入性 | 气管、支气管异物 |
| 感染 | 喘息性细支气管炎、闭塞性毛细支气管炎 |
| 先天性发育异常 | 先天性大叶性肺气肿、先天性支气管狭窄 |
| 支气管肿物 | 支气管慢性肉芽肿 |

## 三、影像诊断流程

气管、支气管异物主要病理变化是由于异物吸入气管后,刺激局部黏膜,引起充血、水肿、渗出、肉芽组织及纤维组织增生,造成气道阻塞和继发感染。临床多有异物吸入史,急性期呛咳、气喘明显,病程长者以肺部感染为主。影像学特征性表现为阻塞性肺气肿样改变。肺气肿样改变还可见于先天性大叶性肺气肿、喘息性细支气管炎、闭塞性毛细支气管炎、支气管肿物阻塞等(图 12-1-1)。根据病史及其特征性影像学表现诊断并不难,但是临床缺乏明确的病史,且影像学表现不典型者,会给诊断带来一定困难,故应与上述疾病相鉴别(表 12-1-2)。

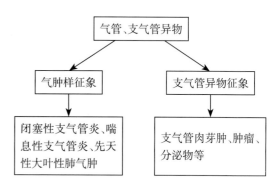

图 12-1-1　气管、支气管异物影像诊断流程

表 12-1-2　儿童肺气肿类病变鉴别诊断要点

| 鉴别要点 | 气管、支气管异物 | 闭塞性毛细支气管炎 | 先天性大叶性肺气肿 |
| --- | --- | --- | --- |
| 病史、症状 | 异物吸入、憋喘 | 肺炎病史及症状 | 气喘、呼吸困难 |
| 肺气肿 | 段叶以上 | 局限性 | 某一肺叶 |
| 纵隔移位 | 明显 | 无 | 可有 |
| 肺炎 | 可有 | 常有 | 少见 |
| 肺不张 | 阻塞性 | 少见 | 压缩性 |

## 四、相关疾病影像学表现

**1. 气道异物**　气道异物(airway foreign bodies)是临床常见急症,异物可存留在喉咽腔、喉腔、气管和支气管内,临床表现为声嘶、憋喘等。本病多见于学龄前儿童,尤其是 2 岁以下儿童。金属、骨类等不透 X 线异物经透视和摄片即可确诊,透 X 线异物往往不能直接显示,只能根据异物引起气道阻塞的间接 X 线征象确定诊断和推断异物部位。支气管异物由于

人的生理解剖问题,以右侧支气管最为多见。可表现为吸气性或呼气性活瓣性支气管阻塞两种。呼气性活瓣性阻塞占大多数,吸气时气体能经狭窄区进入肺内,两肺充气相仿,纵隔无移位,表现正常;呼气时,支气管收缩,肺内气体排出受阻,使患侧产生阻塞性肺气肿,肺容积增大,透光度增强,膈影下降,纵隔向健侧移位(图 12-1-2)。活瓣性支气管阻塞时,患侧吸入气量减少,肺野透光度减低,纵隔移向患侧。呼气时两肺含气量无差异,纵隔位置复原(图 12-1-3)。如异物停留于一侧支气管且阻塞较完全时,则引起患侧完全性肺不张,患肺均匀致密,心脏明显偏移,患侧心缘及膈面消失。吸气时因健侧肺扩张使纵隔向患侧移位更明显。肺段支气管异物,按阻塞程度表现为相应肺叶和肺段阻塞性气肿或不张,以右中、下叶多见。油脂类植物性异物极易引起阻塞性肺炎,表现为局限性沿纹理分布之斑片状暗影,纹理聚拢,肺容积缩小,邻肺代偿性气肿,或为中叶综合征的表现。病期在 1 年以内者取出异物后多能恢复痊愈。少数继发支气管扩张。

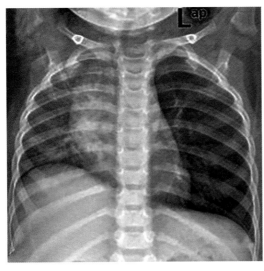

图 12-1-2 支气管异物

女,11 个月。左侧支气管异物。呼气相患侧肺野透光度明显增强,左膈面低平,纵隔心影向对健侧移位

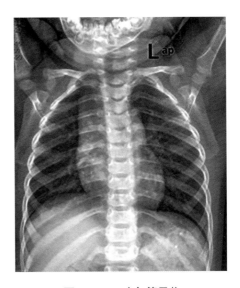

图 12-1-3 支气管异物

男,1 岁。右侧支气管异物。深吸气相患侧肺野透光度减低,纵隔心影向患侧移位

　　X 线平片主要采取拍呼气相和吸气相胸片,其实效果最好的是胸部透视,因为胸透可动态反复观察,确诊率较高。气管异物主要嵌于声门下,其直接征象为颈部气管走行区的异物影。其间接征象为:①两肺阻塞性气肿,以呼气相较明显,因吸气时异物随气流下移,空气仍可经气管分叉进入肺部,呼气时则因异物上移和喉气管痉挛,使呼气受阻,肺容积不能回缩,肺野保持较高透亮度,横膈降低。②反常的心影大小,吸气相心影反比呼气相增大。其机制为吸气期声门、气管扩张,气体能进入两肺,胸腔内压力在吸气时加大,回心血流量增多致心影增大。而呼气期气道收缩,排气受阻,心脏、纵隔受充气扩张的两肺挤压以致心影变小。

　　CT 为常规 X 线检查的补充,尤其是临床高度怀疑有异物吸入者,传统方法诊断不明确时。多层螺旋 CT 扫描速度快,尤其是多平面重建和仿真内镜能更直接显示异物本身、相应的气道壁及近、远端气道情况。CT冠状面扫描方法主要是利用小儿气管短而细的解剖特点，可使气管、支气管成像在同一层面上，易于全面观察气道，可直接显示异物的位置及部分异物周围炎性肉芽肿的大小、外形及密度，冠状位扫描所得到的图像比MPR图像清晰，患儿所受X线辐射量较小。CT可直接显示异物本身及所在位置，表现为不同形状的密度增高影，特别是在冠状位扫描和多平面重建，异物所致位置的管腔气道狭窄或中断（图12-1-4）；气道异物的间接征象：包括阻塞性肺气肿、阻塞性肺炎、阻塞性肺不张、横膈双边征、纵隔双边征（图12-1-4）。横膈双边征为横膈影上方与之平行的一条浅淡条带影，在冠状位易于观察，是由异物引起的阻塞性肺气肿，横膈在CT扫描时动度不同所致；纵隔双边征为纵隔影外缘另一条与之平行的浅淡条带影，为纵隔摆动在CT上的表现。MRI上的影像学表现与CT表现相仿，但因伴行的动脉呈流空的无信号，需注意分辨。

**2. 闭塞性毛细支气管炎** 闭塞性毛细支气管炎（bronchiolitis obliterans，BO）是一种不可逆的阻塞性肺疾病。该病表现为因炎症或纤维化所导致的细支气管狭窄或阻塞。有时闭塞性细支气管炎也被用于特指一种腺病毒导致的小儿细支气管炎严重亚型，通常是由普通感冒，流行性感冒等病毒性感染引起的并发症，其病原体主要为腺病毒，可占80%或更多。其他依次为呼吸道合胞病毒、副流感病毒、鼻病毒、流感病毒等，少数病例可由肺炎支原体引起。感染病毒后，细小的毛细支气管充血、水肿、黏液分泌增多，加上坏死的黏膜上皮细胞脱

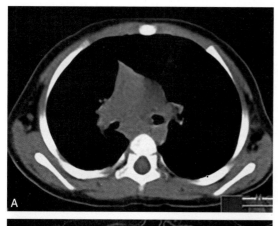

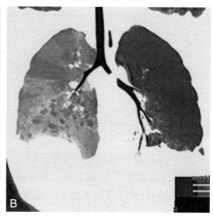

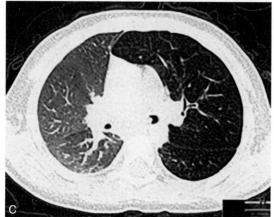

**图12-1-4 主支气管异物**

男，1岁。有花生吸入史，咳喘明显。A、B. CT平扫可见左主支气管内可见结节状影，冠状位多平面重建，异物所在左主侧支气管的管腔气道堵塞；C. 左主支气管内结节状密度增高影，左肺组织密度明显减低，纵隔心影向右侧移位

落而堵塞管腔,导致明显的肺气肿表现。炎症常可累及肺泡、肺泡壁和肺间质,故可以认为它是肺炎的一种特殊类型。闭塞性毛细支气管炎不同于一般的气管炎或支气管炎,临床症状类似肺炎,但以喘憋为主,典型症状表现为进行性的呼吸困难、持续数周到数月的干咳、肺功能检查通常提示阻塞性气流受限。此病多发生在 2.5 岁以下的小儿,80% 在 1 岁以内,多数是 6 个月以下的小儿。

临床表现与 X 线检查轻重不符,有时临床症状较重,而 X 线不能发现明显异常,或仅仅表现为局限性充气过度的肺气肿表现(图 12-1-5),其敏感性远低于高分辨率 CT 检查。薄层 CT 表现为部分肺叶呈地图样密度减低影(“马赛克”征),该区域肺纹理变细少,支气管壁增厚或支气管扩张等也是主要的间接征象(图 12-1-6)。

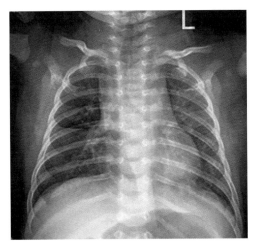

图 12-1-5　闭塞性毛细支气管炎

男,2 个月 15 天。咳嗽、发热、气喘。X 线平片显示双肺纹理增多、紊乱,右肺中上野局部透光度增强

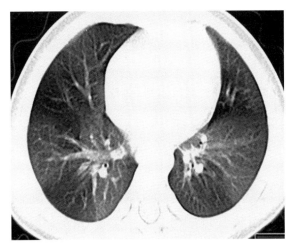

图 12-1-6　“马赛克”征

男,1 岁 2 个月。咳喘、低热,两侧部分肺组织密度呈地图样减低,呈“马赛克”征

**3. 先天性大叶性肺气肿**　先天性大叶性肺气肿(congenital lobar emphysema,CLE)是造成婴幼儿时期呼吸困难的常见病,一般需要手术治疗,为先天发育异常。其病理为叶支气管不完全阻塞所致,腔内阻塞为支气管壁软骨发育缺陷,管壁发育不良或黏膜增生等引起;腔外通常为迷走血管或肿块压迫所致。半数以上的病例找不到阻塞原因。临床表现为进行性呼吸困难、气促、发绀、咳嗽、喘息及患侧呼吸音降低。

胸部 X 线片表现为患侧胸廓饱满,肋间隙增宽,患侧肺过度膨胀,且肺野透亮度增加,肺野血管纹影减少而分散,纵隔移向对侧,患侧膈下移,大部分伴有纵隔肺疝发生。胸部 X 线透视时做深呼吸可见纵隔影随呼吸而移位,深呼气时纵隔影移向健侧,深吸气时则恢复至中间位置(图 12-1-7)。CT 表现为患侧胸腔扩大,患侧肺叶透亮度明显增高,密度减低,以呼吸末明显,肺纹理稀疏;相邻的肺叶受压体积变小,密度增高,纹理聚集,严重时可有压缩性肺不张。纵隔向健侧移位(图 12-1-8)。

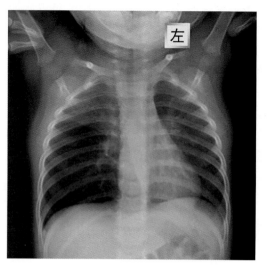

图 12-1-7　先天性大叶性肺气肿

男,4 个月。咳嗽、发热、气喘。X 线示右侧胸廓饱满,右肺野透亮度增高,肺野血管纹影减少,纵隔移向对侧,右侧面膈下移

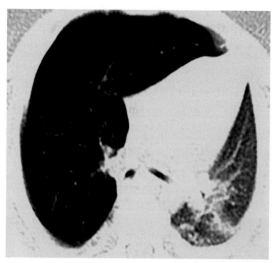

图 12-1-8　先天性大叶性肺气肿

女,5 个月。咳嗽、呼吸困难加重半月。CT 显示患侧胸腔扩大,患侧肺叶透亮度明显增高,密度减低,肺纹理稀疏,纵隔向健侧移位

### 五、研究进展及存在问题

导致小儿呼吸系统阻塞性肺气肿的原因很多,可以出现在不同的疾病中,其病因主要为异物阻塞、炎症、先天性发育异常、支气管肿瘤阻塞等。胸部透视是气道异物检查首选方法,简便易行,可动态反复观察纵隔、心脏、横膈等器官的运动情况,但对于儿童检查辐射量较大,且不易保存图像。X 线摄片,有利于异物判定和鉴别诊断,并作为随访对照,同时可观察异物有无继发支气管扩张、肺不张、肺气肿等并发症。随着 CT 检查技术进一步的发展,尤其是高分辨率 CT,具有良好的密度分辨率,可通过调整窗宽、窗位直接显示不同密度异物的优点,确诊率高,定位准确。多平面重建(MPR)和仿真内镜(VE)技术能更直观地显示异物、支气管发育、肿瘤等,了解相应气管壁及异物近远端气道情况,有助于我们对该类疾病的诊断和鉴别诊断。

## 第二节　新生儿肺透明膜病

### 一、概述

新生儿肺透明膜病(hyaline membrane disease,HMD)又称特发性呼吸困难综合征(idiopathic respiratory distress syndrome,IRDS),为新生儿尤其是早产婴主要死亡原因之一。主要原因为早产和围生期窒息,使肺泡表面活性物质合成不足或受抑制,呼气后不能有效地保持肺的残余气,出现进行性呼气性肺泡萎陷,导致呼吸窘迫,而肺泡管和细支气管由于吸

入压力大而过度扩张造成黏膜脱落。缺氧、酸中毒使肺小动脉痉挛,肺灌流不足,继而损伤肺毛细血管内皮细胞和肺毛细支气管黏膜,血浆蛋白外渗,于肺泡终末气道表面形成纤维素性透明膜,此膜随病程发展可逐渐增厚或溶解消失。此外,尚有淋巴管扩张和肺泡水肿。本病多见于早产儿、剖宫产儿,双胎和围生期窒息儿,糖尿病母亲所生巨大儿或多胎。于生后2~3小时出现呼吸窘迫、呻吟、肺呼吸音低,少数迟至8~12小时发病,症状于18~24小时加剧,第3天后逐渐减轻,重症病例常于48小时内死亡。其他临床表现包括代谢性酸中毒、青紫等。

## 二、相关疾病分类

新生儿有许多胸部疾病都可出现双肺弥漫性透光度减低样改变,其影像学表现主要有:双肺野透光度减低、肺纹理增粗、颗粒状或絮片状模糊影、支气管充气征等,熟悉这些影像学征象、病因及发病机制,有利于我们进一步提高鉴别诊断能力,再根据其临床和影像学特征,能够作出确切诊断(表12-2-1)。

表 12-2-1 新生儿胸部疾病按病因分类

| 病因 | 病变 |
| --- | --- |
| 吸入性 | 新生儿吸入综合征(羊水、胎粪) |
| 感染 | 新生儿肺炎、B族链球菌感染、新生儿肺出血 |
| 早产和围生期窒息 | 新生儿肺透明膜病、未成熟肺 |
| 自限性或继发性 | 新生儿湿肺、肺气漏征群 |

## 三、影像诊断流程

新生儿双肺弥漫性透光度减低样改变,主要与渗出、出血、肺泡充气不足有关,其透光度减低有其特定的病因和病理学基础,并表现出特定的影像学表现。新生儿双肺弥漫性透光度减低样改变主要有新生儿肺透明膜病、新生儿湿肺、肺出血、B族链球菌感染等(图12-2-1)。大多数情况下,结合其病史、临床表现、相应的实验室检查及其影像学特征性表现可以做出正确的诊断与鉴别诊断。有时缺乏典型的影像学特征或多种征象同时存在时,需注意鉴别(表12-2-2)。胸部X线平片是诊断该类疾病的主要检查方法,因患儿病情急且较重,常需要立即摄片或床边摄片。短期随访复查胸片对进一步明确诊断和了解病情变化十分重要。

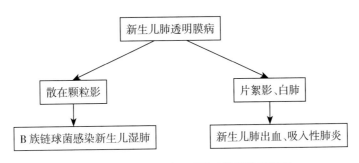

图 12-2-1 新生儿肺透明膜病鉴别诊断流程

表 12-2-2　新生儿胸部疾病鉴别要点

| 鉴别要点 | IRDS | B族链球菌感 | 新生儿湿肺 | 新生儿肺出血 |
|---|---|---|---|---|
| 症状 | 呼吸困难 | 青紫、气促 | 气促、呻吟 | 呼吸急促或暂停 |
| 颗粒影 | Ⅰ级常见 | 常见 | 常见 | 少见 |
| 片絮影 | 少见 | 少见 | 可有 | 常见 |
| 白肺样改变 | Ⅳ级 | 无 | 无 | 可有 |
| 支气管充气征 | Ⅱ级以上 | 可有 | 可有 | 少见 |
| 心影增大 | 少见 | 常见 | 少见 | 可有 |

## 四、相关疾病影像学表现

**1. 新生儿肺透明膜病**　新生儿肺透明膜病(hyaline membrane disease,HMD)生后不久出现进行性呼吸困难、三凹征、青紫和呼吸衰竭,2~72小时病情达高峰。病理以肺泡壁及细支气管壁上附有嗜伊红性透明膜和肺不张为特点,故特发性呼吸窘迫综合征亦称新生儿肺透明膜病。因患儿病情急重,其影像学检查主要以胸部X线平片检查为主,往往时间不允许进行下一步检查。本病主要表现为肺泡充气不良和各级支气管过度充气扩张。由于肺泡(囊)黏着性肺不张,肺野透光度普遍减低,在过度扩张充气的肺泡管和毛细支气管形成交织的网状阴影的衬托下,萎陷的肺呈现小颗粒影,具中等密度,均匀地分布于双侧肺野,这种网点结构具有特征性。此外,肺实质内积聚的肺液和扩张的淋巴管常加重肺的充气不良,但其消散较快。肺上叶发育较下叶早,故下肺病变常较重。肺容积一般无明显缩小。不少病儿胸腺较肥大。

按照肺泡(囊)萎陷程度,X线表现可分为4级。Ⅰ级:肺内仅见广泛细颗粒影,以下肺野易辨(图12-2-2);Ⅱ级:肺野内均匀分布网点影,肺野透光度开始减低,出现支气管充气征(图12-2-3);Ⅲ级:肺内颗粒影增大,境界模糊,肺野透光度也明显下降,支气管充气征更广泛,心脏和膈面模糊不清(图12-2-4);Ⅳ级:肺野一片增白,呈现"白肺",心脏及膈边缘难辨,支气管充气征明显或消失,后者可能为合并肺水肿或出血之故(图12-2-5)。

不典型X线表现:①早产儿由于肺液之潴留和淋巴管扩张较明显,早期可掩盖肺透明膜病的X线征象;②肺透光度低,肺纹理轮廓不清,未见明确网结影,但有支气管充气征;③肺充气不良,伴少许颗粒影而支气管充气征不明显;④某些足月儿X线征轻,出现晚(>24小时),肺部改变不明显时需根据临床表现进行诊断;⑤并发其他疾病,可

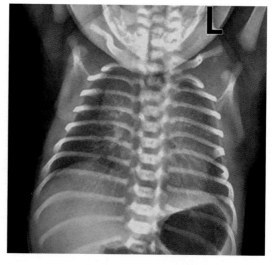

**图 12-2-2　肺透明膜病**
男,3小时。早产儿,呻吟,呼吸困难。两肺野可见细颗粒影,下野为著

合并湿肺、肺炎和肺出血,使 X 线表现不典型;⑥应用人工合成表面活性物质进行预防治疗后典型病程进展 X 线征象可以不典型,肺部表现为扩张充气肺泡和境界模糊的斑片影不规则分布,或病变以肺周围和基底部较突出而中心部较轻的现象(图 12-2-6)。

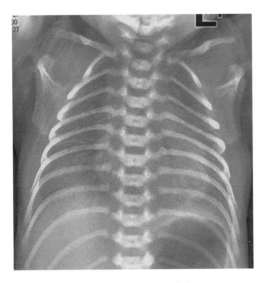

**图 12-2-3　肺透明膜病**

男,1 天。早产儿,呻吟,面部青紫。两肺野内见均匀分布网点影,肺野透光度减低,纵隔心影边界模糊,可见少许支气管充气征

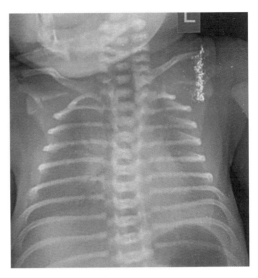

**图 12-2-4　肺透明膜病**

女,早产儿 5 小时。呻吟,呼吸困难。两肺野透光度明显减低,肺内散在颗粒影,境界模糊,见支气管充气征,心脏和膈面模糊不清

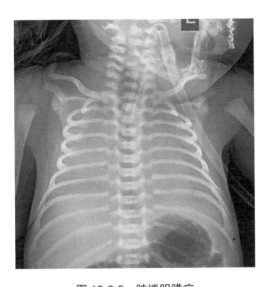

**图 12-2-5　肺透明膜病**

女,2 小时。早产儿,呻吟,呼吸困难。两肺野透光度明显减低,呈"白肺"样改变,纵隔、心影边缘、膈面、膈角均消失不可见

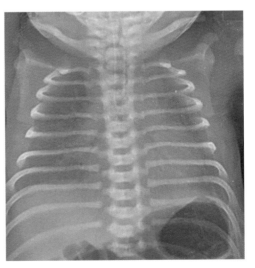

**图 12-2-6　肺透明膜病**

女,1 天。早产儿,呻吟,有应用人工合成表面活性物质史。X 线平片两肺野透光度不均匀,可见散在细颗粒及片絮状模糊影,以下野为著,见少许支气管充气征

本病 X 线征象和临床症状轻重一致,肺内病灶一般于生后 3~4 小时内出现,很少超过 6~12 小时。Ⅰ~Ⅱ级的网粒影持续 3~5 天开始吸收,肺野充气好转,颗粒影减少,支气管充气征由模糊而消失。吸收自肺周围部开始,上肺野较下肺野者早。肺野恢复正常轻症者需 1~2 周,中度病例需 2~3 周,常遗有纹理增多或少许条束影。出现并发症时,使病程延长。重症病例需时更长,并发症多。部分病例在吸收过程中,由于肺泡水肿,反应性炎症细胞浸润,肺泡复张不全等肺野内呈现模糊片影,一般发生在 5~12 天,称为模糊肺(hazy lung),2~3 周或更长时间恢复,需与轻度支气管肺发育不良区别。并发症有:动脉导管开放、气漏、肺野暗化、持续胎儿循环、坏死性小肠结肠炎、颅内出血、支气管肺发育不良等。

**2. 新生儿湿肺**　新生儿湿肺(wet lung of newborn)又称新生儿暂时性呼吸困难或第Ⅱ型呼吸窘迫综合征(RDS type Ⅱ),是一种自限性疾病。本症与肺内的液体增加及肺淋巴引流不足有关,为一种暂时性呼吸功能不全。正常胎儿出生前肺泡内含液体约 30ml,在正常生产过程中通过狭窄的产道,当头部娩出而胸廓受挤压时有 1/2~2/3 的肺泡液被挤出体外。开始呼吸后,空气进入肺泡,剩下的肺泡液即被肺泡壁毛细血管所吸收。如肺泡内及间质内液体多,吸收延迟,或有液体运转困难,以致出生 24 小时内肺泡存留较多液体而影响气体交换,出现呼吸困难,再加上转运功能不全,这是本病发生的主要机制。常多见于剖宫产儿,因其肺泡液未被挤出。出生后出现气促、哭声低弱、青紫、轻度呻吟、鼻翼扇动、三凹征等,与新生儿肺透明膜病及羊水吸入综合征稍相似,但多见于足月儿或足月剖宫产儿,其症状很快消失,预后良好。患儿大都为足月婴,多数在出生后 6 小时内即出现呼吸加速(>60 次 / 分)。轻症较多,症状仅持续 12~24 小时。重症较少见,可拖延到 2~5 天,表现为呼吸急速(可超过每分钟 100 次)。肺部阳性体征不多,听诊可有呼吸音减低和粗湿啰音,PaO$_2$ 略下降。

胸部 X 线检查病变呈广泛多样性,但吸收快,大部分 4 天内消失。其 X 线特征性表现有:肺泡积液症,两肺野密度淡而均匀的斑片状阴影,可融合成片或成结节状;肺气肿,由部分肺泡呈代偿性膨胀所致;肺间质积液,可见血管和细支气管周围增宽的条状阴影;叶间和(或)胸腔积液,多为右侧叶间胸膜腔积液;肺纹理增多和增粗,因间质液的增加,使淋巴管和静脉的转运量增加,造成淋巴管和静脉扩张(图 12-2-7)。与新生儿肺透明膜病比较,其颗粒影较粗,分布不甚均匀,变化快,支气管充气征不明显,有助于鉴别。

**3. 新生儿 B 族链球菌感染**　在新生儿期因 B 族链球菌感染引起的疾病为新生儿 B 族链球菌感染(neonatal group B streptococcal infection,GBS)。新生儿 B 族链球菌与围生期感染相关,是新生儿败血症、脑膜炎等严重感染性疾病的一个重要病原菌。B 族链球菌寄居于母亲生殖道和胃肠道,带菌的孕产妇通常无临床症状,但也可以引起绒毛膜羊膜炎、子宫内膜炎等。新生儿感染多通过母

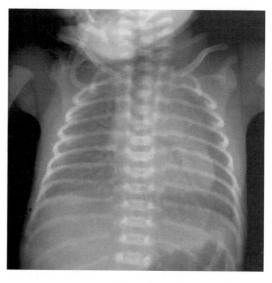

**图 12-2-7　新生儿湿肺**

女,1 天。呼吸,气促,青紫。两肺野密度减低,肺纹理增多、增粗,见散在絮片状模糊影

婴传播所致,如羊膜早破可致上行感染,或接触了产道的细菌,而羊膜完整者胎儿吸入了受羊膜炎污染的羊水,也可致病。多为宫内感染也可在出生后不久发病,尤其是早产儿,感染轻者为无症状的菌血症,重者表现为肺炎、败血症和脑膜炎。宫内感染严重者可表现为出生时窒息、昏迷或休克。常合并呼吸窘迫综合征和持续肺动脉高压。少数晚发的 GBS 可能为母婴间、新生儿之间或新生儿与看护人间的接触感染。呼吸道症状明显,包括青紫、呼吸暂停、呼吸急促、鼻翼扇动、三凹征等,从患儿血液、脑脊液或感染病灶处抽取的体液标本分离或培养出 B 族链球菌感染可以确诊。

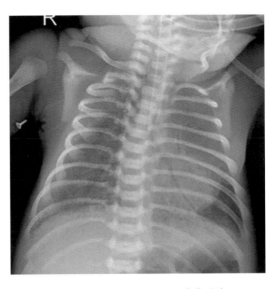

**图 12-2-8 新生儿 B 族链球菌感染**

男,2 天。呼吸困难,青紫。两肺野密度减低,肺纹理增多、增粗,见散在颗粒状模糊影,心影增大

胸片有网状颗粒影、肺斑点浸润,少见胸膜渗出、肺水肿、心脏增大和肺血增多(图12-2-8)。其 X 线所见有时和新生儿肺透明膜病相似,但其颗粒稍粗,可伴胸膜渗出和心脏增大。

**4. 新生儿肺出血** 新生儿肺出血(neonatal pulmonary hemorrhage,NPH)是一种危及新生儿生命的肺泡壁毛细血管出血性疾病,是新生儿的主要死亡原因之一,是由多种疾病引起的临床危重征象。早期诊断非常困难,一旦口鼻涌出血性泡沫液体已属晚期,病死率极高。原发病有多种,如早产、低体重出生儿、感染性肺炎、重度窒息、先天性心脏病、新生儿硬肿病、颅内出血、羊水吸入性肺炎、多脏器出血、败血症等,都可能引起新生儿肺出血。主要临床表现有拒哺,不吸吮或吸吮无力;气急,呼吸快速而不规则,半数有呼吸暂停,可见鼻翼扇动;青紫,多见于鼻唇沟发青;呻吟,患儿不能安睡、痛苦表情、哭闹,但声音微弱似抽泣哀伤;低体温,可在 35℃以下,四肢发凉;出血,开始为血性泡沫痰液,重时可口鼻出血、窒息。家长应在口鼻出血之前带孩子就诊,医生可根据肺部听诊体征和胸部拍片及早做出诊断。X线摄片是诊断本病最有效和可靠的方法。但由于本病早期进展快,出血的病理变化细微不足以在 X 线平片上显示出来,且这种患儿病情危重,常不能进一步进行 CT、MRI 检查,X 线表现缺少特征性,与其他原因所致肺泡性渗出性病变不易鉴别,一旦出现征象就表明病情严重。

(1) 单纯型肺出血:多见于早产儿,且胎龄越小,病程越短,X 线表现越重,预后越差。①大片状和(或)斑片状阴影:为主要 X 线征象,且病灶密度均匀,边缘清晰,有时可见支气管充气征。常伴有广泛肺透亮度减低,甚至为白肺(图 12-2-9)。病理改变为大块和(或)斑块状肺出血伴弥漫性肺出血。此类征象在病情危重的早产儿可作为可靠的 X 线诊断依据。②肺血管淤血改变:表现为肺纹理增多、增粗,可呈较粗的网状影。③心影增大:多为轻到中度增大,左心室增大较明显,是单纯型肺出血重要的伴随征象。有条件可见进行 CT 检查,对肺出血病因诊断有一定价值,其影像学特征与 X 线检查相似,表现为双肺或单侧肺叶内广泛片状、片絮状密度增高影,严重时可致白肺征象(图 12-2-9)。

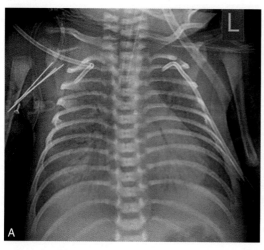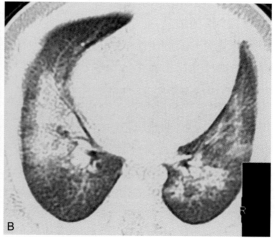

图 12-2-9　新生儿肺出血

女,2天。拒奶、气急,呻吟。A. 两肺野透光度减低,见散在片絮状模糊影,心影略大;B. 随访 CT 两肺叶见大片状、片絮状密度增高影

(2) 继发型肺出血:分为两种类型:①以原发型肺出血为主要表现:多见于 HMD,HMD 的影像可掩盖肺出血征象,肺野均匀性密度增高呈白肺,是 HMD 终末期表现。②以肺出血为主要表现:多见于肺发育不成熟的低体重儿,如低体重儿病情突然加重,胸部平片出现大片状或斑片状密度影,有肺透亮度降低。

## 五、研究进展及存在问题

新生儿双肺弥漫性疾病的病因很多,可以出现在不同的疾病中,主要与渗出、出血、肺泡充气不足等有关。该类疾病的影像学检查主要以胸部 X 线平片为主,因患儿病情较急且重,常需要立即摄片或床边摄片,一般都不能进行进一步 CT 检查,由于治疗等原因,短期复查胸片对进一步明确诊断和了解病情变化十分重要。新生儿肺透明膜病、湿肺往往通过有效治疗吸收较快,因而缺乏相应的 CT 检查资料。

# 第三节　肠　套　叠

## 一、概述

肠套叠(intussusception)是指肠管的一部分及其相应的肠系膜套入邻近肠管内引起的一种肠梗阻。此病是婴幼儿时期最常见的急腹症,大多发生在 2 岁以下小儿,尤其是 4~10 个月婴儿最多见,一般随年龄的增长发病率逐渐降低。好发于春、冬季,特别是在季节、天气变化的时候。肠套叠的病因及发病机制至今尚未完全清楚,可能由多种原因引起肠蠕动的节律发生紊乱所致,包括肠炎、腹泻、发热、饮食改变等。分为原发性与继发性肠套叠,婴儿肠套叠95%以上是原发性肠套叠,发生肠套叠的肠管没有明显器质性病变,与婴儿时期回

盲部系膜间定差,活动度大有关。继发性肠套叠多见于梅克尔憩室、肠息肉、肠重复畸形、淋巴瘤等。本病起病急,常表现为阵发性哭闹、呕吐、血便(果酱样便多见),腹部可触及包块。一般是近端肠管套入远端肠管,远端肠管套入近端肠管(即逆行性肠套叠)罕见,肠套叠的外管部分称肠套叠鞘部,肠的近端套入其中,进到里面的部分为套入部,套入部最远端称为肠套叠头部,肠管从外面卷入处称为肠套叠颈部。

根据套入部位的不同肠套叠可分为以下几种类型:①回结型:最多见,占85%;②复杂型:最常见的是回回结型,占10%~15%;③小肠组:占6%~10%,包括空空型、回回型及空回型;④结肠型:占2%~5%。

## 二、相关疾病分类

儿童急腹症其临床症状基本都有腹痛、腹胀、呕吐、血便,缺乏一定的特异性,故其主要鉴别方法为影像学检查,儿童急腹症的主要影像学表现为:肠梗阻征象、包块影、消化道穿孔等,其主要原因有自限性、感染、先天性发育畸形、肿瘤等。熟悉这些疾病的病因及主要影像学征象,有利于我们进一步提高该类疾病诊断及鉴别诊断能力,从而为临床早期治疗提供依据(表12-3-1)。

表 12-3-1　儿童急腹症按病因分类

| 病因 | 病变 |
| --- | --- |
| 先天性 | 小肠发育、结肠发育畸形、先天性肠回转不良 |
| 感染 | 阑尾炎、Crohn 病、肠结核、肠系膜淋巴结炎 |
| 肿瘤 | 淋巴瘤、小肠息肉、纤维瘤 |

## 三、影像诊断流程

小儿急腹症主要有肠套叠、肠梗阻、消化道穿孔、急性阑尾炎、肠系膜淋巴结炎、消化道发育畸形等(图12-3-1)。大多数情况下,结合其病史、临床表现、相应的实验室检查以及影像学特征性表现可以做出正确的诊断(表12-3-2)。超声是小儿急腹症的首选检查方法,检查前无需特殊准备,方法简单,准确率可达95%以上。腹部立位片可了解肠道充气及分布情况,观察有无软组织包块影、气腹、肠梗阻等情况,CT 检查对其病因诊断有帮助。

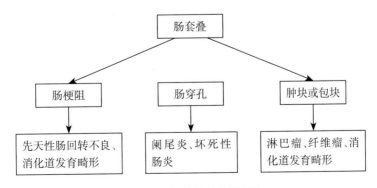

图 12-3-1　肠套叠鉴别诊断流程

表 12-3-2　肠套叠鉴别诊断要点

| 鉴别要点 | 肠套叠 | 小儿急性阑尾炎 | 小肠、结肠重复畸形 |
|---|---|---|---|
| 症状 | 呕吐、果酱样便 | 发热、腹痛、呕吐 | 呕吐、腹痛 |
| 肠梗阻 | 常见 | 少见 | 可有 |
| 肠穿孔 | 可有 | 可有 | 无 |
| 肠壁改变 | 少见 | 增厚、毛糙 | 无 |
| 肠管扩张 | 有 | 局限于阑尾腔 | 可有 |
| 腹部包块 | 有 | 可有 | 有 |

## 四、相关疾病影像学表现

**1. 肠套叠**　肠套叠（intussusception）是指一段肠管套入与其相连的肠腔内，并导致肠内容物通过障碍。肠套叠占肠梗阻的 15%~20%。有原发性和继发性两类。原发性肠套叠多发生于婴幼儿，继发性肠套叠则多见于成人。

X 线平片：发病数小时内，由于呕吐和肠痉挛，肠管生理积气减少，腹部均匀致密呈无气或少气状态。发病 24~48 小时，肠管积气扩张，有时出现大小不等气液面，多呈不全性梗阻表现。此后，肠管积气逐渐加重，出现阶梯状气液面，结肠无气影，呈完全性肠梗阻表现（图 12-3-2）。随病情进展可出现腹腔渗液。通常即使发生肠坏死也不发生气腹。约 1/3 病例腹部 X 线平片出现软组织包块影，多位于右上腹或左中下腹部，但多数病例不能显示套入部阴影，故仅依靠腹部 X 线平片多数不能确诊（图 12-3-3）。

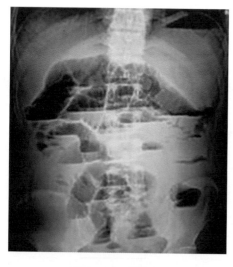

图 12-3-2　肠梗阻

女，1 岁 10 个月。呕吐、腹疼。腹部部分肠管充气、扩张，可见呈阶梯状分布的气 - 液平面

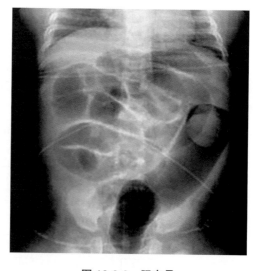

图 12-3-3　肠套叠

女，1 岁。突然腹疼伴果酱样便，呕吐 3 次。X线平片显示左中腹部见软组织包块影，可见大量扩张充气肠管影

由于钡灌肠有穿孔的危险性,目前很少采用。气灌肠检查适应证:发病时间在48小时内,一般情况良好,腹部无压痛及腹肌紧张,无严重肠梗阻、腹膜炎、肠坏死征象。禁忌证:发病时间超过48小时,全身情况较差,精神萎靡、嗜睡、脉搏快而弱、脱水、腹胀;严重肠梗阻、腹膜炎、有肠坏死征象,不宜行灌肠检查。空气灌肠方法:由肛门插入Foley管向气囊注气堵塞肛门后,在透视下向结肠内注气,开始用6~8kPa明确诊断,后根据病情增加压力,一般最高压力不应该超过15kPa,通常用8~13kPa。气体(空气或氧气)沿结肠逆行充盈,到达套入部时可见肠腔内有弧形边缘,气体通过受阻,并可见圆形或类圆形软组织肿块影,随着压力的维持和增加,气体继续前进,肿块影向回盲部推进、逐渐缩小甚至消失,并有大量气体突然进入小肠内(图12-3-4)。如果肿块虽消失,但小肠内充气不显著,可排出气体,休息片刻,再做第二次灌肠,以免复位不完全。另外,空气灌肠复位后有大量气体进入小肠,但仍见软组织肿块影,应考虑有器质性病变如肠息肉、淋巴瘤、梅克尔憩室等,需要进一步检查。肠套叠复位失败大多是复杂性肠套叠,往往套入结肠部分已复位但小肠部分未复位。如压力过高或有肠坏死时,可发生肠穿孔,表现为腹部透亮度突然增加,腹胀加重,肝影与膈分离,患儿可发生呼吸困难、窒息甚至休克,应立即停止注气并迅速肛门排气减压,及时抢救和手术治疗。

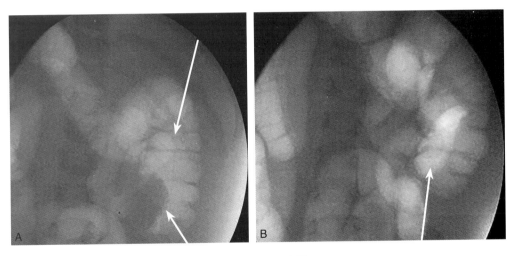

**图 12-3-4  肠套叠**

男,2岁。突然腹痛,有果酱样便。A.空气灌肠,注入空气后肠管扩张(长箭头),并显示一充盈缺损影(短箭头);B.空气灌肠复位后,左侧中下腹充盈缺损影消失(箭头)

CT表现:肠套叠呈同心圆样"靶环"征,由内向外分为密度高低相间的五层结构,最内层的高密度为套入部肠腔的口服对比剂或肠内容物;第二层为套入部内层的肠壁及套入的肠系膜,呈低密度;第三层为套入部外层的肠壁,呈中等的软组织密度;第四层为套鞘部肠腔内的口服造影剂或肠内容物,呈高密度;第五层为套鞘部肠壁,呈软组织密度(图12-3-5)。继发性肠套叠CT可同时发现原发病。

超声表现:肠套叠部位显示边界清楚的包块,其横断面呈大环套小环的特征表现,即"同心圆征"或"靶环征"(图12-3-6)。外圆呈均匀的低回声环带,系鞘部肠壁回声,低回声带系水肿增厚的反折壁及其鞘部之间的少量肠内液体形成。在大的外圆内,又有一个小低

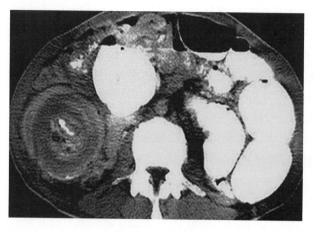

**图 12-3-5 肠套叠**
男,2岁。突然腹痛,有果酱样便。CT平扫显示肠套叠肠管呈同心圆样"靶环"征,腔内的口服造影剂或肠内容物呈高密度

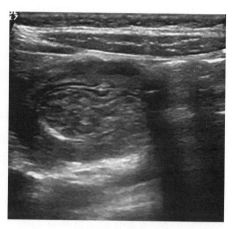

**图 12-3-6 肠套叠**
女,1岁。突然呕吐、腹痛。腹部见边界清楚的包块,其断面呈大环套小环的"同心圆征"

回声环带,形成内圆。内、外圆间为高回声环,中心部为高回声团,其边缘欠光整。套叠部的纵断面呈"套筒征"或"假肾征"。有时可能显示套叠的顶部和颈部,顶部呈头状盲端。"假肾征"通常是套叠时间较长,肠壁发生严重水肿时出现,或是成人患者存在肠管肿瘤或息肉时出现。肠梗阻声像图表现为肠管扩张,内容物积聚,蠕动亢进或显著减弱。

**2. 小儿阑尾炎** 小儿阑尾炎(children acute appendicitis)又称小儿急性阑尾炎,是儿童常见的急腹症,以3岁以上的儿童多见。发病率虽较成人低,但病势较成人严重。弥漫性膜炎的并发率和阑尾穿孔率高,甚至致死,因此必须重视。小儿阑尾炎年龄越小,症状越不典型,短时间内即发生穿孔、坏死、弥漫性腹膜炎,若诊断治疗不及时,则会带来严重的并发症,甚至死亡,故应加以重视。临床表现为:寒战、高热、腹痛、呕吐、压痛和肌紧张、腹胀和肠鸣音减弱等。

引起小儿急性阑尾炎的原因是多方面的,主要为阑尾腔梗阻、细菌感染、血流障碍及神经反射等因素相互作用、相互影响的结果。病理上可分为3型:①化脓性(蜂窝织炎性)阑尾炎:浆肌层及黏膜均有病变,有脓性渗出物附着,早期即可发生腹膜感染及渗出,严重时可发生穿孔;②卡他性(单纯性)阑尾炎:病变仅限于黏膜,主要病变为中性多形核白细胞浸润,黏膜充血水肿;③坏疽性阑尾炎:感染后阑尾发生血管痉挛栓塞,血液循环障碍,阑尾壁广泛坏死,呈暗紫色,渗出不多,但对周围组织浸润较快,易发生粘连。

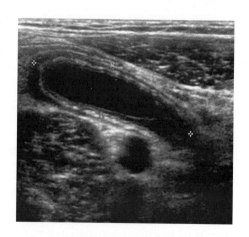

**图 12-3-7 阑尾炎**
女,3岁。突然右下腹部疼痛伴呕吐。超声显示阑尾腔直径增大,壁增厚,浆膜层毛糙、回声增强,局部黏膜毛糙、回声中断

B超检查:正常阑尾长5~7cm,直径4~7mm,腔很细,通常情况下普通超声不能显示,炎症时,阑尾肿胀、增粗,直径>6mm,壁增厚≥2mm,浆膜层毛糙、回声增强,黏膜毛糙、回声中断或阑尾腔内积液、积脓或粪石(图12-3-7)。B超对阑尾图像的显

示是以病理变化为基础的,其诊断的特异性、准确性、敏感性均较高,是一种安全性较高的辅助检查手段。可根据阑尾腔宽度增加,诊断出阑尾周围脓肿的大小。B超还能显示出坏疽性阑尾炎腹腔内渗出液的多少及阑尾周围肠管的蠕动情况,还能正确诊断异位阑尾。

　　X线腹部平片适用于腹胀患者,虽缺乏特异性,但有助于鉴别胃肠穿孔、肠梗阻、坏死性肠炎等。其间接征象有右腹壁线消失,腰大肌阴影模糊,腰椎向右侧弯曲等征,另约有一成病例可见到阑尾粪石影。CT检查可显示阑尾及周围软组织的炎症,表现为阑尾周壁对称性增厚,管腔完全闭塞或充满水样密度的脓液而扩张,盲肠周围脂肪模糊,密度增大,阑尾腔内常可发现粪石影(图12-3-8)。

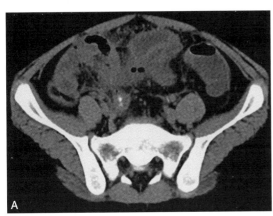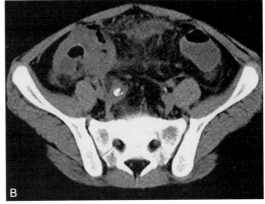

**图 12-3-8　阑尾炎**
女,6岁,右下腹部疼痛半天,呕吐伴有发热。A、B. CT平扫见阑尾壁增厚、毛糙,腔内可见粪石影

　　**3. 消化道重复畸形**　是指附着于消化道系膜侧的,具有与消化道相同特性的球形或管形空腔肿物,是一种较少见的先天性畸形。可发生在消化道的任何部位,但以小肠的回肠部发病最多,其次是为食管、结肠等,消化道重复畸形具有发育正常的消化道组织结构,大多数畸形与所依附的主肠管融合成一共同的肌壁,享有共同的浆膜、肠系膜和血液供应,但具有独立、相互分隔或有交通的黏膜腔,80%重复畸形黏膜腔与主肠管互不交通,腔内积蓄黏膜分泌液,形成圆形或卵圆形囊肿,畸形多为单发,少数病例的消化道内可同时存在2处以上重复畸形,重复畸形在小儿为良性疾病,但于成年期可发生癌变,消化道重复畸形的病理形态可有多种形式。临床症状主要有肠梗阻征象、消化道出血、腹部肿物及腹痛等。病理类型颇为复杂,临床上可分为球状型和管状型两类。①球状型:为一种球形或椭圆形囊肿,大小不定,紧密附着消化道的一侧,内有分泌物积聚,并随分泌的增多而逐渐增大;②管状型:肠道呈并列的双腔管道,其长度可自数厘米至数十厘米,甚至伸延整个肠道。

　　X线、CT及腹部B超检查对诊断囊肿型畸形较有意义。X线钡餐或钡剂灌肠检查时,可见肠腔内有圆形充盈缺损或肠壁上有压迹,或钡剂进入畸形囊腔,可显示畸形的形状及范围(图12-3-9)。若能见到小肠、结肠肠道以外的管状或憩室状钡剂充盈,并出现蠕动时有重要诊断价值。腹部平片可显示肠管受压移位,不全肠梗阻病例。CT检查可见孤立或与肠道并行的管腔形囊状液体密度影,其畸形肠腔可与相邻肠管相通,亦可不相通(图 12-3-10)。腹部的超声波检查显示腹部包块为囊性,并对其位置,大小作出判断,有利于诊断及鉴别诊断(图 12-3-11)。

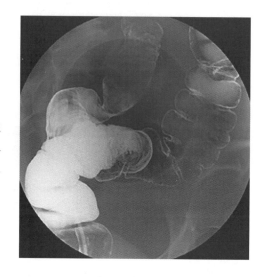

**图 12-3-9 消化道重复畸形**
男,2 岁。腹痛,腹部可触及包块。气钡双重造影可见钡剂进入畸形囊腔,表现为结肠肠道以外的粗大管状重复肠管

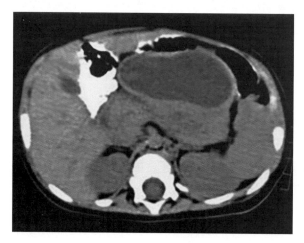

**图 12-3-10 消化道重复畸形**
男,1 岁 2 个月。腹痛伴有血便。腹部 CT 平扫显示胰腺前上方可见一较大孤立囊状液体密度影

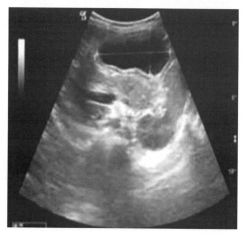

**图 12-3-11 消化道重复畸形**
女,6 个月。超声腹部探及囊状回声包块影,较孤立,未见与相邻肠管相连

## 五、研究进展及存在问题

超声是儿童急腹症的首选检查方法,检查前无需特殊准备,方法简单,图像容易识别,能早期做出判断,其准确率可达 95% 以上。由于病情原因,钡灌肠已经很少用于儿童急腹症检查及诊断。腹部立位片,用于了解肠道充气及分布情况,观察有无软组织包块影、气腹、肠梗阻等情况,但早期肠套叠 X 线表现常正常,需要注意。CT 检查一般不作为儿童急腹症的

常规检查方法,但当患儿反复发生肠套叠或需了解肠梗阻原因,临床怀疑有梅克尔憩室、肠息肉、肠重复畸形、淋巴瘤等器质性病变时,CT 检查对其鉴别诊断有帮助。

# 第四节 坏死性小肠结肠炎

## 一、概述

坏死性小肠结肠炎(necrotizing enterocolitis,NEC)为一种获得性疾病,主要在早产儿或患病的新生儿中发生,其特征为肠黏膜甚至肠壁全层的坏死,最常发生在回肠末端,结肠和近端小肠很少受累,是新生儿常见腹部急重症。病死率较高,早期诊断较难。75% 的病例发生在早产儿,特别是胎膜早破、产程延长、有胎膜炎或出生时有窒息的新生儿。本病病因不明确,大致认为与各种原因导致的肠管缺血、免疫缺陷、细菌感染有关。张力过高的配方奶喂养或经过换血治疗的新生儿中发病率也较高,在发生 NEC 的新生儿中,在小肠中通常有 3 个因素出现:持续的肠缺血损害,细菌定植,肠腔内容物(如经肠喂养)。患儿多表现为拒奶、腹胀、呕吐,可伴发败血症、肠穿孔等。

## 二、相关疾病分类

新生儿腹部急重症可表现出肠胀气样、肠梗阻、气腹等改变等。熟悉导致新生儿急腹症征象的病因及发病机制,有利于我们更全面地分析该类疾病的诊断及鉴别诊断(表 12-4-1)。很多疾病谱具有特征性临床和影像学表现,从而能够作出确切诊断。

表 12-4-1 新生儿腹部急重症病因及发病机制

| 病变 | 病因及发病机制 |
| --- | --- |
| NEC | 缺血缺氧、免疫缺陷、细菌等所致肠黏膜损害 |
| 新生儿气腹 | 宫内窒息、胃肠道发育不良或畸形、感染所致的消化道穿孔 |
| 新生儿肠郁张 | 众多原因所致肠道吸收气体和液体的功能障碍 |
| 新生儿肠梗阻 | 胎粪或发育畸形所致的肠道梗阻 |

## 三、影像诊断流程

新生儿急腹症可肠胀气、肠管扩张、肠梗阻、气腹等多种征象同时存在,根据其病因学和病理学基础,表现出一定特征性的影像学表现。新生儿急腹症有新生儿坏死性小肠结肠炎、肠梗阻、新生儿气腹、新生儿肠郁张等。大多数情况下,结合其病史、临床表现、相应的实验室检查以及特征性表现可以做出正确的诊断与鉴别诊断(图 12-4-1)。

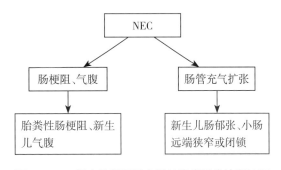

图 12-4-1 新生儿坏死性小肠结肠炎影像诊断流程

有时该类疾病多种影像学特征可同时出现,要注意鉴别(表 12-4-2)。

表 12-4-2　新生儿坏死性小肠结肠炎鉴别诊断要点

| 鉴别要点 | NEC | 新生儿气腹 | 新生儿肠郁张 |
|---|---|---|---|
| 肠管充气、扩张 | 全腹部 | 可有 | 全腹部或局限性 |
| 肠梗阻 | 可有 | 无 | 无 |
| 膈下游离气体 | 可有 | 有 | 无 |
| 肝门静脉积气 | 常有 | 无 | 无 |
| 肠壁积气 | 常有 | 无 | 无 |
| 肠管壁增厚 | 有 | 无 | 可有 |

## 四、相关疾病影像学表现

1. **坏死性小肠结肠炎**　坏死性小肠结肠炎(necrotizing enterocolitis,NEC)为一种获得性疾病,由于多种原因引起的肠黏膜损害,使之缺血、缺氧,导致小肠、结肠发生弥漫性或局部坏死的一种疾病。主要在早产儿或患病的新生儿中发生,以腹胀、便血为主要症状,病理特征为肠黏膜甚至为肠深层的坏死,最常发生在回肠远端和结肠近端,空肠很少受累。腹部X线平片部分肠壁囊样积气为特点,本症是新生儿消化系统极为严重的疾病。

早期X线检查多无特异性,可表现为肠管充气不均匀,肠间隙增厚约2mm。病情进展后,可出现以下征象:①动力性肠梗阻表现:小肠充气扩张,部分肠管狭窄变细,呈连续管形,形态僵直且固定,肠管内可出现小气液平面;②肠壁壁间积气:多在右侧、右中上腹部形成一种模糊背景,其肠壁间可见囊状壁间积气影,亦可表现为沿肠壁走行的线条状透亮影(图 12-4-2),

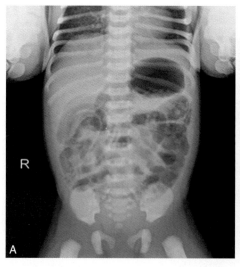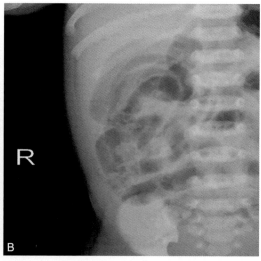

**图 12-4-2　坏死性小肠结肠炎**

男,10天。腹胀,血便3天。A.腹部肠管充气不均匀,部分肠管充气、扩张,形态不规则且较僵直固定,部分肠间隙略增宽;B.局部放大相显示肠壁内多个条状、小泡状透亮影与肠管内气体之间有一条致密的肠壁组织影相隔,或表现为围绕肠管的环状、半环状透亮影(图 12-4-3);③腹腔渗出液增多:腹部密度增高,腹外形向两外侧膨隆;肠管渗出液增多,肠间隙增厚至 3mm 以上(图 12-4-3);④气腹、肝门静脉积气:NEC 是新生儿气腹最常见的原因之一,表现为膈肌下的新月形游离气体影,气腹发生前腹部 X 线平片多有肠壁积气(图 12-4-4)。肝门静脉积气表现为自肝门向肝内由粗变细的枯树枝状的透亮影,为肠壁积气情况下,气体经破裂、开放的肠壁小静脉进入血管汇集至肝门静脉系统,故存在时间较短暂(图 12-4-5)。CT 作为 X 线检查的补充,可观察病变范围等,CT 增强扫描有利于显示肠腔血供情况,对预后做出判断。

2. **新生儿气腹**　新生儿气腹近年来呈明显增多趋势,是新生儿急腹症的重要临床表现形式,处理不当危及患儿生命,死亡率高。引起气腹的原因较多,主要有宫内窒息、胃肠道发育不良或畸形、感染等。临床表现为躁动或少动,拒奶、呕吐及腹胀等。

X 线检查发现气腹征象并不难,以腹部立位检查为主,诊断不明确时可加照侧卧位。其特征性表现为膈下新月形气体密度影或沿腹壁下的气体密度带(图 12-4-6)。伴有腹腔积液时腹部可见宽大的气液平面,但较少发生。与 NEC 的鉴别主要有:肠腔积气可减少,小肠形态正常。

3. **新生儿肠郁张**　新生儿肠郁张是众多原因造成的肠道吸收气体和液体的功能障碍或分泌功能与动力的障碍,以致肠道内有过量气体或液体潴留,临床上常因吐奶、明显腹胀、哭闹就诊。

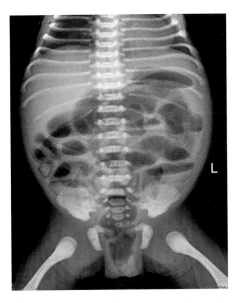

**图 12-4-3　坏死性小肠结肠炎**

男,6 天。腹胀、血便 2 天。腹部 X 线平片显示腹外形膨隆,腹部肠管充气不均匀,部分肠管充气、扩张,形态不规则且较僵直固定,肠间隙增宽,肠壁内可见多个条状、小泡状、环状透亮影,部分肠管内可见多发气 - 液平面

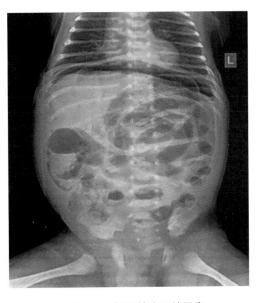

**图 12-4-4　坏死性小肠结肠炎**

男,13 天。腹胀、血便 1 周,板状腹。腹部平片显示肠管充气不均匀,部分肠管充气、扩张,形态不规则且较僵直固定,部分肠间隙增宽,肠壁内可见多个条状、小泡状透亮影,双膈下见新月形气体密度影

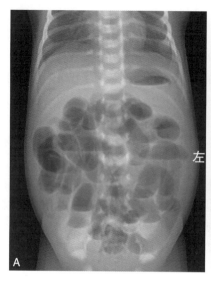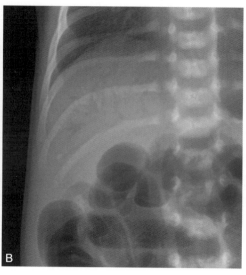

**图 12-4-5　坏死性小肠结肠炎**

女,16天。腹胀,血便1周余。A.腹部平片显示肠管充气不均匀,部分肠管充气、扩张,形态不规则且较僵直固定,部分肠间隙增宽,肠壁内可见多个条状、小泡状透亮影;B.局部放大示肝影内见自肝门向肝内由粗渐细的枯枝状透亮影

　　影像学征象主要表现为小肠大面积积气,伴或不伴有小肠扩张,分布于全腹或局限于腹部的某一区域,立位片可伴有多个小气-液平面,但一般不会超过2cm,较少见到宽大的气-液平面(图12-4-7)。X线表现以NEC早期鉴别较困难,NEC小肠影显示较硬、较固定,肠间

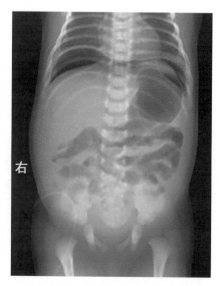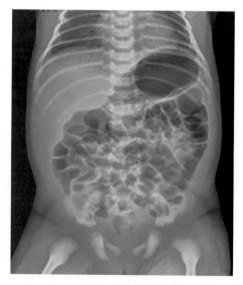

**图 12-4-6　新生儿气腹**

男,4天。哭闹、呕吐半天。腹部平片显示双重膈下见新月形气体密度影,腹部肠管充气,形态可

**图 12-4-7　新生儿肠郁张**

男,7天。腹胀、吐奶。腹部平片显示腹部肠管充气,肠形紊乱,部分肠管略有扩张

隙增厚常见,多大于2mm以上,肠郁张肠形多较紊乱,肠间隙一般增厚不明显。

## 五、研究进展及存在问题

由于新生儿检查的特殊性,该类检查首选腹部立位平片,以正位结合侧卧位片显示最佳,对早期无特殊发现的患儿,为明确诊断,往往需要多次随访复查。X线检查对了解并发症,如气腹、肠梗阻等有着十分重要的意义。CT检查作为X线的补充检查,CT增强扫描有利于显示肠腔血供,考虑到新生儿辐射剂量等问题,往往应用较少。超声检查则利用彩色多普勒来检测新生儿肠内的血流情况,有助于坏死性小肠结肠炎的诊断。该类疾病的MRI应用及进展还有待于探讨。

# 第五节 新生儿缺氧缺血性脑病

## 一、概述

新生儿缺氧缺血性脑病(hypoxic ischemic encephalopathy,HIE)是指由于各种围生期窒息而导致胎儿或新生儿脑的缺氧缺血性损伤,是导致新生儿死亡和婴幼儿脑瘫的重要原因。新生儿缺氧缺血性脑损伤的病理生理学过程十分复杂。大多源于胎儿宫内窘迫和新生儿窒息。新生儿窒息是HIE的最主要原因。HIE的病理改变主要包括神经细胞水肿、坏死、血管自动调节功能障碍引起的脑梗死,静脉淤血,毛细血管增生,毛细血管渗透性增高,血脑屏障破坏以致红细胞及血浆蛋白渗出等。脑的能量主要来源于葡萄糖的有氧代谢,而葡萄糖及氧又全部由血液供应,脑在缺氧的情况下,糖酵解增加,细胞内产生大量乳酸,堆积在细胞内导致酸中毒和脑细胞水肿,破坏细胞膜的正常通透性,细胞内外离子转运失调,细胞肿胀导致细胞毒性脑水肿。细胞毒性水肿产生的细胞肿胀压迫毛细血管,使脑组织缺氧缺血进一步加重,导致血管内皮细胞损伤,发生血管源性脑水肿。细胞毒性水肿也可使血管脆性或通透性增加,使小动脉痉挛、破裂、出血或红细胞、血浆蛋白渗出等,出血可发生于脑实质或蛛网膜下腔。同时脑水肿使颅内压增高,脑静脉回流受阻,进一步影响脑的血液灌注,加重了缺氧缺血,造成脑组织的缺血性损害,即脑梗死。缺氧缺血随着病程进展会出现脑软化、脑萎缩及胶质增生。

HIE发生部位较为广泛,由于新生儿髓鞘形成十分活跃,代谢旺盛,主要在大脑皮层的中央前后回、基底节、丘脑腹外侧核等处,其需氧量最高,对缺氧缺血最敏感,缺氧缺血时易引起细胞坏死,与皮层相比更易受损。脑室旁室管膜下血管发育较成熟,而大脑前、中动脉与大脑中、后动脉交界的血管分水岭区为血管终末分支所支配,对缺氧缺血耐受性差。发生HIE时,皮层及皮层下白质区容易受累,出现皮层神经细胞变性、坏死等。总之,HIE的病理生理机制是一个极其复杂的过程。

HIE的临床诊断标准及分度:2004年中华医学会儿科学分会新生儿学组在长沙修订的新生儿缺氧缺血性脑病诊断标准一直沿用至今。本诊断标准仅适用于足月新生儿HIE的诊断:

**1. 临床表现** 是诊断HIE的主要依据,同时具备以下4条者可确诊,第4条暂时不能

确定者可作为拟诊病例:

(1) 有明确的可导致胎儿宫内窘迫的异常产科病史,以及严重的胎儿宫内窘迫表现(胎心 <100 次 / 分,持续 5 分钟以上;和(或)羊水Ⅲ度污染),或者在分娩过程中有明显窒息史。

(2) 出生时有重度窒息,APgar 评分 1 分钟≤3 分,并延续至 5 分钟时仍≤5 分,和(或)出生时脐动脉血气 pH≤7.00。

(3) 生后不久出现神经系统症状,并持续至 24 小时以上,如意识改变(过度兴奋、嗜睡、昏迷),原始反射异常(吸吮、拥抱反射减弱或消失),肌张力改变(增高或减弱),病重时可有惊厥,脑干征(瞳孔改变、呼吸节律不齐、对光反应迟钝或消失)和前囟张力增高。

(4) 排除颅内出血、电解质紊乱和产伤等原因引起的抽搐,以及遗传代谢性疾病、宫内感染和其他先天性疾病所引起的脑损伤。

**2. 临床分度** HIE 的神经症状在出生后是变化的,症状可逐渐加重,一般于 72 小时达高峰,随后逐渐好转,严重者病情可恶化。临床应对出生 3 天内的新生儿神经症状进行仔细的动态观察,并给予分度。

(1) 轻度:出生 24 小时内症状最明显,常呈现淡漠与激惹交替,或过度兴奋,有自发或刺激引起的肌阵挛,脑神经检查正常,肌张力正常或增加,Moro 反射增强,其他反射正常,瞳孔扩大,心率增快,无惊厥,脑电图正常;3~5 天后症状减轻或消失,很少留有神经系统后遗症。

(2) 中度:24~72 小时症状最明显,意识淡漠、嗜睡、肌张力减退、肌阵挛、下颌抖动、瞳孔缩小、出现惊厥、周期性呼吸伴心动过缓,脑电图呈低电压、惊厥活动,1~2 周后可逐渐恢复,但意识模糊进入浅昏迷并持续 5 天以上者预后差。

(3) 重度:初生至 72 小时症状最明显,昏迷,深浅反射及新生儿反射均消失,肌张力低下,瞳孔固定无反应,有心动过缓、低血压、呼吸不规则或暂停,常呈现去大脑状态,脑电图呈现爆发抑制波形,死亡率高,幸存者常留有神经系统后遗症。

## 二、相关疾病分类

新生儿急性脑损伤主要影像学表现为脑水肿、颅内出血等改变,病程较长者还可以出血软化灶、脑萎缩等改变。熟悉这些导致新生儿急性脑损伤的病因及发病机制(表 12-5-1),可以今后更好地帮助我们对相关疾病进行早期诊断及鉴别诊断,从而早期为临床提供诊断依据。

表 12-5-1　新生儿脑损伤类病变按病因分类

| 病因 | 病变 |
| --- | --- |
| 窒息 | 足月儿 HIE、早产儿 HIE |
| 感染 | 新生儿化脓性脑炎、先天性颅内感染 |
| 代谢异常 | 新生儿低血糖性脑病、核黄疸、遗传代谢性脑病 |
| 产伤 | 新生儿颅脑外伤 |

## 三、影像诊断流程

新生儿急性脑损伤主要与缺氧缺血、感染、物质代谢等有关,该类疾病具有其一定的病因学和病理学基础,并表现出特定的影像学表现。新生儿急性脑损伤类疾病主要有新生儿缺氧缺血性脑病(足月儿、早产儿)、低血糖性脑损伤、新生儿化脓性脑膜脑炎、遗传代谢性脑病等(图 12-5-1)。大多数情况下,结合其病史、临床表现、相应的实验室检查以及影像学特征性表现可以做出正确的诊断与鉴别诊断(表 12-5-2)。有时其影像学特征并发症极其相似时,要注意鉴别。

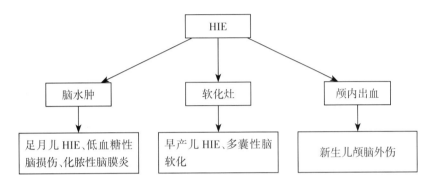

图 12-5-1　新生儿缺氧缺血性脑病鉴别诊断流程

表 12-5-2　新生儿缺氧缺血性脑病鉴别诊断要点

| 鉴别要点 | 足月儿 HIE | 早产儿 HIE | 低血糖性脑损伤 | 化脓性脑膜脑炎 |
| --- | --- | --- | --- | --- |
| 累及部位及范围 | 单个或多个脑叶,可累及基底节及丘脑 | 脑室旁白质或多个脑叶 | 顶枕叶后部、常累及胼胝体压部或视辐射 | 脑膜、脑皮质、白质,可累及基底节、脑干 |
| 颅内出血 | 常见 | 可有 | 少见 | 可有 |
| 脑软化 | 可有 | 常见 | 可有 | 少见 |
| 脑水肿 | 有 | 有 | 有 | 有 |
| 硬膜下积液 | 可有 | 少见 | 少见 | 常见 |
| 脑萎缩 | 可有 | 可有 | 常见 | 可有 |

## 四、相关疾病影像学表现

**1. 足月儿缺氧缺血性脑病**　足月儿缺氧缺血性脑病是指足月儿在围生期窒息而导致脑的缺氧缺血性损害,临床出现一系列脑病表现。本症不仅严重威胁着新生儿生命,并且是新生儿期病残儿中最常见的病因之一。HIE 的近期不良预后是早期新生儿死亡,远期不良预后多为脑神经损害的后遗症。在存活病例中缺氧缺血越严重,脑病症状持续时间越长者,越容易发生后遗症,且后遗症越重。后遗症常见的有发育迟缓、智力低下、痉挛性瘫痪、癫痫、耳聋、视力障碍等。并发症及预后:常合并吸入性肺炎,并发颅内出血、脑水肿、脑实质坏死及脑积水。

超声诊断 HIE 的准确率可达 95%,主要为脑水肿、缺血及继发性颅内出血。近年来,新生儿 HIE 基本由 B 超诊断,用 CT 诊断的明显减少。其相应声像图改变如下:①水肿:B 超中表现为脑室周围实质中呈广泛分布的轻度回声增强,常伴有脑室、脑沟及半球裂隙的变窄或消失,并伴有脑动脉搏动明显减弱;②脑缺血:散在高回声表示广泛散布的脑实质缺血;局灶性高回声表明某一主要血管分布的区域有缺血性改变;③继发性改变:由于缺氧缺血所致出血多在室管膜下、蛛网膜下腔,大约25%的脑室周围白质软化伴有出血,常较严重。超声表现为在相应的部位出现强回声,为早期新鲜血肿,约2~3周回声逐渐减弱,边缘趋向不规则形成囊腔,大约数月后,囊腔吸收,侧脑室前角增大。

　　足月儿窒息引起较长时间的低氧,于大血管边缘区产生片状缺血坏死,常分布于额叶及顶枕部,脑灰质和白质同时受累。HIE 的主要 CT 表现为脑水肿所致的脑内低密度改变及合并颅内出血。根据低密度病变的范围将其分为轻、中及重三度。①轻度:脑实质中可见小片状低密度影,主要位于脑白质,多呈对称分布,境界模糊,范围超过两个脑叶,CT 值在 18HU 以下;轻度 HIE 病灶多位于双侧额叶,与缺氧情况下脑内血液重新分布有关(图 12-5-2);②中度:脑实质内散在低密度区范围超过两个脑叶,脑灰、白质对比模糊,脑沟消失,可合并内出血(图 12-5-3);③重度:脑实质呈弥漫性低密度改变,除基底神经节、丘脑和小脑外均为低密度区,脑室变窄乃至消失,合并颅内出血者可有脑室扩大(图 12-5-4)。重度患儿病死率高,可达35%,存活者常有后遗症。部分病例同时累及基底节,密度不均匀减低,小脑、脑干一般不受影响。值得注意的是,窒息之后急性期脑组织

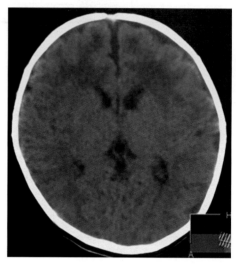

图 12-5-2　缺氧缺血性脑病

女,3天。有窒息缺氧病史。CT 平扫显示双侧额叶脑白质内可见片状密度减低影

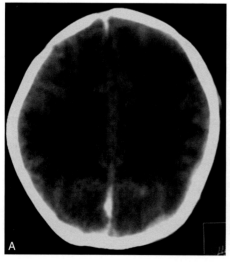

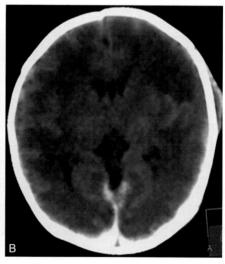

图 12-5-3　缺氧缺血性脑病

男,6天。有窒息史。CT 平扫显示双侧额顶枕叶脑白质内可见片状密度减低影,部分皮髓质分界不清,后纵裂池、窦汇及小脑幕区可见条状密度增高影

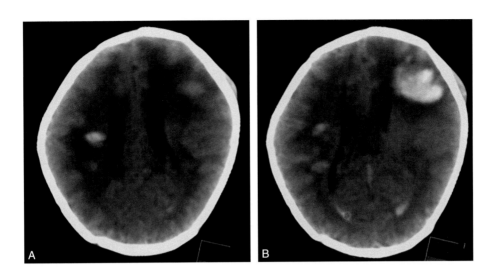

**图 12-5-4 缺氧缺血性脑病**

男,2 天。有窒息史,精神极差。CT 平扫显示双侧大脑半球见广泛密度减低影,双侧额叶、放射冠及双侧侧脑室后角内可见团片状、片状、斑片状出血

弥漫性水肿,脑室及脑沟变小等征象不一定代表脑损伤的严重性,除非伴其他征象,如颅内出血,14 天后重复扫描如恢复正常,则临床很少有后遗症。HIE 合并颅内出血分别为蛛网膜下腔出血、脑室内及脑实质出血,室管膜下及硬脑膜下出血较少见。

MRI 为 HIE 的重要检查方法。T2WI 观察灰质损伤较 T1WI 好,损伤的脑皮质呈明显高信号,而脑白质损伤观察 T1WI 优于 T2WI。弥漫性脑水肿为 HIE 最常见的表现,其病理改变以缺氧缺血导致的细胞毒性水肿为主,也可同时伴有血管源性水肿。在 MRI 上表现为 T1WI 弥漫性低信号、T2WI 弥漫性高信号,脑灰白质界限不清,脑沟裂变窄,侧脑室前角正常结构消失等。轻度和中度脑损伤病变局限于分水岭区,早期表现为双侧额叶、顶 - 枕叶分水岭区灰质及灰质下白质 T1WI 低信号,T2WI 高信号,灰 - 白质分界不清(图 12-5-5)。重度脑损伤脑实质呈弥漫性长 T1、长 T2 信号改变。中、重度 HIE 尚可见双侧额叶深部脑白质内对称性点状短 T1 信号,认为与缺氧引起的髓静脉再灌注出血有关(图 12-5-6)。亚急性期损伤脑信号改变同急性期,如果灰质内出现 T1WI 高信号,T2WI 低信号则为有出血。一般灰质深部损伤严重,各种信号异常可持续数周,然后进行性脑萎缩。慢性期分水岭区脑灰质变薄,灰质下白质减少,相邻侧脑室扩大,三角区和枕角受累明显。T2WI 白质有高信号,严重缺血局部脑表面皱缩,表现为瘢痕样脑回,脑回深部损伤较表面严重,脑回深部皱缩表现明显,呈蘑菇样外观。这些病理生理学的基础为新生儿脑回不同部位血供不同所致。脑回顶部的供血明显高于脑回深部,因此当低氧发生时,脑沟深部的脑回受损较表面严重,导致这种特征性外观。

长时间窒息造成深部脑灰质损伤,急性期(1~3 天)MRI 改变较轻,T1WI 显示双侧对称性内囊后肢正常高信号消失,而在丘脑外侧、苍白球及壳核后部、灰质深部区呈斑片或广泛性高信号,T2WI 则可为正常或呈斑片状高信号。亚急性期(1~10 天)上述结构 T1WI 表现为不均匀高信号,T2WI 呈高、低相间的纹理状不均匀信号,这种高、低相间的改变,低信号区主

要为剩余纤维结构过度髓鞘化所致。病变范围随缺血程度不同,较轻者仅累及海马、丘脑外侧部和壳核后部,较严重者则累及所有大脑深部灰质核团及部分脑干核团。亚急性期损伤脑结构短 T1、T2 信号随脑组织萎缩而消退。慢性期,受损脑组织萎缩和基底节营养不良性钙化,分水岭区 T2WI 可有高信号。广泛脑坏死病例可有弥漫性脑软化症。HIE 常伴有颅内出血,其中蛛网膜下腔出血最常见,多位于小脑幕下及窦汇处,它与静脉回流受阻、静脉内张力过高而致血管破裂有一定关系,产道挤压是其另一原因。此外,少数病例还可见硬膜下出血、脑室内出血或脑实质内出血(图 12-5-7)。

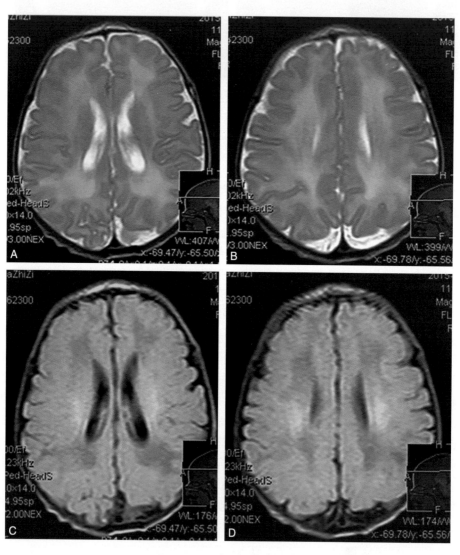

**图 12-5-5 缺氧缺血性脑病**

男,2 天。有窒息史,精神欠佳。A、B. T2WI 示双侧额顶叶髓质内见片状高信号影;
C、D. FLAIR 呈较低信号影

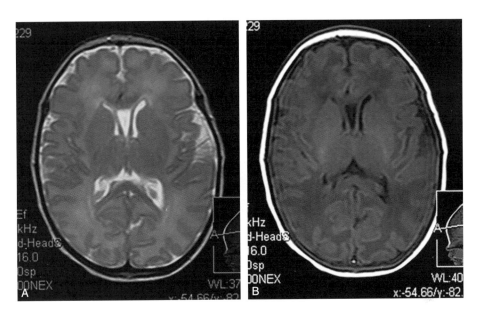

**图 12-5-6 缺氧缺血性脑病**

男,7 天。精神差,拒奶。A、B. 双侧额顶叶髓质内可见片状稍长 T1、T2 信号影,T2WI 双侧额叶深部可见斑点状稍低信号影,T1WI 双侧额叶深部见斑点状稍高信号影

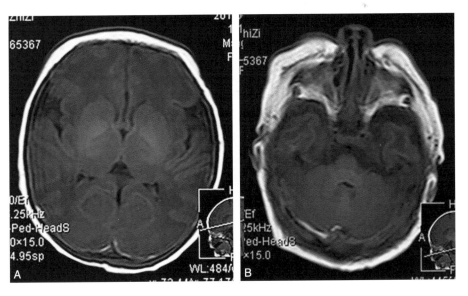

**图 12-5-7 缺氧缺血性脑病**

女,7 天。有窒息史。A、B. T1WI 双侧枕部、窦汇区可见条片状短 T1 信号影

恢复期和后遗期：多出现脑损伤、脑液腔隙增宽、脑软化、脑内囊腔或空洞形成及脑梗死。脑液腔隙增宽最为多见，表现为蛛网膜下腔、脑室、脑沟、脑池增宽（图 12-5-8）。脑组织软化及胶质增生表现为皮质下白质内的小囊状区，T1WI 呈稍低信号或低信号，T2WI 呈高信号，FLAIR 呈低信号，囊腔及空洞边界较锐利，信号与脑脊液相仿，可与脑室或蛛网膜下腔相通形成脑穿通畸形，严重者可呈多囊性脑软化。HIE 发生脑梗死少见，大脑中动脉支配区最常受累，左侧发生率是右侧的 3~4 倍，表现为长 T1、长 T2 楔形病灶，伴局部灰白质界限消失。

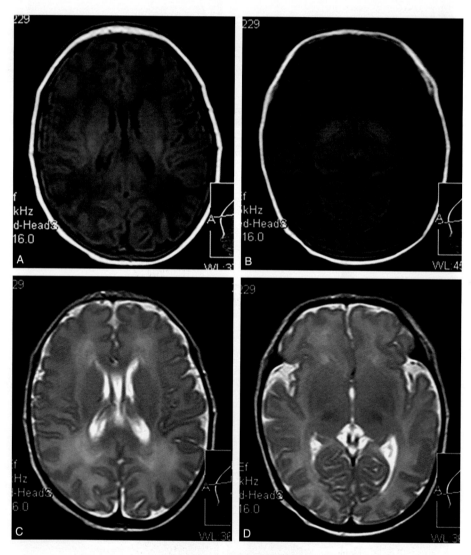

**图 12-5-8　缺氧缺血性脑病**

男，2 个月。有 HIE 病史。A、B. T1WI 双侧额顶枕叶部分髓质内可见片状稍低信号影，部分脑外腔隙增宽；C、D. T2WI 双侧额顶枕叶部分髓质内可见片状稍高信号影，部分脑外腔隙增宽

DWI 对发现围生期脑缺血早期脑损伤很有价值,但对极早期的损伤仍有限制。DWI 可显示常规 MRI 不能发现的灰质和脑室旁多白质病变,但其所显示的病变范围仍较实际损伤范围小,这可能与发生在低代谢区的神经元和少突胶质细胞凋亡引起的细胞延迟死亡有关。在损伤后的 24 小时以内,DWI 可显示常规 MRI 不能显示的局灶性异常,但不能显示新生儿脑损伤的最终范围。生后 2~4 天,DWI 是显示损伤范围的可靠方法(图 12-5-9)。7~10 天,DWI 出现一过性假性正常表现,对新生儿脑损伤的敏感性下降,常规 MRI 较 DWI 更敏感。文献报道,在新生儿缺氧缺血发生 6 小时内 DWI 即可出现高信号改变。ADC 值测量可以将水分子的弥散能力进行量化,而且不会受到 T2 信息的干扰,为诊断提供了较为客观的信息。

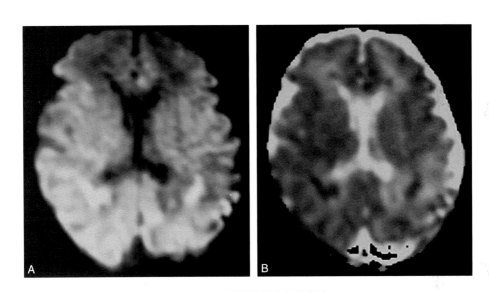

**图 12-5-9 围生期缺血性脑损伤**

男,2 天。精神萎靡,拒奶。A. DWI 双侧侧脑室后角旁见片状高信号影;B. ADC 图病变呈低信号

目前在 HIE 的研究中使用较多的是 $^1$H-MRS,被认为能更早期、更敏感地反映缺氧缺血后脑损伤的情况,同时为 HIE 的预后评价提供了一条新的途径。HIE 患儿 $^1$H-MRS 与正常新生儿明显不同,特征性表现是在 1.3ppm 处出现双峰状乳酸波,提示缺氧缺血导致氧化磷酸化不足,无氧糖酵解增加(图 12-5-10)。NAA 及 NAA/Cho 和 NAA/Cr 比值的持续下降,Lac/Cho、Lac/Cr、Lac/NAA 比值的持续增高是提示患儿预后不良的可靠指标。另有部分学者为 NAA/Cho 比率降低常由神经元缺失造成,提示预后不良;如果 NAA/Cho 比率未降,提示尚无神经元缺失,是保护脑细胞治疗的时机。NAA/Cr 值明显下降至 0.99 说明乳酸波过多积聚引起神经元的破坏,造成不可逆的脑损伤。

**2. 早产儿缺氧缺血性脑病** 发生在早产儿的缺氧缺血性脑损伤,损伤病变位于侧脑室周围的深部白质区,常出现软化和坏死。临床表现为下肢为主的痉挛性瘫痪,可伴有智力低下。早产儿除窒息因素外更重要的是脑发育不成熟,脑血管扩容度有限。脑白质缺氧时产生无氧糖酵解,消耗高能量的磷盐,导致局部酸中毒,加重了脑组织破坏,而且脑室周

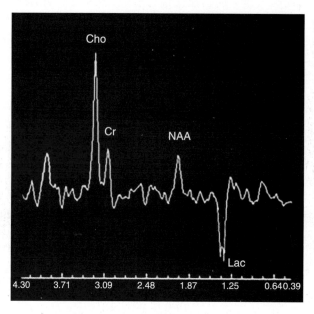

**图 12-3-10  围生期缺血性脑损伤**

氢质子波谱示在 1.3ppm 处出现倒置乳酸双峰,Cr、NAA 明显降低

围脑白质正处于活跃的髓鞘形成过程中,对氧的需求高也是导致各种损伤的原因之一。早产儿硬脑膜皮质动脉吻合支丰富,脑灰白质血供几乎均来自脑表面的向心性血流。故常引起脑室周围分水岭区脑白质的缺血水肿、坏死,称为脑室周围白质软化(periventricular leukomalacia,PVL)。当缺血区再灌注时,脆弱血管易破裂、出血,最常发生于血管丰富的生发基质处。生发基质于 24~32 周时生长发育最为活跃,此后逐渐退化,仅少数足月儿有残余。因此 36 周以后室管膜下出血少见。PVL 在新生儿期临床表现不明显,常表现为下肢肌的紧张性和运动下降,后遗症包括痉挛性双瘫,或四肢瘫,但一般上肢受累少见,智能和视力缺损少见。广泛的多囊性脑软化往往预后很差,大多数婴儿发展为脑瘫,伴有或不伴有癫痫、视力缺损和不同程度的运动发育迟缓。

PVL 的急性期最佳影像学方法为经前囟 B 超。MR 为 PVL 慢性期最好的定性方法。①超声表现:早产儿 HIE 表现为脑室周围轻度均匀的回声增强。后期形成脑室周围软化灶,呈自侧脑室三角区向外散开的高回声灶,于旁矢状切面中显示较清楚。3~6 周病灶区出现多数分隔囊肿,脑室不同程度扩大。超声能准确诊断室管膜下、脑室、脑实质出血。②CT 表现:早产儿 HIE 主要表现为脑室周围白质 CT 低密度区,最多见于侧脑室三角区后外方及莫氏孔附近脑白质。病损可为出血性病变。生发基质出血大多发生在尾状核头部于侧脑室下方形成团块高密度区。脑室扩大程度直接与预后有关。PVL 的 CT 表现为:a. 脑室增大,侧脑室体及三角区轮廓平直不规则,并可见软化灶,呈低密度的小囊腔或分隔的囊腔;b. 脑室周围白质减少,严重病例可累及整个半卵圆中心区;c. 脑回沟深陷,邻接脑室(图 12-5-11)。此外,偶见短暂的完全无氧引起丘脑及脑干背侧损伤。CT 与 MR 对囟门关闭后了解脑损伤的程度有较大帮助。目前,PVL 的诊断主要靠 MRI。③MRI 表现:PVL 最常发生于双侧的侧脑室三角区的外侧缘的白质内及邻近室间孔区的白质内。T1WI 为低信号,T2WI 为侧脑室体及枕角处高信号。通常分水岭损伤表现为凝固性坏死,完全囊性变需要 2~6 周,因此亚急性期 MRI 可以无明显阳性发现,或侧脑室周围局灶性短 T1、长 T2 信号,侧脑室三角区和额角周围的脑白质内,可伴有弥漫性脑水肿(图 12-5-12);随着病程的发展,侧脑室周围病灶形成小囊,最后小囊融合消失,形成瘢痕(图 12-5-13)。

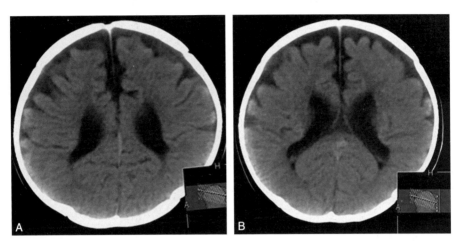

**图 12-5-11　脑室周围白质软化**

男,11 个月。近 1 周反复惊厥。CT 平扫显示双侧侧脑室体部周围脑白质减少,双侧侧脑室增宽,形态不规则,局部脑沟、回向内伸展,直达侧脑室外侧壁边缘,部分脑外液腔隙增宽

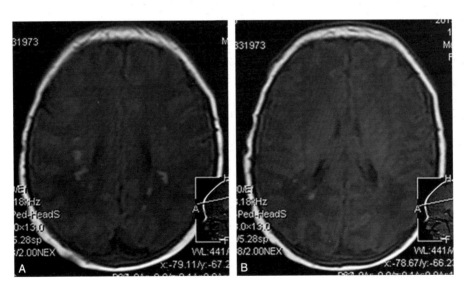

**图 12-5-12　脑室周围白质软化**

男,早产。精神差。A、B. T1WI 侧脑室周围可见斑点、斑片状高信号影

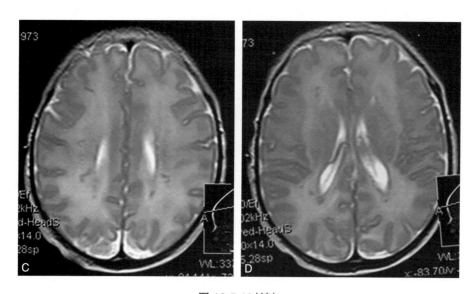

**图 12-5-12(续)**

C、D. T2WI 侧脑室周围可见斑点、斑片状低信号影,双侧额顶叶白质内可见片状高信号影

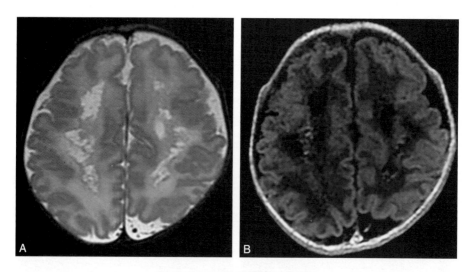

**图 12-5-13 脑室周围白质软化**

男,1个月10天。近一周经常抽搐,发育落后。A. T2WI 半卵圆中心见多发囊状高信号影;
B. T1WI 病变呈低信号

　　慢性期表现为双侧脑室三角区扩大,边缘不规则,侧脑室旁白质减少,周围脑沟增深,脑沟和灰质几乎达侧脑室外侧缘。胼胝体的体部和压部萎缩在矢状位T1WI可良好显示,此外,还可见丘脑萎缩和内囊后肢的T2WI、FLAIR上高信号(图12-5-14)。广泛胶质坏死导致髓鞘形成受损和延迟,脑白质损伤继发引起少突胶质细胞功能异常,FLAIR可更好显示髓鞘形成受损、胶质增生和囊性变。PVL的白质萎缩和T2WI高信号有时需与正常未髓鞘化的白质相鉴别,未髓鞘化的白质与侧室壁之间有已经髓鞘化的胼胝体压部和毯相隔,而PVL的异常白质紧贴侧脑室壁。DWI可发现常规MRI难以显示的早期病变的脑白质细胞毒性水肿。此外,DWI上囊变周围的高信号区有时会发展为囊性变。

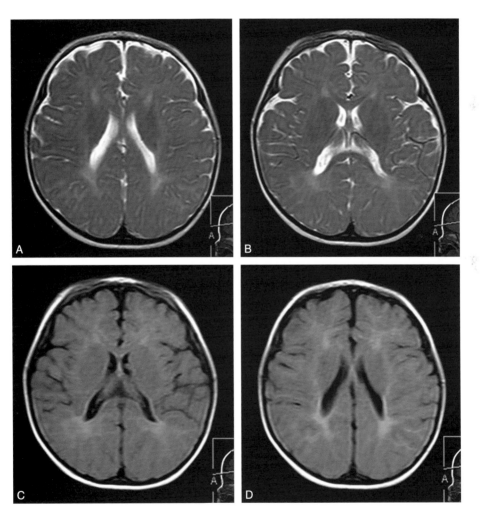

**图12-5-14 脑室周围白质软化**

女,1岁。不会走路,视物不清。A、B.双侧侧脑室体部周围脑白质减少,其内可见片状稍长T2信号影;C、D. FLAIR呈高信号,双侧较对称,双侧侧脑室增宽,形态不规则,局部脑沟、回向内伸展,直达侧脑室外侧壁边缘,胼胝体压部较细,脑外液腔隙增宽

**3. 新生儿低血糖性脑损伤**  以往对新生儿低血糖(neonatal hypoglycemia)导致的脑损伤认识不足。根据脑成熟的程度对低血糖的耐受性有所不同。早产儿比足月儿更能耐受低血糖,因未成熟的脑细胞需求的能量也较少。新生儿低血糖的定义是足月儿全血内葡萄糖浓度低于1.7mmol/L(30mg/dl),早产儿低于1.1mmol/L(20 mg/dl)。

其影像学特点是以顶、枕叶皮质受累为主的脑损伤病变,表现为顶枕叶大脑皮层及皮层下以水肿为主的T1稍低信号,T2高信号影,可累及胼胝体压部及视辐射,病变在急性期DWI序列上呈高信号影(图12-5-15)。病变与HIE主要区别在于,新生儿低血糖性脑损伤一般不伴有出血改变,而在中、中度HIE患儿中常常伴有出血。新生儿低血糖脑损伤慢性期可见皮质及皮层下脑白质萎缩。

**4. 新生儿化脓性脑膜炎**  新生儿化脓性脑膜炎(neonatal purulent meningitis)是新生儿期化脓菌引起的脑膜炎症。化脓性脑膜炎是常见的危及新生儿生命的疾病,本病常为败血症的一部分或继发于败血症,但有的患儿无败血症症状而仅有暂时的菌血症也可作为一种局部感染而存在。发病原因是由于产前母体患有严重的细菌感染,出生时分娩时间长,羊膜早破或助产过程中消毒不严格,产后细菌通过脐部皮肤、黏膜、呼吸道及消化道侵入人体而发病。少数病例细菌从中耳炎、颅骨裂、脊柱裂、脑脊膜膨出,皮肤黏膜窦道直接进入脑膜引起炎症。新生儿化脓性脑膜炎病理表现为脑膜和脑室膜的炎症明显,布满脓性渗出液,大肠杆菌引起的脑膜炎都有脑室膜炎,约一半病例由于第四脑室的马氏孔和路氏孔被脓液堵塞而并发脑积水,可并发硬脑膜下积液,少数病例并发脑脓肿。不少病例有不同程度的静脉炎和动脉炎。临床症状常不典型(尤其早产儿),主要表现为烦躁不安、哭闹尖叫、易激惹,严重者昏迷、抽搐,有时表现为反应低下、嗜睡、拒奶等症状。

新生儿化脓性脑膜炎往往没有异常表现,可见硬膜下积液,在T1WI上信号稍高于脑脊液,T2WI上为高信号,增强扫描时可有脑膜强化。合并症有:①脑积水。②脑室炎:30%的患者合并脑室炎,在新生儿尤为常见,发生率可高达92%。在感染早期,室管膜的改变是轻微的,在严重或迁延性脑膜炎中,室管膜下血管周围间隙,有细胞浸润以及胶质增生,最终引起导水管阻塞而致脑积水。③静脉窦血栓形成:在CT及MRI上不易确诊,最好的方法是减影血管造影(DSA),或MR静脉成像(MRV)。④静脉性脑梗死:在CT上显示为皮层下白质内边缘模糊的低密度水肿区,有轻占位效应,增强后常有脑回样强化;在MRI上水肿区为长T1、长T2信号,急性梗死弥散成像表现为高信号。静脉性脑梗死中25%为出血性,大到皮层下血肿,小到水肿内斑点状出血灶。⑤动脉周围炎:通过CT与MRI均不难诊断,可引起脑梗死。梗死灶边缘锐利,局限于受累血管的供应区,在CT上为低密度,在T2WI上为高信号,T1WI上为稍低或低信号,急性期DWI弥散受限,为高信号(图12-5-16)。多发腔隙脑梗死发生于脑干及基底节穿支血管分布区,也可能为基底池内的动脉受累。⑥硬膜下积液:婴儿脑膜炎尤其是嗜血杆菌感染常发生硬膜下积液,积液与脑脊液呈等信号,常发生在额、顶、颞部,增强后有强化效应(图12-5-17)。⑦脑脓肿:较为少见。

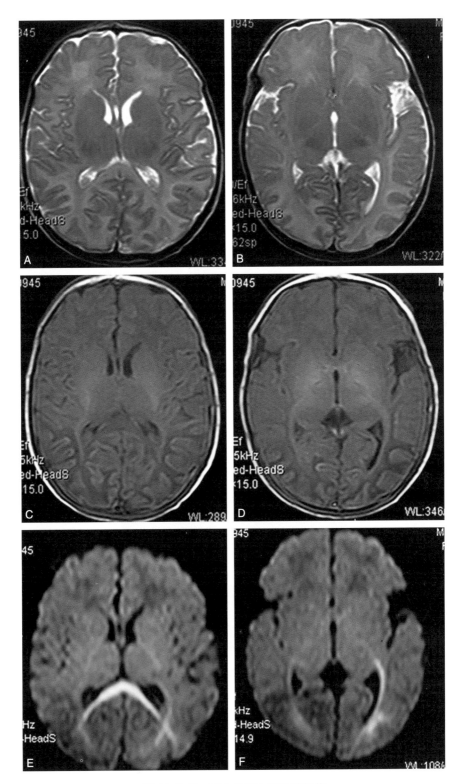

**图 12-5-15　新生儿低血糖性脑损伤**

男,7天。惊厥,精神欠佳,A、B. T2WI 双侧顶、枕叶见片状高信号,胼胝体压部受累,呈高信号;
C、D. T1WI 双侧顶、枕叶及胼胝体病灶呈等、稍低号影;E、F. DWI 病变呈高信号,弥散受限

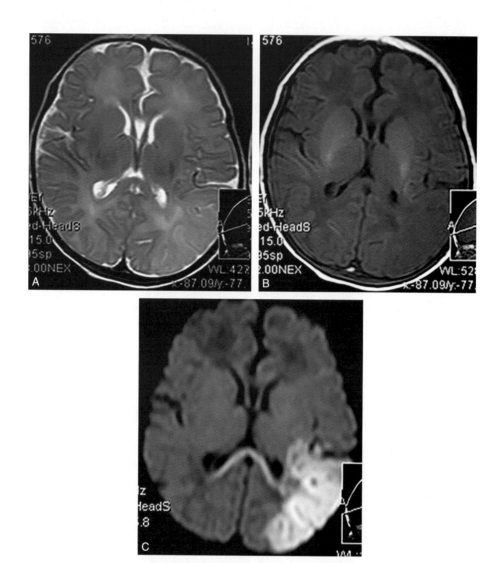

**图 12-5-16  新生儿化脓性脑膜炎**

男,5天。惊厥,拒奶,高热,A. T2WI 左侧枕叶见大片状高信号影,皮髓质分界不清,胼胝体压部受累呈高信号影;B. T1WI 左侧枕叶、胼胝体病变呈等、稍低信号影;C. DWI 左侧枕叶、胼胝体病变弥散受限

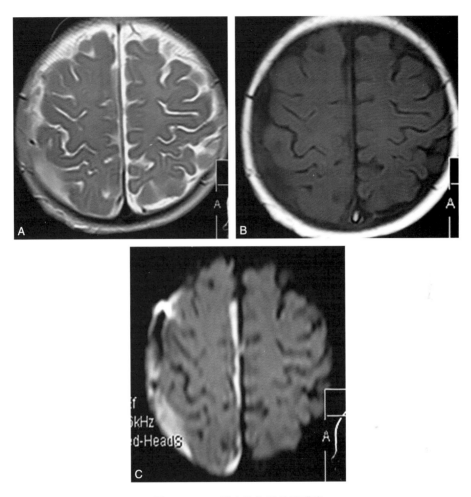

图 12-5-17 新生儿化脓性脑膜炎

男婴,11 天。高热、惊厥、精神差。A. T2WI 右侧额顶部颅板下、大脑镰右侧见条带状高信号影;B. T1WI 呈低信号;C. DWI 弥散受限呈高信号

## 五、研究进展及存在问题

MRI 在诊断新生儿急性脑损伤类疾病的价值有着 B 超、CT 等其他检查方法无法比拟的优越性。常规 MRI 能够明确 HIE 的病变位置、性质、范围及与周围结构的关系,DWI 能够更灵敏和特异地发现脑组织缺氧缺血的情况,$^1$H-MRS 可以更早期、更敏感地检测出脑组织内具体的代谢物质水平,PWI、ASL 可以反映在病理状态下脑组织的血灌注改变,评价局部组织活力及功能。因此,上述各序列的联合应用将更深入地揭示新生儿脑损伤后的影像学病理生理基础,为临床诊断与治疗提供更多更可靠的信息。随着 ASL 灌注磁共振成像技术的日臻完善,其应用领域已经逐步从可行性研究过渡到临床应用研究。

## 第六节　急性播散性脑脊髓炎

### 一、概述

急性播散性脑脊髓炎(acute disseminated encephalomyelitis, ADEM)是一种发生于病毒感染或疫苗接种后的脊髓脱髓鞘病变。常发生于疫苗接种后或者传染病如麻疹、风疹、腮腺炎、百日咳、猩红热、流感等感染后,也有个别患者呈自发性。好发于儿童和青少年,以儿童最为多见。病变可累及中枢神经系统各个部位,以大脑、脑干、小脑及脊髓病变为主。病理特点为脑和脊髓以小动脉为中心的大片脱髓鞘和嗜酸性粒细胞浸润,而神经细胞和神经纤维无明显改变。

### 二、相关疾病分类

急性播散性脑脊髓炎(ADEM)又称感染后脑脊髓炎、预防接种后脑脊髓炎,因免疫功能障碍引起中枢神经系统内的脱髓鞘疾病。一般认为 ADEM 是一种免疫介导的中枢神经系统脱髓鞘性疾病。因多种颅内病变都可出现脱髓鞘样改变,如病毒性脑炎、多发性硬化、代谢性疾病等。熟悉这些导致中枢神经系统脱髓鞘病变的病因、发病机制,可以更好地帮助我们对相关疾病进行鉴别诊断(表 12-6-1)。

表 12-6-1　中枢神经系统脱髓鞘病变按病因分类

| 病因 | 病变 |
| --- | --- |
| 急性出疹性疾病或预防接种后 | 急性播散性脑脊髓炎、亚急性硬化性全脑炎 |
| 病毒感染 | 病毒性脑炎、进行性多灶性白质脑炎 |
| 自身免疫 | 多发性硬化、胶原性血管病 |

### 三、影像诊断流程

急性播散性脑脊髓炎是一种免疫介导的中枢神经系统脱髓鞘性疾病,根据病因、发病机制,可表现出其特定的影像学表现。急性播散性脑脊髓炎应与多发性硬化、病毒性脑炎等疾病相鉴别(图 12-6-1)。大多数情况下,结合病史、临床表现、相应的实验室检查以及 CT、MRI

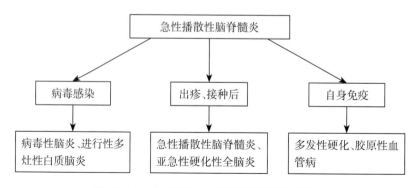

图 12-6-1　急性播散性脑脊髓炎影像诊断流程

472

表现多可做出正确的诊断与鉴别诊断(表 12-6-2)。有时在病变不典型的情况下,其鉴别诊断会存在一定的困难。

表 12-6-2　急性播散性脑脊髓炎鉴别诊断要点

| 鉴别要点 | 急性播散性脑脊髓炎 | 多发性硬化 | 病毒性脑炎 |
|---|---|---|---|
| 发病年龄 | 较年幼(<10 岁),无性别差异 | 较大(少年),女 > 男 | 任何年龄,儿童多见 |
| 感冒样前驱 | 常有 | 不一定有 | 常有 |
| 惊厥 | 不一定有 | 很少 | 常有 |
| 影像学显示灰白质大片病灶 | 经常见到 | 很少 | 经常见到 |
| 复查 | 病灶多可消失或仅有少许后遗症 | 又复发和新病灶出现 | 病灶可消失常发生后遗症 |

## 四、相关疾病影像学表现

1. **急性播散性脑脊髓炎** 急性播散性脑脊髓炎(ADEM)是一种发生于病毒感染或疫苗接种后的脱髓鞘疾病,常发生于疫苗接种后或者传染病如麻疹、风疹、腮腺炎、百日咳、猩红热、流感等感染后。好发于儿童和青少年。临床上患者表现为多灶性神经功能异常,可出现单侧或双侧锥体束征、急性偏瘫、共济失调、脑神经麻痹、视神经炎、癫痫、偏身感觉障碍、言语障碍等,并且多伴有意识障碍。ADEM 在 CT 平扫时大多数检查阴性,病情较重时表现为在一侧或两侧大脑皮质下白质及基底节多发、大小不一的低密度区,灰白质分界模糊,增强后病灶可有强化,可伴有脑水肿表现。脊髓内病变主要表现为脊髓内的密度减低影,恢复期呈多发或单发的软化灶。

MRI 为本病的最佳检查方法,脑内病变表现具有一定特征,表现为侧脑室周围及白质区、丘脑、基底节及脑干内的多发、不对称斑片状、片状病灶,在 T1WI 呈等或稍低信号,T2WI 为高信号,FLAIR 为高信号(图 12-6-2)。急性期病灶周围多有水肿,增强后病灶强化。个别患者脑实质病变可见瘤样占位效应。脊髓内病变可局限于白质、灰质或灰白质均有受累,也可累及全脊髓,或呈节段性,其信号特征和脑内病灶表现一致(图 12-6-3)。

2. **多发性硬化** 多发性硬化(multiple sclerosis,MS)是以中枢神经系统白质炎性脱髓鞘病变为主要特点的自身免疫病。起病年龄多在 20~40 岁,10 岁以下和 50 岁以上患者少见,男女患病之比约为 1 : 2。本病以亚急性起病多见,急性和隐匿起病仅见于少数病例。最常累及的部位为脑室周围白质、视神经、脊髓、脑干和小脑,主要临床特点为白质散在分布的多病灶与病程中呈现的缓解复发,症状和体征的空间多发性和病程的时间多发性。

MRI 检查分辨率高,可识别无临床症状或 CT 不能发现的病灶。特征为大小不一类圆形的异常信号影,T1WI 呈低信号、T2WI 为高信号,常见于侧脑室体部、前角与后角周围、半卵圆中心及胼胝体,大脑半球、脑干、小脑和脊髓可见斑点状、斑片状不规则 T1WI 稍低信号及 T2WI 高信号斑块(图 12-6-4)。病程长的患者多数可伴脑室系统扩张、脑沟增宽等脑白质萎缩征象。

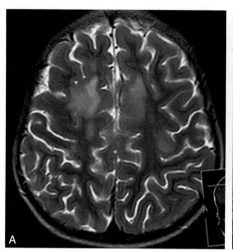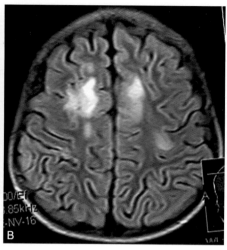

**图 12-6-2　急性播散性脑脊髓炎**

男,2 岁。2 天前突然高热、头痛、呕吐,1 周前患有腮腺炎。A. T2WI 双侧额叶见片状高信号影,病变位于白质内;B. FLAIR 双侧额叶见片状高信号影

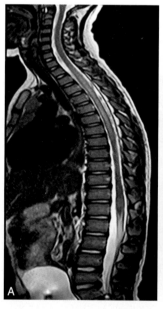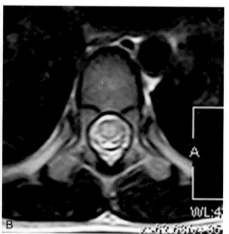

**图 12-6-3　急性播散性脑脊髓炎**

男,3 岁。头痛、高热,下肢无力,站立不稳,2 周前有疫苗接种史。A. T2WI 矢状位胸髓内可见条片状高信号影;B. T2WI 横轴位胸髓内见片状高信号影

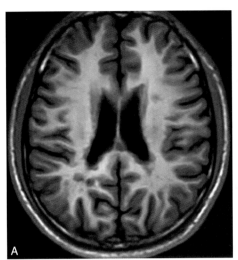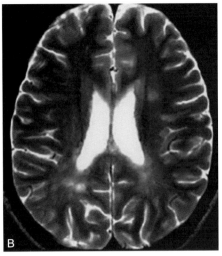

图 12-6-4 多发性硬化

男,21 岁。头昏半年,肢体无力,行走不稳 3 个月。A. T1WI 双侧侧脑室体部旁片状低信号影;B. T2WI 病变呈高信号,长轴垂直于侧脑室体部

**3. 病毒性脑炎** 病毒性脑炎(viral encephalitis)是指病毒直接侵犯脑实质而引起的原发性脑炎,儿童多见。一年四季均有发生,故既往曾称作"散发性脑炎"。引起脑炎常见的病毒有肠道病毒、单纯疱疹病毒、EB 病毒等。临床上主要表现为脑实质损害的症状和颅内高压征,如发热、头痛、呕吐、抽搐,严重者出现昏迷。由于病毒侵犯的部位和范围不同,病情可轻重不一,形式亦多样。

本病 CT 早期多表现为正常,进展期可表现为脑皮髓质分界不清的片状低密度影,累及皮质为主,严重者可累及丘脑、基底节区和脑干。MRI 检查为本病的最佳检查方法,可早期发现病变。MRI 特征性表现为大脑皮层区的片状 T1WI 等或低信号影、T2WI 高或稍高信号影,FLAIR 为高信号表现,早期的细胞毒性水肿,DWI 序列表现为高信号表现,本病特点为以累及皮质为主(图 12-6-5)。严重者脑白质、丘脑、基底节、内囊和脑干区域可出现片状 T1WI 等、低信号影,T2WI 高信号影。病变侵犯的部位和范围与临床表现的轻重呈正比关系。

## 五、研究进展及存在问题

CT 能够发现皮质和皮质下及基底节病变,但是特异性较差,对深部白质及脊髓内病变显示不如 MRI 检查,尤其是早期病变往往无明确病灶发现。MRI 检查是该病首选检查方法,具有重要的诊断价值,MRI 组织分辨率高,灰白质对比好,MRI 可以早期发现皮质、白质、基底节区及脊髓内的病变,尤其是 FLAIR、DWI 序列。磁共振波谱成像在 MS 中应用较广泛,因受脑脊液流动的影响,对脑室旁病灶检查能力有限,并不能真正反映其物质代谢情况。

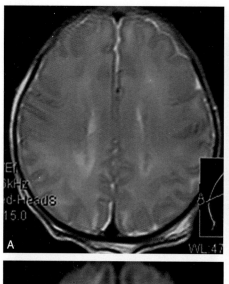
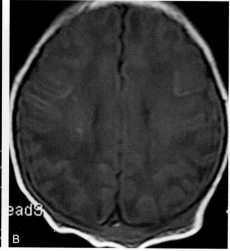
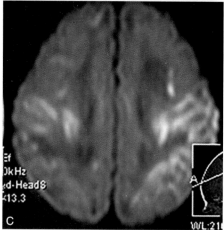

**图 12-6-5 病毒性脑炎**

女婴,36 天。拒奶、惊厥、高热。A. T2WI 示双侧额顶叶脑回较肿胀,部分脑皮层、皮层下呈高信号,以皮质受累为著,半卵圆中心白质有受累,见片状稍高信号;B. T1WI 示双侧额顶叶部分皮层、皮层下、半卵圆中心病灶呈等或稍低信号影;C. DWI 显示上述病变呈高信号影,弥散受限

(宋丹  赵建设  张刚  周霞  沈桂权  高波)

# 参 考 文 献

1. Alkalay A,Flotes-Sarnat L,Moser FG,et al. Brain imaging find-ing in neonatal hypoglycemia:case report and review of 23 cases. Clinical Pediatrics,2005,27(09):1832-1836.

2. Anderson JM,Milner RDG,Strich SJ. Effects of neonatal hypoglycemia on the nervous system:a pathological study. Journal of Neurology Neurosurgery and Psychiatry,2001,34(12):1963-1968.

3. Andrea Righini,Chiara Doneda,Cecilia Parazzini,et al. Diffusion tensor imaging of early changes in corpus callosum after acute cerebral hemisphere lesions in newborns. Neuroradiology,2010,35(11):2018-2023.

4. Anne B. Chang,John P. Masel,Brent Masters. Post-infectious bronchiolitis obliterans:clinical,radiological and pulmonary function sequelae. Pediatric Radiology,1998,2(1):211-213.

5. B Banwell,J Kennedy,D Sadovnick,et al. Incidence of acquired demyelination of the CNS in Canadian

children. Neurology,2009,36(3):149-167.

6. B Tokar,R Ozkan,H Ilhan. Tracheobronchial foreign bodies in children:importance of accurate history and plain chest radiography in delayed presentation. Clinical Radiology,2010,26(7):1107-1109.

7. Boiselle Phillip M,Reynolds Kevin F,Ernst Armin. Multiplanar and three-dimensional imaging of the central airways with multidetector CT. AJR. American Journal of Roentgenology,2005,49(5):791-795.

8. Caraballo RH,Sakr D,Moze M,et al. Symptomatic occipitallobe epilepsy following neonatal hypoglycemia. Pediatric Neurology,2004,57(07):1258-1262.

9. Cheong JLY,Caty EB,Penrice J,et al. Proton MR Spectroscopy in neonate with perinatal cerebral hypoxic-ischemic in Jury:metabolite peak-area ratios,relaxtion times,and lute concentrations. AJNR,2006,27(7):1546-1554.

10. Dag Y,Firat AK,Karakas HM,et al. Clinical outcomes of neonatal hypoxic ischemic encephalopathy evaluated with diffusion-weighted magnetic resonance imaging. Diagn Interv Radiol,2006,12(9):109-114.

11. Fan G,Wu Z,Chen L,et al. Hypoxia-ischemic encephalopathy in full-term neonate:correlation proton MR spectroscopy with MR imaging. Eur J Radiol,2003,45(2):91-98.

12. Forbes KPN,Pipe JG,Bird R. Neonatal Hypoxic-ischemic Encephalopathy:Detection with Diffusion-weighted MR Imaging. AJNR,2000,21:1490-1496.

13. Gasecki AP,Steg RE. Correlation of early MRI with CT scan,EEG and CSF:analyses in a case of biopsy-proven herpes simplex erpephalitis. European Neurology,2007,81(02):137-141.

14. Gulati S,Kumar A,Sachdeva A,Arora S. Groundnut as the commonest foreign body of tracheobronchial tree in winter in Northern India. An analysis of fourteen cases. Indian Journal of Medical Sciences,2009,59(4):554-559.

15. Kim HC,Yang DM,Lee CM. Acute appendicitis:relationships between CT-determined severities and serum white blood cell counts and C-reactive protein levels. British Journal of Radiology,2011,22(09):1513-1517.

16. Blickman JG,Rieu PHM.,Buonomo C,et al. Colonic duplications:Clinical presentation and radiologic features of five cases. European Journal of Radiology,2006,31(01):1227-1231.

17. Ji Hyun Kim,Jeong Yoon Choi,Seong-Beom Koh,et al. Reversible splenial abnormality in hypoglycemic encephalopathy. Neuroradiology,2007,57(3):287-291.

18. Joon-Seok Hong,Chang Won Choi,Kyoung-Un Park,et al. Genital group B streptococcus carrier rate and serotype distribution in Korean pregnant women:implications for group B streptococcal disease in Korean neonates. Journal of Perinatal Medicine,2010,4(54):986-990.

19. Kara E. Hennelly,Richard Bachur. Appendicitis update. Current Opinion in Pediatrics,2011,34(07):1475-1479.

20. Khong PL,Tse C,Wong IY,et al. Diffusion-weighted imaging and proton magnetic resonance spectroscopy in perinatal hypoxic-ischemic encephalopathy:association with neuromotor outcome at 18 months of age. J Child Neurol,2004,19(11):872-881.

21. Kil-Tae Han,Dae Seob Choi,Jae Wook Ryoo,et al. Diffusion-weighted MR imaging of pyogenic intraventricular empyema. Neuroradiology,2007,118(10):1986-1991.

22. Kioumehr F,Dadsetan MR,Feldman N,et al. Postcontrast MRI of cranial meninges:leptomeningitis versus pachymeningitis. Journal of Computer Assisted Tomography,2005,37(5):871-875.

23. M. J. Kim,K. Y. Lee. Bronchiolitis obliterans in children with Stevens-Johnson syndrome:follow-up with high resolution CT. Pediatric Radiology,2006,6(1):793-796.

24. Tiberio M,Chard DT,Altmann DR,Davies G,et al. Metabolite changes in early relapsing-remitting multiple sclerosis. Journal of Neurology,2006,21(2):271-275.

25. Maalouf E F,Fagbemi A,Duggan P J,et al. Magnetic resonance imaging of intestinal necrosis in preterm

infants. Pediatrics,2000,43(09):1842-1846.

26. McGowan JE,Zanelli SA,Haynes-Laing AG,et al. Modification of glutamate blinding sites in the newborn brain during hypo-glycemia. Brain Research,2002,34(11):2134-2137.

27. Meng S,Qiao M,Scobie K,et al. Evolution of magnetic resonance imaging changes associated with cerebral hypoxia-Ischemia and a relatively selective white matter injury in neonatal rats. Pediatr Res,2006,59(4):554-559.

28. Mieczysław Wender. Acute disseminated encephalomyelitis (ADEM). Journal of Neuroimmunology,2010,13 (1):17-27.

29. Monica Epelman,Alan Daneman,William Halliday,et al. Abnormal corpus callosum in neonates after hypoxic-ischemic injury. Pediatric Radiology,2012,83(3):517-522.

30. Nagy Z,Lindstrom K,Westerberg H,et al. Diffusion tensor imaging on teenagers,born at term with moderate hypoxic-ischemic en. Cephalopathy. Pediatr Res,2005,58(5):936-940.

31. Sijens PE,Mostert JP,Oudkerk M,et al.1 H MR spectroscopy of the brain in multiple sclerosis subtypes with analysis of the metabolite concentrations in gray and white matter:initial findings. European Radiology,2006, 45(2):316-320.

32. Rutherford M,Counsell S,Allsop J,et al. Diffusion Weighted Magneic Resonance Imaging in Term Perinatal Brain Injury:A Comparison With Site of Lesion and Time From Birth. Pediatrics,2004,114(4):1004-1014.

33. Rutherford MA,Pennock JM,Counsell SJ,et al. Abnormal magnetic resonance signal in the internal cap sule predicts poor neurodevelopmental outcome in infants with hypoxic-ischemic encephalopathy. Pediatrics,1998, 102(2):323.

34. Schaefer PW,Grant PE,Gonzalez RG. Diffusion weighted MR imaging of the cerebral. Radiology,2010,73(04): 716-720.

35. Silva LF,Hoefel Filho JR,Anns M,et al. Prognostic value of 1H-MRS in neonatal encephalopathy. Pediatr Neurol,2006,34(5):360-366.

36. So Yeon Kim,Hyun Woo Goo,Keun Ho Lim,et al. Neonatal hypoglycaemic encephalopathy:diffusion-weighted imaging and proton MR spectroscopy. Pediatric Radiology,2006,41(2):315-319.

37. Soul JS,Robertson RL,Tzika AA,et al. Time course of changes in diffusion-weighted magnetic resonance imaging in a case of neonatal encephalopathy with defined onset and duration of hypoxic-ischemic insult. Pediatrics,2001,108(5):1211-1214.

38. Stanley CA,Baker I. The causes of neonatal hypoglycemia. The New England Journal of Medicine,2009,124 (08):1541-1545.

39. Takeda K,Nomura Y,Sakuma H,et al. MR assessment of normal brain developm ent in neonates and in fants: comparative study of T1 and diffusion-weighted images. J Comput Assist Tomogr,1997,21(1):1-7.

40. Vanessa Clifford,Suzanne M Garland,Keith Grimwood. Prevention of neonatal group B streptococcus disease in the 21st century. Journal of Paediatrics and Child Health,2011,8(9):784-789.

41. Evrard V,Ceulemans J,Coosemans W,et al. Congenital Parenchymatous Malformations of the Lung. World Journal of Surgery,2010,53(11):1472-1477.

42. Vetter-Laracy SMP,Salinas JAMP,Martin-Santiago AM,et al. Digestive Tract Symptoms in Congenital Langerhans Cell Histiocytosis:A Fatal Condition in an Illness Usually Considered Benign. Journal of Pediatric Hematology Oncology,2013,39(12):1652-1657.

43. Wen-Jia Kuo,Ruey-Feng Chang,Dar-Ren Chen,et al. Data mining with decision trees for diagnosis of breast tumor in medical ultrasonic images. Breast Cancer Research and Treatment,2001,7(1):1452-1547.

44. Wha-Young Kim,Woo Sun Kim,In-One Kim,et al. Sonographic evaluation of neonates with early-stage necrotizing enterocolitis. Pediatric Radiology,2005,57(11):2871.

45. 陈世林,罗明月,陈少琼,等.多发性硬化 $^1$H 磁共振波谱分析.临床放射学杂志,2010,17(01):87-91.

46. 陈璇,李咏梅,罗天友,等.磁共振波谱成像观察多发性硬化与视神经脊髓炎患者丘脑代谢产物.中国介入影像与治疗学,2011:12(05):197-201.

47. 邓利猛,王小宜,廖伟华,等.急性播散性脑脊髓炎的 MRI 表现及临床分析.放射学实践,2004,19(3):570-573.

48. 范晓颖,肖江喜,蒋学祥,等.儿童脑室周围白质软化症的 MRI 与临床对比研究.中华放射学杂志,2003,11(03):733-937.

49. 方义海,沈玉英,陈双庆,等.多层螺旋 CT 多平面重建在急性阑尾炎诊断中的应用.中国 CT 和 MRI 杂志,2011,14(06):743-747.

50. 胡良勇.超声诊断小儿急性肠套叠的价值.中国医学影像学杂志,2014,1(7):86-91.

51. 胡石腾,单卉,陈德平,等.支气管充气征在肺透明膜病中的临床价值.医学影像学杂志,2010,7(12):441-445.

52. 刘鸿坚,姜先敏,张晋绥,等.新生儿肠套叠的临床特点和治疗.实用儿科临床杂志,2009,9(22):1157-1159.

53. 刘秀云,江载芳,申昆玲,等.4 例闭塞性毛细支气管炎临床分析.中华儿科杂志,2003,9(11):913-915.

54. 龙晚生,罗学毛,梁长虹,等.儿童脑室周围白质软化症的临床和 MRI 诊断.中华放射学杂志,2008,19(5):1325-1328.

55. 潘恩源.儿科影像诊断学.北京:人民卫生出版社,2007.

56. 邵肖梅.新生儿缺氧缺血性脑病的发病机理及治疗评价.中华儿科杂志,1997,8(07):1193-1197.

57. 孙国强.实用儿科放射诊断学.北京:人民军医出版社,2011.

58. 王宏伟,王晓明,郭启勇.足月新生儿缺氧缺血性脑病的 MRI 研究.国外医学临床放射学分册.2007,30(4):231-234.

59. 王俊平,刘向军,钱如奎.肺透明膜病的 X 线诊断.临床放射学杂志,2007,5(10):157-161.

60. 王立群,刘刚.新生儿湿肺病理机制的探讨.局解手术学杂志,2009,5(01):472-475.

61. 王龙胜,余永强,鲍家启,等.小儿消化道重复畸形的影像诊断(附 12 例分析).中国临床医学影像杂志,2006,3(9):274-276.

62. 杨庆南,朱建幸,张忠德.新生儿肺透明膜病的临床病理诊断分析.上海第二医科大学学报,2003(S1):1734-1737.

63. 中华医学会儿科学分会新生儿学组.新生儿缺氧缺血性脑病诊断标准.中国当代儿科杂志,2005,32(2):63-68.

64. 中华医学会儿科学分会新生儿学组.新生儿缺氧缺血性脑病诊断标准.中国当代儿科杂志,2005,7(12):97-98.

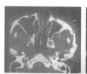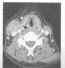

# 第十三章

# 介入放射学在急诊医学中的应用

介入放射学(interventional radiology,IR)是以影像诊断学为基础,在医学影像诊断设备的引导下,利用穿刺针、导管及其他介入器材,对疾病进行治疗或采集组织学、细菌学及生理、生化资料进行诊断的学科。按照治疗领域可分为血管性介入放射学和非血管性介入放射学。

**1. 血管性介入放射学(vascular IR)的临床应用**

(1) 血管本身的病变,利用成形术及灌注(栓塞)术治疗血管狭窄、血管畸形、动静脉漏及血管破裂出血;

(2) 利用灌注(栓塞)术对肿瘤性疾病进行治疗,如化疗药物混合碘油加明胶海绵栓塞肝动脉治疗肝细胞癌;

(3) 利用动脉栓塞术消除器官功能,如部分性脾栓塞治疗脾功能亢进;

(4) 利用灌注术治疗血栓;

(5) 利用动静脉造影留置导管消除血栓;

(6) 血管造影及其与其他影像设备相结合的有创性影像诊断。

**2. 非血管性介入放射学(non-vascular IR)的临床应用**

(1) 利用成形术治疗各种原因造成的管腔狭窄,如食管狭窄;

(2) 利用穿刺(引流)术治疗囊肿、脓肿、血肿、积液和梗阻性黄疸、肾盂积水等;

(3) 利用穿刺术采取组织、病理学标本;

(4) 利用穿刺术通过穿刺针注入药物或施加物理、化学因素治疗肿瘤或治疗疼痛。

本章主要针对介入放射学在急诊医学中的临床应用进行阐述。

## 第一节　栓　塞　术

栓塞术(transcatheter arterial embolization,TAE)是介入放射学最重要的基本技术之一,可定义为在 DSA 透视下经导管向靶血管内注入或送入栓塞物质,使之发生闭塞,中断血供,以期达到控制出血、治疗肿瘤和血管性病变以及消除患病器官功能之目的。TAE 因具有微创性、全程影像引导和选择性靶血管插管技术而使得栓塞的准确性和可控性得到极大提高，其特点是利用动脉血流动力学在极少的创伤下完成治疗目的。

## 一、TAE 临床应用价值

**1. 血管栓塞术** 可对局部血流动力学造成影响，使异常血流动力学得以纠正或恢复，利用此机制可对下列病变进行治疗：①动静脉畸形（arteriovenous malformation，AVM），包括脑、脊髓、颌面部、肾、肺、肝、盆腔、四肢等部位的 AVM，通过栓塞术可使异常血管床闭塞起到根治性、术前辅助性治疗或姑息性治疗的目的；②动静脉瘘多由外伤、肿瘤、手术引起或为先天性（AVM 的一种表现），可发生在全身各部位，最常见的有颈内动脉海绵窦瘘、肝癌并肝动脉-门静脉瘘等，通常通过栓塞瘘的动脉端可达根治的目的；③填塞异常血管腔，利用栓子填入动脉瘤内并促使其血栓形成而使动脉瘤闭塞，主要是囊状动脉瘤，特别是发生在脑基底动脉环者。

**2. 止血** 特别是动脉性出血，如外伤性盆腔和内脏出血、泌尿系统出血、消化道出血、严重鼻出血和颌面部出血、大咯血、分娩后子宫出血、手术后所发生的内出血等。静脉性出血主要用于保守治疗无效的食管胃底静脉曲张出血，通过经皮肝穿门静脉插管进入曲张的胃冠状静脉栓塞止血。

**3. 肿瘤治疗** 原则上富血管性实体瘤有明确的供血动脉并可插管到位者，均可通过栓塞其供血动脉，使肿瘤缺血坏死，达到缩小肿瘤体积，减轻或消除由其引起的症状，改善患者生存质量和延长生存期的目的。理论上，肿瘤栓塞后的坏死物质可刺激机体对肿瘤的免疫力的提高，增强机体抗肿瘤能力。除上述姑息性治疗目的外，作为术前辅助性栓塞治疗，其益处为缩小肿瘤体积，使部分不能一期手术切除的大肿瘤可二期切除。栓塞后肿瘤血供减少，使手术中出血减少，提高手术安全性，降低手术风险，缩短手术时间，提高肿瘤切除率。某些肿瘤可通过栓塞得以根治。

## 二、TAE 临床适应证

适于栓塞治疗的恶性肿瘤主要有：肝癌、富血性肝转移瘤、肾癌、肾上腺癌、盆腔各种富血性恶性肿瘤、颌面部恶性肿瘤、四肢、脊柱及盆腔恶性骨肿瘤等。对恶性肿瘤的栓塞常与化疗药物的局部灌注合并进行，特别是使用碘油化疗乳剂，称之为化疗性栓塞（chemoembolization）。

适于栓塞治疗的良性肿瘤有：症状性子宫肌瘤、肝海绵状血管瘤等，部分患者可获得根治性治疗，亦可作为术前辅助性栓塞治疗。

内科性器官切除对器官的栓塞治疗主要目的为消除或抑制其亢进的功能，缩小瘤体使之彻底消除。适于栓塞治疗的主要有：脾功能亢进和巨脾。肾病引起的顽固性高血压和大量蛋白尿，在肾透析和肾移植的支持下可行栓塞术，使相关的症状和体征改善或消失。异位妊娠可通过动脉栓塞术并甲氨蝶呤灌注而中止。

## 三、TAE 反应及并发症

TAE 既是介入治疗的一个重要手段，又是一个创伤过程。任何组织、器官的栓塞都或多或少会引起患者的生理反应和病理变化。主要反应及并发症如下。

**1. 栓塞反应** 是指靶器官栓塞后出现的、预料中的症状和体征,多为自然过程,对症处理后可消失。其表现及程度与使用栓塞剂的种类、栓塞程度,不同靶器官有关,轻者可无明显症状和体征,重者可出现下列反应,称之为栓塞后综合征。

(1) 疼痛:栓塞后靶器官缺血,造成器官损伤,释放致痛物质或局部肿胀刺激包膜引起。与栓塞程度和栓塞水平有关,栓塞程度越大,越接近毛细血管水平,疼痛越重。无水乙醇等药物本身亦造成严重疼痛。疼痛可持续 1~10 天,并逐渐缓解,但疼痛剧烈者需用镇痛剂。疼痛较严重且持续时间较长者,应注意排除发生并发症的可能。

(2) 发热:好发于实质脏器栓塞后和使用明胶海绵较多者,可能与坏死组织释放的致热物质和坏死组织、明胶等的吸收热有关。体温常在 38℃ 左右。脾栓塞时体温可高达 39.5℃ 左右。一般坏死组织越多,体温越高,持续时间亦越长。此种反应性发热患者的精神状态常较好,除难以忍受的高热外,可不予以积极处理,以利于坏死组织的吸收。应注意排除合并感染引起的发热。

(3) 消化道反应:主要有恶心、呕吐、食欲下降和腹胀等。多发生于腹部脏器的栓塞治疗后,常持续 1~3 天,并逐渐好转,仅严重者需对症处理。

**2. 并发症** 栓塞术引起的并发症是指术后出现的不期望发生的症状和体征。轻型者可通过适当的治疗好转,严重者可致残或致死,应引起重视,尽量避免其发生。

(1) 过度栓塞引起的并发症:过度栓塞是指栓塞程度和范围过大,尤其是在使用液态栓塞剂和过量使用颗粒或微小栓塞剂时。其后果是造成大范围组织坏死,引起相应的器官功能衰竭,胃肠、胆管穿孔,胆汁湖,皮肤坏死,脾液化等。

(2) 误栓:是指非靶血管或器官的意外栓塞。其后果与被误栓器官的重要性和误栓程度有关。提高操作技术水平和在有经验的医生指导下进行栓塞可减少或避免其发生。通常有以下两种误栓:①反流性误栓指栓塞剂由靶动脉反流出来,由血流冲走,而栓塞其他动脉。常发生于靶动脉前端已被阻塞,而再注入栓塞剂,或注入栓塞剂时用力过大或过猛。颈外动脉的反流性误栓可使栓子进入颈内动脉分支,常造成脑梗死,腹部血管的反流性误栓可进入肠系膜上动脉分支,可造成肠坏死。②顺流性误栓指当靶动脉大部分已被栓塞,原潜在的侧支通道即开放,追加栓塞剂时,由于注射压力较大,或导管嵌入靶动脉可使栓塞剂顺行经开放的侧支进入前端的非靶动脉,如颅内外有潜在的侧支,过度的颈外动脉栓塞可造成脑梗死。另一种顺行性误栓的原因是较小的栓子,通过已存在的动静脉瘘,进入体静脉造成肺梗死。个别情况下导管内有血栓形成或气泡,在一次注射时将其推出亦可造成顺行性误栓。

(3) 感染:可发生于所用器材和栓塞剂污染及手术场所消毒不严的情况下,栓塞后大量组织坏死时亦会造成潜在感染。感染常发生在实质性器官,如肝和脾。

## 四、经导管栓塞术的急诊临床应用

肝肾脾挫裂伤、异位妊娠、产后出血、消化道出血、咯血、泌尿生殖系、颌面部、盆腔等动脉性出血在抗休克治疗同时行 TAE,可降低血管压力促使破裂口形成血栓直接堵塞出血部位。术前需了解病史、体征并结合影像学检查初步判断出血部位,针对性血管造影确定出血部位。出血的直接征象表现为:造影剂外渗呈点状、片状,间接征象有动脉增粗、迂曲、动脉瘤、动静脉瘘、肿瘤染色等。行股动脉穿刺选择相应导管钩挂靶血管,必要时微导管超选至靶血管,造影确认后实施 TAE。动脉性出血,90% 即时止血,复发率为 15%~20%,其原因有栓塞不完全、栓塞物被吸收、侧支循环形成、原有病变进展等。

禁忌证:一般造影禁忌证者、不能平卧者、导管不能插入靶血管内或靶血管与脊髓动脉共干或交通者、超选择插管困难者。

**1. 支气管扩张咯血**　支气管扩张咯血 TAE 治疗原理是根据肺由肺动脉和支气管动脉双重供血,大咯血多由支气管动脉供血。咯血的动脉栓塞治疗应仔细寻找病灶周围的供血动脉,而胸部 CT 可显示咯血患者的病变性质、范围并对判断出血血管有帮助。

临床表现:呼吸困难、咳嗽、咳痰、咯血。

诊断:主要为咯血的临床表现及影像检查。胸部 CT 是支气管扩张最常用的检查手段:①柱状支气管扩张,表现为支气管内径大于伴随肺动脉直径,呈双轨征。曲张性支气管扩张,多发生于 4~5 级支气管,扩张的支气管平行扫描呈串珠样,垂直时呈粗细不均的囊柱样扩张。②囊状支气管扩张,多见于 5~6 级以下或末端支气管,表现为薄壁或厚壁囊腔,可呈葡萄串样(图 13-1-1)。

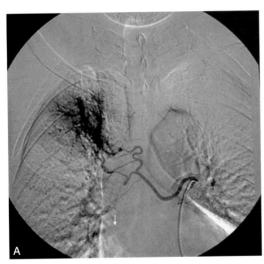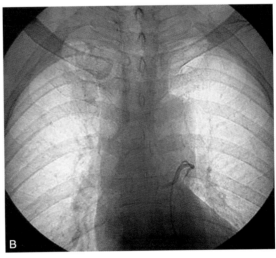

**图 13-1-1　支气管扩张咯血 TAE**

男性,咯血 2 天入院,量约 700ml。CT 提示左侧支气管扩张,内科止血效果欠佳。急诊行支气管动脉、肋间动脉胸廓内动脉造影 + 出血血管栓塞术。A. 显示出血血管及造影剂外溢;B. 明胶海绵栓塞后减影,出血血管未见明显显影,未见明显造影剂外溢征象

禁忌证:无明显禁忌证,肺内动静脉瘘严重休克患者慎重。

**2. 脾挫裂伤出血**　脾挫裂伤出血是指脾脏受外伤后导致破裂出血,脾破裂约占腹腔外伤的 30%。

临床表现:左上腹疼痛,可有左肩牵涉痛,深呼吸时加重(Kehr 征)。出血,休克表现。

诊断:①诊断性腹穿阳性;② B 超、CT 或 MRI 提示有脾脏实质损伤征象;③外伤史。

禁忌证:无明显禁忌证,Schackford 分级 4~5 级伴活动性大出血严重休克或抗休克治疗无效者。

  影像诊断:①脾动脉造影可见造影剂外溢,表现为脾实质内局限或弥漫不规则的造影剂异常潴留;②脾血肿形成,脾脏体积增大。如血肿巨大可推挤脾脏移位;③脾血管变形,痉挛,甚至形成动静脉瘘(图13-1-2)。

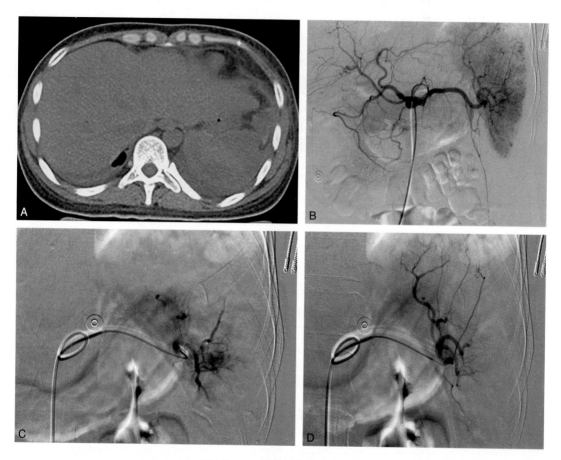

**图13-1-2 脾挫裂伤出血TAE**

青年女性,因"交通伤致全身多处疼痛5+小时"入院。A. CT示脾挫裂伤并脾周积血;B、C. 急诊行脾动脉造影见脾实质内局限性造影剂外溢;D. 明胶海绵颗粒栓塞后减影出血消失

**3. 肾挫裂伤** 肾脏为腹膜后实质性器官,在腹部损伤中的发生率仅次于脾脏和肝脏,受外伤后易导致破裂出血,近年来,肾动脉栓塞术因其创伤小、效果佳的优点,成为治疗肾挫裂伤的主要有效手段。

  临床表现:①腰痛,腹痛;②血尿,休克表现。

  诊断:①诊断性腹穿阳性;② CT、B超或MRI提示有肾脏实质损伤征象,静脉肾盂造影有造影剂异常显示;③外伤史。

  禁忌证:无明显禁忌证,严重休克或者抗休克治疗无效者。

  介入影像诊断:①造影剂外溢,局限或弥漫不规则的造影剂异常潴留;②肾血肿形成;③肾脏血管变形,痉挛,甚至形成动静脉瘘(图13-1-3)。

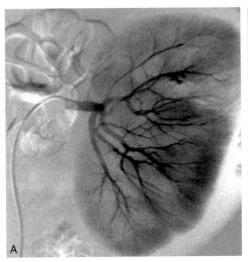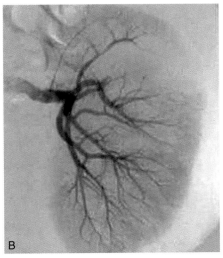

**图 13-1-3　肾挫裂伤出血 TAE**

青年男性,刀刺伤。A. DSA 显示肾实质内造影剂潴留;B. 明胶海绵颗粒栓塞后减影出血消失

**4. 产后出血**　产后出血包括产后出血及晚期产后出血。出血量在 24 小时内大于 500ml,为孕妇死亡的首位原因,发病率为 2%~3%。常见原因为子宫收缩乏力,胎盘剥离不全等。

临床表现:①活动性出血;②腹痛;③休克表现。

诊断:①分娩史;②产后持续阴道出血;③超声、CT 检查提示胎盘残留,盆腔血肿;④介入影像诊断:子宫动脉造影迂曲、增粗,造影剂外溢(图 13-1-4)。

禁忌证:无明显禁忌证,严重休克或者抗休克治疗无效者,DIC 者慎重。

**5. 静脉性出血**　常见的静脉性出血为肝硬化失代偿期食管胃底静脉曲张破裂出血。

定义:食管胃底静脉曲张是肝硬化门静脉高压消化道出血的主要原因,其导致消化道出血量大、发病急,是肝硬化患者致命性并发症。经颈静脉肝内门静脉分流术(transjungular intrahepatic portal-systemic stenting shunt,TIPSS)是近年来逐步成熟的用于治疗肝硬化门静脉高压的一项介入性治疗技术,它集穿刺、血管成形、支架植入等多项介入技术为一体,是最具有代表性的综合性介入放射学技术。

基本原理:采用特殊的介入治疗器材,在透视监视下经颈静脉进行操作,在肝内建立一个肝静脉与门静脉之间的人工分流通道,使部分门静脉血流直接分流进入下腔静脉,从而使门静脉压力降低,控制和预防食管胃底静脉曲张破裂出血,促进腹水吸收。

临床表现:主要有肝硬化失代偿期表现,如黄疸、肝掌、腹壁静脉曲张、腹胀、脾大、腹水等。

诊断:CT 扫描为肝硬化检查的首选方法,早期肝硬化多无明显改变,中晚期肝硬化可见肝缘呈结节状凹凸不平,肝脏缩小,肝叶比例失调,通常可见肝右叶萎缩,肝左叶和尾状叶增生肥大,脾脏增大,至少超过 5 个肋单元,食管及胃底静脉曲张征象。MRI 显示肝硬化表现与 CT 相似。血管造影:早期无明显改变;中晚期肝动脉分支变细、迂曲呈枯树枝状或环状,间接门静脉造影可见门静脉增粗,排空延迟,食管下段胃底静脉曲张增粗。

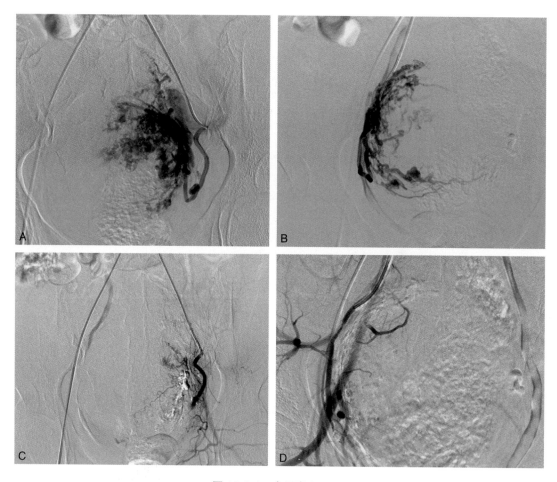

**图 13-1-4　产后出血 TAE**

青年女性,顺产后出现阴道大出血,量约 1000ml,血压 76/51mmHg,予以内科止血、补液、扩容后急诊行双侧子宫动脉造影＋出血血管栓塞术。A、B. DSA 显示子宫造影剂外溢;C、D. 明胶海绵颗粒栓塞后双侧子宫动脉分别造影,子宫动脉造影见造影剂外溢征象

操作方法:①颈静脉穿刺;②肝静脉插管造影;③门静脉穿刺;④门静脉造影;⑤行胃底食管静脉栓塞术;⑥球囊扩张分流道;⑦支架置入;⑧门静脉再造影(图 13-1-5)。

适应证:①门静脉高压引起的慢性、复发性静脉曲张性食管、胃底出血,无论有无硬化治疗病史;②硬化治疗后伴有溃疡或腐蚀性病变的复发性出血;③肝硬化门静脉高压的顽固性腹水;④外科手术分流后分流道阻塞引起的再出血;⑤急诊大出血,对内科治疗无效,手术风险大,危重病患者可行急诊 TIPSS。

禁忌证:①右心功能衰竭或其他会导致右心室压力增高的心肺因素;②感染,特别是胆道感染;③非出血原因导致的急性肝功能衰竭;④侵犯或压迫肝脏大血管的原发性肝癌或侵犯相应肝实质、不利于建立内支架通道者;⑤门静脉狭窄或阻塞性病变。

术前准备:①介入常规检查;②肝、肾、心功能检查;③影像学检查(主要为门静脉血流情况及门静脉与肝静脉相对位置);④术前抗炎与清洁肠道、碘过敏试验;⑤对症处理;⑥术前禁食 4 小时。

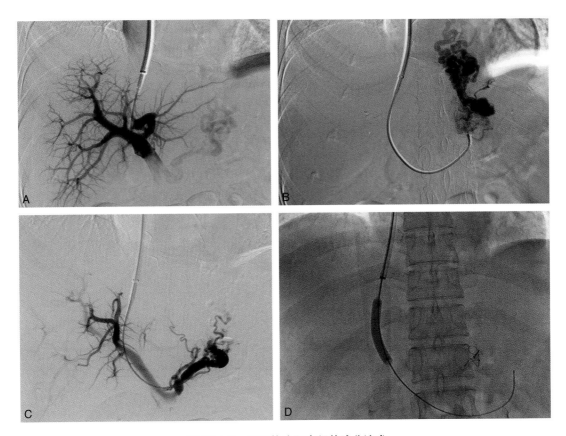

**图 13-1-5　经颈静脉肝内门静脉分流术**

中年女性,乙肝 10 余年,发现肝硬化 3 年,6 个月内反复呕血。颈静脉逆行穿刺门静脉后减影可见胃底食管静脉明显迂曲扩张。A. 超选至胃冠状静脉后减影见胃底食管静脉明显迂曲扩张,并可见造影剂外溢;B. 明胶海绵颗粒及弹簧圈栓塞胃底食管静脉后减影未见胃底食管静脉显影;C. 经导丝引入球囊扩张肝静脉 - 门静脉通路;D. 定位支架,并释放支架后再次减影示支架通畅,支架内血运可,术后随访患者恢复可,未再出现呕血、黑便情况

　　术后处理:①卧床 24 小时、注意生命体征与腹腔有无出血;②抗感染;③抗凝治疗;④护肝、对症治疗与预防肝性脑病;⑤术后随访。

　　TIPSS 术后复查:超声检查是早期发现分流道狭窄的有效方法,门静脉造影是显示支架分流道状况的金标准,当超声提示分流道异常时,应果断行选择性门静脉造影证实。一旦发现支架分流道狭窄,立即球囊扩张术是解除分流道狭窄的有力措施。

　　并发症:腹腔内出血、肝性脑病、感染、胆血症或胆道出血(胆道 - 静脉瘘)、动静脉瘘。

# 第二节　经皮经腔血管成形术

　　经皮经腔内血管成形术(percutaneous translumina angioplasty,PTA)定义:是采用导管技术扩张或再通动脉粥样硬化或其他原因所致的血管狭窄或闭塞性病变的方法。

## 一、球囊血管成形术

适应证:①动脉粥样硬化及大动脉炎所致的有血流动力学意义的血管狭窄或闭塞;②血管支架术后所致的吻合口狭窄或移植血管闭塞;③血管肌纤维发育不良所致的局限性狭窄;④肾动脉血狭窄引起的肾性高血压或肾移植后肾动脉狭窄;⑤ Budd-Chiari 综合征(下腔静脉膜性或节段性不全梗阻闭塞及肝静脉狭窄、闭塞);⑥血管移植术前病变血管扩张的辅助措施,缺血造成截肢,术前挽救肢体或减低截肢水平。

禁忌证:严重心、肝、肾功能不全,凝血功能异常,病变部位有动脉瘤形成,大动脉炎活动期,长段血管完全性闭塞,流出道不通畅。

术前准备:备皮、碘过敏试验、术前影像学检查(病变部位 CTA、心脏、颈部超声)、凝血功能检查,术前 2~3 天口服阿司匹林 100~150mg/d。

术中操作步骤:①穿刺插管;②血管造影;③选择球囊到达病变部位;④球囊导管扩张;⑤术后造影,评估效果;⑥退出球囊导管。

术后处理:①压迫止血;②注意及全身情况,术后 1 个月复查影像学检查;③给予抗凝治疗(低分子肝素 4250U 皮下注射 1 周,长期口服阿司匹林、硫酸氢氯吡格雷片)。

并发症及处理

常规血管介入并发症:导丝导管断裂、血管穿孔、内膜撕裂。

远端栓塞:视缺血情况和栓塞部位,处理方法有抗凝、外科手术取栓。

球囊破裂:更换。

出血:加大压迫时间、保留导管鞘次日拔管、穿刺抽吸、局部理疗。

动脉夹层问题:操作不当造成,表现为造影剂节段性滞留,消失延迟,血管管腔狭窄,血管边缘充盈缺损。轻度自行吸收,严重时及时处理,可行植入支架、溶栓治疗、外科治疗。

## 二、支架成形术

适应证:① PTA 术后并发症或不成功者;②狭窄段病变动脉累及主动脉壁或动脉粥样硬化明显者;③颈部及颅内动脉具有血流动力学上的狭窄;④腔静脉或较大分支静脉狭窄或闭塞(Budd-Chiari 综合征、上腔静脉压迫综合征);⑤重建血管通道纠正血流动力学异常;⑥动脉瘤或动脉夹层(支架移植物);⑦粥样斑块溃疡(金属支架);⑧颅内宽颈动脉瘤弹簧圈栓塞前,搭桥血管再狭窄。

禁忌证:①严重心、肝、肾功能不全,凝血功能异常;②大动脉炎活动期;③长段血管完全性闭塞,流出道不通畅。

术前准备:备皮、碘过敏试验、凝血功能检查及术前影像学检查(病变部位 CTA、心脏、颈部超声)。

手术操作:①取用 Seldinger 技术动脉穿刺插管;②造影显示狭窄段;③引入导丝通过狭窄段;④球囊导管扩张狭窄段;⑤置入支架;⑥术后造影评估效果。

术后注意及全身情况:①术后 1 个月复查影像学检查;②给予抗凝治疗(低分子肝素 4250U 皮下注射 1 周,口服阿司匹林、硫酸氢氯吡格雷片 3~6 个月)。

并发症:支架移位、再狭窄、堵塞或血管破裂、血管损伤。

### 三、经皮经腔血管成形术临床应用

**1. 头臂动脉成形术**　头臂动脉狭窄或闭塞可引起相应部位缺血的临床征象。颈内动脉：为缺血性脑梗死的重要原因，表现为偏瘫、失语、意识障碍等；椎动脉：为小脑、脑干等缺血症状，主要为头昏、眼花、视力模糊、复视、言语和吞咽困难等；锁下动脉：为臂部缺血，主要为上肢疼痛、麻木、冷感、乏力、脉弱等。主要病因：①大动脉炎：多支受累、长段或弥漫性狭窄闭塞；②动脉粥样硬化：多侵犯颈动脉分叉部和颈内动脉起始部，椎动脉多位于椎动脉口及近段；③纤维肌增生：少见。

球囊血管成形术适应证：①狭窄局限光滑、无溃疡、无新鲜血栓、无钙化；②锁骨下动脉窃血综合征中的部分病例，即狭窄度大于80%而无闭塞者；③椎动脉口以远处的锁骨下动脉狭窄；④椎动脉口部的光滑狭窄，不同时伴有椎 - 基动脉或颈动脉狭窄闭塞；⑤无名动脉、颈总动脉或颈内动脉局限光滑狭窄；⑥颈内动脉闭塞伴发颈外动脉狭窄。

球囊血管成形术禁忌证：①狭窄段粗糙、伴溃疡、新鲜血栓、钙化；②管腔完全闭塞；③病变血管是颅内唯一的供血动脉；④横过或累及椎动脉口部的锁骨下动脉狭窄；⑤大动脉炎活动期。

支架置入适应证：①原则是具有同侧脑缺血的中、重度狭窄（狭窄度大于70%）；②临床上近期有暂时性脑缺血发作或非致残性脑卒中；③不适宜行颈动脉内膜切除术或术后再狭窄；④PTA失败或血管痉挛、内膜剥离；⑤PTA后管腔扩张不充分、狭窄减少小于20%；⑥长段狭窄、病变处有溃疡和血栓形成、重度钙化。

支架置入禁忌证：①原则是具有未出现脑缺血的轻、中度狭窄（狭窄度小于70%）；②已发生致残性脑卒中或CT证实有脑梗死；③颈动脉过度迂曲；④介入器械放在颈动脉内立即出现异常脑电图；⑤多器官功能衰竭或癌症转移者；⑥大动脉炎活动期；⑦狭窄段为颅内唯一的供血通道。

球囊血管成形术操作步骤：①穿刺股动脉；②插管造影导管插入并造影交换导丝并插入球囊导管经导管给3000~5000U肝素抗凝；③球囊导管扩张；④复查血管造影。

术中注意事项：①注意抗凝；②注意观察有无神经系统症状与体征；③颈动脉分叉部成形术注意监测血压与心电图。

支架置入术操作步骤：①支架选择大于正常血管段直径10%~15%；②取用Seldinger技术股动脉穿刺插管；③造影显示狭窄段；④引入导丝通过狭窄段；⑤球囊导管扩张狭窄段；⑥置入支架；⑦术后造影。

术中注意事项：①注意抗凝；②心电监护；③必要时做心肺复苏。

疗效指标：①残存狭窄小于30%；②跨狭窄压差小于2kPa（15mmHg）；③临床症状明显改善。

球囊成术并发症：脑梗死、动脉栓塞、血管内膜剥离、穿刺部位血肿、术后再狭窄。

支架并发症：支架位置不当、支架未完全展开、支架伸入主动脉内腔、支架移位、支架再狭窄、支架内血栓形成。

**2. 肾动脉成形术**　肾动脉成形术用于治疗肾血管性高血压。引起肾动脉狭窄的主要因素有大动脉炎、动脉粥样硬化、纤维肌增生、神经纤维瘤病及腹膜后纤维化等。肾动脉狭窄导致肾灌注降低,肾血减少,造成肾组织缺血,从而刺激肾小球旁器分泌肾素增加,导致血压升高。以往肾血运重建术是治疗肾血管性高血压的重要手段,近年来肾动脉成形术已成为治疗肾血管性高血压的首选方法。

球囊血管成形术适应证:①最理想的适应证是单侧肾动脉短段、单发、无钙化的次全狭窄,狭窄度 >70%;②患肾功能降低,但肾萎缩不明显,健侧肾内小动脉未出现弥漫性硬化表现;③大动脉炎静止期;④肾移植、肾血管术后等引起的肾动脉狭窄。

球囊血管成形术禁忌证:①肾动脉狭窄 <70%,未引起血流动力学改变,未出现相应的症状、体征;②肾脏受损严重,肾功能已丧失的肾动脉闭塞;③大动脉炎活动期;④狭窄段过长,病变范围广泛;⑤严重狭窄或闭塞及肾动脉分支狭窄,导丝无法通过,操作无法成功。

支架适应证:①肾动脉成形术失败或发生血管痉挛、内膜剥离等并发症;②肾动脉成形术再狭窄;③肾动脉闭塞后再通。

支架禁忌证:①肾动脉狭窄度 <70%,未出现相应临床症状、体征;②肾脏严重萎缩,肾功能已丧失;③年龄较小的少儿患者;④大动脉炎活动期。

球囊血管成形术操作步骤:①穿刺股动脉;②插管造影导管插入并造影交换导丝并插入球囊导管经导管给 5000U 肝素抗凝;③球囊扩张,球囊大小选用比正常肾动脉口径大 1mm 的球囊,持续时间 30~60 秒,间歇 3~4 分钟,可重复 3~4 次,但不能过多次充胀球囊,以免严重损伤血管壁;④结束扩张操作的标志:在荧屏上看到狭窄病变所造成的球囊形状凹陷,随充胀球囊的持续压力而逐渐变平或消失时;⑤复查血管造影(图 13-2-1)。

支架置入术操作步骤:①穿刺股动脉;②支架的选择:大于正常血管段直径 10%~15%;③应用 Seldinger 技术股动脉穿刺插管;④抗凝,释放支架前给肝素 5000U 肝素化,释放后 24 小时,持续静脉给 10 000U 肝素;⑤支架定位,支架端不应突入腹主动脉腔内,最大允许范围是 <2mm;⑥置入支架;⑦术后造影。

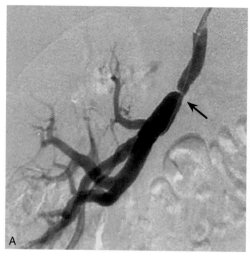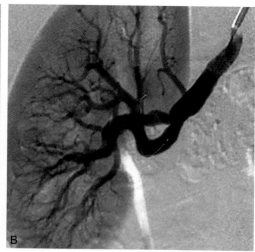

**图 13-2-1　肾动脉成形术**

女,26 岁。A. DSA 显示右侧肾动脉呈串珠样狭窄;B. 经皮肾动脉成形术之后 DSA 显示肾动脉造影成功扩张

球囊血管成形术疗效:①治愈:血压恢复到 140/90mmHg 以下,不再需用降压药物;②显效:仅用少量降压药物,血压可维持正常水平;③好转:血压有所下降,服药量减少,但未降至正常;④无效:未达上述标准。

支架疗效:支架置入后临床疗效评定标准同于球囊血管成形术。

球囊成形术并发症:穿刺部位血肿、出血,球囊扩张引起的肾动脉夹层、假性动脉瘤、血管破裂、肾动脉血栓。

支架并发症:支架位置不当、支架未完全展开、支架伸入主动脉内腔、支架移位、支架再狭窄、支架内血栓形成。

**3. 主动脉狭窄成形术**　主动脉狭窄主要见于动脉粥样硬化、大动脉炎及先天性主动脉缩窄等。病理上分为单纯型和复杂型。单纯型病变局限,常无其他重要的心血管畸形,比较适合进行介入治疗。复杂型不适合进行介入治疗。

临床特点:主动脉狭窄梗阻性疾患主要见于动脉粥样硬化、大动脉炎及先天性主动脉狭窄等,病理上分为单纯型和复杂型,单纯型病变范围局限,近远端主动脉发育良好,适合进行介入治疗,复杂型不适合进行介入治疗。

球囊血管成形术适应证:①单纯型先天性主动脉缩窄;②主动脉局限性、短段狭窄;③主动脉手术后再狭窄。

球囊血管成形术禁忌证:①复杂型先天性主动脉缩窄;②主动脉长段狭窄;③弥漫性狭窄;④主动脉完全闭塞;⑤大动脉炎活动期;⑥动脉瘤形成;⑦严重糖尿病患者;⑧主动脉峡部发育不良。

支架的适应证:①单纯型先天性主动脉缩窄;②术后再狭窄;③大动脉炎和动脉粥样硬化性狭窄;④完全闭塞后再通病例。

支架的禁忌证:①大动脉炎活动期;②复杂型先天性主动脉缩窄;③主动脉瘤;④严重糖尿病。

球囊血管成形术操作步骤:①术前全面了解常规病史及全面体检,包括患者血压、凝血参数、肝肾心肺功能情况。②器材准备。③股动脉穿刺,行腹主动脉造影,通过诊断性造影了解病变部位、范围及程度,并测量跨狭窄段压差及狭窄近、远端主动脉直径。④充胀球囊持续 30~60 秒,可重复 2~3 次,操作中应保护腹主动脉的重要分支。⑤扩张结束后先测定跨狭窄段压差,做造影复查,若满意则可拔管压迫止血,包扎。⑥术后 1 周内静脉滴注低分子右旋糖酐,口服抗凝药。

支架置入术操作步骤:患者准备及方法步骤类同于球囊血管成形术,先行球囊扩张,然后置入支架。若支架推送器直径超过 14F,则需切开股动脉。置入后需抗凝、抗血小板聚集治疗。

疗效:球囊扩张术成功率约 90%,先天性主动脉缩窄疗效满意标准为扩张后血压差小于 20mmHg,无动脉瘤等并发症,60%~70% 病例扩张后可获得良好远期疗效。腹主动脉下段狭窄,球囊扩张的有效率为 90%。支架置入技术成功率在 95% 以上。

主动脉狭窄扩张术并发症:血管穿通、假性动脉瘤及远端血管栓塞。

主动脉瘤的支架并发症:支架周围漏、血栓形成。

**4. 肢体动脉成形术**　定义:周围动脉闭塞性疾病常见原因以动脉粥样硬化性闭塞最为多见,其次为血栓闭塞性脉管炎、急性动脉血栓、多发性大动脉炎、糖尿病性动脉硬化等。也有外源性、医源性动脉闭塞。一般以下肢多见,也可见于锁骨下动脉受累。

临床表现:缺血肢体出现疼痛、感觉异常、麻痹、无脉、皮肤苍白、皮肤花斑、患肢皮肤温度降低,严重者缺血坏死。

适应证:Fontaine 分级 Ⅱ、Ⅲ 期,血管造影证实病变狭窄程度大于 75% 且为局限病变(小于 5cm),病变远端有输出道。

禁忌证:Fontaine 分级 Ⅳ 期,3 个月内有出血性病史不能抗凝、抗血小板治疗,严重肝肾心脏功能疾病者,大动脉炎者。

球囊扩张术介入治疗技术:①穿刺股动脉、腋动脉或肱动脉;②插管造影导管插入并造影交换导丝并插入球囊导管;③球囊扩张根据造影选择球囊大小,扩张持续 30~60 秒,间歇 3~4 分钟;④复查血管造影。

球囊扩张成功标记:①球囊凹陷变平或消失;②造影复查狭窄解除或残存狭窄小于 30%。

术后处理:①抗凝;②测量血压;③复查动脉超声或 CTA、DSA。

支架置入术介入治疗技术:①抗凝;②支架定位;③置入支架。

疗效评价指标:股动脉、足背动脉有无搏动,肢体远端麻木症状有无减轻,下肢动脉狭窄段恢复情况(图 13-2-2)。

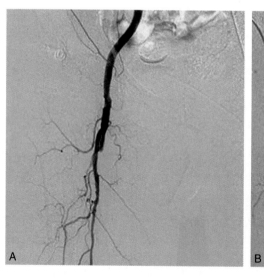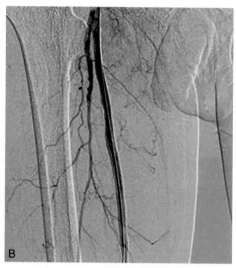

**图 13-2-2　股动脉成形术**

老年男性。A. DSA 显示股浅动脉闭塞;B. 支架置入术后血管再通

球囊成形术并发症:穿刺部位血肿、出血,球囊扩张引起夹层、假性动脉瘤、血管破裂、动脉血栓。并发症发生率为 5%,多在 6 个月内发生。

支架并发症:支架位置不当、支架未完全展开、支架伸入主动脉内腔、支架移位、支架再狭窄、支架内血栓形成。

**5. 颅内动脉瘤**　定义:颅内动脉瘤是脑动脉系统中具有破裂倾向的局限性病理扩张,其主要危害为破裂出血,动脉瘤破裂出血是蛛网膜下腔出血的主要病因,破裂后 1 个月内死亡率为 50% 左右。其主要病因为动脉壁中层发育不良、动脉硬化、高血压等。

临床表现:①头痛:多为剧烈头痛,少数人可有呕吐;②意识障碍:超过一半患者伴有意识障碍,多不超过1小时;③神经功能障碍:不同部位动脉瘤破裂会引起不同的神经系统表现。如后交通动脉瘤破裂可引起动眼神经损伤,前交通动脉瘤破裂可引起记忆力缺乏,大脑中动脉瘤破裂可引起偏瘫,失语;④癫痫发作:多为出血后1个月内发病。

诊断:① CT:前交通动脉瘤破裂鞍上池积血较多,后交通动脉及大脑中动脉可见侧裂池积血较多,而CTA诊断准确率更是可达98%以上;② MRI:可以清晰地显示颅内动脉瘤;③腰椎穿刺:为有创性检查,抽出血性液体为脑动脉瘤破裂的重要证据;④ DSA:DSA为颅内动脉瘤诊断的金标准,可以明确动脉瘤部位、大小、数目、瘤颈。

适应证:①动脉瘤破裂出血期手术风险较大的椎基底动脉瘤不能耐受开颅手术者;②开颅手术复发者。

禁忌证:凝血功能障碍及严重脑、心、肾功能障碍,不能耐受手术或腔内治疗者。

手术操作步骤:①取用Seldinger技术股动脉穿刺插管;②造影显示动脉瘤;③引入导丝;④弹簧圈置入;⑤术后造影(图13-2-3)。

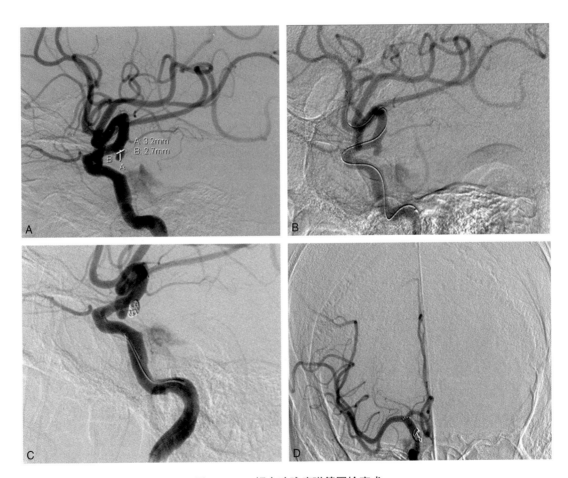

**图 13-2-3　颅内动脉瘤弹簧圈栓塞术**

男性,因突发意识障碍2小时入院。A、B. 急诊行头颅CTA提示颅内动脉瘤,行全脑血管造影提示左侧颈内动脉C1段动脉瘤;C、D. 行弹簧圈栓塞动脉瘤后减影示动脉瘤填充可

术中注意事项:①注意抗凝;②心电监护;③术中抗凝;④必要时心肺复苏。

**6. 腹主动脉瘤**　定义:腹主动脉瘤是因为动脉中层破裂,动脉壁不能承受血流冲击的压力而形成的局部或广泛扩张或膨出。通常直径增大 50% 以上定义为动脉瘤,绝大多数腹主动脉瘤为肾动脉水平以下。

临床表现:多数患者无症状,典型的腹主动脉瘤是一个向侧面和前后搏动的膨胀性肿块,少数患者有腹胀,提示动脉瘤已经压迫邻近脏器,突然加剧的疼痛往往是动脉瘤破裂的先兆或动脉瘤已经破裂。

诊断:根据病史及腹部扪及膨胀性搏动性肿块,可同时伴有下肢急性或慢性缺血症状,一些患者可听到血管杂音及震颤,即可怀疑腹主动脉瘤。进一步行 CTA、彩超或 MRI 检查

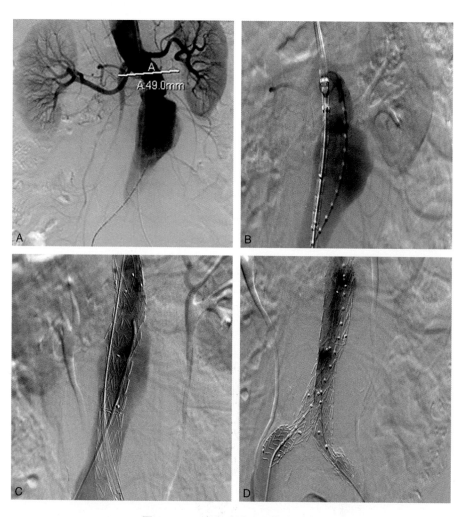

**图 13-2-4　腹主动脉瘤血管成形术**

老年男性,因腹部隐痛 2 天入院。完善主动脉 CTA 提示腹主动脉瘤。A. 经右侧股动脉穿刺造影确定腹主动脉动脉瘤位置,并测量腹主动脉瘤上段直径,瘤体长度;B. 定位准确后,引入覆膜支架后再次造影确认;C、D. 释放支架,高压减影确认,支架位置可,释放完全,未见腹主动脉瘤明显显影,双侧髂外动脉血流通畅

即可确立诊断。CTA 可准确测量腹主动脉瘤的各项数据,基本可代替导管血管造影。CT 可评估动脉瘤最大直径,瘤体和肾动脉的关系、肾动脉与瘤颈的长度、直径及成角、钙化情况、髂血管的直径及迂曲情况等。彩超的特点是无创、费用低等优势,彩超可广泛应用于腹主动脉瘤筛查、术前评估和术后随访。

禁忌证:凝血功能障碍及严重肝、肾功能障碍,不能耐受手术或腔内治疗者。

介入治疗技术:①穿刺股动脉;②造影确定动脉瘤部位、长度、直径;③支架置入;④复查血管造影;⑤必要时球囊扩张(图 13-2-4)。

术后处理:①低分子肝素皮下注射 4250 U 一周;②口服阿司匹林、硫酸氢氯吡格雷片3~6 个月;③测量血压;④复查动脉超声或 CTA。

# 第三节　血栓介入治疗技术

静脉血栓常见形成的原因有血液高凝状态、静脉回流不畅、静脉内膜损伤、血液回流受阻(静脉曲张、水肿、腹水、感染)及血栓脱离等。动脉血栓形成的原因包括动脉内膜损伤、血流受阻、静脉血栓冲入肺动脉等。动静脉血栓常导致脑梗死、肢体坏死、肺动脉栓塞等严重并发症,常用的介入治疗方法包括溶栓、血栓切除及滤器置入。

## 一、下腔静脉滤器的置入

静脉血栓是临床较常见的急危症,多发生于下肢深静脉,约95%发生在髂静脉、股静脉。在下肢深静脉血栓患者中,有一半合并肺栓塞。其发生主要病因为静脉壁损伤、血流滞缓、血液高凝状态。多数下肢静脉血栓患者需急诊性下腔静脉滤器置入术,并经导管灌注尿激酶溶栓治疗。

临床表现:一侧肢体非凹陷性肿胀,可伴肢体活动障碍,皮肤颜色改变。

诊断:超声检查为首选非创伤性检查,可见血管内不规则团块影。介入影像可见病变血管内充盈缺损,闭塞,可有侧支循环形成。

下腔静脉滤器置放术是一种预防肺动脉栓塞的介入放射学技术。它是利用介入放射学的经皮静脉穿刺、引入导丝、导管等一系列技术,将一种能够滤过血栓的特殊装置放置于下腔静脉内,使血栓不能随静脉回流至右心造成肺动脉栓塞。肺动脉栓塞大多数是由下肢及盆腔的深部静脉血栓脱落造成的,是常见的致死原因之一。

适应证:①2 周内急性期下肢深静脉血栓形成;②2 个月内亚急性下肢深静脉血栓形成;③慢性下肢深静脉血栓形成急性发作。

禁忌证:①心、肝、肾等脏器功能严重障碍者;②下腔静脉发育畸形或已阻塞者;③下腔静脉以上水平静脉内血栓所引起的肺栓塞。

操作方法:①下腔静脉造影采用 Seldinger 法行右颈静脉或股静脉穿刺,置入导管鞘,经导管鞘送入猪尾巴导管或单弯导管造影;②置入下腔静脉滤器。

注意事项:①入路:根据具体情况选择股静脉、右颈静脉。②造影:确定肾静脉位置及下腔静脉有无血栓形成。③引入输送装置:将选定的入路皮肤切口开大,用扩张器扩张后,插入与输送装置相匹配的导管鞘。因各种下腔静脉滤器的输送装置形状大小及结构均不相同,需根据不同的操作程序,经导管鞘将滤器送入预定位置。④留置:下腔静脉滤器置放完成后,撤出输送装置,造影观察滤器的位置等情况后退出导管鞘,压迫静脉穿刺部位 5~10 分钟(图 13-3-1)。

术后一般处理:患者卧床 12 小时,注意静脉穿刺部位有无渗血。颈内静脉穿刺入路者,应注意观察有无气胸并及时处理。必要时应用广谱抗生素 3 天,可行溶栓治疗,长期口服硫酸氢氯吡格雷片。

并发症:①再发肺动脉栓塞,大多数由于滤器功能失常或侧支血管中有大的栓子所致;②滤器移位是最常见的并发症之一;③滤器未打开或非对称性打开。

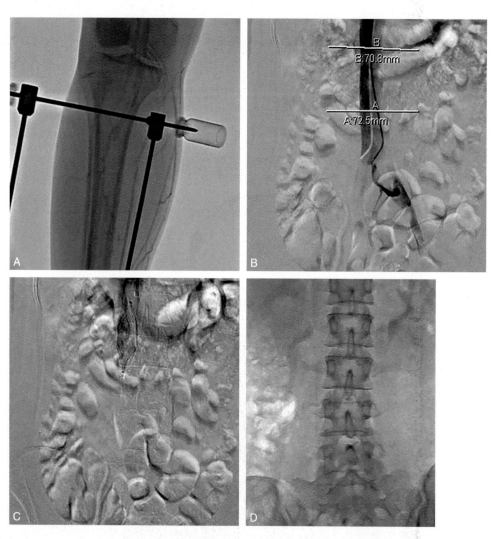

**图 13-3-1　腘静脉溶栓并下腔静脉支架置入术后**

女,21 岁。因"车祸伤致右大腿疼痛、活动受限 2+ 小时"入院。A. 股骨 X 线检查示右股骨骨折,行开放复位内固定,术后患者右下肢肿胀;B. 行右下肢深静脉顺行造影,术中造影提示右下肢腘静脉血栓形成;C. 行腔静脉造影确定深静脉开口并确定滤器入位置 + 滤器置入术;D. 8 天后复查造影右下肢通畅未见明显血栓,遂取出滤器

## 二、动脉栓塞

### (一) 急性脑梗死

由于脑组织局部供血动脉血流的突然减少或停止,造成该血管供血区的脑组织缺血、缺氧导致脑组织坏死、软化。脑梗死预后差,颈内动脉血栓形成死亡率为 5%~45%,椎 - 基底动脉为 65%~85%。脑动脉硬化及血液高凝是其主要发病原因。

诊断:CT 为脑梗死的首选检查方法。超急性脑梗死(小于 6 小时)常规 CT 及 MRI 常为阴性,MRI 弥散加权像呈高信号,CT 和 MRI 灌注成像呈低灌注状态。急性期(6~72 小时)CT 可见动脉高密度影,局部脑肿胀和脑实质密度减低,MRI T1WI 呈低信号,T2WI 呈高信号。亚急性期(3~10 天)CT 呈低密度,与脑脊液密度相似,MRI T1WI 呈低信号,T2WI 呈高信号,FLAIR 呈低信号,周边胶质增生带呈高信号,DWI 呈低信号。

适应证:80 岁以下,肝、肾、心功能正常,颈内动脉血栓发生 6 小时内,椎 - 基底动脉 12 小时内。临床高度怀疑脑梗死,CT 检查无低密度灶且排除脑出血。

禁忌证:TIA,颅内肿瘤,或有其他出血性疾病。

介入治疗:①股动脉穿刺,全身肝素化,快速行颈总动脉、颈内动脉、椎动脉造影,找出病变血管;②溶栓,确定病变血管后,立即微导管超选靶血管,微导管的头端应该尽量靠近血栓,可用微导丝反复通过血栓,物理性破坏血栓(尿激酶 0.5~2 小时内注入 20 万 ~170 万 U)。

溶栓后处理:术后继续抗凝、抗血小板治疗,低分子肝素皮下注射 3~5 天后改用阿司匹林或硫酸氢氯吡格雷片。血压维持在正常偏高状态,应用血管扩张药物,提高脑灌注量。

并发症:脑出血、继发性脑梗死。

预后:颈内动脉系统完全再通率为 39%,部分再通率为 36%,椎 - 基底动脉完全再通率为 48%,部分再通率为 36%(图 13-3-2)。

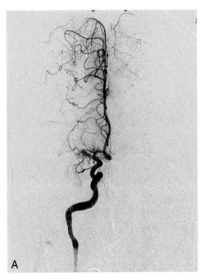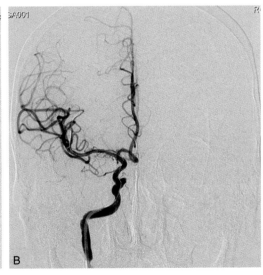

**图 13-3-2　急性脑梗死介入溶栓**

老年男性,左侧肢体无力 1 小时入院。急诊 CT 提示右侧大面积脑梗死可能。A. 显示右侧大脑中动脉 M1 段闭塞;B. 溶栓后血管再通

### （二）周围动脉血栓

定义：周围动脉血栓是周围动脉闭塞性的常见原因，一般以下肢多见，也可见于锁骨下动脉受累。

临床表现：急性动脉血栓缺血肢体出现肢体疼痛、感觉异常、麻痹、无脉、皮肤苍白，患肢皮肤温度降低，皮肤花斑，严重者缺血坏死。

诊断：超声、CTA 提示病变血管内血栓形成，血流速度变慢，DSA 可见病变血管内充盈缺损，流速减慢，甚至血流中断（图 13-3-3）。

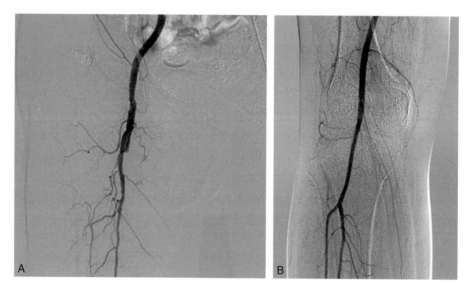

**图 13-3-3　股动脉溶栓术**

中年女性，因右下肢酸胀 1 天入院。A. 急诊行右下肢动脉造影并留置导管溶栓，右下肢动脉造影提示腘动脉闭塞；B. 3 天后复查造影，示右下肢腘动脉以下再通，血流通畅，显影可

禁忌证：颅内出血，新近脑血管意外，患者伴有严重感染、严重高血压、颅内肿瘤或 2 个月内神经外科手术。

介入治疗技术：①穿刺股动脉、腋动脉或肱动脉；②插管造影并选择目标血管；③术中溶栓；④复查血管造影；⑤留置导管溶栓。

术后处理：①尿激酶溶栓；②抗凝，经导管可静脉给肝素 5000U，持续维持低分子肝素皮下注射 4250 U 一周，口服阿司匹林、硫酸氢氯吡格雷片 3~6 个月；③测量血压；④复查动脉超声或 CTA、DSA。

# 第四节　非血管性介入

非血管管腔主要指体内的消化道、气道、胆管、尿路及输尿管等软组织的中空管腔。当这些管腔发生狭窄或阻塞时，可通过球囊成形术及内支架置入术来重建管腔。

# 一、经皮穿刺引流术

经皮穿刺引流术(percutaneous puncture drainage technique),即在影像设备的引导下,利用穿刺针和引流导管等器材,对人体管道、体腔或器官组织内的病理性积液、血肿、脓液或胆汁、胰液、尿液等体液淤积进行穿刺抽吸、引流,达到减压和治疗的目的。经皮穿刺引流术常用于全身各部位的脓肿、囊肿、积液、胆管或泌尿道梗阻、颅内血肿的穿刺引流。对抽出液进行细胞学、细菌学和生化检测,还可以经引流导管进行局部抗炎、引流等治疗,达到减压、消炎等作用。急诊中的应用主要解决肝内胆管梗阻、泌尿系梗阻。

## (一) 操作方法与注意事项

**1. 设备及器材准备**　经皮穿刺引流术须有超声、CT、MRI 或 DSA 等影像检查结果及导向设备,根据疾病情况选择穿刺针具与引流管。

**2. 患者术前准备**　术前检测血、尿、便常规,凝血时间,必要时查肝、肾、心功能及碘过敏试验;术前禁食 2~4 小时,术前 30 分钟肌注解痉镇静药。分析临床超声或 CT 等影像学资料,确定最佳引流途径。

**3. 穿刺及引流通道设计**　选择穿刺途径应尽量避开占位性病变、正常的生理管道(如血管、胆管等)和邻近脏器,必要时行 CT 确认病变与胃肠道的位置关系。由于胃肠道常随体位而改变,故在穿刺时应作即时影像学导向,定好进针方向和深度。先在皮肤做好穿刺点标记,消毒铺巾,穿刺点局麻。用 21~23G 细针穿刺,令患者在浅吸气后屏气,降低对目标器官的损伤,穿刺到位后平静浅呼吸。退出针芯,经针鞘注入造影剂,以进一步明确引流区的大小、形态、部位以及与邻近器官的关系,有无其他窦道等。在穿刺脓肿时,为防止脓液经穿刺口向体内扩散,选择的引流管道中应包含 1cm 以上的脓肿壁与脏器表面之间的正常组织,还应使引流途径最短,两者兼顾。

## (二) 急诊临床应用

**1. 胆道梗阻**　胆道梗阻临床上较为多见,主要病因为胆道结石,恶性肿瘤如胆管癌、胆囊癌、肝癌、胰头癌、十二指肠乳头癌等,也可见于肝移植术后,胆肠吻合术后胆道狭窄等。

诊断:影像学检查 B 超、CT、MRI 提示胆囊增大,肝内外胆管轻到中度扩张,可伴有结石;实验室检查:①血清胆红素增高以直接胆红素为主;②尿中尿胆原减少或消失,出现胆红素;③大便呈陶土状;④胆道严重梗阻并肝功能损伤时间接胆红素升高。

常用方法:①外引流;②内 - 外引流;③永久性内支架引流。

(1) 经皮经肝胆道外引流术

适应证:①术前减压:重度胆梗阻、感染、积脓;肝内胆管直径≥3mm;血清胆红素(TBIL)>170μmol/L(超过正常值 10 倍)。②姑息治疗:医源性胆道梗阻;胰头癌或肝门以上胆管癌有广泛性转移。

禁忌证:碘过敏、麻药过敏、具有出血倾向、全身情况极度衰竭、大量腹水。

操作方法:①术前准备;②DSA 导向穿刺肝内胆管并造影;③经穿刺针放入导丝至狭窄近端;④经导丝放入有侧孔的导管;⑤拔出导丝即行外引流。

(2) 经皮经肝胆道内 - 外引流术

适应证:①各种阻塞性黄疸;②导丝能通过狭窄段且引流路径弧度较大。

操作方法:①术前准备;②穿刺肝内胆管;③导丝通过狭窄段;④有侧孔导管头端通过狭

窄段至十二指肠;⑤狭窄段上下导管均有侧孔即可行内引流(图 13-4-1)。

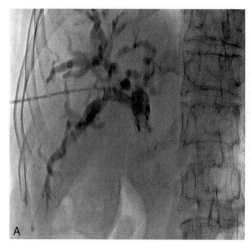 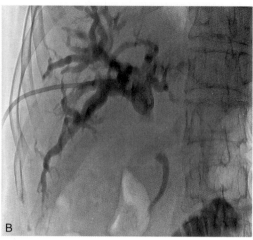

**图 13-4-1　经皮经肝胆道内 - 外引流术**

中年男性,上腹部疼痛 1 个月,皮肤、巩膜黄染。腹部 CT 提示肝内胆管扩张,多发结石。A. 经皮穿刺肝内胆管成功后,缓慢推入造影剂,见肝内胆管扩张,肝总管下段,胆总管未见造影剂通过;B. 经导丝引入外引流管,后经引流管缓慢推注造影见外引流管在肝内胆管自然成祥,未见造影剂外溢

操作注意事项:①尽可能穿入右叶肝管分支;②避免直接穿入肝外胆管;③避免穿入胆囊;④应选择适宜的引流管;⑤左右肝管均梗阻,最好分别托管插管引流或最大分支引流。

术后注意事项:①急性化脓性胆管炎伴脱水症状,应给予纠正同时防止 DIC;②术后注意监测生命体征与症状、胆汁流量;③术后注意保持引流管通畅与引流管冲洗;④定期检测胆红素与电解质;⑤术后禁饮禁食,复查淀粉酶,淀粉酶正常方可进食。

并发症:急性胰腺炎(内涵管堵塞所致)、胆道出血、十二指肠溃疡、内涵管脱落或闭塞。

### 2. 泌尿道梗阻

病因:结石、炎症、创伤、结核、肿瘤导致泌尿道狭窄甚至完全梗阻。

诊断:病史,症状与体征,实验室检查(凝血功能、肾功能、尿毒症等并发症)。

适应证:泌尿系结石、肿瘤压迫及输尿管侵犯。

禁忌证:严重高血压、活动性肾结核、出血性或凝血障碍性疾病。

介入治疗目的:解除肾盂积水与输尿管扩张;上段尿路分流,扩张狭窄输尿管;引流后作其他介入治疗。

操作方法:①结合影像结果确定穿刺点并局部麻醉作皮肤小切口;② DSA 引导下细针穿刺并引入细导丝;③退出细针引入套管针;④退出套管针与细导丝,引入粗导丝;⑤退出套管鞘,引入扩张管;⑥引入引流管;⑦确定引流管位置正确后退出导丝、固定引流管(图 13-4-2)。

术后处理:①术后可有少量出血,应定期冲洗,以免血块堵塞;②应记录尿量,定期测定肾功能与电解质。

并发症:尿瘘、疼痛、出血、感染与毒血症、导管阻塞、肾周围脓肿、尿囊肿。

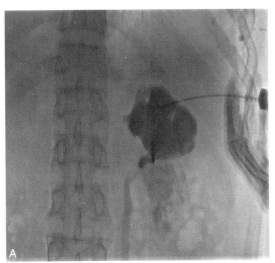

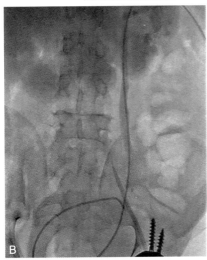
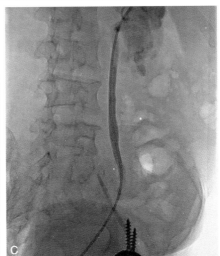

**图 13-4-2　经皮肾盂造瘘术**

老年男性,因尿少 4 天入院。行腹部 CT 提示右侧肾盂结石。A. 经皮穿刺右肾肾盂
成功后,缓慢推注造影剂可见右肾扩张明显;B. 经穿刺针引入导丝,并在导丝配合下
将单弯导管引入膀胱内,手推造影剂确认;C. 再次经导管引入导丝,退出导管,保留导
丝,在导丝引导下引入输尿管支架双"J"管

注意事项:①无菌操作原则;②穿刺时患者应屏气;③定位准确减少穿刺次数;④如有尿路感染,引出尿液可能为脓性,必要时需送培养。

## 二、食管狭窄球囊扩张成形术

食管狭窄扩张成形术是在 DSA 引导下,经口腔或鼻腔,用导丝引导,将球囊导管或支架送至狭窄处,对狭窄部扩张治疗的一种介入技术。

适应证:①食管良性狭窄;②手术后瘢痕狭窄;③食管外压性狭窄;④食管癌支架置入前;⑤功能性狭窄。

禁忌证:①食管灼伤后急性炎症期(3 个月后瘢痕形成之后进行);②术后 3 周内狭窄;③食管癌伴食管 - 气管瘘。

介入治疗操作技术:①患者仰卧于 DSA 台上,头部垫好敷布,准备好接受患者呕吐物的容器和卫生纸。②患者张口,口咽部局部喷雾麻醉,固定开口器。③在 DSA 下,将导管送入食管内,并经导管造影显示狭窄段。④将导丝经导管送入并使之通过狭窄,导丝通过成功后沿导丝导管通过狭窄段进入胃内,注入造影剂证实。⑤交换硬导丝并送入球囊导管,确认球囊跨越狭窄段。⑥用注射器向球囊内注入稀钡水,在 DSA 监视下,根据患者的疼痛反应,适当加压,间隔 3~5 分钟,重复扩张。⑦球囊缩窄环消失,扩张成功。⑧术后退出导管。

注意事项:①确认导丝导管位于食管管腔内才能进行以后操作。②狭窄段超过球囊长度,应由远端至近端分段扩张。③严重狭窄应由小口径球囊开始,然后用较大口径球囊。④严重狭窄扩张时出现疼痛,不应给予镇痛药。⑤术中随时清除口部反流液体。⑥化学灼伤多为多处狭窄,术前应明确狭窄部位与程度。

术后处理 :①行食管造影复查(1 周);②术后禁食一天,半流质 2~3 天;③两次扩张间隔时间应在一周以上。

并发症:食管黏膜损伤出血、食管穿孔、食管破裂出现纵隔气肿、气胸、胸腔积液。

## 三、食管狭窄支架置入术

适应证:①良、恶性食管狭窄或食管支气管瘘,不能或拒绝手术;②化学或放射性损伤所致食管狭窄;③术后食管胃吻合口狭窄;④肿瘤压迫所致食管狭窄。

禁忌证:①良性狭窄未做球囊扩张成形;②食管癌晚期,恶病质;③凝血机制障碍未能纠正;④高位食管癌或颈部肿瘤压迫引起吞咽困难。

介入治疗技术:①球囊扩张;②交换硬导丝,退出球囊导管;③送入支架推送器;④通过推送器送入支架,准确定位后释放支架;⑤球囊扩张支架;⑥术后造影,明确支架位置、展开程度及是否穿孔(图 13-4-3)。

术后处理:定期行食管造影复查(一周),术后禁食一天,半流质 2~3 天。

注意事项:①导管与导丝必须确认在食管腔内才允许操作;②支架位置不宜过高,不超过环状软骨下 3cm 处;③推送器较粗硬,应小心插入;④支架通过贲门宜放防反流支架;⑤食管癌放疗或化疗后,肿瘤缩小,支架可能移位。

并发症:支架阻塞(食物或肿瘤引起)、支架移位、食管穿破、反流(食管胃连接部或食管空肠吻合口支架)、出血。

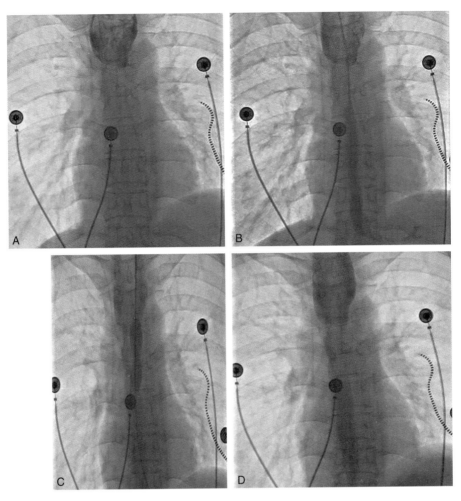

**图 13-4-3　食管狭窄支架置入术**

中年女性,吞咽困难进行性加重 5 个月。病理检查结果提示食管中段鳞状细胞癌,食管镜及上消化道钡餐结果提示食管中段狭窄。A. 术前吞服碘佛醇并造影见食管中上段造影剂淤积,食管中下段未见造影剂通过;B. 经导丝配合导管将单弯导管引入食管下段,缓慢推入造影剂见食管下段通畅,未见造影剂淤积;C. 经导管引入导丝,并保留导丝退出导管,在导丝引导下引入球囊至狭窄段,缓慢注入造影剂可见球囊缓慢扩张,并可见球囊缩窄环,为主要狭窄部位;D. 球囊扩张后退出球囊及导管,再次口服碘佛醇,见造影剂可通过食管狭窄段,未见造影剂外溢

（初全哲　申旭东　张刚　沈桂权　高波）

# 参 考 文 献

1. Aktas A,Bozkurt A,Aktas B,et al. Percutaneous transluminal balloon angioplasty in stenosis of native hemodialysis arteriovenous fistulas:technical success and analysis of factors affecting postprocedural fistula

patency. Diagn Interv Radiol, 2015, 21 (2):160-166.

2. An SW, Yoon CJ, Seong NJ, et al. Inaccessible postoperative abdominal abscess: percutaneous drainage technique with puncture of a sinus tract. J Vasc Interv Radiol, 2013, 24 (4):586-591.

3. Bonati LH, Lyrer P, Ederle J, et al. Percutaneous transluminal balloon angioplasty and stenting for carotid artery stenosis. Cochrane Database Syst Rev. 2012, 9:D515.

4. Chow AK, Yau TC, Ng L, et al. A preclinical study on the combination therapy of everolimus and transarterial chemoembolization in hepatocellular carcinoma. Am J Cancer Res, 2015, 5 (8):2376-2386.

5. Foering K, Chittams JL, Trerotola SO. Percutaneous transluminal angioplasty balloon inflation with syringes: who needs an inflator?. J Vasc Interv Radiol, 2009, 20 (5):629-633, 571.

6. Garcia-Moreno E, Gascon S, Atrian-Blasco E, et al. Gold (I) complexes with alkylated PTA (1, 3, 5-triaza-7-phosphaadamantane) phosphanes as anticancer metallodrugs. Eur J Med Chem, 2014, 79:164-172.

7. Guzzardi G, Fossaceca R, Di Gesu I, et al. Endovascular treatment of transplanted renal artery stenosis with PTA/stenting. Radiol Med, 2013, 118 (5):826-836.

8. Hansmann H J, Noldge G, Leutloff U, et al. [Radiologic after-care of transjugular intrahepatic stent shunt (TIPSS). Radiologe, 2001, 41 (10):884-890.

9. Huang CC, Zhou SK, Zhou R. Bronchial artery angiography and embolization in the treatment of bronchiectasis and hemoptysis. Hunan Yi Ke Da Xue Xue Bao, 2002, 27 (2):185.

10. Jun NH, Shim JK, Choi YS, et al. Effect of ketamine pretreatment for anaesthesia in patients undergoing percutaneous transluminal balloon angioplasty with continuous remifentanil infusion. Korean J Anesthesiol. mentation with Lactobacillus reuteri DSM 17938 and PTA 5289, A Randomized Control Trial. PLoS One, 2015, 10 (5):e125812.

11. Kahali D. Percutaneous transluminal coronary angioplasty in carcdiogenic shock without intra-aortic balloon pump. J Indian Med Assoc, 2009, 107 (10):728-729.

12. Karimi A, de Boer SW, van den Heuvel DA, et al. Randomized trial of Legflow ((R)) paclitaxel eluting balloon and stenting versus standard percutaneous transluminal angioplasty and stenting for the treatment of intermediate and long lesions of the superficial femoral artery (RAPID trial): study protocol for a randomized controlled trial. Trials, 2013, 14:87.

13. Kojuri J, Ostovan MA, Maleki F, et al. Percutaneous transluminal angioplasty and stenting of the vertebral artery ostium with balloon-mounted bare coronary stents. Neurol India, 2011, 59 (3):397-400.

14. Korkmaz M, Sanal B, Aras B, et al. The short- and long-term effectiveness of transcatheter arterial embolization in patients with intractable hematuria. Diagn Interv Imaging, 2016, 97 (2):197-201.

15. Korkmaz M, Sanal B, Aras B, et al. The short- and long-term effectiveness of transcatheter arterial embolization in patients with intractable hematuria. Diagn Interv Imaging, 2016, 97 (2):197-201.

16. L. Pierot, L. Spelle, X. Leclerc, 等. 未破裂颅内动脉瘤的血管腔内治疗:成形术与标准弹簧圈治疗安全性的比较. 国际医学放射学杂志, 2009, (4):395-396.

17. Lee SH, Hahn ST, Hahn HJ, et al. Single-wall puncture: a new technique for percutaneous transhepatic biliary drainage. AJR Am J Roentgenol, 2003, 181 (3):717-719.

18. Lekston A, Chudek J, Gasior M, et al. Angiographic and intravascular ultrasound assessment of immediate and 9-month efficacy of percutaneous transluminal renal artery balloon angioplasty with subsequent brachytherapy in patients with renovascular hypertension. Kidney Blood Press Res, 2008, 31 (5):291-298.

19. Loffroy R, Favelier S, Pottecher P, et al. Transcatheter arterial embolization for acute nonvariceal upper gastrointestinal bleeding: Indications, techniques and outcomes. Diagn Interv Imaging, 2015, 96 (7-8):731-744.

20. Loffroy R. Which Acrylic Glue Should Be Used for Transcatheter Arterial Embolization of Acute

Gastrointestinal Tract Bleeding?. AJR Am J Roentgenol, 2015, 205 (4): W465.

21. Marttinen AM, Haukioja AL, Keskin M, et al. Effects of Lactobacillus reuteri PTA 5289 and L. paracasei DSMZ16671 on the adhesion and biofilm formation of Streptococcus mutans. Curr Microbiol, 2013, 67 (2): 193-199.

22. Mine T, Murata S, Kumita S. Response to "transcatheter arterial embolization for gastroduodenal ulcer bleeding: the use of cyanoacrylate glue has gained acceptance". Acta Radiol, 2014, 55 (3): 327.

23. Nayar M, Saravanan R, Rowlands PC, et al. TIPSS in the treatment of ectopic variceal bleeding. Hepatogastroenterology, 2006, 53 (70): 584-587.

24. Romani VN, Chen T, Lif HP, et al. Oral Microbiota Shift after 12-Week Supple percutaneous transluminal angioplasty with a novel, long, conically shaped balloon dedicated for below-the knee interventions. J Cardiovasc Surg (Torino), 2009, 50 (3): 365-371.

25. Sakuhara Y, Nishio S, Morita K, et al. Transcatheter Arterial Embolization with Ethanol Injection in Symptomatic Patients with Enlarged Polycystic Kidneys. Radiology, 2015, 277 (1): 277-285.

26. Sakuhara Y, Nishio S, Morita K, et al. Transcatheter Arterial Embolization with Ethanol Injection in Symptomatic Patients with Enlarged Polycystic Kidneys. Radiology, 2015, 277 (1): 277-285.

27. Schemmer P, Radeleff B, Flechtenmacher C, et al. TIPSS for variceal hemorrhage after living related liver transplantation: a dangerous indication. World J Gastroenterol, 2006, 12 (3): 493-495.

28. Shin J H. Reply to "Which Acrylic Glue Should Be Used for Transcatheter Arterial Embolization of Acute Gastrointestinal Tract Bleeding?". AJR Am J Roentgenol, 2015, 205 (4): W466.

29. Tepe G, Laird J, Schneider P, et al. Drug-coated balloon versus standard percutaneous transluminal angioplasty for the treatment of superficial femoral and popliteal peripheral artery disease: 12-month results from the IN. PACT SFA randomized trial. Circulation, 2015, 131 (5): 495-502.

30. Thalhammer A, Jacobi V, Schwarz W, et al. [Transjugular portosystemic stent shunt (TIPSS) as intervention in clinical complications of portal hypertension]. Radiologe, 2001, 41 (10): 877-883.

31. Yamakawa H, Shimizu K, Michimoto K, et al. Transcatheter embolization for hemoptysis associated with anomalous systemic artery in a patient with scimitar syndrome. Springerplus, 2015, 4: 422.

32. Yamasaki Y, Morita H, Miyahara Y, et al. The factors associated with the failure of transcatheter pelvic arterial embolization for intractable postpartum hemorrhage. J Perinat Med, 2014, 42 (3): 359-362.

33. Yoon T, Kwon T, Kwon H, et al. Transcatheter Arterial Embolization of Splenic Artery Aneurysms: A Single-Center Experience. Vasc Specialist Int, 2014, 30 (4): 120-124.

34. Zeller T, Baumgartner I, Scheinert D, et al. IN. PACT Amphirion paclitaxel eluting balloon versus standard percutaneous transluminal angioplasty for infrapopliteal revascularization of critical limb ischemia: rationale and protocol for an ongoing randomized controlled trial. Trials, 2014, 15: 63.

35. Zhou X, Dong J, Zhang L, et al. Hyperglycemia has no effect on development of restenosis after percutaneous transluminal angioplasty (PTA) in a diabetic rabbit model. J Endocrinol, 2015, 224 (2): 119-125.

36. Zhu WH, Fu SL, Wang W. Percutaneous transluminal abdominal artery cutting balloon angioplasty treatment in two children with Takayasu's arteritis. Zhonghua Er Ke Za Zhi, 2009, 47 (2): 148-149.

37. 葛均波, 刘学波. 经皮肾动脉成形术治疗肾动脉狭窄的现状. 中华内科杂志, 2005, 44 (11): 805-806.

38. 郭金和, 滕皋军, 何仕诚, 等. 下腔静脉滤器置入后大剂量尿激酶溶栓治疗下肢深静脉血栓形成. 中华放射学杂志, 2002, 36 (10): 908-912.

39. 鞠上, 杨博华, 刘凤桐, 等. 球囊经皮腔内血管成形术治疗糖尿病肢体动脉硬化闭塞症15例报告. 中国糖尿病杂志, 2009, 17 (2): 131-132.

40. 刘凤永, 段峰, 王茂强, 等. 支气管动脉栓塞术治疗支气管扩张大咯血失败原因之一: 膈下动脉参与供血. 介入放射学杂志, 2008, 17 (2): 88-91.

41. 潘欣,方唯一,吴卫华,等.经皮导管球囊成形术治疗先天性主动脉瓣狭窄一例.介入放射学杂志,2010,19(7):582-583.

42. 孙福成,许锋,季福绥,等.球囊扩张肾动脉成形术及肾动脉支架治疗肾动脉狭窄.中国介入心脏病学杂志,2004,12(3):188-188.

43. 谭志斌,郭友,张斌,等.髂内动脉栓塞和子宫动脉栓塞疗效及不良反应对比分析.放射学实践.2010,25(8):908-910.

44. 薛金熔,孙立忠,刘永民,等.头臂血管成形术治疗成人主动脉弓及头臂血管发育不良.心肺血管病杂志,2012,31(5):516-518.

45. 杨维竹,江娜,郑曲彬,等.经皮经肝食管胃底静脉栓塞术治疗肝硬化静脉曲张的疗效评价.介入放射学杂志,2006,15(11):656-659.

46. 尹传高,汪松,王昶,等.球囊扩张成形术在小儿食管狭窄中的应用.介入放射学杂志,2014,23(12):1083-1088.

47. 尹仲娇,沈冰奇,陈淑丹.难治性产后出血介入治疗后的护理观察及疗效评价.影像诊断与介入放射学,2008,17(2):95-96.

48. 中华医学会放射学分会介入学组.下腔静脉滤器置入术和取出术规范的专家共识.介入放射学杂志,2011,20(5):340-344.

49. 朱光宇,滕皋军,郭金和,等.联合运用超声及X线引导穿刺在恶性胆道梗阻介入治疗中的应用.中国医学影像技术,2010,26(12):2360-2363.

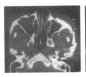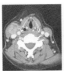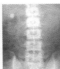

# 附　录

## 美国急症放射学会（ASER）
## 急诊放射核心课程

## 目　录

## Ⅰ. 目　的

  旨在为放射科住院医生轮班教学以及急诊放射学研究员在攻读博士后期间提供明确的内容结构和学习计划。

# Ⅱ. 课程学习建议

## A. 中枢神经系统

1. 颅骨骨折
2. 轴外出血
   a. 硬脑膜下血肿
   b. 硬脑膜外血肿
3. 脑实质损伤
   a. 脑皮质挫伤
   b. 弥漫性轴索损伤
   c. 深部灰质损伤
   d. 脑干损伤
4. 蛛网膜下腔出血
5. 血管损伤
6. 穿透伤
7. 脑疝
8. 脑梗死
   a. 动脉梗死
   b. 静脉梗死
   c. 弥散加权成像
   d. 灌注加权成像
9. 非外伤性出血
   a. 蛛网膜下腔出血
   b. 脑实质出血
10. 中枢神经系统感染
    a. 脑膜炎
    b. 脑炎
    c. 脓肿 / 脑炎
    d. 硬膜下积脓
    e. 脊髓硬膜外脓肿
    f. 骨髓炎 / 关节盘炎
11. 硬脑膜静脉窦血栓形成
12. 可逆性后部白质脑病综合征
13. 垂体卒中
14. 脊柱创伤
    a. 脊髓挫伤
    b. 脊髓硬膜外血肿
    c. 神经根撕裂

# 推荐书目

### 脑梗死

1. Sorensen AG, Bounanno FS, Gonzalez RG, et al. Hyperacute stroke: evaluation with combined multisection diffusion-weighted and hemodynanically weighted echo planar MR imaging. Radiology, 1996, 199: 391-401

2. Truwit CL, Barkovich AJ, Gean-Marton A, Hibri, Norman D. Loss of the insular ribbon: another early CT sign of acute middle cerebral artery infarction. Radiology, 1990, 176: 801-806

3. Tomsick TA, Brott TG, Chambers AA, et al. Hyperdense middle cerebral artery sign on CT: efficacy in detecting middle cerebral artery thrombosis. AJNR, 1990, 11: 473-477

4. Elster AD, Moody DM. Early cerebral infarction: Gadopentate dimeglumine enhancement. Radiology, 1990, 177: 627-632

5. Provenzale JM, Sorensen AG. Diffusion-weighted MR imaging in acute stroke: Theoretical considerations and clinical applications. AJR, 1999, 173: 1459-1468

### 颈动脉和椎动脉解剖

1. Levy C, Laissy JP, Raveau V, et al. Carotid and vertebral artery dissections: Three- dimensional time-of-flight MR angiography and MR imaging versus conventional angiography. Radiology, 1994, 190: 97-103

2. Leclerc X, Godefroy O, Salhi A, et al. Helical CT for the diagnosis of extracranial carotid artery dissection. Stroke, 1996, 27: 461-466

3. Provenzale JM. Dissection of the internal carotid and vertebral arteries: Imaging findings. AJR, 1995, 165: 1099-1104

### 颅内出血

1. Weisberg LA. Subcortical lobar intracerebral hemorrhage: clinical-computed tomographic correlations. J Neurol Neurosurg Psychiatry, 1985, 48: 1078

2. Kase CS, Caplan LR. Intracerebral hemorrhage. Boston: Butterworth-Heinemann, 1994

3. Meyer JT, Gorey MT. Differential diagnosis of nontraumatic intracranial hemorrhage. Neuroimaging Clin North Am, 1998, 8: 263-293

### 硬脑膜静脉窦血栓形成

1. Zimmerman RD, Ernst RJ. Neuroimaging of cerebral venous thrombosis. Neuroimaging Clin North Am, 1992, 2: 463-485

2. Virapongse C, Cazenave C, Quisling R, Sarwar M, Hunter S. The empty delta sign: Frequency and significance in 76 cases of dural sinus thrombosis. Radiology, 1987, 162: 779-785

3. Casey SO, Alberico RA, Patel M, et al. Cerebral CT venography. Radiology, 1996, 198: 163-170

4. Provenzale JM, Joseph GJ, Barboriak DP. Dural sinus thrombosis: findings on CT and MR imaging and diagnostic pitfalls. AJR, 1998, 170: 777-783

### 可逆性后部白质脑病综合征（高血压脑病）

1. Hinchey J, Chaves C, Appignani B, et al. A reversible posterior leukoencephalopathy syndrome. N Engl J Med, 1996, 334: 494-500

2. Schwartz RB, Mulkern RV, Gudbjartsson H, Jolesz F. Diffusion-weighted MR imaging in hypertensive encephalopathy: Clues to pathogenesis. AJNR, 1998, 19: 859-862

### 脑和脊柱创伤

1. Gentry LR, Godersky JC, Thompson B. MR imaging of head trauma: Review of the distribution and radiopathologic features of traumatic lesions. AJNR, 1988, 9: 101-110

2. Gentry LR. Godersky JC. Thompson B. MR imaging of head trauma: review of the distribution and

radiopathologic features of traumatic lesions. AJR, 1988, 150:663-672

3. Gentry LR, Godersky JC, Thompson B. Traumatic brainstem injury: MR imaging. Radiology, 1989, 171:177-187

**中枢神经系统感染**

1. Post MJD, Quencer RM, Montalvo BM, et al. Spinal infection: evaluation with MR imaging and intraoperative US. Radiology, 1988, 169:765-771

2. Chang KH, Han MH, Roh JK, et al. Gd-DTPA-enhanced MR imaging of the brain in patients with meningitis: comparison with CT. AJNR, 1990, 11:69-76

# B. 面部和颈部

1. 面部骨折
   a. 眼眶骨折

   突出性骨折

   内陷性骨折

   眶尖骨折

   b. 颧骨骨折

   单纯性颧弓骨折

   颧骨复合体骨折

   c. 鼻骨骨折

   d. 鼻眶筛区骨折

   塌陷后移

   重叠错位

   e. 额部骨折

   f. 上颌骨骨折

   牙槽骨骨折

   上颌骨矢状骨折

   LeFort 骨折

   g. 下颌骨骨折

2. 眼眶软组织损伤
   a. 眼球后部积气和出血

   b. 眼外肌受压

   c. 眼的损伤

   破裂

   裂伤

   晶状体脱位

   玻璃体积血

   脉络膜下出血

3. 上呼吸消化道的损伤
   a. 喉外伤

b. 食管上段损伤

4. 鼻旁窦的感染

   a. 急性鼻窦炎

   b. 侵袭性真菌性鼻窦炎

   c. 慢性过敏性鼻窦炎

   d. 并发症

     蜂窝织炎

     眼眶骨膜下脓肿

     骨髓炎

     硬膜外脓肿

     硬膜下积脓

     海绵窦血栓形成

5. 舌骨上颈部的急性感染

   a. 咽后、椎前部脓肿和炎症（水肿）

   b. 扁桃体炎和扁桃体 / 扁桃体周围脓肿

   c. 牙源性的感染

     咀嚼肌脓肿

     下颌下脓肿

     舌下脓肿

   d. 舌下囊肿

   e. 腮腺炎

   f. 下颌下腺涎腺炎

   g. 路德维咽峡炎和颈部坏死性筋膜炎

6. 舌骨下颈部急性感染

   a. 会厌炎

   b. 喉头炎

   c. 淋巴结炎、化脓性腺病

   d. 颈静脉血栓性静脉炎

7. 耳部感染

   a. 外耳炎

   b. 胆脂瘤

   c. 中耳乳突炎

   d. 中耳炎

   e. 尖岩锥炎

8. 眼眶感染

   a. 眼眶蜂窝织炎

   b. 眼眶炎性假瘤

   c. 视神经炎

## 推荐书目

1. LeFort R. E'tude experimentale sur les fractures de la machoire superieure. Rev Chir,1901,23:208-227, 360-379,479-507

2. Rhea JT,Rao PM,Novelline RA. Helical CT and three-dimensional CT of facial and orbital injury, Radiologic Clinics of North America,1999,37:489-513

3. Novelline RA. Head and neck CD-ROM. Chicago:RSNA,1996

4. Novelline RA,Rao PM,Rhea J,et al. CT diagnosis of orbital and ocular trauma,Radiographics CD-ROM. Neuroradiology Teaching Atlas,1996

5. Lawrason JN. Diagnostic imaging of facial trauma// Mirvis SE,Young JWR. Imaging in trauma and critical care. Baltimore MD:Williams and Wilkins,1992:243-290

6. Harris JH. Face,including intraorbital soft tissues,and Castillo M,Acute conditions of the intraorbital soft tissues// Harris JH,Harris WH,Novelline RA. The Radiology of Emergency Medicine. Baltimore MD: Williams and Wilkins,1993:36-119,121-126

7. Gean AD. Maxillofacial trauma// Gean AD. Imaging of head trauma. NY:Raven Press,1994:427-495

8. Som PM,Curtin HD. Head and neck imaging. Mosby:St. Louis,1996

## C. 脊柱

初步评估病情 = 急诊科的通行证

❑ 低风险患者的诊断

❑ 高风险患者的诊断(多发性损伤)

❑ 有神经功能缺损的患者的诊断

不稳定性的定义及其评估

定义:损伤机制、影像学模式、正常变异、常与其相关的损害。

1. 颅窝 - 颈部 /$C_1$~$C_2$
   a. 枕髁骨折
   b. 寰枕关节脱位或半脱位
   c. Jefferson 爆裂性骨折
   d. 寰枢椎旋转固定
   e. C1 后弓骨折
   f. 齿状突骨折
   g. 枢椎椎弓骨折

2. $C_3$~$T_1$
   a. 前半脱位 / 颈椎过度屈伸综合征
   b. 过伸扭伤 / 影像学阴性的脊髓损伤
   c. 楔形骨折,棘突骨折
   d. 突发性压缩骨折
   e. 屈曲撕裂性骨折
   f. 双侧小关节脱位
   g. 单侧小关节脱位

　　　h. 关节和横突骨折

　　　i. 关节柱创伤性分离

　　　j. 角部撕脱骨折（扩展的泪滴）

　　　k. 层状骨折

　　　l. 小关节交锁骨折

　　　m.急性韧带损伤

3. 胸腰椎损伤

　　　a. 压缩性骨折

　　　b. 爆裂性骨折

　　　c. 机会性骨折

　　　d. 复合骨折脱位

　　　e. 病理性骨折

4. 外伤性椎间盘损伤

5. 椎间盘炎

6. 硬脊膜外脓肿

7. 椎间盘突出

## 推荐书目

1. Young JWR. Cervical spine trauma// Mirvis SE, Young JWR. Imaging in Trauma and Critical Care. Baltimore MD：Williams & Wilkins, 1992：291-379.

2. Berquist TH. Spinal trauma// McCort JJ, Mindelzun RE. Trauma Radiology. New York：Churchill Livingstone, 1990：31-63.

3. Spine, including soft tissues of the pharynx and neck//Harris JH, Harris WH. The Radiology of Emergency Medicine. Baltimore：Williams & Wilkins, 1999：137-298.

4. Harris JH. Radiologic diagnosis of traumatic occipitovertebral dissociation：1. Normal occipitovertebral relationships on lateral radiographs of supine subjects. 2. Comparison of three methods of detecting occipitovertebral relationships on lateral radiographs of supine subjects. AJR, 1994, 162：881-886, 887-892

5. Rogers LF. Fractures of the sacrum// Rogers LF. Radiology of Skeletal Trauma. New York：Churchill Livingstone, 1992：1019-1023

## D. 胸部

1. 胸部创伤

　　　a. 肋骨骨折

　　　b. 胸骨及胸骨柄骨折

　　　c. 胸腔积血

　　　d. 气胸和纵隔气肿

　　　e. 纵隔出血

　　　f. 肺挫伤、裂伤、血肿

　　　g. 气管支气管损伤

　　　h. 食管裂伤

  i. 膈肌损伤

2. 肺栓塞

3. 急性肺部感染

4. 吸入性肺炎

5. 气道异物

6. 阻塞性气道疾病

7. 急性呼吸窘迫综合征:溺水,脂肪栓塞综合征

8. 食管破裂

## 推荐书目

1. Penetrating and Nonpenetrating Chest Trauma// Fraser RS, Müller NL, et al. Diagnosis of Diseases of the Chest.4th ed. Philadelphia:W. B. Saunders,1999:2611-2657.

2. Chest// Harris JH, Harris WH. The Radiology of Emergency Medicine.4th ed. Philadelphia:Lippincott, Williams & Wilkins,2000:437-581

3. Chest Trauma// Armstrong P, Wilson AG, Dee P, et al. Imaging of Diseases of the Chest.2nd ed. Mosby:St. Louis,1995:869-893.

4. Thrombosis and Thromboembolism// Fraser RS, Müller NL, Colman N, et al. Diagnosis of Diseases of the Chest.4th ed. Philadelphia:W. B. Saunders,1999:1773-1843.

5. Shanmuganathan K, Mirvis S. Imaging diagnosis of nonaortic thoracic injury. The Radiologic Clinics of North America,1999,37:533-551.

6. Primack SL. Imaging of Thoracic Trauma. Journal of Thoracic Imaging,2000.(symposium issue)

7. Kuhlman JE, Pozniak MA, Collins J, et al.. Radiographic and CT findings of blunt chest trauma:Aortic injuries and looking beyond them. Radio Grapics,1998,18:1085-1106.

8. Van Hise ML, Primack SL, Israel RS, et al. CT in blunt chest trauma:indications and limitations. Radio Graphics,1998,18:1071-1084.

9. Shackleton KL, Stewart ET, Taylor AJ. Traumatic diaphragmatic injuries:spectrum of radiographic findings. Radio Graphics,1998,18:49-59.

10. Karabulut N, Goldman LR. The role of helical CT in the diagnostic work-up for pulmonary embolism. Emergency Radiology,1999,6:10-16.

11. Goodman LR. Lipchik RJ, Kuzo RS. Acute pulmonary embolism:the role of computed tomographic imaging. J Thorac Imaging,1997,12:83-86.

12. Greaves SM, Hart EM, Aberle DR. CT of pulmonary thromboembolism. Semin Ultrasound CT MR,1997, 18:323-337.

## E. 心血管

1. 心肌和心包

  a. 心肌梗死

  b. 心肌裂伤

  c. 心肌挫伤

  d. 心包积液 - 心脏压塞

  e. 心包积气 - 心脏压塞

2. 主动脉

    a. 主动脉创伤

    b. 主动脉夹层

    c. 主动脉瘤

3. 肺水肿——不同病因

4. 血栓栓塞性疾病

    a. 深部静脉血栓

    b. 肺栓塞

## 推荐书目

1. James CA. Magnetic resonance angiography in trauma. Clin Neurosci,1997,4:137-145

2. Harris JA,Bis KG,Glover JL,et al. Penetrating atherosclerotic ulcers of the aorta. J Vasc Surg,1994:90-98.

3. Coady MA,Rizzo JA,Hammond GL,et al. Penetrating ulcer of the thoracic aorta:what is it? How do we recognize it? How do we manage it? J Vasc Surg,1998,27:1006-1015.

4. Gavant ML. Helical CT grading of trauamtic aortic injuries. Impact on clinical guidelines for medical and surgical management. Radiol Clin N Am,1999,37:553-574.

5. Akbar K,Smith DC,Bansal RC,et al. Angiography in blunt thoracic aortic injury. J Trauma,1997,42:665-669.

6. Fabian TC,Richardson JD,Croce MA,et al. Prospective study of blunt aortic injury:Multicenter trial of the American Association for the Surgery of Trauma. J Trauma,1997,42:374-380.

7. Sommer T,Fehske W,Holzknecht N,et al. Aortic dissection:a comparative study of diagnosis with spiral CT,multiplanar transesophageal echocardiography,and MR imaging. Radiology,1996,199:347-352.

8. Wicky S,Capasso P,Meuli R,et al. Spiral CT aortography:an efficient technique for the diagnosis of traumatic aortic injury. Eur Radiol,1998,8:828-833.

9. Patel NH,Stephens KE Jr.,Mirvis SE,et al. Imaging of acute thoracic aortic injury due to blunt trauma:a review. Radiology,1998,209,335-348.

10. Torossov M,Singh A,Fein SA. Clinical presentation,diagnosis,and hospital outcome of patients with documented aortic dissection:the Albany Medical Center experience,1986-1996. Am Heart J,1999,137:154-161.

11. Sebastia C,Pallisa E,Quiroga S,et al. Aortic dissection:diagnosis and follow-up with helical CT. Radiographics,1999,19:45-60.

12. Creasy JD,Chiles C,Routh WD,et al. Overview of traumatic injury of the thoracic aorta,Radiographics,1997,17:27-45.

13. Sarasin FP,Louis-Simonet M,Gaspoz JM,et al. Detecting acute dissection in the emergency department:time constraints and choice of the optimal diagnostic test. Ann Emerg Med,1996,28:278-288.

14. Duvernoy O,Coulden R,Yitterberg C. Aortic motion:a potential pitfall in CT imaging of dissection in the ascending aorta. J Comput Assist Tomogr,1995,19:569-572.

15. Nienaber CA,von Kodolitsch Y,Nicolas V,et al. The diagnosis of thoracic aortic dissection by noninvasive imaging procedures. N Engl J Med,1993,328:1-9.

16. Fisher RG,Sanchez-Torres M,Thomas JW,et al. Subtle and atypical injuries of the thoracic aorta and brachiocephalic vessels in blunt thoracic trauma. Radiographics,1997,17:835-839.

17. Fultz PJ,Melville D,Ekanei A,et al. Nontraumatic rupture of the thoracic aorta:chest radiographic features

of an often unrecognized condition. AJR,1998,171:351-357.

18. Tennant WG,Hartnell GG,Baird RN,et al. Inflammatory aortic aneurysm:characteristic appearance on magnetic resonance imaging. Eur J Surg,1992,6:399-402.

19. Von Kodolitsch Y,Simic O,Nienaber CA. Aneurysms of the ascending aorta:diagnostic features and prognosis in patients with Marfan. s syndrom versus hypertension. Clin Cardiol,1998,21:817-824.

20. Halliday KE,al-Kutoubi A. Draped aorta:CT sign of contained leak of aortic aneurysms. Radiology,1996, 199:41-43.

21. Vogelzang RL,Sohaey R. Infected aortic aneurysm:CT appearances. J Comput Assist Tomogr,1988,12: 109-112.

22. Van de Wal HJ,Draaisma JM,Vincent JG,et al. Rupture of the supradiaphragmatic inferior vena cava by decelerating trauma:case report. J Trauma,1990,30:111-113.

23. Walsh A,Snyder HS. Azygous vein laceration following a vertical deceleration injury. J Emerg Med,1992, 10:35-37.

24. Killeen KL,Poletti PA,Shanmuganathan K,et al. CT diagnosis of cardiac and pericardial injuries. Emerg Radiol,1999,6:339-344.

25. Oliver TB,Murchison JT,Reid JH. Spiral CT in acute non-cardiac chest pain. Clin Radiol,1999,54:38-45.

26. Flamm SD,VanDyke CW,White RD. MR imaging of the thoracic aorta. Magn Reson Imaging Clin N Am, 1996,4:217-235.

27. Ho VB,Prince MR. Thoracic MR aortography:imaging techniques and strategies. Radiographics,1998,18: 287-309.

# F. 腹部

1. 腹部创伤
   a. 腹腔积血和腹腔积液
   b. 血流动力学评价
   c. 腹膜后出血
   d. 积气:腹腔和腹膜后
   e. CT 造影剂外渗
   f. 脾损伤
   g. 肝损伤
   h. 胆囊与胆管的损伤
   i. 肠损伤
   j. 肠系膜损伤
   k. 胰腺损伤
   l. 肾损伤
   m. 肾上腺损伤
   n. 膀胱损伤:腹腔和腹膜外
   o. 腹壁损伤和膈疝
2. 非创伤性的腹部急症
   a. 腹膜腔
      腹水

　　　　腹膜炎

　　　　腹腔脓肿

　　b. 肝和胆道

　　　　黄疸:阻塞性和非阻塞性

　　　　胆囊炎

　　c. 胰腺炎

　　d. 泌尿生殖道

　　　　尿道结石

　　　　感染

　　　　肾盂肾炎

　　　　肾脓肿

　　e. 肾上腺出血

　　f. 胃肠道

　　　　消化道出血

　　　　肠梗阻

　　　　肠梗死

　　　　肠道感染

　　　　阑尾炎

　　　　憩室炎

　　　　传染性肠炎和结肠炎

　　g. 肠脂垂炎

　　h. 炎症性肠道疾病

　　　　克罗恩病

　　　　溃疡性结肠炎

# 推荐书目

1. Baker SR,Cho KC,The Abdominal Plain Film with Correlative Imaging. Stamford,CT:Appleton & Lange, 1999.

2. Jeffrey RB,Jrl,Ralls PW. CT and Sonography of the Acute Abdomen. 2nd ed. Philadelphia:Lippincott-Raven,1996.

3. McKenney KL. Ultrasound of Blunt Abdominal Trauma,The Radiology Clinics of North America,1999,37:879-894.

4. Novelline RA,Rhea JT,Bell T. Helical CT of Abdominal Trauma. The Radiology Clinics of North America,1999,37,591-612.

5. Rao PM,Rhea JT,Novelline RA. Helical CT of Appendicitis and Diverticulitis. The Radiology Clinics of North America,1999,895-910

6. Smith RC,Levine J,Rosenfeld AT. Helical CT of Urinary Tract Stones:Epidemiology,Origin, Pathophysiology,Diagnosis and Management. The Radiology Clinics of North America,1999,37:911-952.

7. West OC,Jarolimek AM. Abdomen:Traumatic Emergencies In:The Radiology of Emergency Medicine. 4th ed. Philadelphia:Lippincott Williams & Wilkins,2000:689-724.

8. West OC, Tamm EP, Kawashima A, et al. Abdomen: Non-traumatic Emergencies In: The Radiology of Emergency Medicine. 4th ed. Philadelphia: Lippincott Williams & Wilkins, 2000: 583-657

# G. 妇产科

1. 子宫创伤
2. 子宫颈阴道损伤
3. 胎儿、胎盘损伤
4. 卵巢囊性疾病
5. 卵巢扭转
6. 盆腔炎
7. 子宫内膜炎
8. 自然流产
9. 胎儿死亡
10. 绒毛膜下出血
11. 异位妊娠
12. 前置胎盘
13. 胎盘早剥出血
14. 胎儿生理评估

# 推荐书目

1. Rumack CM, Wilson SR, Charboneau JW. Diagnostic Ultrasound. 2nd ed. Mosby year bood, Missouri: St. Louis, 1998

2. Callen PW. Ultrasonography in Obstetrics and Gynecology. 3rd ed. Philadelphia, PA: WB Saunders, 1994.

3. Abu-Yousef MM, Bleicher JJ, Williamson RA, et al. Subchorionic hemorrhage: sonographic diagnosis and clinical significance. AJR Am J Roentgenol, 1987, 149(4): 737-740.

4. Baltarowich OH, Kurtz AB, Pasto ME, et al. The spectrum of sonographic findings in hemorrhagic ovarian cysts. AJR Am J Roentgenol, 1987, 148(5): 901-905.

5. Bromley B, Benacerraf B. Adnexal masses during pregnancy: accuracy of Sonographic diagnosis and outcome. J Ultrasound Med, 1997, 16(7): 447-452.

6. Chow MM, Ho ES, Lee YH. Prenatal diagnosis of placenta previa accreta by transabdominal color Doppler ultrasound. Ultrasound Obstet Gynecol, 2000, 15(1): 28-35.

7. Estroff JA. Emergency obstetric and gynecologic ultrasound. Radiol Clin North Am, 1997, 35(4): 921-957

8. Finberg HJ, Kurtz AB, Johnson RL, et al. The biophysical profile. A literature review and reassessments of its usefulness in the evaluation of fetal well-being. J Ultrasound Med, 1990, 9(10): 583-591.

9. Gallagher P, Fagan CJ, Bedi DG, et al. Potential placenta previa: definition, frequency, and significance. AJR Am J Roentgenol, 1987, 149(5): 1013-1015.

10. Hertzberg BS, Bowie JD, Carroll BA, et al. Diagnosis of placenta previa during the third trimester: role of transperineal sonography. AJR Am J Roentgenol, 1992, 159(1): 83-87.

11. Hertzberg BS, Kliewer MA, Bowie JD. Adnexal ring sign and hemoperitoneum caused by hemorrhagic ovarian cyst: pitfall in the sonographic diagnosis of ectopic pregnancy. AJR Am J Roentgenol, 1999, 173(5): 1301-1302.

12. Kaakaji Y,Nghiem HV,Nodell C,et al. Sonography of obstetric and gynecologic emergencies:Part I,Obstetric emergencies. AJR Am J Roentgenol,2000,174(3):641-649.

13. Kaakaji Y,Nghiem HV,Nodell C,et al. Sonography of obstetric and gynecologic emergencies:Part Ⅱ,Gynecologic emergencies. AJR Am J Roentgenol,2000,174(3):651-656.

14. Kory LA. Diagnosis of ectopic pregnancy. AJR Am J Roentgenol,2000,175(4):1185-1186.

15. Laing FC. Placenta previa:avoiding false-negative diagnoses. J Clin Ultrasound,1981,9(3):109-113.

16. Lee EJ,Kwon HC,Joo HJ,et al. Diagnosis of ovarian torsion with color Doppler sonography:depiction of twisted vascular pedicle. J Ultrasound Med,1998,17(2):83-89.

17. Lowdermilk C,Gavant ML,Qaisi W,et al. Screening helical CT for evaluation of blunt traumatic injury in the pregnant patient. Radiographics,1999,19 Spec No:S243-255,discussion S256-258.

18. Manning FA. Fetal biophysical profile. Obstet Gynecol Clin North Am,1999,26(4):557-577.

19. Manning FA,Bondagji N,Harman CR,et al. Fetal assessment based on the fetal biophysical profile score:relationship of last BPS result to subsequent cerebral palsy. J Gynecol Obstet Biol Reprod(Paris),1997,26(7):720-729.

20. Moore L,Wilson SR. Ultrasonography in obstetric and gynecologic emergencies. Radiol 17 Clin North Am,1994,32(5):1005-1022.

21. Wagner BJ,Woodward PJ,Dickey GE. From the archives of the AFIP. Gestational trophoblastic disease:radiologic-pathologic correlation. Radiographics,1996,16(1):131-148.

22. Wolman I,Gordon D,Yaron Y,,et al. Transvaginal sonohysterography for the evaluation and treatment of retained products of conception. Gynecol Obstet Invest,2000,50(2):73-76.

## H. 男性泌尿生殖系统

1. 尿道和阴茎创伤

2. 尿道异物

3. 尿道结石

4. 阴囊及睾丸损伤

5. 急性非外伤性阴囊疾病

    a. 睾丸扭转

    b. 附睾炎

    c. 睾丸炎

    d. 急性积液（积液、积血、积脓）

    e. 附睾睾丸炎

    f. 梗死

    g. 脓肿

    h. Forniers 坏疽

## 推荐书目

1. Dunnick NR,Sandler CM,Amis ES Jr. Newhouse Textbook of Uroradiology. 3rd ed. Baltimore:Williams & Wilkins,2000. Chapters on Urethra & Penis,Scrotum & Contents(to be published).

2. Mitty HA,Fritzche P,Dunnick NR,et al. Genitourinary Tract disease Syllabus（(4th) series),Vol 30. Reston,Virginia:American College of Radiology,1992:2-23.

3. Goldman SM, Sandler CM, Corriere JN Jr, et al. Blunt Urethral Trauma: A New Unified Anatomical-Mechanical Classification. J Urol, 1997, 157:85-89

4. Rumack CM, Wilson SR, Charboneau JW. Diagnostic Ultrasound 2nd ed. Mosby year bood. Missouri: St. Louis, 1998:812-821

# I. 上肢

1. 肩胛胸壁分离
2. 锁骨骨折和脱位
   a. 脱位
      胸锁关节
      肩锁关节
3. 盂肱关节脱位
4. 肩胛骨骨折
5. 肱骨骨折
   a. 肱骨近端(头、颈)
   b. 肱骨干
   c. 肱骨下端
      肱骨髁上骨折
      髁间骨折,包括单髁、双髁骨折
6. 肘关节脱位
7. 前臂骨折和错位
   (1) 骨折
      a. 过程
         冠状突
         茎突
      b. 桡骨远端
         Colles、Smith、Barton 类型
         Die-punch 骨折
      c. 尺骨防御性的损伤,包括典型的警棍骨折
   (2) 单纯性骨折(伴其他骨的脱位)
      a. 孟氏
      b. 盖氏
      c. 埃塞克斯法
   (3) 错位
      a. 肘关节
      b. 远端桡尺关节
8. 腕骨骨折
9. 腕骨错位与偏位
   a. 月骨周围

    b. 腕关节不稳定模式

10. 掌骨骨折

    a. 腕掌骨的骨折错位

    b. 掌骨基底、干、颈骨折

11. 指骨骨折

    a. 错位

      单纯性

      混合性

      韧带损伤，包括伸肌机制和侧副韧带

    b. 骨折

      关节外

      关节内

        掌板

        槌型

        截肢

## 推荐书目

1. Rogers LF. Radiology of Skeletal Trauma.2nd ed. New York：Churchill Livingston，1992

2. Harris JH，Harris WH. The Radiology of Emergency Medicine.4th ed. Baltimore，MD：Williams & Wilkins，2000.

3. McCort JJ. Trauma Radiology. New York，NY：Churchill Livingstone，1990.

4. Novelline RA. Advances in Emergency Radiology，Volumes Ⅱ，Radiological Clinics of North America. Philadelphia，PA：WB Saunders，1999.

5. West OC，Novelline RA，Wilson AJ. Categorical Course Syllabus on Emergency and Trauma Radiology. American Roentgen Ray Society，2000.

## J. 骨盆和髋关节

### 骨盆

1. 骨盆中单独存在的、没有累及骨盆环的骨折

    a. 髂骨翼

    b. 骶骨

    c. 尾骨

    d. 撕脱伤

      髂前上棘 - 缝匠肌

      髂前下棘 - 股直肌

      坐骨结节 - 腿筋

      股骨小转子 - 髂腰肌

2. 骨盆环中断。在骨盆前后弧两处或多处中断、骨折、分离

    a. 损失机制

      横向压缩

前后挤压

　　离散:骑跨伤

　　弥漫性:开放式骨盆环中断

　　垂直切断

　b. 骨盆环中断的类型

　　马耳盖尼氏(同侧)

　　桶柄(对侧)

　　打开 - 书

　　没有命名的其他骨折类型

3. 不全骨折

　骨盆前弓

　骶骨

4. 压迫性骨折

5. 髋臼骨折

　a. 后柱(最常见)缘

　b. 前柱

　c. 前后柱。或是通过关节窝但除了月状面

　d. 横向("T")

　　有前柱伸长的横向

　　有后柱伸长的横向

**髋关节**

1. 错位

　a. 后或后上

　　单纯性

　　骨折脱位。涉及后或后上的骨折

　　髋臼缘

　b. 前(闭孔)

　c. 中央

2. 骨折(常与脱位有关)

　a. 髋臼缘后或后上

　b. 前(涉及髋臼"泪滴")

　c. 中央

**股骨近端**

1. 股骨头-骨骺滑脱(SCFE)

2. Salter-Harris 骨骺损伤

3. 骨折

　a. 头端 - 通常与髋关节脱位有关

　b. 颈部

　　头下的

股骨颈

基底

c. 转子

股骨粗隆间

2- 部分（近端 / 远端片段）

3- 部分（近端 / 远端 +1 转子）

4- 部分（近端 / 远端 + 各个转子）

股骨粗隆下

单独的骨折, 大转子

4. 股骨头缺血性坏死

第 1 阶段 -X 线检查阴性

第 2 阶段 - 股骨头密度不均匀

第 3 阶段 - 密度不均匀性加重; 骨小梁破坏; 新月征; 软骨下骨皮质中断

第 4 阶段 - 头碎片

## 推荐书目

1. Berquist TH, Coventry MB. The Pelvis and Hip// Berquist TH. Imaging of Orthopedic Trauma, 2nd ed. New York: Raven Press, 1992. Hip: 260-269, Pelvis: 228-240, Acetabulum, 240-246, Proximal femur: 269-272, 285-289.

2. Pelvis, acetabulum and hips// Harris JH, Harris WH. The Radiology of Emergency Medicine. Baltimore: Williams & Wilkins, 2000: 725-814.

3. Young JWR. Fractures of the pelvis// Mirvis SE, Young JWR. Imaging in Trauma and Critical Care. Baltimore: Williams & Wilkins, 1992: 380-420

4. Daffner RH. Pelvic trauma// McCort JJ, Mindelzun RE. Trauma Radiology. New York: Churchill Livingstone, 1990: 339-380

5. Fractures of the acetabulum//Rogers LF.   Radiology of Skeletal Trauma. 2nd ed. New York: Churchill Livingstone, 1992: 1051-1074

6. Routt ML. Pelvic Fractures. & Mayo KA: Hip Joint: Acetabular Fractures// Hansen ST, Swiontkowski MF. Orthopaedic Trauma Protocols. New York: Raven Press, 1993: 225-236, 243-254.

## K. 下肢

1. 股骨干骨折

2. 髌骨骨折

3. 胫骨平面骨折

4. 胫骨棘撕脱性骨折

5. 膝关节交叉韧带及其他韧带的损伤

6. 半月板撕裂

a. 桶柄撕裂

b. 放射状撕裂

7. 膝关节脱位

8. 胫骨应力性骨折

9. 胫腓骨干骨折

10. 胫骨远端骨折

11. 踝关节损伤

12. 跟骨骨折

13. 跟腱和踝关节韧带损伤

14. 距骨骨折

15. 距骨和距骨下关节脱位

16. 跗骨骨折

17. 跗趾骨骨折脱位

18. 跖骨骨折

19. 趾骨折

20. 化脓性关节炎

21. 肌肉损伤

22. 间隔综合征

23. 糖尿病性肌梗死

24. 糖尿病足感染

## 推荐书目

1. Radiology of Skeletal Trauma (2nd Ed), Rogers LF (ed), Churchill Livingstone, New York, 1992.

2. Harris JH, Harris WH, The Radiology of Emergency Medicine. Williams & Wilkins, Baltimore, MD, Fourth Edition, 2000.

3. McCort JJ, Trauma Radiology. Churchill Livingstone, New York, NY.1990.

4. Novelline RA. Advances in Emergency Radiology, Volumes II, Radiological Clinics of North America. WB Saunders, Philadelphia, PA, 1999.

5. West OC, Novelline RA, Wilson AJ, Categorical Course Syllabus on Emergency and Trauma Radiology. American Roentgen Ray Society, 2000

## L. 儿科

### 脑

a. 创伤

1. 头颅血肿

2. 偶然的钝器和穿透伤

3. 故意(受虐儿童)

b. 感染

1. TORCH 感染

2. 脑膜炎、脑炎、脑脓肿

3. 乳突炎

c. 非外伤性出血

1. 新生儿生发基质出血

2. 脑动静脉畸形、动脉瘤、烟雾、凝血障碍

d. 脑缺血

  1. 围生期脑损伤

  2. 镰刀型细胞贫血病

e. 癫痫患儿的影像学检查

## 头部和颈部

a. 外伤

  1. 面部的(眼眶、颧骨、上颌骨、下颌骨、额、鼻)

b. 感染

  1. 臀部

  2. 会厌炎

  3. 咽后脓肿

  4. 腮腺炎

  5. 眼眶蜂窝织炎

## 脊柱

a. 创伤

  1. 颈椎

  2. 胸椎

  3. 腰椎

b. 感染

  1. 骨髓炎 / 椎间盘炎

  2. 硬膜外脓肿

c. 其他

  1. 儿童急性背部疼痛的影像学检查

## 胸部

a. 外伤

  1. 肺挫裂伤

  2. 胸漏气

  3. 纵隔出血

  4. 食管和气道损伤

  5. 胸壁损伤

b. 感染

  1. 肺炎

    a. 新生儿肺炎

    b. 细菌性肺炎

    c. 病毒性肺炎

    d. 机会感染

  2. 脓胸、胸膜疾病

c. 异物吸入

d. 新生儿呼吸窘迫

    1. 呼吸窘迫综合征

    2. 胎粪吸入综合征

    3. 新生儿湿肺病

e. 先天性心脏病

f. 充血性心力衰竭和肺水肿

**腹部**

a. 外伤

    1. 实质脏器损伤

    2. 空腔脏器损伤

    3. 腹水,腹腔积血,活动性出血

    4. 低灌注

b. 非损伤性出血

    1. 肾上腺出血

c. 感染 / 炎症

    1. 阑尾炎

    2. 胰腺炎

    3. 胆囊炎

    4. 胆管炎

    5. 肾盂肾炎

d. 肠梗阻

    1. 肠旋转不良

    2. 肠闭锁

    3. 肠套叠

    4. 巨结肠

    5. 胎粪性肠梗阻、胎粪栓综合征及胎粪性腹膜炎

e. 胃肠出血

f. 无免疫应答紊乱

    1. 中性粒细胞减少性盲肠炎

    2. 假膜性肠炎

g. 尿路梗阻

h. 尿结石

**骨盆**

a. 损伤

    1. 膀胱与尿道损伤

b. 感染 / 炎症

    1. PID

    2. 卵巢囊性疾病与扭转

**阴囊**

    a. 损伤

    b. 感染／炎症

        1. 新生儿睾丸扭转

        2. 大龄儿童睾丸扭转

        3. 附睾炎、睾丸炎

**肌肉骨骼系统**

    a. 外伤

        1. 受虐儿童

        2. 生长板损伤

        3. 幼儿骨折

        4. 桡骨头半脱位

        5. 肘外伤与正常发育变异

        6. 长骨的生物力学特征

    b. 感染

        1. 骨髓炎

        2. 化脓性关节炎

        3. 脓性肌炎

    c. 其他

        1. 跛腿儿童

**紧急情况下的小儿镇静与监测**

# 推荐书目

1. Swischuk LE. Imaging of the Newborn, Infant & Youn Child. Baltimore, MD: Williams & Wilkins, 1997.

2. Kirks D. Practical Pediatric Imaging: Diagnostic Radiology of Infants & Children. Little Brown & Company, 1995.

3. Siegel MJ, Sivit CJ. Radiologic Clinics of North America: Imaging of the Acute Pediatric Abdomen. New York: W. B. Saunders, 1997.

4. Stringer DA, Babyn PS. Pediatric gastrointestinal imaging and intervention. B. C. Decker Inc, 2000.

5. Harris JH, Harris WH. The Radiology of Emergency Medicine. Baltimore, MD: Williams & Wilkins, 2000.

6. Harris JH, Mirvis SE. The Radiology of Acute Cervical Spine Trauma. 3rd ed. Baltimore, MD: Williams & Wilkins, 1995.

7. McCort JJ. Trauma Radiology. Churchill Livingstone, New York, NY. 1990.

8. Mirvis SE, Young JWR. Imaging in Trauma and Acute Care. Baltimore, MD: Williams & Wilkins, 1992.

9. Novelline RA. Advances in Emergency Radiology, Volumes Ⅰ and Ⅱ, Radiological Clinics of North America. Philadelphia, PA: W. B. Saunders, 1999.

10. Stern EJ. Trauma Radiology Companion. Philadelphia, PA: Lippincott-Raven, 1997.

11. Eustace SJ. Magnetic Resonance Imaging of Orthopedic Trauma. Philadelphia, PA: Lippincott Williams & Wilkins, 1999.

# Ⅲ.推荐书目

1. Harris JH, Harris WH. The Radiology of Emergency Medicine. 4th ed. Baltimore, MD：Williams & Wilkins, 2000.

2. Harris JH, Mirvis SE. The Radiology of Acute Cervical Spine Trauma. 3rd ed. Baltimore, MD：Williams and Wilkins, 1995.

3. McCort JJ. Trauma Radiology. New York：Churchill Livingstone, 1990.

4. Mirvis SE, Young JWR. Imaging in Trauma and Acute Care. Baltimore, MD：Williams and Wilkins, 1992.

5. Novelline RA. Advances in Emergency Radiology, Volumes Ⅰ and Ⅱ, Radiological Clinics of North America. Philadelphia, PA：W. B. Saunders, 1999.

6. Stern EJ. Trauma Radiology Companion. Philadelphia, PA：Lippincott-Raven, 1997.

7. West OC, Novelline RA, Wilson AJ. Categorical Course Syllabus on Emergency and Trauma Radiology. American Roentgen Ray Society, 2000

（刘衡　高波）